COMMUNITY AS PARTNER
Theory and Practice in Nursing 4th Edition

Elizabeth T. Anderson, Judith McFarlane (ed.)

コミュニティ アズ パートナー
地域看護学の理論と実際
第2版

編集＝エリザベス T. アンダーソン
ジュディス・マクファーレイン

監訳＝金川克子
神戸市看護大学学長

早川和生
三重県立看護大学学長

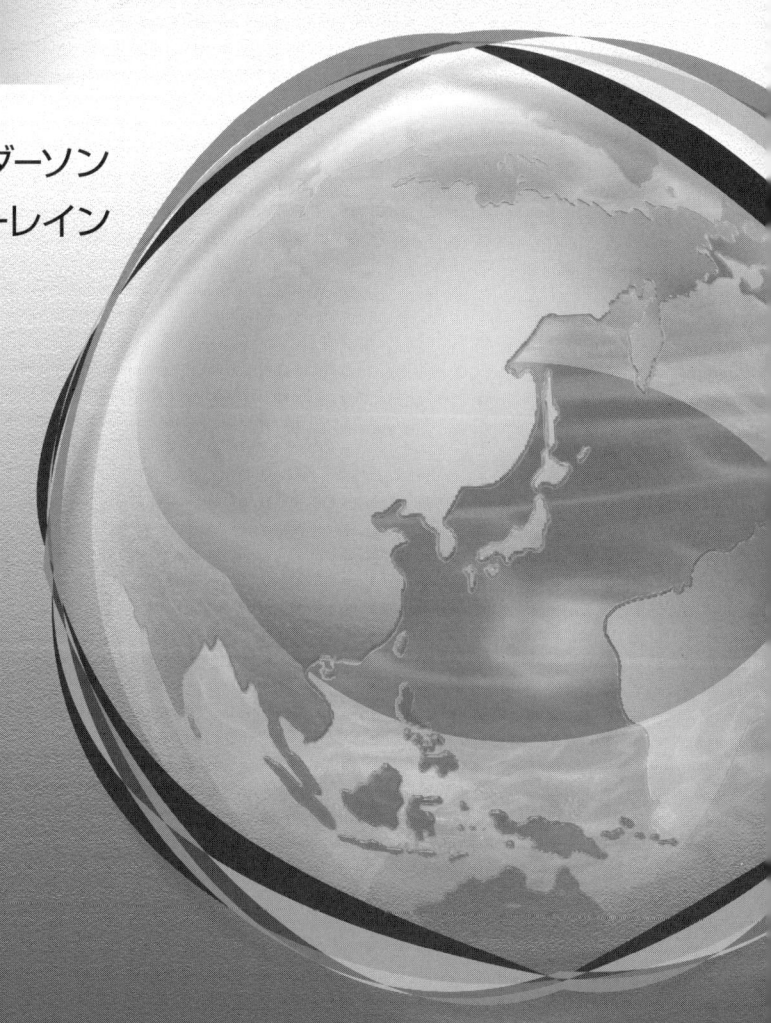

医学書院

□ 編者

Elizabeth T. Anderson, RN, DrPH, FAAN
Professor Emeritus
Director
World Health Organization Collaborating Center for Nursing and Midwifery
Development in Primary Health Care
University of Texas Medical Branch
School of Nursing, Galveston, Texas

Judith McFarlane, RN, DrPH, FAAN
Parry Chair in Health Promotion and Disease Prevention
Texas Woman's University
College of Nursing, Houston, Texas

Authorized translation of the original English language edition
"Community as Partner : Theory and Practice in Nursing, 4th edition"
by Elizabeth T. Anderson and Judith McFarlane
Copyright © 2004 by Lippincott Williams & Wilkins., Philadelphia, PA., U.S.A.
©Second Japanese edition 2007 by IGAKU-SHOIN LTD., Tokyo

Printed and bound in Japan

コミュニティ アズ パートナー――地域看護学の理論と実際

発　行	2002年11月1日　第1版第1刷
	2007年1月15日　第2版第1刷
	2022年5月1日　第2版第8刷
編　集	エリザベス T. アンダーソン，ジュディス・マクファーレイン
監訳者	金川克子・早川和生
発行者	株式会社　医学書院
	代表取締役　金原　俊
	〒113-8719　東京都文京区本郷 1-28-23
	電話　03-3817-5600（社内案内）
印刷・製本	双文社印刷

本書の複製権・翻訳権・上映権・譲渡権・貸与権・公衆送信権（送信可能化権を含む）は株式会社医学書院が保有します．

ISBN978-4-260-00326-1

本書を無断で複製する行為（複写，スキャン，デジタルデータ化など）は，「私的使用のための複製」など著作権法上の限られた例外を除き禁じられています．大学，病院，診療所，企業などにおいて，業務上使用する目的（診療，研究活動を含む）で上記の行為を行うことは，その使用範囲が内的であっても，私的使用には該当せず，違法です．また私的使用に該当する場合であっても，代行業者等の第三者に依頼して上記の行為を行うことは違法となります．

|JCOPY|〈出版者著作権管理機構　委託出版物〉
本書の無断複製は著作権法上での例外を除き禁じられています．複製される場合は，そのつど事前に，出版者著作権管理機構（電話 03-5244-5088，FAX 03-5244-5089，info@jcopy.or.jp）の許諾を得てください．

訳者一覧 (翻訳順)

有馬志津子	大阪大学大学院医学系研究科助教・総合ヘルスプロモーション科学
伊藤美樹子	大阪大学大学院医学系研究科准教授・総合ヘルスプロモーション科学
曽木　茜	鹿児島県加世田保健所
西原玲子	前・大阪大学大学院医学系研究科保健学専攻博士前期課程
金子典代	名古屋市立大学看護学部講師
本多智佳	テキサス大学公衆衛生大学院博士課程
畑下博世	滋賀医科大学医学部看護学科教授
月野木ルミ	滋賀医科大学医学部看護学科
森本真理子	前・滋賀医科大学医学部医学科
加藤憲司	千里金蘭大学看護学部准教授
金川克子	神戸市看護大学学長
都筑千景	大阪市立大学医学部看護学科准教授
松谷美和子	聖路加看護大学教授・看護教育学
萩原章子	福山通運渋谷長寿健康財団・主任研究員
本田亜起子	神奈川県立保健福祉大学保健福祉学部看護学科助教
橋爪祐美	筑波大学大学院人間総合科学研究科准教授・高齢者看護学
斉藤恵美子	首都大学東京健康福祉学部看護学科准教授
狭川庸子	前・東京大学大学院医学系研究科助手・地域看護学
門田憲亮	大阪大学大学院医学系研究科保健学専攻博士前期課程
角　紗綾果	岡山県備前県民局東備支局地域健康福祉室
林　知里	千里金蘭大学看護学部講師
尾ノ井美由紀	奈良県立医科大学医学部看護学科講師
永田智子	東京大学大学院医学系研究科講師・地域看護学
佐伯和子	北海道大学医学部保健学科教授

執筆者一覧

SUSAN SCOVILLE BAKER, PHD, RN, CS
Director and Associate Professor
Canseco School of Nursing
Texas A&M International University
Laredo, Texas

SANDRA CASHAW, MPH, RN
Associate Clinical Professor
Texas Woman's University
Houston, Texas

JUDITH C. DREW, RN, PHD
Associate Professor
University of Texas Medical Branch
Galveston, Texas

BEVERLY C. FLYNN, PHD, RN, FAAN
Emeritus Professor
Indiana University School of Nursing
Indianapolis, IN

NINA FREDLAND, MSN, RN-CS, FNP
Assistant Professor
Texas Woman's University
Houston, Texas

JANET GOTTSCHALK, RN, DRPH, FAAN
Visiting Professor
Canseco School of Nursing
Texas A&M International University
Laredo, Texas

RUTH GRUBESIC, RN, CS, DRPH
Assistant Professor
Texas Woman's University
Houston, Texas

SHIRLEY HUTCHINSON, RN, DRPH
Associate Professor
Texas Woman's University
Houston, Texas

CHARLES KEMP, RN, FNP
Senior Lecturer
Louise Herrington School of Nursing
Baylor University
Dallas, Texas

BRUCE LEONARD, PHD, RN, FNP, NP-C, CS
Assistant Professor
University of Texas Medical Branch
School of Nursing
Galveston, Texas

ANN MALECHA, PHD
Assistant Professor
Texas Woman's University
Houston, Texas

PAMELA SCHULTZ, PHD, RN
Program Director
University of Texas, MD Anderson Cancer
  Center
Houston, Texas

MARY WAINWRIGHT, RN, MSN
Assistant Director
East Texas Area Health Education Center
Galveston, Texas

PAM WILLSON, PHD, RN, FNP-C
Associate Professor
Houston Baptist University
Houston, Texas

校閲者一覧

CAROLYN ACHATA, RN, MSN
Associate Professor
Southern Adventist University
School of Nursing
Collegedale, Tennessee

SARA BECKER, RN, PHC
Assistant Professor
South Dakota State University
College of Nursing
Rapid City, South Dakota

MARILYN EVANS, BSCN, MN, PHD(C)
Assistant Professor
Brock University
Nursing Program, Faculty of Applied
  Health Sciences
St. Catharies, Ontario Canada

SANDRA W. KUNTZ, RN, PHD(C)
Faculty
Salish Kootenai College
Pablo, Minnesota

SALLY OLSEN, MSN, RN
Associate Professor of Nursing
University of Mary
Bismarck, North Dakota

KATHLEEN K. TYSER, BSN, MS
Assistant Professor Nursing Faculty
Clarkson College
Omaha, Nebraska

第2版監訳者序

　原書のCommunity as Partnerが2004年に第4版として改訂されたのを機に，日本語版としても改訂（第2版）することにしました．

　著者によれば，地域での実践の理論的基盤を強化するための内容を加えたものとなっており，とくに第1部にそれがみられます．また随所に新しい内容が組み入れられていますが，全体構成には大きな違いはありません．すなわち，地域をパートナーとして，地域の健康問題に取り組んでいく基本的姿勢や，理論，実践の方法論は変わらないと考えます．

　本書は原書の内容をすべてご紹介している訳ではありませんが，第1版と同様に基本的な内容はすべて網羅しました．

　ところで，わが国では地域看護学の教育内容や教育方法を巡っての議論が活発になっており，具体的には保健師教育の在り方や免許・資格などについての論争も多くみられます．

　看護系大学の急増とも関連し，看護の考え方や，看護の対象・方法・場について広い視野をもった多くの学生が社会に出るようになっており，地域で働く看護職にはそれに必要な理論や実践の技法を身につけることが求められています．

　地域での看護活動のパターンも多様ですが，地域（コミュニティ）に焦点を当て，そこで生活している人々全員を視野に入れた活動を効果的に進めていくには，まず地域全体（コミュニティ）のアセスメント（情報収集）と分析，問題の明確化や地域看護診断，地域の保健（看護）プログラムの立案・実践・評価などの手順や体系化が必要です．

　本書は日常の活動には若干理論的すぎる面もあるものの，私自身第1版を学部学生や大学院生に参考書として使用し，手応えを得ています．

　地域看護活動では，ヘルスプロモーションや予防的な観点が重要であり，本書を通して，十分くみ取れるものと確信しています．

　なお，原書の編者・執筆者でもあるアンダーソン博士は次の改訂に向けてさらなる作業を続けているとのことです．新しい版が出るのを楽しみしていますが，地域看護学の発展に向けての博士のたゆまぬ努力に感服しています．

　本書が読者の方々の活動に役立つとともに，地域看護学の発展につながればと思います．

　末尾ながら，翻訳・出版に際してご尽力いただいた医学書院の石井伸和氏に厚くお礼申し上げるとともに，翻訳改訂にあたられた方々に謝意を表したいと思います．

2006年11月

監訳者を代表して　金川克子

日本語版第2版への序

　Community as Partner : Theory and Practice in Nursing の第4版の翻訳である日本語版第2版への序を書くように依頼されましたが，これは私にとってたいへん名誉なことです．名誉に思う理由は，原書が日本の保健師にとっても大きな意味があるということを示すからです．したがって，本書はまさに文化を超えた本であるといえます．日本のナースとアメリカのナースはそれぞれに大きな違いがあると思われるでしょうが，実は違い以上に似ているところがたくさんあるように思います．

　地域で地域とともに仕事をしている日本のナースとアメリカのナースはどちらも，地域全体の健康に関心を寄せています．最近の日本での研究では，農村部の高齢者の健康問題やドメスティック・バイオレンス被害者の生活体験などの地域の問題に対処する際に地域全体の健康に関心が寄せられていることが指摘されています．健康問題に言及するにせよ，また関心のある問題に言及するにせよ，ナースがとる第一の方法は，地域へ出向いて，そして人々が話すことに耳を傾けることです．

　私はごく最近，訪日の際に日本の看護学生の皆さんとお会いする機会があり，たいへんうれしかったのですが，この学生の方々の地域での仕事に対する関心の高さと資源の多さにたいへん驚かされました．そのときは日本語版の第1版がちょうど出版されたときで，学生の方々の地域保健に対する熱意を目の当たりにして，とてもうれしく思いました．学生の方々も，また教員の方々も著者の私たちが想像もしなかった形で本書の概念を実践に応用されていました．このことで，私たちは正しいことをしているのだという気持ちをさらに強くすることができました．

　本書が今後もどの地域であれ，地域で働くナースの方々の指針として役立つことを願っています．お互いに共有しあうことで，日本のナースとアメリカのナースの絆により健康増進のためのパートナーシップが築かれ強化されていってほしいと思います．

　金川博士は日本でよくお名前を知られた看護の指導者であり，日本全国のナースに大きな影響を与えてこられています．私は金川博士が *Community as Partner* の翻訳という大変なお仕事に取り組まれ，日本のナースの方々が本書を手軽に手に取れるようになることを心から願っています．

Elizabeth T. Anderson, RN, DrPH, FAAN
Professor Emeritus
University of Texas Medical Branch
School of Nursing
Galveston, TX

第1版監訳者序

　本書の原書は，私が東京大学医学部健康科学・看護学科で地域看護学の教育・研究に携わっていた1992年ごろに出会ったものです．初版は*Community as Client*として出版されており，学部学生の教育の参考にしたり，大学院学生のテキストとフィールド実習にも活用していました．その後，本書は1996年に第2版として*Community as Partner*に改版され，2000年には同名で第3版が発行されました．本書はこれを翻訳したものです．

　原著者は，地域での看護活動として，対象であるコミュニティをクライエントとしたとらえ方から，パートナー（仲間）とした考え方に発展させており，その発想の転換のすばやさに，私は興味と関心を大いに寄せておりました．そして，地域を対象とした看護活動の理論的背景や技法として，著者らの考え方を大いに参考にさせていただきました．

　2000年4月より新設の看護系大学で，引き続いて地域看護学の教育・研究に従事するようになりましたが，学士課程において，地域（コミュニティ）を看護の対象にした地域看護学または公衆衛生看護学の理論や実践方法に関する教科書や専門書がわが国では少ないように思われます．

　地域での看護活動の理論や実際に関する看護学の基礎教育課程では在宅看護論（看護師課程）や地域看護学（保健師課程）の科目がみられますが，学士課程では両者が独自性と共通性を明らかにしながら充分に連携を保って運用されていないように思えます．

　近年になり，地域では多様な看護活動が活発に行われており，またその期待も増大していると感じます．中でも，生活習慣病やねたきり・認知症予防などを取り入れた"健康なまちづくり"を目的にした市町村（保健センター）の保健師活動や，要介護高齢者・在宅療養者への訪問看護ステーションからの在宅看護サービスが大きな比重を占めています．前者の活動は公衆衛生看護活動とも称され，行政や地域を基盤にした保健師の活動といえます．とくに地域（コミュニティ）に焦点を当て，そこで生活している人々全員を視野においた活動を効果的に進めていくためには，まず，地域（コミュニティ）全体のアセスメント（情報収集）と分析，問題の明確化や地域看護診断，地域の保健（看護）プログラムの計画・実践・評価などの手順や体系化が必要です．本書はこれらに役立つようにできるだけわかりやすくした翻訳書です．

　原書の編者の1人でもあるアンダーソン先生とはこの翻訳作業を通じて交流していますが，読者の方々と共に，地域を基盤にした看護活動の教育や研究・実践面での成果や学術交流がさらに活発になれば幸いです．

　最後になりましたが，翻訳・出版に際して，医学書院の石井伸和・森本成両氏のご協力に厚くお礼を申し上げるとともに，翻訳にあたられた方々に謝意を表したいと思います．

2002年9月

監訳者を代表して　金川克子

日本語版第1版への序

　Community as Partner : Theory and Practice in Nursing の日本語版に序文を書くことは私にとって大変な光栄です．私は，この本が日本語への翻訳が可能であり，異なった文化を通して日本の看護師の皆さんに役立つものであると確信しています．このことは，この本の有効性を示す大きな指標であると考えています．私と Dr. McFarlane は，看護師にコミュニティで働くための"手引書"を提供するテキストブックとして第1版 *Community as Client* を執筆しました。さらに加えて，私たちは概念を説明するために様々なコミュニティの実例のみならず，実践の理論的基礎も必要であることを認識しました．

　1年以上にわたって我々の本を用いていた日本の保健師とともに仕事ができることは，大きな喜びです．私は彼女から，コミュニティをアセスメントし，計画を実行するためのモデルは，非常に異なった文化のように思えるコミュニティにおいても用いることが可能であるということを直接学びました．我々のフィロソフィはお互いを補完しあいました．そして，日本とアメリカ合衆国は多くの文化的側面においてまったく異なっているにもかかわらず，共有するものが多くあります．

　日本とアメリカ合衆国のコミュニティで働く看護師は住民の健康に関心をもっています．看護師はそれぞれのコミュニティの共通点や特異性，そしてコミュニティで生活している人々を理解しています．看護師は生涯を通しての健康増進に取り組み，またコミュニティがどこであれすべてのコミュニティを取り囲む社会問題に関心をもっています．

　日本語版の発行により，日本の看護師の皆さんがこの本を手に入れやすくなり，意見を交換する機会が多くもてるようになることを願っています．また，この本が様々なコミュニティで働く看護師たちにとって真に有益であることを望みます．そして，この翻訳が世界的に健康を改善するための協働作業の始まりになることを願っています．

　この本の翻訳にあたり非常に多くの作業を引き受けられ，またこの試みの中に私に機会を与えてくださった金川博士に感謝いたします．

Elizabeth T. Anderson, RN, DrPH, FAAN

序

　20世紀の公衆衛生の重要性を過少評価する人もいるようだが，それが重要であったことの証拠は否定できないものがある．この間にアメリカ合衆国（以下「アメリカ」）に住む人々の平均寿命は30歳以上も延びており，そのうちの25歳は公衆衛生の進歩によるものといえる．[1] 疾病対策センター（Centers for Disease Control and Prevention：CDC）は1999年，「公衆衛生の優れた成果10項目」を発表している．[2] 1900年から1999年までの間で注目すべき成果がいくつもみられるが，この10項目は病気や障害，死とその予防の機会に与えた影響の大きさにもとづいて選ばれたものである．次にこの10項目を列挙してみよう．

・感染症のコントロール
・冠動脈心疾患と脳卒中による死亡の減少
・家族計画
・飲料水へのフッ素の添加
・母親と子どもの健康の改善
・交通安全
・喫煙が健康に有害であるという認識
・安全で健康に良い食品
・安全な職場環境
・予防接種

　アメリカの公衆衛生は大きな進歩をとげたが，それでも国民全体が健康を達成するにはまだまだ遠い道のりがある．Barbara Starfield（2000）は最近の研究で，16の健康指標について13か国の間で比較している．[3] その結果，アメリカは下から2番目の12位であった．この指標として用いられたのは低出生体重児の割合，新生児死亡率，産後死亡率，損失生存可能年数（years of potential life lost：YPLL）などである．さらに，アメリカは国内総生産の14％を国民の健康に費やしている．それでもなお，健康保険に加入していない人が4000万人いる．私たちは国民として，このような重大な公衆衛生の課題に対処するために何をしたらよいのだろうか．

　保健社会福祉省の疾病予防・ヘルスプロモーション局の指導の下に，連邦と州，地方自治体の代表，保健医療組織，地域，そして企業が協働して国民の疾病予防計画，すなわち「ヘルシーピープル2010」[4] の策定にかかわった．もっとも重要な予防可能な健康問題を明らかにし，その問題を減らすための国家目標を立てるために，「ヘルシーピープル2010」の国民の健康に関する目的が設定された．今後の10年間にわたって国民の健康を測定するために主要健康指標（Leading Health Indicators）[5] が使われることになる．

[1,2] MMWR April 2, 1999 48（12）；241-243
[3] JAMA 2000；284, 483-485. Is US health really the best in the world?
[4] Healthy People 2010；http://www.healthypeople.gov
[5] Leading Health Indicators；http//www.healthypeople.gov/LHI

主要健康指標には10の指標があり，それぞれの指標には「ヘルシーピープル2010」の少なくとも1つの目的と関係のある目的が含まれている．全体としてみると，主要健康指標には21世紀初頭のアメリカの重要な健康課題が反映されているといえる。この10の指標は，公衆衛生上の問題や行動の動機づけとなる力，進歩の度合いを測定するデータが得られる可能性の点から選ばれたものである．主要健康指標の10の指標は次のものである．

- 運動
- 体重過剰と肥満
- 喫煙
- 物質乱用
- 責任ある性行動
- 精神保健
- 傷害と暴力
- 環境基準
- 予防接種
- 医療へのアクセス

21世紀になってから，グローバリゼーションの影響が多くの分野にますます強く及ぶようになっている．2001年9月11日の世界貿易センタービルと国防総省ビルへの同時多発テロは，全世界で起こった他のテロ攻撃や未遂に終わったテロ攻撃と並んで，地域や州，国家規模，世界規模の公衆衛生の確固とした基礎構造の必要性を強く喚起した．公衆衛生の基礎構造は意図的な行動だけを扱うのではなく，自然災害や新興感染症や再興感染症，そして地域の日常的な公衆衛生上のニーズも扱わなければならない．ナースの能力の範囲を強化することにより，本書の著者たちは健康にプラスの影響をもたらし，今後もそれを持続していくことができる．

私は著者の方々に対して，地域の健康の改善に向かってビジョンをもち貢献を維持してくれるようお願いしたい．本書の第4版（日本語版では第2版）で示されている知識と原理，ツールを使えば，ナースは地域住民，さらには世界のあらゆる地域の住民の健康をアセスメントし，計画を立て，評価することができるようになると思う．

最後に，前公衆衛生局長官C. Everett Koop氏の言葉を引用しておこう．「ヘルスケアはすべての人に一時期，不可欠のものである．しかし，公衆衛生はすべての人に常に不可欠のものである」

Mary Pat Couig, MPH, RN, FAAN
Assistant Surgeon General
Chief Nurse Officer
U. S. Public Health Service

まえがき

　本書は地域看護学のコアテキストではないが，地域で実践をしているナースのためのハンドブックとして読者に使いやすい教科書である．学生の方々のために，パートナーとしての地域と協働している例を数多く紹介した．本書は学部の学生にも，また臨床ナースにも，さらには大学院生にも等しく，地域での仕事の枠組みとして役に立ってきた．基本をおさえた内容であることと，地域で実践するすべての人が使いやすいことを引き続き確保しようというのが私たち著者らの意図である．

　この第4版では，地域倫理や環境保健，疫学など新たに章を加えて理論的な基盤を強化することで著者らの理念を引き継いでいる．すべての章を改訂し最新の情報を加えた．実際の地域を取り上げることで，読者が看護の過程全体を見渡せるよう，いくつかの章を当てている点は前の版と同様である．都市部の例は，パートナーとしての地域との協働の実例になる集団を選んで，ページ数を増やして補強した．

第Ⅰ部　理論的基礎

　第Ⅰ部では地域看護の実践の基礎となる内容について述べている．この内容としては，プライマリヘルスケア，疫学，環境，文化に対する理解，健康政策，エンパワメント，地域倫理などである．理論にもとづく実践を強調し，パートナーとしての地域の考え方に欠かせない理論について説明している．

第Ⅱ部　パートナーとしての地域のプロセス

　第Ⅱ部は，実践の3つのモデルの説明から始まる。その1つは，パートナーとしての地域のモデルであり，これは第Ⅱ部のその後の章の枠組みの役割をしている．ここでは例となる地域を1つ示して地域看護の実践の看護過程の各段階を説明している．すなわち，地域のアセスメント，データ分析，地域看護診断の確認，そして地域のヘルスプロモーションプログラムの計画立案，実施，評価のプロセスを踏んで学べるようになっている．システムの各部分の単なる集まりではなく，また環境と常に相互に影響しあうダイナミックなシステムとしての地域の理解が第Ⅱ部全体を通して強調されている．

第Ⅲ部　ヘルスプロモーションの方法

　第Ⅲ部は，ナースが地域の健康を促進している多様な地域の概説から始まる．第Ⅲ部では，ヘルスプロモーションにおいてナースがパートナーとして重要な役割を果たしている数多くの実例を紹介している．第Ⅲ部で紹介されている地域や集団は移民（訳注：日本語版では削除した）や学校，信仰を同じくする人々（訳注：日本語版では削除した），ホームレス（訳注：日本語版では削除した），職場，高齢者，農村部，そして慢性の病気をもつ人々である．

あとがき

「あとがき」では，新しい世紀に当たっての編者の言葉として，公衆衛生看護のルーツについて触れている．これは，私たちの過去の記録であると同時に未来への道標として紹介したものである（訳注：日本語版では削除した）．

Elizabeth T. Anderson, RN, DrPH, FAAN
Judith McFarlane, RN, DrPH, FAAN

謝辞

　第4版の執筆に当たってくださった方たちのおかげで，本書だけでなく私たちの人生も豊かになった．家族に加えて，この方々がその作業を支えてくれた．そして看護という職業に対して誇りをもてるようになった．

　公衆衛生学科の学生の方々や同僚が，その思考や批評，実例を提供してくれなかったならば，本書『コミュニティ アズ パートナー　地域看護学の理論と実際』は書かれなかったであろう．

　リッピンコット・ウイリアムズ・アンド・ウイルキンス社のすばらしい方々のおかげで，第4版の発行を促すことができた．それは私たちにとって楽しい経験であった．

　皆様のおひとりおひとりに感謝の気持ちを捧げたい．

Elizabeth T. Anderson, RN, DrPH, FAAN
Judith McFarlane, RN, DrPH, FAAN

目次

第2版監訳者序	vi
日本語版第2版への序	vii
第1版監訳者序	viii
日本語版第1版への序	ix
序	x
まえがき	xii
謝辞	xiv

第Ⅰ部　理論的基礎 … 1

第1章　プライマリヘルスケア … 3
はじめに … 3
1. グローバリゼーション … 4
2. プライマリヘルスケア … 10
3. 21世紀のナース … 20

第2章　疫学と人口統計，コミュニティヘルス … 25
はじめに … 25
1. 人口統計学 … 26
2. 地域保健活動における予防段階 … 27
3. 健康の測定尺度 … 27
4. 健康の分析尺度 … 31
5. 因果関係を判定する基準 … 35
6. 健康状態のスクリーニング … 38
7. 疫学的方法による地域の健康調査 … 41
まとめ … 44

第3章　環境とコミュニティヘルス … 47
はじめに … 47
1. 公害（汚染） … 48
2. 複雑な人間環境 … 59
3. モデルの適用の実例：ある地域のケーススタディ … 61
4. モデルの適用 … 63
5. 政策への示唆 … 65
まとめ … 66

第4章　地域保健活動の倫理的ジレンマ …… 69
　はじめに …… 69
　1. 倫理とは何か …… 70
　2. ヘルスケアの倫理に欠かせない7つの原則 …… 72
　3. 地域保健活動の倫理的ジレンマ …… 76
　まとめ …… 79

第5章　地域のエンパワメントとヒーリング …… 81
　はじめに …… 81
　1. コミュニティヘルスのパートナーシップへの視点 …… 82
　2. 住民参加とヒーリング …… 83
　3. 地域におけるヒーリング …… 85
　4. 良好な関係づくり …… 86
　5. エンパワメントによる地域の変容 …… 88
　6. 参加型アクションリサーチによる地域のエンパワメント …… 90
　まとめ …… 94

第6章　地域とのパートナーシップ形成と文化理解 …… 97
　はじめに …… 98
　1. 多様性と民族性，文化 …… 98
　2. 文化，健康と病気，看護 …… 100
　3. 文化的ヘルスケアシステム …… 101
　4. 疾病行動の決定 …… 104
　5. セクター間の争い …… 105
　6. 文化理解力のあるヘルスケア提供者 …… 106
　7. 文化を認識するための訓練 …… 107
　8. クライアントの健康と疾病に対する信念を明確にする …… 108
　9. 技術を身につける …… 109
　10. 医療施設 …… 110
　まとめ …… 111

第7章　都市とコミュニティのための健康政策 …… 117
　はじめに …… 117
　1. ヘルスプロモーションと公共健康政策に関する国際会議 …… 118
　2. ヘルスプロモーション …… 119
　3. 公共健康政策 …… 120

4. 健康都市・コミュニティ ……………………………………………………… 121
　　5. 健康都市・コミュニティの健康施策 ………………………………………… 124
　　6. 看護職にとっての機会 ………………………………………………………… 126
　　まとめ ……………………………………………………………………………… 127

第Ⅱ部　パートナーとしての地域のプロセス …………………………………… 131

第8章　実践を導くためのモデル ……………………………………………… 133
　　はじめに …………………………………………………………………………… 133
　　1. モデル …………………………………………………………………………… 133
　　2. ヘルスプロモーションモデル ………………………………………………… 136
　　3. アセスメント …………………………………………………………………… 142
　　4. 診断と計画 ……………………………………………………………………… 143
　　5. 介入 ……………………………………………………………………………… 143
　　6. 評価 ……………………………………………………………………………… 144
　　まとめ ……………………………………………………………………………… 144

第9章　地域のアセスメント …………………………………………………… 147
　　はじめに …………………………………………………………………………… 147
　　1. 地域のアセスメント …………………………………………………………… 148
　　2. 地域のコア ……………………………………………………………………… 151
　　3. 物理的環境 ……………………………………………………………………… 155
　　4. 保健医療と社会福祉 …………………………………………………………… 159
　　5. 経済的状態 ……………………………………………………………………… 168
　　6. 安全と交通 ……………………………………………………………………… 172
　　7. 政治と行政 ……………………………………………………………………… 177
　　8. 情報 ……………………………………………………………………………… 179
　　9. 教育 ……………………………………………………………………………… 180
　　10. レクリエーション ……………………………………………………………… 185
　　まとめ ……………………………………………………………………………… 186

第10章　地域の分析と看護診断 ………………………………………………… 189
　　はじめに …………………………………………………………………………… 189
　　1. 地域の分析 ……………………………………………………………………… 189
　　2. ローズモントの地域分析 ……………………………………………………… 191
　　まとめ ……………………………………………………………………………… 214

第11章　地域の健康プログラムの立案 ……………………………………………………… 215
はじめに ……………………………………………………………………………………… 215
1. 地域看護診断の確認 …………………………………………………………………… 218
2. 計画の修正 ……………………………………………………………………………… 219
3. 地域の健康増進計画立案への変化理論の適用 …………………………………… 220
4. 地域の健康目標 ………………………………………………………………………… 227
5. プログラムの活動 ……………………………………………………………………… 227
6. 学習目標 ………………………………………………………………………………… 228
7. 協力 ……………………………………………………………………………………… 229
8. 資源と制約，計画の修正 ……………………………………………………………… 229
9. 記録 ……………………………………………………………………………………… 231
まとめ ………………………………………………………………………………………… 232

第12章　地域の健康プログラムの実施 ……………………………………………………… 235
はじめに ……………………………………………………………………………………… 235
1. 地域住民の主体性 ……………………………………………………………………… 236
2. 統合されたプログラム ………………………………………………………………… 239
3. ヘルシーピープル：健康な人々 ……………………………………………………… 239
4. 健康に焦点を当てる …………………………………………………………………… 242
まとめ ………………………………………………………………………………………… 246

第13章　地域の健康プログラムの評価 ……………………………………………………… 249
はじめに ……………………………………………………………………………………… 249
1. 評価の原則 ……………………………………………………………………………… 250
2. 評価の過程 ……………………………………………………………………………… 251
3. 評価の構成要素 ………………………………………………………………………… 252
4. 評価の方策 ……………………………………………………………………………… 254
5. 主なデータ収集法 ……………………………………………………………………… 254
まとめ ………………………………………………………………………………………… 266

第Ⅲ部　ヘルスプロモーションの方法 ……………………………………………………… 271

第14章　児童・生徒との健康なパートナーシップの促進 ………………………………… 273
はじめに ……………………………………………………………………………………… 273
1. ヘルスプロモーションのためのヘルスサービスの提供 …………………………… 274
2. ヘルスプロモーションのための健康教育 …………………………………………… 275

　　　　3. 児童・生徒のヘルスプロモーションプログラム ……………………… 275
　　　　4. 教師・学校職員のヘルスプロモーション計画 ……………………… 283
　　　　5. 地域社会のためのヘルスプロモーション計画 ……………………… 283
　　　まとめ …………………………………………………………………………… 283

第15章　職場で働いている人々との健康なパートナーシップの促進 …………… 287
　　　はじめに ………………………………………………………………………… 287
　　　　1. 職場におけるヘルスプロモーション …………………………………… 288
　　　　2. ヘルスプロモーション活動のタイプ …………………………………… 288
　　　　3. ヘルスプロモーションプログラムの計画 ……………………………… 289
　　　　4. ヘルスプロモーションプログラムの資源 ……………………………… 290
　　　　5. ヘルスプロモーションプログラムにおける変容の段階の活用 ……… 291
　　　　6. プログラムの実行 ………………………………………………………… 291
　　　　7. プログラムの評価 ………………………………………………………… 292
　　　　8. ヘルスプロモーションプログラムを維持するための助言 …………… 293
　　　　9. ヘルスプロモーションプログラムの一例 ……………………………… 293
　　　まとめ …………………………………………………………………………… 296

第16章　地域の高齢者との健康なパートナーシップの促進 ……………………… 299
　　　はじめに ………………………………………………………………………… 299
　　　　1. アメリカ合衆国の高齢者指標 …………………………………………… 299
　　　　2. 高齢者の健康課題と危険因子，懸案事項 ……………………………… 300
　　　　3. 「ヘルシーピープル2010」と高齢者 …………………………………… 303
　　　　4. 地域の高齢者とのパートナーシップ …………………………………… 305
　　　　5. 重要な法律とアメリカの高齢者 ………………………………………… 308
　　　まとめ …………………………………………………………………………… 309

第17章　農村部の人々との健康なパートナーシップの促進 ……………………… 311
　　　はじめに ………………………………………………………………………… 311
　　　　1. 農村部看護理論 …………………………………………………………… 312
　　　　2. パートナーシップの形成 ………………………………………………… 314
　　　まとめ …………………………………………………………………………… 317

第18章　慢性の病気をもつ人々との健康なパートナーシップの促進 …………… 321
　　　はじめに ………………………………………………………………………… 321
　　　　1. 慢性的な不健康状態の特徴 ……………………………………………… 322
　　　　2. 健康の認識と慢性の病気，健康増進 …………………………………… 323

3. 健康増進法の実施 …………………………………………………………… 324
　　　4. 地域看護における研究訓練 …………………………………………………… 326
　　　まとめ……………………………………………………………………………… 327

付録　産業保健師のためのアセスメントガイドのモデル ………………………… 329

索引 ………………………………………………………………………………………… 333

第 I 部
理論的基礎

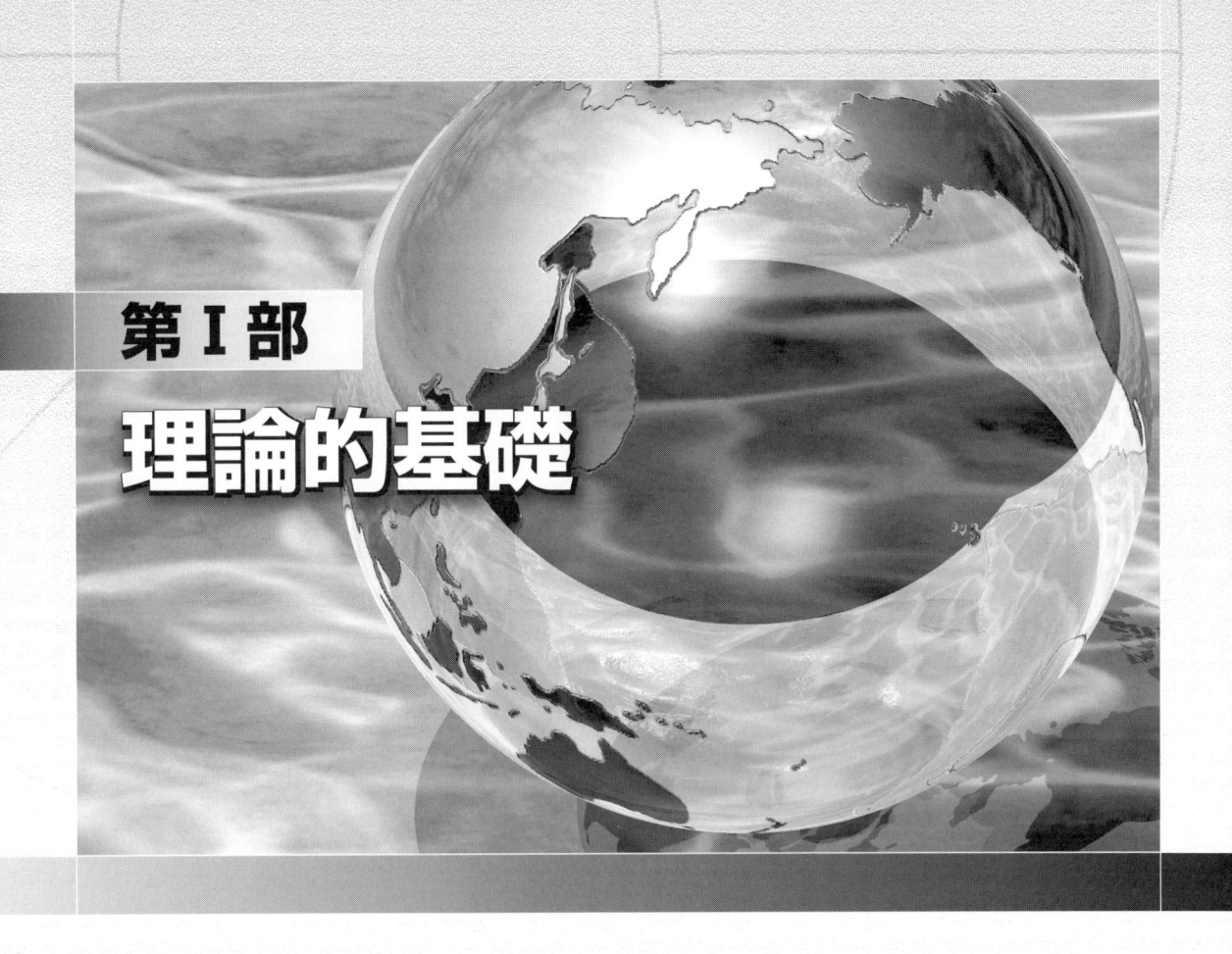

1. プライマリヘルスケア	3
2. 疫学と人口統計，コミュニティヘルス	25
3. 環境とコミュニティヘルス	47
4. 地域保健活動の倫理的ジレンマ	69
5. 地域のエンパワメントとヒーリング	81
6. 地域とのパートナーシップ形成と文化理解	97
7. 都市とコミュニティのための健康政策	117

第1章
プライマリヘルスケア

Janet Gottschalk, Susan Scoville Baker

> ■ **学習目標**
> この章では，パートナーとしての地域（コミュニティ）の概念的基礎から始めることにする．まず，地域で働く際の基礎となるプライマリヘルスケアの概念を紹介する．
> ・プライマリヘルスケアについて説明できる．
> ・プライマリヘルスケアの8つの必須要素について説明できる．
> ・コミュニティの健康に対するグローバリゼーションの影響を分析することができる．
> ・コミュニティヘルスを改善するための多角的なアプローチを評価することができる．
> ・国民全体の健康増進における看護職の役割を分析することができる．

はじめに

　今日，世界中のコミュニティヘルスナースや地域で働く多くの関係職種の実践活動は，パートナーシップや連携，エンパワメントの概念にもとづいている．彼らは地域の中で他者と協力し，国民全体の健康の達成にかかわっている．彼らの目標は，すべての人間，とくに女性や子どものような社会からもっとも疎外されやすく傷つきやすい社会的弱者の権利が促進され，保護されたときに達成される．言い換えれば，コミュニティヘルスナースの努力は，すべての人の社会的正義や公正の達成に向けられる．この目標を達成するために，経験を積んだコミュニティヘルスナースは，ヘルスプロモーションへの努力はすべて，地区や地域の人々あるいは地球規模の問題や関心であっても広い意味での社会的・経済的関係にもとづくべきだとずっと以前から理解してきた．

　伝統的な意味での国境が消え続け，その他の障壁が取り除かれつつある時代には，世界とそれが抱える問題は密接に結びついているということが，問題を解決するための多様な国際的・地域的・地区的な努力の中に容易にみてとることができる．同時に，「敵」と「味方」を簡単に分けることができた冷戦時代に比べると，今の世界は政治的にずっと不安定な状況にある．ナショナリズムや民族自決主義，宗教原理主義，さらにはファシズムなど

の新しい形態が広がりつつあり，すべての人の平和と正義にもとづいた「新しい」世界を願うという，人々のこれまでの思いが脅威にさらされている．さらに，2001年9月11日のアメリカ同時多発テロがあってから，テロとこれから起こるかもしれないというテロへの脅威により，私たちは自分たちがテロに対して無防備で，将来が不確かであると感じるようになった．ほかの人々や国々が過去数十年にわたって経験してきたことについて，今私たちはこのように様々な形で理解しつつある．

1. グローバリゼーション

世界中で政治構造や政治機能に影響を与えている力と同じ力が，健康問題をも再形成しつつあり，それが徐々に健康問題を一国内や二国間の問題から，**グローバル**（地球的規模）の問題へと変えつつある（Morgan & Mutalik, 1992）．現在あるいは近い将来に，私たちの生活に影響を与えるのは，**グローバリゼーション**と呼ばれる現象である．すなわち「単一の世界市場またはある程度グローバルビレッジといわれる市場をつくりだすための国境を越えた資本や技術や情報の統合」である（Friedman, 1999）．一般的には経済学用語として理解されているが，私たちが認識しているか否かに関係なく，グローバリゼーションは私たちの日常に深刻な影響を与えている．世界の財政市場が上昇したり下降したときや，貿易協定が締結されたとき，また私たちの町や地域で生産された製品を購入する国々の景気が後退したときに，私たちや私たちの地域は危険にさらされる．ある国で景気後退や政治的に不安定な状況が起こった場合，外国企業は自社製品を売りやすくするために値下げを行う．このような企業は値下げをしても，さらに利益を生むことができる．なぜなら，地域の失業水準が，賃金が安くなっても働きたいという就業競争を生み出すからである．こうしたことが徐々に広がると，企業や工場は安定した雇用資源とみなされるようになり，国内での操業を停止したり，給料がより安く，労働法が不備な国や労働法が制定されていないような国へ移転したりする．この傾向を疑う人は，身近な店で衣類や電気製品，おもちゃ，花などの商品のラベルを見れば，疑いは容易に晴れるはずである．

経済のグローバリゼーションにより，世界貿易機関（WTO）のような組織や北米自由貿易協定（NAFTA）などの貿易協定が強化されており，貿易の自由化や金融市場の自由化，経済的利益の問題に焦点がおかれるようになっている．現在も新たな貿易協定が協議されているが，自由貿易協定（FTAA）も自由市場を根本原理として主張している協定である．それは世界的な競争を浸透させ，私たちの環境や家族，生活，人権，民主政治をも脅かす．

とくに資源が乏しい国々の政府は，もはや自国の将来を見極め統制する能力を失っていることに気づいている．政治学者や社会学者は，「民族国家」の力の低下や，国連やWHOのような国際組織の行く末に不安を警鐘している．強大な国際的な力関係の中で私たちの国の力が弱まっているとしたら，それは私たちの地域の発展にとってどのような意味があるのだろうか．少数の特権をもつ個人や企業の利益を重視することは，どのような影響を及ぼすのだろうか．

しかしグローバリゼーションは，私たちの生活に多くの肯定的な結果をもたらしている．

新技術は，世界の別の場所との高速コミュニケーションを可能にした．数年前のことであるが，ファクスを使っていた中国の学生は，政府の統制をすり抜けて，自分たちの民主化への努力を世界に知らせることができた．さらに最近では，セルビアやコソボの個人やグループはe-mailを使って，世界各地といつでもコミュニケーションをとることができた．今日，携帯電話の多くは衛星に接続されており，以前は遠かった地域への高速通信をもたらした．インターネットサービスやチャットルームをもつサイバースペースは，ほかの人々の夢やニーズ，挑戦などの現実を学ばせてくれる．技術や情報におけるこれらの進歩は，すべての人々にとっての社会的正義や公平のために努力している地域でどのように利用することができるだろうか．

a. グローバル化要因の競合

今日，私たちの世界には強い肯定的な力，すなわちより良い社会を達成するために地域で働くすべての人々にとっての助けとなる力が働いている．例えば，環境への関心の高まり，現在・将来の地球破壊への関心，性問題への関心の高まり，世界規模での女性運動の強化，優勢な文化によって周辺へおいやられた原住民の人々の人権意識の高まり，すべての人々に対する人権擁護と保護への強い配慮，民主主義の広がり，そして市民社会が今よりも人道的で平和な世界を築くためにできる，あるいは果たすべき役割に対する世界的な認識などである．これらの地球規模の動きは，パートナーシップや連携，ネットワークの中で，地域と共に働くコミュニティヘルスナースが重視する点を補強する力をもっている．

それと同時に，それと競合する同程度の強い力が作用し，地域や国の成り行きを阻害する原因となったり，不和を生じさせている．例えば，民族，人種，宗教などのすべての種類の差別，急進的な原理主義，暴力，軍事主義などである．不幸にも，20世紀は，2つの世界大戦と数え切れないほどの地域の紛争で，歴史上もっとも血で染められた時代であった．

憎しみがもたらした恐ろしい結果は，毎晩世界中のテレビで放映されていた．例えば，ルワンダでの集団虐殺や何百万人もの人々の土地や家を奪った暴力闘争，また自分や家族のために単に食料を栽培しようとしただけの数え切れないほどの罪のない市民が地雷によって体が不自由になったり殺されたりしたというようなことである．かつてのユーゴスラビアでは新しい集団虐殺からの逃走が撮影された．むち打ちやレイプ，生活や地域の理不尽な破壊などの話が次々と話題にのぼり，世界の人々は恐怖を抱いてそれを見つめている．最近では，イスラエル人とパレスチナ人の終わりなき苦悩，ニューヨークの貿易センタービル破壊の悲劇，炭疽菌による郵便施設の労働者の死，タリバンによる爆撃で亡くなった罪のないアフガン人などを私たちは目にしている．

こうしてみると，どのような地域も国も善と悪の両方の種をもっているようにみえる．このような世界の現実が，すべてのレベルの地域や国，世界の「健康」の概念の理解にどのような影響を与えるのだろうか．また，それらがどのように，同じ種をもつ地域での看護実践に影響するのだろうか．

b．健康に直接影響を与える要因

1991年，中島宏博士は，後にWHOの事務局長になった人であるが，彼は私たちの健康に対する理解についていくつかの変化を明らかにし，健康の定義における新しい要素を「パラダイムシフト」と呼んだ（WHO，1991年）．20～30年前は**健康**は生物学的な側面から定義されており，死や病気，障害がないというように否定的な言葉で定義され，定量化されてきた．しかし，この30年の間に，社会・経済・政治的問題が，社会の健康を決定する重要な要素であることが証明された．この間，社会の健康と経済発展との間に強い関連が見いだされ，とくに，発展の利益が公平に分配されたときにその関連がみられた．

1994年の国連環境開発会議（UNCED）や近年の「持続可能な開発に関する世界首脳会議」（WSSD）では，その開発の"持続性"に焦点がおかれている．同様にアメリカ公衆衛生協会（APHA）などは，図1-1にみられるように人権に対する社会の関心と，社会・経済的発展とは強い関連があることを明らかにしている．アメリカ公衆衛生協会の理事会は，「公衆衛生と人権の原則」を作成するに至っている．

最近の傾向が何かの兆候であるならば，21世紀の人々や国家の健康は，私たちが今日苦しんでいる健康に関連した問題に今後もひき続いて直面するだろう．すなわち，貧困，飢え，失業，ホームレス，低い識字率，人種差別，性差別，年齢差別，環境悪化，軍事主義，あらゆる種類の人権攻撃，軋轢における拷問や死から，食事，住居，医療などの基本的な要素の欠如などの問題である．

〔**貧困と不平等の悪化**〕

とくに西側諸国や工業化した地域など世界の多くは，近年，経済のグローバリゼーションの恩恵を受けてきた．しかし上に示したようにこの恩恵は，私たちの地域や国や世界全体に均等には行きわたっていない．絶対的な貧困者は現在世界で13億人と推定されており，2002年の世界サミットでは貧困は全世界で最大の課題と認定された．きれいな水を飲めない者は30億人．約1億3000万人の子どもが学校に行けず，少なくとも4万人の子どもが，毎日のように飢えに関連した病気で亡くなっている（Sen & Wolfensohn，1979）．

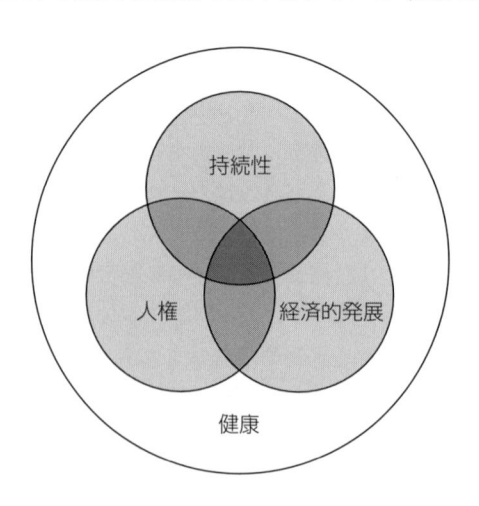

図1-1　地域と健康との関係

私たちの多くが生活水準を向上させたことは事実だが，世界人口の約半数の人々は今でも1日に2ドル以下で生活しており，さらには約12億もの人々が1日1ドル以下で暮らさなければならない状態にある．このように多くの人々が貧困にあえいでいるのに加え，資源の乏しい国の人々は，1980年代の前政府による多額な負債を抱えている．そのため，市民に必要とされている教育や社会福祉サービスやヘルスケアの提供よりも，負債の利子の支払いに多額の費用を費やしている．

　アメリカ合衆国（以下「アメリカ」）のような国では，教育やヘルスケアの民営化を重視したり，「労働福祉」からの除外などの試みがされて，経済のグローバリゼーションは否定的な効果をもたらした．政策的意見とは異なるが，新しいデータでは，適切な雇用が確保されないときや十分な「安全ネット」や支援サービスにアクセスできないといった場合に，人々の健康とウェルビーイングの状況が明らかに悪くなることが示されている．

　「ネットワーク」*の福祉改革監視プロジェクトではアメリカが20世紀末の数年間に福祉予算の削減を強化した結果について最初の研究を行い，以下のことが明らかになっている．① 政府の助成が少ない限り，貧困は続く．② 基本的なニーズが満たされない限り，苦しみは続く．際限ない繁栄の一方で3500万の人が貧困の中で暮らし，6歳以下の子どもの4分の1が生活必需品に事欠いている（Thornton, 1999）．

　3度目の研究で「ネットワーク」が見いだしたのは以下のことである．① 収入が減少するにつれ，安定した住居を得ることもできなくなり，路上や危険な住人のいる場所に住まなければならなくなる．② 非常に貧しい人は十分なヘルスケアを受けられないことが多い．収入が8500ドル以下の回答者のうち，3分の1の人々がメディケイドを受けていない．低所得者で無料診療所へ行く人もいるが，そのような所は包括的な医療保障を行っておらず，適切なメディケイドを補償していない．③ 経済的なことが心配なために医療のニーズが満たされていないと回答者の3分の1以上が答えている（Thornton, 2001）．

　人が暮らす所ならばどこでも，貧困は栄養失調や病気の主要な原因になることが明らかにされてきた．このような状況では，ヘルスワーカーやヘルスサービスの努力は水の泡になってしまう．家であれ職場であれ，貧しい人は，汚染や健康上のリスクにより多くさらされている．食事は量的にも質的にも貧しいものを食べており，喫煙者の率が高く，その他の有害な物質のリスクも高い．このような格差は，アメリカだけではなく，世界中にみられる．国連開発計画（UNDP）が毎年発行している『人的開発報告』（The Human Development Report）で用いられている世界的な社会指標は，「収入，雇用，居住，安全性，健康における大きな不平等の存在」を指摘している（UNDP, 1998）．

〔人口動態と疫学上の変化〕

　世界の保健の専門家は，「平均余命の延び，出生率の低下，非伝染性疾患の増加の相互

---

　*福祉改革監視プロジェクトは，全国カトリック社会主義団体とカトリック修道会アメリカ支部，慈悲の修道女会アメリカ支部，セントジョセフ修道会，パックス・クリスティアメリカ支部によって構成される「ネットワーク」により1996年の福祉改革施行直後に創設された．このプロジェクトの目的は，貧困の中にある人々の実際の生活を見ることにより，この法律制定の短期的・長期的効果を検証することにあった．

作用により新しい脅威（自然災害など）にさらされて，将来の課題が生まれてくる」と指摘している（Pan American Journal of Public Health, 1998）．ある国での人口の増加と，アメリカのような国での資源消費の高さは，将来の世代のニーズを満たすために奮闘している彼らの大きな関心の的になっている．

　人口が非常に多い国々では，出生率を大幅に下げることに成功した国も多い．しかし現在の人口規模では，絶対数という点では，このまま増え続けることを意味している．若い世代の性的な活動が活発になると，彼らは地域ヘルスサービス，学校，雇用者に，より大きなプレッシャーを与えるだろう．アメリカでは，若い人口の多いある民族文化集団が，すでに地域の教育や社会サービスシステムにおいて，似たような課題を示している．

　貧しい国々の多くは，もうすでにHIVやAIDS，コレラ，マラリア，結核のような感染性疾患によって重い負担を強いられている．このような国々では「**疫学的転換**」（epidemiologic transition）として知られる二重の課題に直面している．これらの国々は，今後も貧困や低開発による問題と奮闘しつづけなければならないが，同時に，以前は主として工業化した国々でみられるものとされていたがんや心臓病，脳梗塞，糖尿病などの治療やコントロールにも取り組まなければならなくなっている（WHO, 1998）．医療ソーシャルサポートシステムが過剰に拡大した結果，新たな負担が生じ，世界的に高齢者人口が増大し，その多くは障害や精神疾患に苦しんでいる．

　また世界中で，家族構造や生活が急速に変化している．伝統的な家族，つまり拡大家族のサポートネットワークの中で暮らしている人はほとんどいない．このような変化に由来するストレスは，伝統的な文化様式の崩壊と同時に，ソーシャルサポートシステムを減少させたり，人々の病気の負担をさらに高める要因になっている．

〔**感染性疾患，栄養不良，妊産婦死亡率**〕

　多くの感染性疾患やワクチンにより予防可能な疾患のコントロールは長足の進歩があったにもかかわらず，HIVやAIDS，結核などの新興や再興の感染症が世界の健康に脅威を与えている．「世界共同体」に住んでいる結果，貿易や旅行，都市化，自然災害や人工災害のため避難した人々の流れといったことと，微生物の進化や抗生物質への耐性などが問題を大きくしている．

　急性呼吸器感染症，下痢，マラリア，麻疹は，栄養不良の子どもの生命を脅かす．不幸なことに，多くの国，とくにアフリカでは，栄養失調の改善に向けての努力は，最近停滞している．今日，10億の人が最低所要量に見合うだけの十分なエネルギーとタンパク質をとっておらず，20億の人が微量栄養素の摂取不良の状態にある（Pan American Journal of Public Health, 1988）．

　先に引用したのと同じ「ネットワーク」による研究で，収入が8500ドル以下のアメリカの回答者のうち，45％が生活保護者に支給される食料配給券をもらっていないと答えている．ニューヨーク在住の2人の子もちの48歳のアフリカ系アメリカ人女性は，貧困家庭向け一時援助金プログラム（TANF）による救済措置がなされた後，完全に援助を打ち切られた．彼女は請求書の支払いができず，貧困者のための給食施設で家族を養っていかなければならなくなった．彼女のケースワーカーは次のようなことを言っている．「ある人

が福祉法に違反すると，私たちは食料や現金援助のすべての資格を取り下げる．それなのにある人が本当に罪を犯すと，私たちは彼らを刑務所へ入れ，彼らは食料と住む場所を与えられることになる．これが貧困者に対する私たちの考え方なのだろうか」(Thornton, 2001)．

　アメリカのような国では，出産で死ぬという不安を抱く女性はほとんどいない．しかし開発途上国（最近は「グローバルサウス」という言葉がよく使われる）では，20世紀末の時点で，訓練をつんだ助産介助者の援助を出産時に受けている女性は55％しかおらず，医師の介助を受けている人はさらに少ない．妊娠は病気と考えられるべきものではないが，毎年60万人の女性が，妊娠の関連要因で亡くなっている．また最近の『人的開発報告』によると，幼児殺害やネグレクト，男女生み分けによる妊娠中絶がなかったら生きているはずの女性が1000万人はいるだろうといわれている (UNDP, 2002)．

　女性の生涯を通じて，とくに生殖年齢の間のニーズが満たされていないことが，人口問題と発達に関する行動プログラム国際会議 (Programme of Action of the International Conference on Population and Development) の中で強調され，「どの国でも，国際的コミュニティのすべてのセクションのサポートを受けて，プライマリヘルスケアの観点から母性のヘルスサービスの供給を拡大すべきである」という提唱が行われた (United Nations, 1994)．

　残念ながら世界中で，また国家間でも国内でも，貧困者と富裕者との格差は確実に大きくなっている．国連開発プログラムの理事を務めているJames Gustave Spaethは，悲しいことに現実は「期待のグローバル化は進んだが，豊かさはグローバル化していない」と述べている (Crossette, 1998)．

〔現代生活と病気〕

　昔からの病気はコントロールされつつあるが，それ以外の様々な疾患と健康状態が出現しつつある．ライム関節炎（ダニが媒介）やハンタウイルスなどのベクター媒介の疾患は，野外生活習慣の広がりと都市の周辺化とがからみあっている．西ナイル熱ウイルスはアメリカ中に急速に広がりつつあり，最近マラリアの罹患者がワシントンDCの住人の中から発見された．この人たちは，アメリカの外へ出たことのない人たちである．職場での技術革新は，筋肉の緊張が繰り返されることにより，手根幹障害などの整形外科疾患を起こす．環境アレルギー（とくにゴム油脂）は，ケア提供者や施設にかかる費用を増大させる．液晶画面端末や携帯電話を長時間使うようになったことなどの生活様式の変化がどのような結果をもたらすかは，まだ予測できていない．さらにはバイオテロリズムの脅威により，先進国で天然痘が再発する可能性も出てきた．

　不健康なライフスタイルが多くの原因となる非伝染性疾患は，世界的な問題である．現在の傾向が今後も続くようであれば，喫煙や高脂質食，肥満などのライフスタイルに関連したリスクは，2020年には死や疾患，障害の主要な原因となるだろう．このようなリスクやその他の21世紀の健康上の問題を解決するためには，広範な**コミュニティヘルスプロモーション**の努力が必要となるだろう．

〔暴力，傷害，社会の崩壊〕

　暴力は様々な形で表れる．一目瞭然である武力衝突や，毎年400万人もの女性や少女が性的奴隷として売られること，25〜30％の女性が受けているとされる家庭内暴力，1億3000万人の女性が被害を受けている性器切除などがある．現代の技術の進歩の結果，娯楽メディアは，極端な暴力映画のシーンや殺人を目的としたゲームなどを生産するようになった．アメリカでは，粗野な個人主義のもとに全米ライフル協会のような強力な団体が，銃を簡単に入手することを"権利"として獲得した．銃の数と，娯楽メディアの暴力と，若者による銃犯罪の数との因果関係を明らかにするのは難しいが，地域では暴力に対する関心が高まっている．また人間関係の希薄化，とくに家族内や世代間，地域内での人間関係の希薄化が社会崩壊の原因になっていることにも関心を寄せている．

　国際的には，女性や少女の虐待を終わらせるために，国連に女子差別撤廃委員会（CEDAW）が1979年に創設された．170か国以上がこの協定を批准し，それにしたがって自国の法律を作っている．残念なことに，アメリカはこの協定を批准しなかった数少ない国の1つである．アメリカ看護師協会は，168の専門家組織や宗教組織，市民組織，地域組織とともに，女性の国際権利宣言の批准を支援している．

2. プライマリヘルスケア

　ジュネーブで開かれた第28回世界健康会議に参加した代表者たちは，世界の健康に関する年次評価の中で，世界の現状は不健康かつ不平等であると判定した（WHO, 1975）．世界の様々な地域の実例を見ると，**プライマリヘルスケア**と呼ばれるアプローチを活用することで，回避可能な苦悩や痛み，障害，死から人々を解放することに大いに貢献できるという確信を与えてくれた．世界のその地域への十分な政治的な意思と関与が保証されているならば，必要のない病気や死の大きな負担は世界中のプライマリヘルスケアを通して避けることができるだろう（Bryant, 1969; Newell, 1975）．この予測は，会議に出席した代表者に，社会的公正の精神の下でのヘルスケアにおける新しいグローバルな革新運動を引き起こした．

　そしてこれは世界的な問題であるため，世界規模での人材や資源の活用が必要であると考えられた．国連の2つの専門機関として，WHOとユニセフが早速，世界規模でのプライマリヘルスケアの研究と実践を行う努力の調整に着手した．

　すべての国連会議のときと同じように，最初の準備会議が世界各地で開催され，各地域での経験を蓄積しながらプライマリヘルスケアの原則と基本的な要素を洗練する作業が行われた．しかし，このような会議のほとんどは，いわゆる「開発途上」国といわれる貧しいアジア，アフリカ，ラテンアメリカ諸国で開催され，西側の「工業化」された国々での会議はニューヨークで1回行われただけであった．この会議のときには，プライマリヘルスケアは貧困諸国にあてはまるものであり，より裕福な，より工業化の進んだ国々にはなじまないという考え方に対抗する努力がなされた．最後の準備会議はカナダのノバスコシア州ハリファックスで開かれた．ここには，大規模で国際的に活動している人道主義的な組織から国内だけで活動している小さな宗教団体までの非政府組織（NGO）があるため，

これらの団体が会議資料の最終稿を再検討することができた．

このような広範囲にわたる準備の後，世界134か国の代表者とWHOから公式に派遣されたNGOの代表者らが1978年9月に旧ソ連のアルマ・アタ（現在はカザフスタンのアルマティ）で会合を開いた．この歴史的な会議において，世界の各国はプライマリヘルスケアを通して西暦2000年までにすべての人々に健康を達成するために国家として関与することと資源を提供することを決議した．

"すべての人に健康を"（Health for all：HFA）というスローガンは，ごく初期の段階から，社会的公正と公平の定義の原則にもとづいていた．アルマ・アタでは，「身体的，精神的，社会的に十分良好な状態であって，単に疾病がないということではない」（WHO, 1975）というWHOの健康の定義が，健康とその構成要素に関する新しい理解にもとづいて改訂された．すなわち，健康とは「生産的に働くことができ，人々が住んでいる地域の社会経済的な生活に活発に参加できる程度に身体的，精神的，社会的に良好な状態」であると定義した（WHO, 1978）．この新しい定義のおかげで，どの国々でもすべての国民が社会的・経済的に生産的な生活が送れるような健康水準を提供しようと努力している．

アルマ・アタ宣言で決議されたように，この健康レベルを達成するための主要な方法として認識されたのがプライマリヘルスケアであり，次のように定義された．

プライマリヘルスケアとは，
・不可欠なヘルスケアである．
・実践的で科学的な根拠があり，社会的に受け入れ可能な方法と技術にもとづいている．
・すべての地域の人々が十分に参加でき，だれもが享受できる．
・入手可能な費用でできる．
・自立と自己決定を目指す（WHO, 1978）．

プライマリヘルスケアはグローバルな戦略と考えられているが，強調される問題と採用される解決策は，その国特有のものであるべきである．言い換えると，"すべての人に健康を"という目的のためになすべきことは，それぞれの国家や地域の中で概念化され利用されるべきである．元々のアルマ・アタ宣言では次のように説明されている．

すなわちプライマリヘルスケアは，
・保健システムや地域の社会的・経済的発展の両方を重視する．
・保健システムのもっとも主要な点であり，中心的な機能である．
・ヘルスシステムの中で人々が最初に接する．
・人々が生活したり働いたりしている所にできるだけ近い所にある．
・継続する健康プロセスの最初の要素である（WHO, 1978）．

プライマリヘルスケアの基本となる概念の多くは，地域保健の実践家にとってはなじみやすいものである．すなわち，予防，包括性，近接性，入手可能性，チームワーク，地域問題の優先順位の設定，効果的な運営，住民参加，文化的感受性などである．代表者らの新しい知識と理解にもとづいて，アルマ・アタでは"すべての人に健康を"を達成するために不可欠な要素として，さらに4つの概念が明らかにされた．

・人々のヘルスケアへの参加を最大にし，自立させること．

・多くの人や機関を巻き込み，協力すること（住居，雇用，環境，教育，治安，輸送，通信なども含む）．
・適切で受け入れ可能かつ，入手可能な科学的に根拠のある技術を用いる．
・必須医薬品が入手可能であること．

プライマリヘルスケアは強調点をヘルスケアよりも人々のニーズにおき，人々の生活力を強化，補強している．人々がより健康になろうとするためには病院や保健センターは重要であるが，プライマリヘルスケアは，健康は人々が暮らし，働く場（すなわち，家庭や学校，地域や職場）から始まるということを原則にしている．プライマリヘルスケアの全体性が理解されれば，プライマリヘルスケアは，ケアの水準だけでなく，哲学や戦略にもなる．

哲学としてのプライマリヘルスケアは，社会的正義や公正，自立の考えにもとづいており，戦略としてのプライマリヘルスケアは，それぞれの地域のニーズに着目して地域の参加を最大限にして，多くの部門や機関を巻き込むものである．そして，近くて手に入れやすく，受け入れられやすい，手軽に入手できる健康の技術だけを用いる．またケアのレベルとしては，プライマリヘルスケアはもっとも身近なものである．非専門家と専門家の両方を最大限に活用して，最低限の8つの不可欠な要素（次項「プライマリヘルスケアの8つの必須要素」を参照）を含んでいる．

保健専門家への依存度を下げ，人々の参加をはかる，あるいは，保健医療サービスからニーズへ強調点をシフトさせることは，1986年に開かれたオタワ（カナダ）での国際会議でも繰り返し述べられた．**オタワ憲章**は，ヘルスプロモーションを，「人々が自らの健康をコントロールし，改善することができるようにすること」と定義した．アルマ・アタで明らかにされたのと同じ多くの概念が繰り返され，オタワ憲章では，ヘルスプロモーションの前提条件として「平和，シェルター（保護施設），教育，食料，収入，安定した生態系，社会的正義，公正」（WHO, 1986）があげられている．

134か国の代表は，プライマリヘルスケアの達成に関与することを確約するアルマ・アタ宣言に署名したが，それぞれの国でプライマリヘルスケアの基本概念をどのように実践に移すかという点には大きな違いがある．アメリカは豊かな国の1つであるが，最近まで多くの政策立案者が，最適な機能と「高水準のウェルネス（健康）」を強調できるだけの余裕があると信じていた．

高水準の機能に必要な技術は非常に高価で，現在のシステムよりもさらに費用がかかるということが明らかになっている．さらに，この国では多くの人々がヘルスケアや健康保険を受けられず，健康資源の偏在という深刻な倫理的問題が持ち上がっている．人々は，アメリカのヘルスケアの優先順位の適切性やそれらの改善できる見込みのあるニーズについて問い始めている．

a. プライマリヘルスケアの8つの必須要素

プライマリヘルスケアのアプローチにとって不可欠な8つの要素は，1978年にアルマ・アタで確認された優先順位を反映している（表1-1を参照）．適用の仕方は世界各国で様々であるが，この8つの要素は社会・経済の発展段階に関係なくすべての国に当てはま

表1-1 プライマリヘルスケアの8つの必須要素

グローバル化した21世紀において，コミュニティヘルスナースはプライマリヘルスケアのニーズの以下の点に焦点を当ててかかわっていく．
・当面の健康問題の特定と予防／コントロールに関する教育
・適切な食料の供給と栄養
・安全な水の十分な供給と基本的な環境衛生
・家族計画を含む母子保健サービス
・主要な伝染病に対する免疫と地方の流行病の予防と対策
・適切な医療技術を使った，一般的な病気の適切な治療
・精神的健康の増進
・必須医薬品の提供

るものであった．

〔当面の健康問題の特定と予防／コントロールに関する教育〕

　アメリカのような国では，健康に関連する問題に強調点がおかれている．例えば暴力（殺人，自殺，家庭内暴力，性的搾取）や，不健康なライフスタイル，特定のニーズをもった高齢者の増加，薬物乱用，HIV／AIDS，結核，ホームレスの増加，環境汚染などである．かつては，このような問題の多くは少数派の民族や人種の貧しい地域だけでみられる問題と考えられてきた．しかし今日のアメリカでは，この問題は貧しい人々から豊かな人々までのどのレベルの人にもみられることが明らかになっている．もちろん，貧しい人々や社会資源の限られている人々は，貧困に関係する疾病（例えば低栄養，下痢，急性呼吸器感染症，ワクチンで予防可能な疾患など）に苦しんでいる．アメリカの貧しい地域の中には，発展途上国とされるもっとも貧しい国よりも新生児の有病率と死亡率が高い所があるが，これはアメリカの社会政策に対する残念な告発ともいえる．

　HIV／AIDSは，アメリカをはじめ世界中で依然として深刻な健康問題となっている．アジアやアフリカ地域では，HIV／AIDSやその他の性感染症が主要な死因になっている．とくにソーシャルサポートシステムが十分でない国々では，このような感染症の流行は，すでに過重な負担を抱えているヘルスケア施設に追い討ちをかけるように，経済的・社会的な問題を引き起こしている．

　例えば，ケニアのナイロビでは人口20万人以上のスラム街で働くコミュニティヘルスナースが，AIDS患者とその家族の当面のニーズを満たすための地域のホスピスや人工栄養プログラムの開設を支援した．しかしそのナースは，その地域にHIV／AIDS患者が多いことによる，緊急度の高い別のニーズがあることにすぐに気づいた．多くの子ども（8歳の子どもも数人いた）は，自分のことを世帯主だと考えていたが，身体的・経済的・社会的な重い責任に1人で対処することができず，援助，とくに心理的なサポートを求めるようになっていたのである．

　どの国でも，地域の健康問題を把握して予防するための教育が専門家（地域の健康関連問題ではなく2次・3次医療を提供する施設の治療対象となる疾病に精通している）に必要とされている．意識の高い感覚の鋭いコミュニティヘルスナースならば，「隠れた」大きな健康問題を明らかにし，注意深い観察とコミュニティの住民の話に耳を傾けることに

よって，このような問題に取り組むことができよう．

〔適切な食料の供給と栄養〕

　栄養と病気は直接的な関係があるため，地域における食料の安全性に注意を払うことは不可欠である．アメリカにおける飢餓は，十分な食料を生産できないことが原因ではない．人々は低所得のために飢えており，十分な住居を構えることや子どもの世話ができず，精神的健康や薬物中毒などの問題を抱え，職に就いたり家族の世話をすることができず，食料交換券の削減や公的支援の恩恵が少ないことに苦しんでいる．

　またアメリカに移住して間もない人や，不法移民者も飢えにさらされやすく，経済活動に従事できずにいたり低賃金や利益の少ない仕事においやられやすい．明らかな低栄養のほかにも，このような社会経済的問題が微量栄養素の不足や隠れた低栄養の原因になっている．より豊かな地域では，低栄養は不健康なライフスタイル，あるいは食品やアルコールの過剰摂取，拒食や過食など摂食障害の結果として現れている．

　「食品の安全性」は，世界の多くの地域で重要な問題となっている．すなわち，市民の暴動によって干ばつや発展途上といった既存の問題がさらに悪化しているような戦地においては，食料供給の拒否は，とくに一般市民に対する直接的な兵器として用いられる．軍が用いる方法の1つに，農家の畑に地雷を埋めるという方法がある．コミュニティヘルスナースは食品の安全性と地雷との関係をみて，国際的な地雷廃止のキャンペーンに積極的になるべきである．

　カナダ，アメリカ，メキシコの北米自由貿易協定のような貿易協定を，自分の受け持ち地域の健康と関連づけて考えるナースはほとんどいない．しかし21世紀のグローバル化した世界では，貿易協定や世界貿易協会のような組織は世界の食糧生産に直接的な影響を及ぼす．極めて少数の強力な企業が世界の農業をコントロールすることになるだろう．今や約60億もの人々の食品の安全性と同様に世界の環境も危険にさらされている．コミュニティヘルスナースは，十分な食品と適切な栄養に関心を寄せながら，その地域の発展に目を向けるべきである．グローバルサウスの多くの国々は遺伝子操作された種子を用いることに反対しているが，これには議論の余地がある．

〔安全な水の十分な供給と基本的な環境衛生〕

　安全な水の供給と清潔なゴミの処理は，どの地域においても健康とウェルビーイングにとって不可欠であり，長い年月の間に，徐々に，安全な水と十分な衛生が整えられてきている．最近では，約20億の人々が安全な水を飲んでおり，4億の人々には基本的な環境衛生が整っている．しかしこの15年の間，貧しい人々には整備されてこなかった．開発途上国の人口の約30％（約13億人）が，安全な水を得られず，60％以上（25億人）は基本的な衛生環境が整っていない．し尿は，日常的に池や川，溝や地面に直接流され，開発途上国では90％以上の下水が未処理のままである（UNDP, 1998）．

　水と衛生は，すでに解決ずみの問題と考えられていたが，アメリカにおいても顕著な問題になりつつある．有毒廃棄物や核燃料廃棄物，医療廃棄物の不十分な処理に関するニュースは，メディアでは日常的に報道・発表されている．消費社会が生み出す廃棄物を地域

の中で安全に処理できないため，ある国（あるいは州）では環境の規制がより緩い，より貧しい国（州）にこのような廃棄物を捨てようとしている．その結果，すでに過剰な負荷がかかっている経済システムや生態系に対して新たな健康上の危険因子が加わり始めている．

　3200 kmに及ぶアメリカとメキシコとの国境地域では，産業発展に伴う環境的な健康問題がみられる．主として人々がより快適な生活を求めることによって生じる急速な都市化は，水の処理やゴミ処理施設が不足している所に新たな負担をかけた．貧しい人々がこのような問題にもっとも苦しむとはいえ，多くの環境関連の疾病は国境や社会階層にかかわりなく，すべての地域に影響を与える．このような地域では，コミュニティヘルスナースは，産業発展や商業活動，そして環境と健康との関連を把握し，このような問題に対処することはコミュニティヘルスナースの重要な活動と考える必要がある．

　とくに近年では，2002年2月に世界銀行の役員会により承認された民間開発（PSD）が問題となっている．この開発の目的は，世界銀行から融資を受けている国において，健康や教育，水などの基本的サービスの民営化を促進することである．民間開発が世界的に勢力を増すにつれ，国家レベル，国際レベルの市民社会組織は，基本的サービスの商品化を防ぐために集結している．1日に1ドルから2ドルで家族が生活していかねばならないような国では，教育やヘルスサービスはいうまでもなく，水を買う余裕さえない（Dossani, 2002）．

〔家族計画を含む母子保健サービス〕
　ユニセフは，世界中の生まれてくる子どもたちの疾病や死亡の苦しみを西側社会に警告する役割を果たしている．しかしこの問題を強調する努力が数十年にわたってなされてきたにもかかわらず，毎年世界では1100万人もの子どもが，簡単に防ぐことのできる原因により死亡しており，これは毎日2万9000人の子どもが死んでいることに相当する（United Nations Environment Programme, UNICEF & WHO, 2002）．

　1990年の「子どものための世界サミット」では，世界の首脳たちが子どもの生活を改善する計画を採択した．進歩は得られたが，サミットやそれに続く国際会議では，より重要な約束は基本的に果たされないままで終わった．過去10年ほどのかつてない内戦や民族紛争により，これまでにないほどの子どもたちが命を落とし，一方でHIV/AIDSは，数百万もの子どもの感染を引き起こし，さらに子どもたちから両親や学校の教師，村のナースを奪っている．

　母子健康統計には，世界の国々で大きな差がみられる．例えば幼児死亡率（1歳未満の幼児の死亡）は，開発途上国では先進国の約7倍であるのに対し，妊産婦死亡率は平均して18倍も高い．WHOの推計によれば，妊娠合併症や分娩中による死亡の生涯リスクは，発展途上国では48分の1であるのに対し，先進国は1800分の1である（Global Health Council, 2001b）．（表1-2を参照）

　母子のヘルスケア（MCH）の増進が家族の健康にとって不可欠であるということに疑いをもつ人はいない．しかし最終的には，個別の母子のヘルスケアの努力よりも教育や雇用の機会，性差別をなくすこと，女性の全体的なエンパワメントのほうが女性と子どもの

表1-2 貧しい国々と豊かな国々を指し示す言葉

本書では，貧しい国々と豊かな国々を表す多くの異なる言葉が用いられている．以下の対語が何を表しているかを考えてほしい．

貧しい国	豊かな国
農業	工業化
第三世界	第一世界
発展途上/低開発	先進
東	西
南	北

健康状態に与えるインパクトが大きいことを知っておくことが重要である．1992年にリオデジャネイロで開かれた国連後援の地球サミットにおいて，女性のグループやネットワークが目に見えて活動するようになり，声があがってきた．その他の国際会議においても，女性は性差別や女性に対する暴力，女性の人権の尊重，そして母子の一生を通してのヘルスケアへのアクセスについての要求を続けている．さらに健康は基本的人権であることから，十分な栄養，きれいな水，衛生，あらゆることからの保護へのアクセスを保証されるように要求している．女性たちは，健康を支える生活条件は単にヘルスケアにアクセスできることだけではないと認識して，この要求をしている（Health Caucus Statement, 1999）．

〔主な伝染病に対する免疫と地方の流行病の予防と対策〕

　子どもに関する国連総会の特別会議（Morris, 2002）では，ポリオが根絶に近い状態になったことや年間300万人近くの子どもの死亡が軽減できたことが，主な成果としてあげられた．このような成果にもかかわらず，アナン事務総長によれば，ヘルスケアや教育，暴力からの保護についての子どもの権利を，世界は保障することができなかった．3人に1人の子どもが栄養失調で苦しんでおり，4人に1人の子どもが予防接種を受けることができず，5人に1人の子どもが学校に通うことができなかった．これに加え，2500万人の子どもが武力紛争によって住居を追われ，2億5000万人の子どもが児童労働を行っており，この中には性的搾取や不法取引の犠牲になっている数百万人の子どもたちが含まれている（Medical Mission Sisters, 2002）．

　子どもはどこに住んでいようと，予防可能な苦しみや小児期の主要な病気による死から守られる権利がある．免疫力をもたないうえに，貧困や低栄養，虐待，地域流行病（UNICEFではこれを「静かな」緊急事態と呼んでいる）が重なった場合，子どもは成人しても社会的・経済的に生産的な生活を営むことを望めない．

　地域の子どもたちの主な健康問題に関して強調しているのは，プライマリヘルスケアのアプローチが，十分に健康を増進し，予防や治療，リハビリテーションのサービスを提供することである．これが地域的にはできない場合には，もっともニードの高い人々を優先しつつ，すべての人々に対する包括的なケアの発展を導き，「統合された，機能的で相互にサポートできるような連携システムがつくられなければならない」（WHO, 1978）．

　第3次機能の病院や保健部門で働く専門家は，残念なことに，プライマリヘルスケア提

供における自分たちの役割を理解していない人が多い．リハビリテーション施設や長期ケア施設と同様，第2次・第3次のケア施設は，プライマリヘルスケア提供に対して大事な役割をもっている．すべてのケアレベルにおいて十分な連携システムがないと，地域レベルでのプライマリヘルスケアは最終的にはうまくいかないであろう（Aga Khan Foundation, 1982）．さらに，すべてのレベルのヘルスケアシステムの効果的な運営活動もまたプライマリヘルスケアを成功に導くために重要である．

〔適切な医療技術を使った，一般的な病気の適切な治療〕

　地域で働くあらゆる職種の人々は，単純で安価な技術（地域的につくりだされることが多い）が一般的な健康問題を和らげるのに大いに効果があることに繰り返し気づいてきた．「技術」とは，単純ではあるが，科学的根拠にもとづいたものである．例えば経口水分による下痢の脱水症状の改善や，地域にいる障害をもつ人々に対して地域で入手できる材料を用いてつくられた補助具を提供することで，移動性と独立性を提供することができる．別のヘルスワーカーや地域は，一般的な病気に対する高価な治療と同様に，ハーブや民間療法が有効なことに気づいている（Health Action Information Network, 1992）．鍼灸治療，アーユルヴェーダ，「新時代」の民間療法についてはさらなる研究がぜひとも必要である．そのような研究は現在のところ，伝統的な生物医学研究と同等にはみなされていないが，徐々に支持され受け入れられつつある．

　すべてのレベルで，一般的な病気に対する十分な治療は，ヘルスワーカーの適切な協働によっている．人種差別と貧困は，アフリカ系アメリカ人や先住民，その他の人種集団にとって，健康を決定する主な要因となっていることが認識されてきている．彼らは集団として，健康障害に苦しみヘルスケアへのアクセスが困難であり，質の悪いヘルスケアを受けていることが多い．これはとくに女性の場合に当てはまる（International Human Rights Law Group, 2001）．貧困集団におけるもう1つの大きな問題は，緊急でない医療的ケアを実施する以前に必要になる「利用者手数料」である．前に述べた健康サービスの「民営化」は，開発途上国と先進国の両方において，健康指標にマイナスの影響を及ぼしている．

〔精神的な健康の増進〕

　世界のどの国でもプライマリヘルスケアの不可欠な要素として含まれているわけではないが，精神的な健康の増進はどの地域でもウェルビーイングにとっては非常に重要である．アメリカでの精神保健と精神疾患のケアの最近の進歩は，地域の全体的な健康に重大な影響を与えている．効果のある向精神薬療法が開発されたことと，1960年代の市民権運動によって，地域精神保健の理念は施設ケアから地域ベースに移行した．コミュニティケアは人道的な改革とか主流であると報道されたために，ローカルコミュニティに多大な負担を強いた．

　脱施設化は，精神疾患を社会のすべての側面において受け入れたのではなく，生産的な活動に参加できない人や十分な公的支援を必要とする人を地域に増やしたのである．ホームレスの半数は精神疾患にかかっていると推測されているが，多くの人は収容施設に入って制約されることや施設などで他者から生活の世話をされるよりも路上で生活することを

選んでいる．1999年には連邦調査機関がヘルスケアの支出全体の約10％（800億ドル）が精神保健の治療に使われていると報告した．3分の1は，約500万人の深刻な精神疾患に使われている．彼らの多くは病気のために貧しく，失業している（Sharkey, 1999）．

治癒の見込めない重度の精神疾患患者に対してはケアを提供するニーズがあるということには一般的な合意がある．より論議をかもすのは，精神保健に使われる800億ドルの3分の2がストレスに関連する状態，つまり「健康不安」に使われていることである．現代の生活は非常にストレスに満ちており，イライラさせられることが多い．親は仕事と同時に年老いた両親や子どもの世話にもがいている．伝統的な家族システムや文化様式と同様，性役割も変わりつつある．

予防的な立場で地域で働く場合には，プライマリヘルスケアチームは，地域にとっての優先度の高いこのような精神の問題に焦点を合わせるべきである．ほかの多くの専門分野や地域で活動している市民グループとの協働，協力は非常に重要である．人々やグループがしばしば「主体ではなく客体」として扱われる（Freire, 1982）地域や，福祉システムに依存しているような地域では，精神疾患の負担を軽減するために地域住民を取り込み動員する必要がある．

〔必須医薬品の提供〕

WHOは，地域が支払える程度のコストで必須医薬品を十分に提供することが，プライマリヘルスケアを成功させるうえで非常に大事であると長い間信じてきた．しかし，プライマリヘルスケアシステムに不可欠な医薬品を指定し販売を許可する努力は，医薬品業界や多くの保健専門家からの反対にあってきた．効果があり安価な医薬品の市場や流通の方針は，幸いにもウガンダやバングラデシュのような国々では実現しているが，アメリカでは実現していない．

このような進歩は，今日ではどの国にとっても達成することが難しいであろう．世界の主要な金融機関の「市場」や「自由企業」への参入は，高価な特許製品に代わるコストを抑えたノーブランドの医薬品を生産，購入し，市場で売買する国の能力を弱めている．たとえHIV/AIDSの大流行がすべての人々を滅ぼす危機にあっても，国はより安価な薬を生産し購入するためにWTOと交渉しなければならないのである．ナースやその他のヘルスケアの専門家は，地域の健康を改善するために，自分たちは特許法や貿易関連の知的所有権などについて知識をもっておかなければならないことを知りつつある．「すべての人に健康を」を達成するためには，WTOのような国際的な金融組織や製薬産業，医療の専門家，地域，学校，大学，政府などのすべてが共同して取り組まなければならない．この目的を広く達成するためには，プライマリヘルスケアの目的と同じく，政治的な意思と参加が必要になる．

b．私たちは今どこにいるのか

アルマ・アタ会議の25年後に，別のグループが革新的な意味合いを含むアルマ・アタ宣言後に何が起こったのかを調べるために会合をもった．アルマ・アタ宣言とはすなわち，プライマリヘルスケアといわれる多部門によるアプローチを促進し，公正と社会的正義に

もとづいたアプローチであり，"すべての人に健康を"という地球規模で達成しようとしている目標の中でキー要因となる人々の視野にもとづいたアプローチである．

　上記のことについて実情のいくつかをみてみると，貧しい人々にとっては"すべての人に健康を"という目的はいまだに遠い夢であることがわかった．実際，数百万人もの人々が生産的な活動に従事していない．なぜなら，世界の経済的に豊かな人々が人間や環境的なコストを考慮せずに，少数の人々のための経済成長のみを基に発展モデルを選んできたためである（Werner, 1998）．今日でも，あるところでは前例のない経済成長があるにもかかわらず，豊かさと力の不均衡が広がっており，このような状況が失業者を生み，保健福祉サービスの削減，あるいは人々の怒りや絶望をもたらし，残念なことにしばしば暴力や社会不安などを引き起こしている．「底辺の人々は，健康は医療や保健サービスそれ自体ではなく，社会構造の公平さ（すなわち不公平さ）によって決定されることを知っている」（Werner & Sanders, 1998）．

　真の包括的なプライマリヘルスケアは，とくにアメリカでは，これまでに企画されたことはない．その代わりに，いくつかの縦断的で応急的な技術に焦点を当てた「選択的」プライマリヘルスケアが，子どもやティーンエイジャーや母親，低出生体重児などのハイリスクグループの人々に的を絞って行われている．その目的は，早急に死亡率を低下させることにある．そのため専門家が計画するプログラムは，その計画を進めるためのコンプライアンスを得るためだけに地域を必要としている．応急的なアプローチであるがゆえに，根底にある健康の社会経済的な問題には基本的に挑んだことがなく，貧しい人々と豊かな人々とのギャップがひきつづき拡大している．

　残念なことにWHOは，最初にプライマリヘルスケアに参加して以来，自由市場の原理にもとづく健康と開発のモデルを考えている世界銀行やWTOなどの集団に協力をした．アルマ・アタにおいてヘルスケアと人々の参加へ分野別のアプローチを提唱したことからもわかるように，WHOは今や，プライマリヘルスケアによりすべての人々に健康を提供することよりも，市場経済の民間企業との協力を重要視しているようにみえる．

　しかし，市民社会は忘れてはいない．バングラデシュのシャブールで開かれた歴史に残る国際健康会議は，「健康のための人民宣言」を採択した（Third World Network, 2000）．アルマ・アタ会議でWHOの事務局長を務めたHalfdan Mahler博士は，世界各国からの3000人以上の保健活動家と一緒になり，健康や公正，環境維持開発を再構築した．これは，地域や国家，国際的な方針をつくっていくための最優先の課題となっている．このような目的を達成するためには，プライマリヘルスケアという主要な方針が必要なのである．

　「すべての人々に健康を」を達成するための組織的方策として，世界的なネットワークが確立され，「健康のための人民宣言」を用いて計画が練られた．その後，今は人民健康運動（PHM）と呼ばれている組織が，ジェノバで毎年開かれる世界健康会議で世界的なキャンペーンを行った（2002年5月15日）．2003年はアルマ・アタの25周年記念の年であったので，そのキャンペーンの目的は，ヘルスケアに対する全人的アプローチの考え方を再確認することであった．そしてそれは，社会や経済，健康に対する政治的決定要因の問題に取り組むものであった．

表1-3　健康のための人民宣言：行動の提唱

健康のための人民宣言は，日常生活の2つの側面において公平を要求することを世界の人々へ呼びかけている
　・経済的要求
　・社会的・政治的要求
　・環境的要求
　・戦争・暴力・自然災害反対の要求
さらに，ヘルスケアの2つの側面においての要求
　・ヘルスケアサービスとシステムの要求
　・改革への民衆参加の要求

　人民健康運動は「健康のための人民宣言」を世界中の市民社会集団へと取り込むために計画された．この集団には環境保護運動，労働組合，世界公平運動などが含まれる．「健康に関する施策立案者や機関がもっている現在の考え方を徹底的に変える」ために，広く社会の力を動員できるような真に包括的な運動にしていくことが期待されている（Public Health Assembly Secretariat, 2002）．（表1-3を参照）

3. 21世紀のナース

　1948年12月10日，世界の多くが第2次世界大戦の恐怖から立ち直りつつあったこのときに，国連総会で満場一致で**世界人権宣言**が採択された（United Nations, 1948）．この宣言は30か条の中で，最上の健康とウェルビーイングにとって基本的に必要な状態について述べている．多くの条項が自由と平等という基本的な人権に言及している．すなわち，自由と平等（第1条），生命，選択の自由，安全（第3条），人の尊厳と人格の自由な発達に不可欠な経済的・社会的・文化的権利（第22条）などである．第25条では，社会的公正とウェルビーイングに関与する人々にとってこれらの人権が極めて重要であることを詳細に説明している．この第25条は，"すべての人に健康を"という目的の達成に向かっての進行状況を判定するためのチェックリストになりうる．

　　すべての人は，その人と家族が健康で，食料や衣服，住居や医療，あるいは必要な社会サービスを含むウェルビーイングを保つのに適切で標準的な生活を営む権利と，失業や病気，障害や配偶者の死亡，高齢あるいは不可抗力により生計が立てられないことから守られる権利を有する．
　　母子には特別なケアと援助を受ける資格がある．嫡出子であろうとなかろうと，すべての子どもは同じ社会保護をうける．　　　　　　　　（『世界人権宣言』第25条）

　このような権利を現実のものにするために，21世紀のナースは人民健康運動に参加し，「健康のための人民宣言」を導入する必要がある．そして，型にはまった医療や保健サービスでの従来の看護実践を超えて枠を広げていく必要がある．豊かで力のある人々の利益を考える前に，人々の，中でもとくに恵まれない境遇にいる人々の基本的なニーズに応える多部門戦略を進めていくために，ナースは「社会活動家や，新しい経済学者やエコロジ

スト，草の根組織や進歩的な教育者，あるいは変革機関と協力していくことになるだろう」（Werner, 1998）．

　ナースは弱者を守り，見守り，その人を側面から援助し，自立に向かわせる役割をもっている．理論的にも技術的にも熟練していること，また経済や政治や地球規模の問題に精通していることなどが求められよう．しかしもっとも重要な役割は，地域や地方あるいは国家的なレベルでのコミュニティの**パートナー**であることである．人々が自分たちの健康をコントロールして推進することを可能にするプロセスは，すべてのナースに欠かせない役割である．ナースやコミュニティ，環境を取り込むこの新しいパートナーシップは，より健康な未来に向かうための1人ひとりの選択と社会的責任にもとづいた共同の探求である（Maglacas, 1988）．

（訳：有馬志津子・伊藤美樹子）

●クリティカルシンキングの練習問題

1. 「プライマリケア」と「プライマリヘルスケア」とを比較・対比しなさい．コミュニティヘルスナースの役割は，状況によってどのような違いがあるか．
2. あなたの住んでいる地域の健康に関して，グローバリゼーションによる3つの影響を示しなさい．さらに，その影響のインパクトが大きいものから順位を付け，その理由を述べなさい．
3. 「すべての人々に健康を」の目的の意味を，あなたはどのように理解しているか．また，a）国際的に，b）国家的にこの目的を達成するためにもっとも大きな障害となるものは何か．

●文献

Aga Khan Foundation. (1982). *The role of hospitals in primary health care*. Report of a conference held in Karachi, Pakistan, November 1981. Geneva, Switzerland: Author.
American Public Health Association Executive Board. (2000). *APHA's principles on public health and human rights*. Washington, DC: Author.
Bryant, J. (1969). *Health and the developing world*. Ithaca, NY: Cornell University Press.
Crossette, B. (1998, September 13). Most consuming more, and the rich much more. *The New York Times*.
Dossani, S. (2002). *Citizens network on essential services*. Tacoma Park, MD.
*1 Freire, P. (1982). *Pedagogy of the oppressed*. New York: Continuum Press.
*2 Friedman, T. L. (1999). *The lexus and the olive tree. Understanding globalization*. New York: Farrar Straus Giraux.
Global Health Council. (2001a). *Child survival fact sheet*. Washington, DC: Author.
_____. (2001b). *Maternal health fact sheet*. Washington, DC: Author.
Health Action Information Network (HAIN). (1992, October). Traditional medical practitioners in the Philippines. *Health Alert #134*. Manila: Author.
Health Caucus Statement. (1999, March 11). *Health is a fundamental right*. Statement to the United Nations Commission on the Status of Women.
International Human Rights Law Group. (2001). *Roundtable on race and poverty in the Americas*. Washington, DC: Author.
Maglacas, A. M. (1988). Health for all: Nursing's role. *Nursing Outlook, 36*(2), 66-71.
Medical Mission Sisters. (2002). *Intercontinent*. Philadelphia, PA: Author.
Morgan, R. E. & Mutalik, G. (1992). *Bringing international health back home*. A policy paper for the 19th annual conference of the National Council for International Health, Washington, DC.

Morris, P. (2002, July). *Special session of the general assembly on children.* Philadelphia, PA: Medical Mission Sisters.

Newell, K.W. (Ed.). (1975). *Health by the people.* Geneva, Switzerland: World Health Organization.

Pan American Journal of Public Health. (1998, April 2). Health for all in the twenty-first century [condensed from WHO Document A51/5]. Washington, DC.

Pew Health Professions Commission. (1993). *Health professions education for the future: Schools in service to the nation.* San Francisco, CA: UCSF Center for Health Professions.

Phillips, D. F. (1999). New paradigms sought to explain occupational and environmental disease. *Journal of the American Medical Association, 281*(1), 22.

Public Health Assembly Secretariat. (2002). *Global campaign to be launched: Revive the vision of Alma Ata!* Dhaka, Bangladesh: Author.

Sen, A. & Wolfensohn, J. (1999, May 16-30). A coin with many faces. *The Earth Times.*

Sharkey, J. (1999, June 6). Mental illness hits the money trail. *The New York Times.*

Third World Network. (2002). *People's charter for health.* Available at: http://www.twnside.org.sq/title/charter.htm

Thornton, K. (2001). *Welfare reform: How do we define success?* Washington, DC: 2001 Report Network Welfare Reform Watch Project.

_____. (1999, May/June). *Poverty amid plenty. The unfinished business of welfare reform.* Washington, DC: Network Connection.

*3 United Nations. (1948). *The universal declaration of human rights.* New York: Author.

United Nations. (1994). *International conference on population and development.* Cairo, Egypt. Available at : www.un.org/popin/icpd2.htm.

United Nations Children's Fund (UNICEF). (1998). *The state of the world's children 1998.* Oxford: Oxford University Press.

United Nations Development Program (UNDP). (2002). *Human development report 2002: Deepening democracy in a fragmented world.* New York: Oxford University Press.

_____. (1998). *Human development report 1998: Consumption for human development.* New York: Oxford University Press.

_____. (1993, July-September). Setting the water standard. *First Call for Children, 3.*

United Nations Environment Programme, UNICEF & WHO. (2002). *Children in the new millennium.* Republic of Malta: Author.

United Nations General Assembly. (2000). *Report of the Secretary General: We the peoples: The role of the United Nations in the twenty-first century.* New York: Author.

Werner, D. (1998). *Health & equity. Need for a people's perspective in the quest for world health.* Paper presented at the conference: PHC 21-Everybody's Business, November 27–28. Almaty, Kazakhstan.

Werner, D. & Sanders, D. (1998). *Questioning the solution: The politics of primary health care and child survival.* Palo Alto, CA: HealthWrights.

Working Group on Ratification of the UN Convention on the Elimination of All Forms of Discrimination Against Women Media Committee. (2002). *Treaty for the rights of women: Background information.* Washington, DC: Author.

World Health Organization. (1998). *World health report.* Geneva, Switzerland: Author.

*4 _____. (1986). *Ottawa charter for health promotion.* Ottawa, Ontario, Canada: Author.

_____. (1978, September). *Report of the International Conference on Primary Health Care.* Geneva, Switzerland: Author.

_____. (1975). *Official records, Twenty-Eighth World Health Assembly.* Geneva, Switzerland: Author.

〔邦訳のある文献〕

1）小沢有作・他訳：被抑圧者の教育学, 亜紀書房, 1979.
2）東江一紀・服部清美訳：レクサスとオリーブの木―グローバリゼーションの正体，上・下，草思社，2000.
3）国際人権規約・世界人権宣言, 国際連合広報センター, 1986.
4）島内憲夫訳：21世紀の健康戦略・2　ヘルスプロモーション―WHO：オタワ憲章, 垣内出版, 1990. なお本書第1巻には「ヘルス・フォー・オール」が収載されている。

●インターネット情報源
www.unep.org
http://phmovement.org
Site for the People's Health Movement.

第2章
疫学と人口統計，コミュニティヘルス

Sandra A. Cashaw

■ **学習目標**
・地域保健に関する疫学，人口統計学，統計学の測定尺度の説明ができ利用することができる．
・地域保健での自分の活動に疫学と人口統計学の原理を応用することができる．

はじめに

　　疫学と人口統計学は，社会集団の健康を研究するための学問である．地域保健職は，住民の健康を回復・維持・改善するために，この2つの学問領域の概念を統合し，応用する．疫学的手法は，地域保健の実践をより良いものにし，健康問題の調査や保健サービスの評価をするための知識体系や方法論を提供してくれる．この章では，地域保健の実践に欠かせない疫学の概念や人口統計学の概念を紹介する．

　　疫学 (epidemiology) とは，「人々に関する研究」という意味で，ギリシャ語のlogos (study)，demos (people)，epi (upon) に由来する．疫学は集団内の疾病の発生を調査することができ，この理由から疫学は**集団医学**と呼ばれることが多い．疫学は従来，ある特定の集団における健康状態の特徴や出来事の分布と決定因子を研究する学問であるとされ，健康問題をコントロールすることに応用されてきた．疫学は記述と定量化を原則とし，集団の中の健康にかかわる出来事の因果関係を推定するために用いられる．疫学分野は，健康状態を研究するために用いられる方法論と，特定の健康問題に関する知識体系とに分けられる．疫学の研究手法は，健康の研究を行う強力な手段である．

　　初期の疫学研究では，病気の流行のコントロールが主な課題であった．流行とは，ある集団において，予期されるレベルを越えた疾病の発生をいう．1853年にロンドンで発生した，コレラ流行に関するJohn Snowの研究は，疫学の歴史の中でよく知られている．当時，コレラ伝播のモデルはまだ知られていなかったが，Snowは，コレラは汚染された水

によって広まったのではないかと疑った．Snowは疫学の原理を応用し，コレラの死亡率が，ある特定の2つの井戸から給水されている地域でもっとも高いことを明らかにした．Snowは，この2か所の井戸の水は，ロンドンの下水が排出されているテムズ川の水であることを突きとめた．こうして，この最初の疫学者は，コレラ伝播における水媒介モデルを決定し，コレラ伝播をコントロールする手法を明らかにすることができた（Snow, 1936）．

疫学者は医学における探偵のように，疾病の原因に対してだれが，何を，どこで，いつ，どのようにといったことを調査すると考えられている．高度な疫学的・人口統計学的研究は，環境やライフスタイル，ヘルスプロモーションの方針，その他の健康に影響する因子を考慮に入れて調査するために，領域を広げてきている．このようにして得られた知識は，ヘルスプロモーションと疾病予防のために公衆衛生の臨床の場で使われる．疫学的調査は順序を追って行われ，記述的研究に始まり分析研究，実験計画の段階へと進む．

a. 記述的疫学

記述的疫学では，ある集団における健康の特徴の頻度や分布に焦点がおかれる．この調査方法は，ある集団における疾病の経過や傾向についての実態やデータ，情報を与えてくれる．例えば，コミュニティヘルスナースが，過去のある町において性感染症（STD）の原因がいくつあるかについて知りたいとする．記述的研究から得られたデータは，今後の調査への仮定を与えてくれる．それには定量化されたものと統計学的分析が含まれていることが多い．この情報は保健の専門家により，保健プログラムの優先事項を決め，保健資源をより効率よく使う新しい方法を見つけ，抽出されたヘルスニーズに見合った方針を考えるために用いられる．

b. 分析的疫学

分析的疫学は単純な記述や観察からさらに発展し，特定の疾病や健康問題と原因論を関連づけることを目的とする．分析的研究は成果（アウトカム）の判定要因と健康や疾病がどのように，なぜ起こったかを見いだそうとする学問である．仮説を検証し，また特定の疑問に答えようとするもので，前向きまたは後ろ向き調査により行われる（Allender & Spradley, 2001）．

1. 人口統計学

人口統計学（demography）とは，直訳すれば「人々について記述する」という意味で，ギリシャ語のdemos（people）とgraphos（writing）に由来する言葉である．人口統計学は集団に関する学問であり，集団の規模，密度，分布，人口動態統計とともに用いられる．人口統計学では，地域のニーズやヘルスケアサービスの提供に影響を及ぼす集団の重要な特徴に関する情報が得られる．人口統計学研究（すなわち，人口統計学調査）の例としては，年齢，人種，性別，社会経済状態，地理的分布，出生，死亡，婚姻，離婚パターンといった特性による，集団の説明・比較があげられる．人口統計学研究では，研究者が強調

するしないにかかわらず，健康への影響が示されることが多い．アメリカの国勢調査は10年ごとに実施されているが，これは広範囲にわたる人口統計学的記述調査の一例である．

2. 地域保健活動における予防段階

予防という概念は，現代の地域保健活動において重要な概念である．一般的に，**予防**とは病気が起こる前にそれを避けるという意味であるが，地域保健活動においては，3段階での予防を考える．すなわち，1次予防，2次予防，3次予防である．

1次予防とは，ヘルスプロモーション活動や予防活動を通じて，疾病や不健康状態を実際に避けることである．

1次予防は一般的に健康な集団に当てはまり，疾病や障害に先行するものである．1次予防は以下の2つの領域に分けられる．①栄養や衛生状態，運動，環境保護などの一般的な健康増進，②予防接種や負傷を防ぐための保護用具を身につけることなど具体的な健康増進．疾病が環境によって生じたとすると，1次予防の役割はその環境要因への曝露を防ぐことにより，疾病の進行を予防することである．予防は経験的に測定したり実証したりすることが難しい．しかし予防は，人が被る苦痛と経済的な観点のどちらからも，疾病が起こった後の危機介入や治療に比べると負担が少なくてすむのである．

2次予防は，不健康状態の早期発見と早期治療である．この段階での予防の目的は，疾病や障害がすでに存在している状態でのできる限り早い段階での問題の発見と治療である．2次予防は進行してからでは治せないような疾病の治療，合併症や障害の予防，感染症まん延の阻止につながる．2次予防の例としては，子宮頸部がんのパップスメアや聴覚障害の聴力検査，結核のツベルクリン検査，幼児におけるフェニルケトン尿症のフェニルアラニン検査などがある．地域単位では，性感染症のような感染症の早期医療を行いほかの人々が感染するのを予防することにより，感染した人々に2次予防を提供し，感染の危険性のある人々に1次予防を提供することにつながる．

3次予防は，すでに障害が生じてしまった疾病や事故の後に必要である．3次予防の目的は，障害の進行を止めることと，疾病におかされた人が，その人の最大限可能な能力を取り戻すことにある．3次予防の例としては，外出のできない人への給食サービス，脳卒中患者への理学療法，アルコール依存症者への更正訓練施設，心疾患患者の運動プログラム，レイプ被害者への心理カウンセリングなどがある．

3つの段階それぞれにおける介入の目的は疾病の進行を予防することである．地域保健職は1次予防，2次予防，3次予防の適切な方法を計画するために，地域保健についてアセスメントを行うことがまず必要である．

3. 健康の測定尺度

a. 人口統計学的指標

ある種の人々の特徴や人口統計は，健康または病的状態と関連する場合がある．年齢や

人種，性別，民族，収入，教育レベルなどは，健康状態に影響を与えると考えられる重要な人口統計学的指標である．例として，男性は女性よりも，ある種の心疾患を発症しやすい，黒人は白人より低出生体重児になりやすい，などがあげられる．ある地域の保健計画を実行する際には，その地域の保健職は，人口統計的特徴とそれに関連する健康問題に精通していなければならない．

b. 罹患率 (morbidity) と死亡率 (mortality)

疫学は，「健康でないこと」と同様に「健康であること」を含む概念であるが，「健康であること」を測定するのは難しい．したがって，多くの健康指標は，「罹患率」と「死亡率」という点から示されている．アメリカでは，各州別および一部の都市別の罹患率・死亡率の優れた資料として，疾病対策センター (Centers for Disease Control and Prevention: CDC) の『死亡率・罹患率週報』がある（インターネット・サイトはwww.cdc.gov/mmwr）．

c. 発生率 (incidence)

特定の疾患や健康状態の「発生率」とは，ある特定の期間にその状態になった人々の，特定人口あたりの数を表す．発生率はある特定期間にその疾病にかかっていない人が疾病にかかる割合を算出するために用いられる（すなわち，一定期間にわたるある集団における疾病の新しい発生数である）．発生率は分析的疫学研究においてとくに重要である．というのも，因果関係の判断に必要なリスクを推定することができるからである（相対危険度）．発生率を算出するには，問題となっている疾病をもっていない集団を，前向き研究とよばれる研究手法を用いて一定期間追跡調査をする必要がある．

d. 有病率 (prevalence)

特定の疾病・状態の「有病率」とは，ある特定の時点でその状態にある人々の，人口あたりの総人数を表す．したがって有病率は，1回限りの横断的（1時点での）研究や後ろ向き研究において算出される．したがって，有病率はある地域における罹患率の程度を調べていることになり，新しく発生した割合やすでに存在する数，新たな治療手段，死亡数の影響を受ける．一定期間のものと特定の時点のものとに分けられる．

e. 罹患率と有病率の解釈

罹患率と有病率の数値は，それぞれ異なった情報と異なった意味を示す．例えば，がんの有病率の増加は，その集団にがん患者が増えたことを意味している．これは，新規患者の増加によるもの（発生率の上昇），もしくは，がん患者の生存年の伸びによるものと考えられる．いずれの場合でも，その地域においては，がんに対して新たな資源を投入する必要がある．発生率と有病率は，疾病の頻度を追跡し健康格差を調べるための有用な手段となる．

f. 率 (rates)

　疫学調査の正否は健康問題の発生を定量化できるかどうかにかかっている．ある集団が他の集団よりもリスクが高いかどうかを評価するために，統計学者は率を計算する．率はある集団のある期間における疾病や被害，障害，死亡の量を測定する．

　疫学は集団の健康に関する研究であるため，これらの尺度は，集団を基準として，目的とする健康状態の発現を説明しなければならないからである．率は，これを的確に示している．率とは，**分母**を**危険人口**，または，その状態を経験する可能性のある総人数とし，**分子**をその状態を経験した人数として数的関係性を表すものである．原因や広がり，伝播についての示唆やある集団に関する疾病の全体的な影響をみるために，率が低いことは率が高いことと同様に重要である（Morton, Richard & McCarter, 1996）．

　率は，分母に危険人口を用いないほかの比率と混同して用いてはならない．例えば，がん死亡率は，がんによる死亡比率と同一ではない．それぞれ，分子はがんによる死亡数であるが，分母が異なる．すなわち，死亡率の分母は，がんで死亡する危険のある全人口であり，がん死亡比率とは，がんによって死亡する危険性を表す．人口あたりの死亡は，**比例死亡率**（proportionate mortality rate：PMR）と呼ばれ，分母はあらゆる原因による総死亡が分母となり，比例がん死亡率とは，単なるがんによる死亡の割合を示す．例えば，心疾患の比例死亡率が37％であるとき，年齢や性別，人種などとは関係なしに総死亡数の37％が心疾患をもっていたことを表している．しかし，この統計値は実際に死亡に関連している率を示しているのではない．

〔率の計算〕

　率は以下の一般的な公式で計算する．

$$率 = \frac{その状態を経験した人数}{その状態を経験する可能性のある人数} \times K$$

　Kは通常，1000や10万などの定数である．その割合は非常に小さな数になるため，定数Kをかけて，わかりやすいよう表す．この公式を乳児死亡率（infant mortality rate）の計算に用いてみよう．乳児死亡率とは，生後1年間での乳児の死亡率を評価するものである．

〔率の例：乳児死亡率〕

　乳児死亡率（Infant Mortality Rate：IMR）は通常，暦年（1月1日から12月31日まで）をもとに計算される．その年の乳児の死亡数（1歳前の死亡）をその年の出生（出生時に生きていた乳児）の数で割る．分子は人生最初の1年に「死」という状態を経験した乳児を，分母はその年に死亡の可能性のあった乳児を表す．

　もしアメリカで，ある年に408万4000の出生と3万4400の乳児死亡があったという報告があれば，率を算出することができる．率の公式を用いて3万4400を408万4000で割ると，人生の最初の1年で0.0084の乳児が死亡するということがわかる．0.0084という数字で乳児の人数を説明するのは難しいので，定数によって数を大きくし，この場合は1000をか

けて，人生最初の1年で出生1000のうち8.4人の乳児が死亡したということがわかる．つまり，乳児死亡率は，1000の出生に対して8.4であったということになる．

〔率の解釈〕

　率を算出することで，研究者は異なる対象の健康問題や健康状態を比較することができる．ある地域の対象が，その問題や状態に対してリスクが大きいのか小さいのかを評価するためには，その地域の率を，似たような地域や州，国全体の率と比較する必要がある．

　率を解釈する際に，いくつか注意しなければならない点がある．たいていの統計尺度と同様に，対象数が少ない場合，率の信頼性は低下する．このことは，比較的まれな出来事・状態や少人数の地域をアセスメントする際には留意しなければならない．

　多くの率は暦年にもとづいている．このことが，困難の原因となることがある．また，1暦年間に人口は増減する．そのような場合，1年の中ごろの人口見積もりを一般的には用いる．なぜなら，危険人口は正確には決定できないからである．便宜的に計算された暦年率の限界を克服するには，コホート，すなわち特定の集団に対する前向き研究が助けになる．

〔よく用いられる比率〕

　表2-1に，重要な率をまとめた．出生率と死亡率の数値は，本質的には，「生まれている」状態と「死んでいる」状態の発生の指標であることに注意してほしい．また，分母，すなわち危険人口には様々な算出方法があるため異なった数値になることに注意してほしい．

〔粗率，特殊率，調整率〕

　率の基本的な概念は，粗率と特殊率，調整率の3つに分類することができる．全体を1つの集団として算出する率を**粗率**という．粗率は，ある一定期間における集団の中で実際に発生した数をもとに算出される．ある集団の下位集団には，粗率では示されない差異があるかもしれない．下位集団に対して算出された率は**特殊率**と呼ばれる．特殊率は，その集団内でのハイリスク群を明確にする際や，異なる人口構成の集団同士を比較する際に助けとなる．もっとも頻繁に用いられる特殊率は，年齢，人種，性など人口統計因子によって算出される．もしくは，その集団全体について用いられるが，死亡や疾病の原因に特異的なものである．心疾患など特定の疾病の調整率は，どの年齢，人種，性別，宗教の下位集団においても用いられ，死亡に至る特定の原因を示す．全体の集団にも用いることができる．特定の率から得られた情報は，集団の増加するリスクを同定する手助けとなり，異なった人口構成の集団と比較することもできる．

　研究の目的となる健康状態に影響を与えうる因子に関して，分布が異なる集団を比較する際は，**調整率**を用いるのが望ましい．調整率とは，因子分布の異なりの影響を統計的に除いた概略的指標である．本質的には，それぞれの集団の調整される因子が同一となれば，その粗率も同様となると推論される．率は，年齢，人種，性別，そのほか率に影響を与えると疑われる因子の組み合わせに対して調整が可能である．調整率は，地域同士を比較す

表2-1 よく用いられる比率

〔出生の指標〕

$$\text{粗出生率} = \frac{\text{期間中の出生数}}{\text{推定された期間の中間の人口}} \times 1000$$

$$\text{特殊出生率} = \frac{\text{期間中の出生数}}{\text{期間中の15歳から49歳までの女性の数}} \times 1000$$

〔罹患と死亡の指標〕

$$\text{罹患率} = \frac{\text{ある期間中の特定の健康状態の新規発生数}}{\text{ある期間中の特定の健康状態の危険人口}} \times 1000$$

$$\text{有病率} = \frac{\text{一時点での特定の健康状態にある者の数}}{\text{ある一時点でのその健康状態の危険人口}} \times 1000$$

$$\text{死亡率} = \frac{\text{期間中の死亡数}}{\text{期間中の推定人口}} \times 1000$$

$$\text{特殊死亡率} = \frac{\text{ある集団の期間中の死亡数}}{\text{ある集団の期間中の推定人口}} \times 1000$$

$$\text{死因別死亡率} = \frac{\text{期間中の死因別死亡数}}{\text{期間中の推定人口}} \times 1000$$

$$\text{乳児死亡率} = \frac{\text{期間中の生後1年未満の乳児死亡数}}{\text{期間中の全出生数}} \times 1000$$

$$\text{新生児死亡率} = \frac{\text{期間中の生後28日未満の乳児死亡数}}{\text{期間中の全出生数}} \times 1000$$

$$\text{新生児を除いた乳児死亡率} = \frac{\text{生後28日以上1年未満の乳児死亡数}}{\text{期間中の全出生数}} \times 1000$$

る際に有用であるが，それは仮想の率であり，解釈を慎重に行う必要がある．

4. 健康の分析尺度

これまで学んできたように，率は，死ぬことや病気になること，あるいはその他の健康状態になることといった可能性を説明・比較するために用いられる．疫学研究では，ある健康状態がほかの因子と関連があるか否かを判定するためには，率を算出することが望ましい．研究の結果，理論的根拠が明らかになり，予防法がわかることもある（例えば，健康問題と大気汚染との関連が明らかになり，様々な環境コントロールが導入された）．健康状態とほかの因子との関連の可能性を研究するために，地域保健の分析尺度が必要である．この節では3つの分析尺度，すなわち**相対危険**，**オッズ比**，**寄与危険**について述べる．

a. 相対危険（Relative Risk）

ある健康状態と疑わしい因子との関連の有無を判定するためには，曝露群の健康状態が変化する危険と，非曝露群の危険を比較する必要がある．相対危険（RR：Relative Risk）は，疑わしい因子への曝露群（例えば喫煙者）と非曝露群（非喫煙者）との発生率の比であり，この危険を正確に表す．相対危険は危険因子が取り除かれた場合に結果としてどのく

らいプラスになるかということを示している．例えば，相対危険の算出により喫煙者は非喫煙者に比べてどのくらいリスクが高いかということがわかる．相対危険は予測される発生率を明らかにするための研究において算出され，因果関係を推論するために用いられる．

$$相対危険 = \frac{曝露群での発生率}{非曝露群での発生率}$$

相対危険は，曝露群の率が非曝露群の率よりも高いかどうか，そして，もしそうならば何倍高いのかを示す．曝露群で相対危険が高ければ，その因子は健康状態が変化するうえでの**危険因子**であることを示唆する．しかし，その因子をもつ人が疾患にかかることを示しているのではない．危険の推定は可能性を算出したものであり，以下に示すものではないことを銘記しておく必要がある．①その因子に曝露した人すべてが疾患にかかるとは限らず，単にそうなる危険が高いことを示す，②その因子に曝露していない人も疾患にかかる可能性はある．その要因に関連する相対危険が10であるとすると，これは単にその因子のない人と比べてその人は10倍高く疾患にかかりやすい可能性をもっているということなのである．

〔内的危険因子と外的危険因子〕

ウイルス，たばこの煙，産業からの汚染物質などの外部の作用物に，ある集団が明らかに曝露され，もう1つの集団が曝露されていないときには，相対危険の概念は容易に理解できる．しかし，年齢，人種，性別などの内的因子に用いられた相対危険を理解する場合には混乱するかもしれない．一方，次の例のように，人々は，外的因子と同程度の危険をもたらしうる程度に内的因子の曝露を受けている．

〔相対危険の例：殺人〕

Sinauerら（1999）は，ノースカロライナ州で5年間にわたって女性の殺人に関する研究を行い，殺人率が人口10万対6.2であることがわかった．しかし，15歳から33歳までの若い黒人女性（年齢と人種という2つの内的因子への曝露を受けた女性）の殺人率は，同年代の白人女性の人口10万対5.4に対し，人口10万対19.5であった．この情報から相対危険を計算することができる．若い黒人女性（黒人であるという内的状況に曝露されている人々）の間での率が人口10万対19.5であり，若い白人女性（黒人であるという状況に曝露を受けていない人々）での率は人口10万対5.4であった．したがって，若い白人女性と比較した若い黒人女性の殺人の相対危険は以下のように算出される．

$$相対危険 = \frac{19.5〔対100,000〕}{5.4〔対100,000〕} = 3.61$$

言い換えれば，殺人で死亡する危険は，白人に対して黒人のほうが3.6倍高いという結果となる．人種が危険因子であることは明らかである．危険因子自体を変えることはできないが，この分析から得られた情報をハイリスク群への保護サービスの計画に用いること

表2-2 オッズ比算定のクロス表

因子への曝露の有無	健康状態の発生		計
	あり	なし	
あり	a	b	a+b
なし	c	d	c+d
計	a+c	b+d	a+b+c+d

表2-3 タンポン使用者156名中，毒素性ショック症候群を発症した例

使用したタンポン	毒素性ショック症候群の発症		計
	あり	なし	
疑われるブランド	30	30	60
その他のブランド	12	84	96
計	42	114	156

CDC（1980）のデータによる

ができる．

b. オッズ比

相対危険の算出は，発生率が得られれば容易にできる．残念ながら，発生率の算出が必要な場合に，すべての研究が前向きに実施されるわけではない．後ろ向き研究では，相対危険は**オッズ比**として概算することになる．

表2-2に示したように，オッズ比とは，疑わしい因子の存在下でのある特定の健康状態が発生する確率と，その因子が存在しないときにその状態が発生する確率の単純な数的比である．疑わしい因子が存在する際の確率は，表のa/bで表される．その因子が存在しないときの確率は，c/dである．したがって，オッズ比は次のように表される．

$$\frac{a/b}{c/d} = \frac{ad}{bc}$$

疫学の文献で例としてよくあげられるのは毒素性ショック症候群の例である．毒素性ショック症候群は高熱，嘔吐，下痢，発疹，低血圧またはショックを伴う危険な病気である．この毒素性ショック症候群が初めて報告されたとき，前向き理論のみから問題を検討するということは，非現実的かつ非倫理的であった．そこで，発症例と，無発症例すなわちコントロール群（対照群）とを後ろ向きに比較することになった．初期の研究では，毒素性ショック症候群とタンポン使用の関連が示され，また，ある特定ブランドの高吸収性タンポン使用者がとくにハイリスクであることが示唆された．このことを明らかにするために，毒素性ショック症候群発症例とコントロール群（両群ともタンポン使用者）から得られたデータの分析が行われた．表2-3の毒素性ショック症候群のデータを使って，特定ブランドのタンポン使用者のオッズ比を算出してみよう．

$$\text{オッズ比} = \frac{ad=30(84)}{bc=30(12)} = 7$$

オッズ比が1.0であることは，曝露は均等であり特定の曝露はその研究で疾病の危険因子ではないことを示している．

特定ブランドのタンポン使用者は，他ブランドの使用者よりも毒素性ショック症候群に7倍罹患しやすい，となった．この研究および他の研究にもとづき，その商品（Rely）は市場から自主的に回収されることとなった．

c. 相対危険とオッズ比：解釈するときの注意

注意してほしいことが1つある．すなわち，適切な配慮の下に高いオッズ比や相対危険に注目するのはよいが，他の因子が関与している可能性を隠すような結論を出してはならない．もう一度，表2-3を参照して，毒素性ショック症候群を発症したが特定ブランドのタンポンを使用していなかった12名に注目してみよう．言い換えれば，この製品が毒素性ショック症候群の唯一の原因ではないということである．その後の研究で，タンポン中の特定の高吸収性物質か，タンポン使用のある側面により，毒素性ショック症候群の原因と考えられる黄色ブドウ球菌の増殖が促進されることが示された（CDC, 1983, 1981, 1980；Davis, Chesney, Ward, LaVenture, & the Investigation and Laboratory Team, 1980）．

d. 寄与危険と寄与危険率

危険に関するほかの尺度として，**寄与危険**（AR：attribute risk），すなわち危険因子曝露群と非曝露群間の発生率の差がある．この尺度は，注目する因子の危険への寄与の超過度を概算するものである．寄与危険は，その因子が排除できるとしたときに，全発生率をどれだけ減少できるかを示す．寄与危険は危険因子の曝露を受けていない人（非喫煙者）を，曝露を受けた人（喫煙者）から差し引くことにより算出される．

寄与危険＝（曝露群での発生率）－（非曝露群での発生率）

さらに寄与危険は通常，寄与危険率として示すことができる．

$$\frac{寄与危険}{曝露群での発生率} \times 100$$

この結果によって，その危険因子を避けることで予防できる健康状態の異常の発生割合が概算できる．例えば，運動不足と冠状動脈性心疾患（CHD）による死亡との関係の研究では，運動不足の寄与危険率は35％であった（CDC, 1993）．したがって，運動面の改善により，冠状動脈性心疾患の死亡を大きく減らせる可能性があるといえる．

e. 原因と関連

地域保健職は，最終的に，改善手段を得るために健康状態の原因を特定したいと望む．しかし，ヒトの体とヒトの行動の複雑さを考えると，因果関係を確立することは非常に難しい．したがって，集団保健を研究することは，一般的には，変数間の**関連**を確かめるこ

とである．**変数**とは，年齢や職業，運動などの特性や現象，心疾患などの健康状態のことである．

〔変数と定数〕

　いかなる研究においても重要な必要条件は，研究する因子が各人で異なっていなければならないということである．ある因子が事象を変化させることができないのなら，その因子は変数ではなく**定数**である．定数と変数とを関連づけるのは不可能である．なぜなら，その定義からいって，変数が変化しても，定数は変化することはない．したがって，男性のみを対象にした研究において，性別と（例えば）心疾患とを関連づけることはできない．その研究では性が定数になっているからである．また，心疾患の人のみを対象にした研究で，心疾患と他の因子とを関連づけることもできない．なぜなら，心疾患はその研究では定数であるからである．

〔コントロール群（対照群）〕

　目的とする変数間の関連を確かめるためには，**コントロール群**，すなわち**対照群**が必要な場合がある．心疾患に関する研究では，心疾患をもつ人ともたない人を比較する．新しい治療法の研究では，その治療を受ける人と受けない人を比較する．

〔独立変数と従属変数〕

　変数が**独立**している，**従属**しているということが，よくいわれる．従属変数とは，調査者の研究結果であり，変化させられる特性（例えば，健康状態や知識，行動）である．独立変数は，従属変数を変化させると考えられる原因，すなわち寄与因子である．例えば，先に引用した心疾患の研究（CDC, 1993）では，運動不足という独立変数は心疾患という従属変数への寄与因子と考えられる．独立変数は，日常の運動や紫外線への曝露，雇用形態などの自然に生じる出来事・現象のこともあるし，運動療法や医学的治療，教育プログラムなどの計画的介入のこともある．また，独立変数は，年齢や人種，性別などのその人物固有の内因的特性のこともある（注意してほしいのは，このような人物固有の特性は一個人に対して変化することはないが，個々人に対して異なることである．したがって，内因的特性は独立変数として研究することができる）．

〔混乱変数〕

　変数間に何らかの関連が確認された場合，一方の変数がもう一方の変数の原因であると推測したくなるが，これは間違っている．例えば，ある研究で公衆衛生職の給料が低い地域では犯罪率が高いということがわかったとしても，公衆衛生職の給料が低いために犯罪率が高くなると結論づけることはできない．常識的に考えて，経済状況は犯罪と給料の両方に影響する．つまり，経済状況が研究に干渉し，結果を混乱させるのである．研究結果に影響を与える因子は無関係変数とか干渉変数，混乱変数などといわれている．

5．因果関係を判定する基準

　　変数間に何らかの関連が見いだされたということは，それらの変数は同時に発生・変化する傾向にあることを意味する．しかし，このことは，一方の変数がもう一方の変数の原因であるという証明にはならない．まず最初に起こる疑問は，2つの因子間に統計的な関連性があるかどうかである．原因となる可能性を評価する前に，偶然やバイアス，交絡因子などを排除しておく必要がある．しかし，統計学的方法だけでは因果関係を証明することはできない．混乱するような結果が生じる可能性があるため，因果関係を厳格に判定する基準が確立されている．以下の全基準に照らして評価する必要がある．基準を満たせば満たすほど，因果関係があるということになる．しかし，全基準を満たしたとしても，後に，研究時には知られていなかった要因により関連はみせかけであったと判明することもある．こういうわけで，研究者は，研究結果を十分注意して解釈しなければならない．ある原因が「証明された」とみなされることはまれである．以下に因果関係を評価する際に広く用いられる6つの基準を示す．

　1）関連が強い．
　　相対危険やオッズ比によって，関連の強さが統計的に評価されている．例えば，相対危険，オッズ比が高いほど，その関連も強い．

　2）関連が普遍である．
　　同じ関連が，ほかの研究，環境，方法の場合にも繰り返しみられなければならない．異なった状況下でも関連が多くみられるほど，現実にそれが原因となっている可能性が高くなる（Mausner & Kramer, 1985）．

　3）関連が時間的に正しい．
　　健康状態の原因として仮定した事象は，その状態が始まる前に生じていなければならない（つまり，危険因子への曝露は疾病が起こる前に生じていなければならない）．この基準は例外なく重要である．疾病の発現の前に曝露がなければその疾病の原因となることは不可能であり，その因子は無関係である．したがってこれはもっとも重要なものである．

　4）関連が特異的である．
　　仮定された原因は，多くの健康状態と関連があるべきではない．特異性は特定の曝露により同一の特定の疾病が生じる程度を測定する．結果として生じた疾病が同一でなければ，それが原因となる可能性は低い．

　5）関連は，混乱変数の結果として説明してはならない．
　　可能性のある介入変数のすべてを調べることができるわけではないが，因果関係があるとみなす際には，その関連に対して別の説明がつかないか注意深く確かめる必要がある．

　6）関連が，信頼性があり，現在の学識と一致している．
　　疾病や負傷の因果関係はすべて，現在の生物学的・科学的知識や情報と一致し，矛盾のないものでなければならない．これはその時代における科学の情報にかかっている．
　　現在の学問的見解と矛盾している関連は，とくに注意して評価すべきである．しかし，単に新しい発見が進歩しているために，その関連が現在の学識と矛盾することもありう

る．

a．国勢調査 (Census)

　国勢調査は，アメリカでのおそらくもっとも包括的な健康関連データの情報源である．国勢調査局が10年ごとにアメリカの人口を数えあげ，さらに，年齢，人種，性別などの基礎的人口統計はもちろんのこと，職業，収入，移住，教育などそれ以外の多くの因子についても調査を行っている．

　疫学者は従来から様々な率を算出する際に，信頼できる人口統計学的資料として国勢調査を利用してきた．国勢調査の情報は分析されて，国家全体や市町村単位，国勢調査地区の単位 (CT)，ブロック単位にまで分類して報告されている．結果はまた標準大都市統計地域 (SMSA) として知られる地域ごとにも報告されている．国勢調査のデータは，多くの公立図書館で入手することができる．全人口に対しては限られた数の質問しかできないため，詳細な調査は，抽出されたサンプルに対してのみ行われる．

　国勢調査のデータは包括的なものであるが，バイアスが生じる．例えば，個人的な質問に対しては正直に答えない人もいるだろう．そして，より重要なことに，国勢調査のデータは，低所得者層やマイノリティ，渡り労働者らを十分に反映していないと考えられている．これらの人々は，居住地を特定しにくいため数えあげるのが困難で，かつ，国勢調査に応じない傾向がある．

b．必須統計 (Vital Statistics)

　出生，死亡，婚姻，離婚など法的届け出が提出される事象を示すデータは必須統計といわれる．データは公的機関によって継続的に集められる．アメリカ公衆衛生局の疾病対策センター (CDC) は各州からの主要な統計を集めて出版している．保健専門職はデータを利用することができ，長期にわたる傾向を調査したり健康改善の計画を立てるために用いられる．それはインターネットを通じてアクセスすることができる (www.cdc.gov/scientific.html)．アメリカ公衆衛生局も各州からのデータを集計して，個別の事項について年報や定期報告書を発行している．

　調査経験が少ない研究者は，「何はともあれ法的データである」ということから，必須統計を「あがめる」傾向がある．しかし，法律に定められたということが，そのまま妥当性を保証するものではない．例えば，出生証明と死亡証明とで同一人物の人種が異なることが時折みられたり，死亡証明への死亡原因の記録の方法も統一されていない．結婚せずに同棲しているカップルの数（重婚者がいたことが時にニュースになるが）をみれば，結婚・離婚の記録が，現実の正確な指標ではないことを証明している．このような限界はあるけれども，必須統計は非常に役立つデータであり，それから有用な情報を得ることができる．

c．届出疾病

　アメリカ公衆衛生局の疾病対策センターは，法的届け出義務のある疾病について州と地域の保健部門から集めたデータを公表している．また，届け出の必要はないがとくに注目

される健康状態に関しては任意での報告を要請している．届け出義務のある疾病は報告義務のある疾病ともいわれる．疾病を通知すべきかどうかを決める基準として，次の2つの要因が使われている．①その疾病により死に至る可能性，②その疾病の伝染性．大規模な集団が疾病の脅威にさらされる危険性のある疾病は公衆衛生当局へ届けられ，まず地域での疫学的調査が始まる．サーベイランスという概念は届け出義務のある疾病を同定しコントロールするために重要である．サーベイランスとは，特定の疾病の発生に関するデータを体系的に収集することであり，これらのデータの分析と解釈をすることであり，そのデータに関する情報を普及することである．疾病対策センターの週報『死亡・罹患週報』（MMWR：Morbidity and Mortality Weekly Report）は地域保健活動にとっては欠くことのできないものである．

疫学的研究において，人数報告が完全になされない可能性があることが，データ分類の主な欠陥である．しかし，法的命令を受けた疾病報告であっても，その疾病の全例を示していない可能性がある．したがって，これらの報告が，地域の疾病の実態を正確に説明していないことがありうる．実際，保健医療提供者が，報告すべき疾病の報告をし損なうこともありうる．

d．記録連動の重要性

記録連動とは，診療や罹患率，死亡率に関する記録やその他の重要な出来事の記録のデータや情報を2つ以上つなぎ合わせることである．記録連動システムにより得られる優れた資料には，疾病の経過，人口統計学やデータ，ヘルスケアサービスの利用，出産に関するもの，妊産婦の保健，小児保健，慢性疾患の追跡，そして特定の疾病や病的状態の自然経過などがある．コンピュータが出現したことで，記録連動は容易になった．このシステムにより，豊かな資料が得られるし，母子保健や慢性疾患の経過，特定の疾病についての自然経過に関する研究が促進されるだろう．

e．診療記録や医療記録

診療記録や医療記録は，地域の保健調査で広く用いられている．しかし，これらの記録からは，地域保健を完全に包括すること，すなわちその正確な像をつかむことはできない．第1に，健康問題をもつすべての患者が医療を受けるわけではないので，診療記録は明らかにバイアスがかかっている．次に，医療文書が必ずしも完全であるとは限らない．そして最後に，入院患者は目的とする疾病と同時に他の疾病に罹患していることが多い．この現象はBerksonのバイアスと呼ばれており，2つの疾患の間に誤った関連を見いだしやすいということが生じる．

f．検死記録

検死記録には，非常に深刻な固有のバイアスがある．患者は病気になり死亡する．そして，検死は全死亡に対して行われるわけではない．検死記録には，暴力による死亡や，検死後も死因不明の人々（疾患の徴候はまれである）が多く記されている．また，検死を認めない宗教の人々は記されないことになる．検死記録を用いた研究結果は，すべて，これ

らの要因により妥当性と代表性の点で影響を受ける．

6. 健康状態のスクリーニング

　スクリーニングは出現していない疾病や健康問題の存在を推定するものと定義され，検査や診療，その他の迅速に行われる方法が用いられる．スクリーニング検査は病気を診断するものではなく，健康に問題が生じていると自覚しておらず無症状である人々に対して用いられる．スクリーニングによって病気の徴候がみられた人は，医学的診断の検査を受ける必要がある．スクリーニングの目的は，ある特定の疾患に罹患している，あるいは発病リスクの高い人を，早期にかつ低費用で抽出し，それらの人々に確定診断と治療を受けるようにすすめることにある．

a．スクリーニング実施を決定する際に考慮すべき事項
　スクリーニングは，罹患の危険のある集団を抽出する以上の効力がある．つまり，実際の患者を発見することができる．したがってスクリーニングは，発見された患者に対して働きかけを続け，診断や受療の手段を提供する道義的責任を負っている．一般的に，スクリーニングは次のような場合にのみ実施されるべきである．
- 早期診断・早期治療により，その病気の経過を変えることができる．
- スクリーニング検査機関を通じて，または照会することで，確定診断と治療のための施設に行くことができる．
- 抽出される集団が病気のリスクをもっている（言い換えると，抽出される集団はその疾病の罹患率が高い）．
- スクリーニング手技が信頼でき，有効である．

b．スクリーニング検査の信頼性と妥当性
　信頼性（reliability）とは，検査結果の一貫性と再現性のことである．**妥当性**（validity）とは，その検査が測定すべきものを測定する能力のことをいう．スクリーニング検査に特異的な2, 3の考慮すべき事項について，以下に述べる．

c．スクリーニング検査の信頼性
　信頼性の高いスクリーニング検査は，実施者が異なっていても同一の結果が出る．その検査を実施するすべての人に訓練を行うことは不可欠である．信頼性に欠けるということは，スクリーニングの実施者が一貫した手法で検査を実施していないことを示唆している．

d．スクリーニング検査の妥当性：感度と特異度
　妥当性をもたせるため，スクリーニング検査は，その状態を有する人とそうでない人を正確に区別しなければならない．これは，表2-4に示すように，検査の感度と特異度によって示される．**感度**は，疾患の存在を正しく同定する検査能力である（つまり，陽性を

表2-4 スクリーニング検査の感度と特異度

スクリーニング検査	疾病の有無	
	あり	なし
陽性	真陽性	偽陽性
陰性	偽陰性	真陰性
計	罹患者	非罹患者

感度(真陽性率) = 真陽性数 / 総罹患者

特異度(真陰性率) = 真陰性数 / 総非罹患者

偽陰性率 = 偽陰性数 / 総罹患者 または (1 − 感度)

偽陽性率 = 偽陽性数 / 総非罹患者 または (1 − 特異度)

「陽性」と判断すること).感度の高い検査では,偽陰性はほとんどみられない.

特異度とは,疾病をもたない人を正しく見分ける能力,または**真陰性**を「陰性」であるといえる能力のことである.検査が特異的でないと,実際に疾病をもっていない人にも追加の診断検査を受けさせてしまうことになる.特異度の高い検査では,**偽陽性**はほとんどない.

e.感度と特異度の関係

理想をいえば,スクリーニング検査の感度と特異度は100%であるべきである.しかし現実には,各々のスクリーニング検査によって,この点は異なる.**表2-4**に示したように,**感度**または**真陽性率**は,**偽陰性率**を補完するものであり,**特異度**または**真陰性率**は,**偽陽性率**を補完するものである.したがって,感度が高くなれば,特異度が低くなる.そのため,スクリーニング検査の妥当性を判定する際は,あまり好ましくないが,以下のような妥協が必要になることがある.

f.スクリーニングでの意思決定:実践的かつ倫理的考察

とても重い病気のスクリーニングをするときを考えてみよう.その病気は,早期に発見できれば治療できる.そこで,感度が高く特異度の低い検査か,特異度が低く感度の高い検査のどちらかを選ぶことになる.多くの人を救うためには,高い感度,つまり,偽陰性(罹患していてもスクリーニング検査で発見されない人々)が低率である必要がある.しかし,感度の高い検査を選択した場合,その特異度の低さが偽陽性率(罹患していないがスクリーニング検査で罹患していると抽出された人)の高さへとつながる.つまり,多くの必要もない人に警告を与え,病気をもたない人々を医療機関に紹介することで,不必要な経費を生じることになる.

さて,次も同じ病気をスクリーニングする場合を考えてみよう.地域の医療機関はすでに過度の仕事を行っており,さらなる予算の削減が計画されている.偽陽性者の不必要な

紹介をできるだけ少なくするためには，特異度の高い検査が必要になる．しかし，この検査の感度が低いために，偽陰性率の高さという倫理上の問題と偽陽性率の低さという利益上の問題を比較検討しなければならない．未発見の罹患者を（致命的な可能性があるのに）安心させてしまうことが正当と認められるだろうか．あなたはどちらの試験を選ぶだろうか？

スクリーニングに関しての決定には，感度と特異度の最適バランスを追求することを伴う．感度と特異度は，スクリーニング過程を調整すれば改善することができる（例えば，他の検査を加えたり，その検査で陽性と判断されるレベルを変えるなど）．時には，紹介患者の多さによる経済的コストや紹介されない人への倫理的配慮がスクリーニングの有用性に勝るため，感度と特異度の評価にもとづいてスクリーニング計画を実施しない決定となることもある．この節で論じた原則を理解していれば，地域でのスクリーニングを実施する際に詳細な情報にもとづいた決定を行い，そして，スクリーニングの調査を続ける励ましとなろう．

7. 疫学的方法による地域の健康調査

集団保健の決定要素を調査するなかで，調査者は疫学モデルに導かれることがある．この節では，3つのモデルと，それぞれが同一の問題に対するアプローチをいかにして導くか述べる．

ここで考える問題は，ある仮想地域での乳児死亡率の上昇に関する問題である．乳児死亡率は，母子保健にあまり関心のない保健医療職であっても理解しなければならない重要な保健指標である．乳児死亡は，母子に作用する様々な生物・環境因子の影響を受ける．したがって，乳児死亡率は乳児保健の直接的指標であり，かつ，地域保健全体の間接的指標でもある．

a. 疫学トライアングル (Epidemiologic Triangle)

疫学トライアングル，すなわち病因-宿主-環境モデルは，健康と疾病に対する伝統的な見方である．このモデルは疫学が主に伝染性疾患を対象としていたころから発展してきた．しかし，後に説明するように，このモデルは，その他の健康状態においても同様に適用できる．このモデルでは，**病因**とは疾病を引き起こす有機体のことである．**宿主**とは，疾病が進行している危険集団のことである．**環境**とは，病因と宿主の両方を取り巻き，影響を与えているもので，物理的・生物学的・社会的因子の組み合わされたものである．疫学トライアングルは因子同士の役割や相互関係（つまり，影響や反応性，それぞれの因子のもつほかの2つの因子への影響）を分析するために用いられる．このモデルによると，病因・宿主・環境は共生することができる．その間に相互作用があったり均衡が変化したときにのみ，疾病や負傷が生じる．

図2-1に通常の均衡状態にある三角関係を示した．ここでの均衡とは，最適の健康という意味ではなく，ある集団における疾病と健康の平常の形を単に意味する．三角形の頂点（病因，宿主，環境）の中の1つでも変化が生じれば不均衡，言い換えれば平常の形の

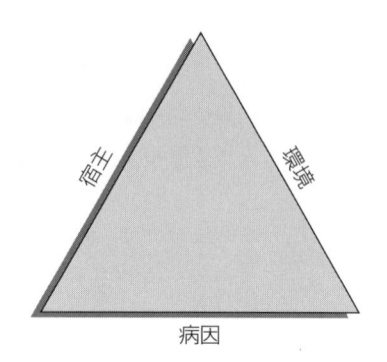

図2-1 疫学トライアングルは従来からの考え方である．健康と疾病は，この3つの変数が組み合わさった状態である

変化という結果になるだろう．

このモデルが，乳児死亡率の高さに関する調査をどのように導くのか．このことを理解するために，モデルの3つの側面について考えてみよう．

〔病因〕

感染症の観点からこの疫学トライアングルのモデルをみると，乳児死亡を起こすような感染症に調査を集中すべきであると考えるかもしれない．しかし，アメリカでの乳児死亡の主な原因は，未熟性，低出生体重，出生時損傷，先天異常，乳児突然死症候群（SIDS），事故，殺人である．したがって，調査では感染症以外のこれらの病因の変化の有無を明らかにしようとする．

〔宿主〕

調査者は宿主の特性，つまり乳児集団についても情報を得たいと考える．このためには，年齢や人種，性別，出生体重の観点から乳児の出生・死亡の型を調べる必要がある．このような特性は，乳児死亡の重要な危険因子であることがわかっている．これらの因子について調べることで，とくに死亡リスクが高い乳児グループを見分けることができる．

〔環境〕

最後に，環境を評価する必要がある．母親は，乳児の周産期環境の主要な部分を占める．したがって，母親の年齢や民族，出産歴（これまでの生産数），妊娠管理，教育・社会経済状態などの因子により，乳児の出生・死亡の型を分析する．これらの因子は乳児死亡に関連することがわかっており，それを分析することによって，現在リスクを抱えている集団をさらに見分けることへつながる．このほかの環境因子に関しても考慮する必要がある．例えば，他地域からの移住が増加していないか，とくに妊婦において，成人の罹患と死亡が増加していないか，また，保健サービス，政策，人員，財源，乳児保健に影響するその他の因子に変化はないか，などである．

〔臨床への応用〕

上の3つの領域（病因，宿主，環境）の分析によって，乳児死亡のリスク集団に関する情報を得て，そのリスク低下を目的とする計画への道が示される．したがって，疫学トライアングルは感染症向けに構築されたモデルであるが，ほかの健康問題と同様，乳児死亡という多面的問題を研究する際に有用な指針を与えることができる．

b. 人-場所-時間モデル（Person-Place-Time Model）

疫学トライアングルと似た手法として，人-場所-時間の点から健康問題を考える手法がある（Mausner & Kramer, 1985）．影響を受けた人（疫学トライアングルモデルでの宿主），場所または位置（環境），関係した期間（宿主，病因，環境の間の関係）という3つの特徴から調査を行う．人-場所-時間モデルから乳児死亡を研究すると，乳児因子と母親因子は，「人」という特質をもつと考えられる．「場所」という点では，その地域は農村部なのか都市部なのか，裕福か貧しいかなどの因子が含まれる．時間という点では，季節や年齢に特異的な死亡パターン・傾向などが含まれる．

c. 原因網モデル（Web of Causation）

原因網（MacMahon & Pugh, 1970）とは，健康状態を個人因子の結果ではなく，複数因子の複雑な相互作用の結果とみるものである．それらは疾病にかかるリスクを増減させるように相互作用している．多くの因子が相互に関係し，特定の結果をもたらす原因になっているという他因子的性質が重要な概念である．原因網は，健康や疾病過程に影響しうるすべてのものを同定するために用いられる．この原因網をつくるときには，もっとも直接的な原因が特定され，その原因に寄与している因子が明らかになり，その因子それぞれに影響している因子が判明する．

このモデルの中心にあるのは，**共同作用**という概念である．この概念によると，「全体」は別々に切り離された部分部分の全集合よりも大きい．例えば，乳児の赤痢菌感染の影響は，貧困，未熟性，母親の低学歴の影響と結びついているので，個人の危険因子の全集合よりも乳児の健康に害を及ぼす．

原因網モデルを用いると，他のモデルを用いるよりも広範な乳児死亡研究となる．理想的には，このモデルを用いる場合，最初に乳児死亡に関連するすべての因子を抽出する．次に，これらの因子と相互に関連する因子を抽出する．この2つの包括的段階を経て，乳児死亡における原因網の概略が得られる．最後に，原因網のすべての抽出因子間の関係を検討する．そして，地域における乳児死亡を改善するための介入にもっともふさわしい点を決定する．図2-2に乳児死亡率の原因網を示す．

〔臨床への応用〕

この多面的アプローチは，健康に関する現在の学識と一致した方法で，原因という概念を説明できる．しかし，日々の活動の中でこの手法を実行するのは大変なことであろう．実際，ほかの関係性の存在を認めていても，網のたった1つの部分を調べるほうが一般的である．網の一部分を徹底的に調べることで，地域保健を改善するために有用な行動を始

44　第Ⅰ部　理論的基礎

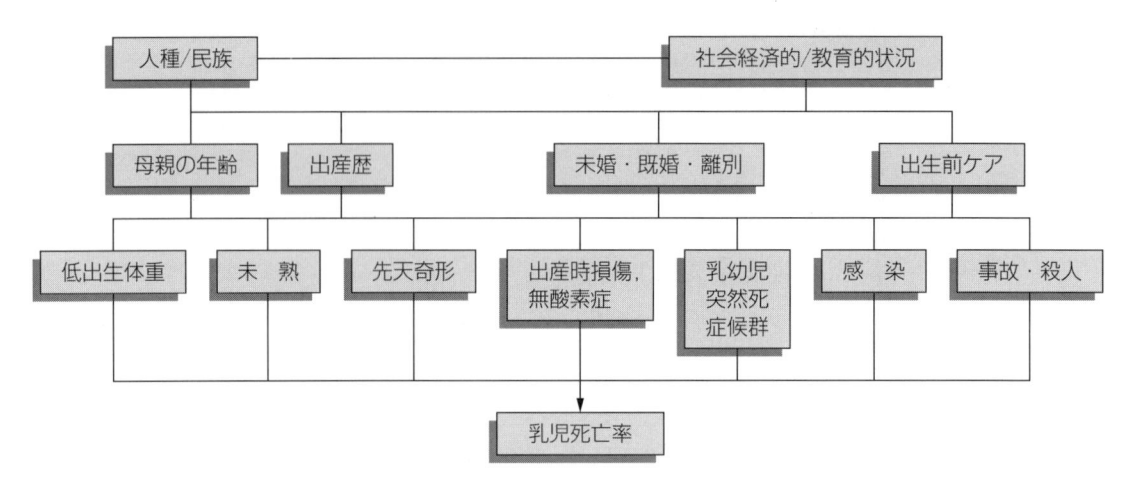

```
人種/民族 ─────────────── 社会経済的/教育的状況
  │                              │
  ├── 母親の年齢 ── 出産歴 ── 未婚・既婚・離別 ── 出生前ケア
  │       │            │            │              │
低出生体重  未熟  先天奇形  出産時損傷,  乳幼児       感染  事故・殺人
                          無酸素症   突然死
                                     症候群
                          │
                        乳児死亡率
```

図2-2　出産証明書と死亡証明書から得た情報にもとづいた乳児死亡率の原因網

めるのに十分な情報を得られるであろう．

d．モデル：研究と実施の手引き

　この節では，3つのモデルがいかにして地域の健康問題に少しずつ異なるアプローチをするのかを示した．今後，地域保健の研究を続けていく中で，自分の実践を導くことのできるほかのモデルを見つけるであろう．「正しい」モデルというものは存在しない．経験を積んでいくうちに，自分の仕事にもっとも適するモデルを選択して，用いることができるだろう．

まとめ

　この章では，集団に関する幅広い学問である人口統計学，集団の健康に特異的な学問である疫学を紹介した．この2つの学問は，地域保健活動をうまく導くために用いることができる．地域保健活動を行っていくために，この2つの学問がどのように用いられるのかに関して，例をあげてきた．そして，疫学と人口統計学の原理を自分の地域保健活動に応用できるようになるべきである．疫学と人口統計学に関してさらに詳細な情報が欲しい場合は，参考文献を参照してほしい．

（訳：曽木　茜・西原玲子）

●クリティカルシンキングの練習問題

1. アンダーソン郡のセンタービルの人口は3万人である．センタービルの乳児死亡率（IMR）は1000対11である．アンダーソン郡の人口は30万人で，乳児死亡率は1000対6である．昨年，センタービルの妊産婦死亡率（MMR）は10万対9であった．一方アンダーソン郡は10万対7であった．コミュニティヘルスナースはこれらのデータをどのように解釈したらよいか．

    A. センタービルの乳児死亡率は問題であるか．もしそうならば，理由を述べなさい．
    B. 妊産婦死亡率は問題であるか．もしそうならば，理由を述べなさい．
    C. 乳児死亡率と妊産婦死亡率により，センタービルとアンダーソン郡の健康状態についてわかることは何か．
 2. 多くの人々に影響を与える喘息や家庭内暴力，循環器疾患などの健康問題を選びなさい．その健康状態に起因すると考えられる要因をつないで，原因網を描きなさい．
 3. 疫学研究で，肺がんを引き起こす要因として喫煙について調査が行われた．この研究によりわかったことが以下に報告されている．曝露群（喫煙者）で相対危険率は3.5であり，オッズ比は4.0，10年間で100人のうち10ケースの寄与危険度であった．この3つの数値のうち，予防計画を考えるうえで重要なのはどれか．その理由も述べなさい．
 4. 同じ健康状態について，罹患率と有病率は違う情報をもっている．
    A. どちらの率が疾病リスクに関してもっとも有用な情報であるか説明しなさい．
    B. もしあなたが保健機関の管理者であったら，どのような状況において罹患率が役に立つか．
    C. 地域保健のチームにとって，どのような状況において有病率が役に立つか．

●文献

Allender, J. A. & Spradley, B. W. (2001). *Community health nursing: Concepts and practice* (5th ed.). Philadelphia, PA: Lippincott Williams & Wilkins.
Centers for Disease Control and Prevention. (1993, September 10). Public health focus: Physical activity and the prevention of coronary heart disease. *Morbidity and Mortality Weekly Report, 42,* 398–400.
_____. (1983, August 5). Update: Toxic shock syndrom—United States. *Morbidity and Mortality Weekly Report, 32,* 398–400.
_____. (1981, June 30). Toxic shock syndrome—United States, 1970–1980. *Morbidity and Mortality Weekly Report, 30,* 25–33.
_____. (1980, September 19). Follow up on toxic shock syndrome. *Morbidity and Mortality Weekly Report, 29*(37), 441–445.
Davis, J. P., Chesney, P. J., Ward, P. J., LaVenture, M., & the Investigation and Laboratory Team. (1980). Toxic shock syndrome: Epidemiologic features, recurrence, risk factors, and prevention. *New England Journal of Medicine, 303,* 1429–1435.
Friis, R. H., & Sellers, T. (1999). *Epidemiology for public health practice* (2nd ed.). Gaitherburg, MD: Aspen.
Lilienfeld, D. E., & Stolley, P. D. (1994). *Foundations of epidemiology* (3rd ed.). New York, NY: Oxford University Press.
*1 MacMahon, B., & Pugh, T. F. (1970). *Epidemiology: Principles and methods.* Boston, MA: Little, Brown & Co.
*2 Mausner, J. S., & Kramer, S. (1985). *Epidemiology: An introductory text.* Philadelphia, PA: W. B. Saunders.
Morton, R., Richard, H., & McCarter, R. (1996). *A study guide to epidemiology and biostatistics.* Gaithersburg, MD: Aspen.
Sinauer, N., Bowling, J. M., Moracco, K. E., Runyan, C. W., & Butts, J. D. (1999). Comparisons among female homicides occurring in rural, intermediate, and urban counties in North Carolina. *Homicide Studies, 3*(2), 107–128.
Snow, J. (1936). *Snow on cholera, being a reprint of two papers by John Snow, M.D., together with a biographical memoir by B. W. Richardson, M.D., and an introduction by Wade Hampton Frost, M.D.* New York, NY: The Commonwealth Fund.

〔邦訳のある文献〕
1) 金子義徳・他共訳：疫学—原理と方法，丸善，1972．
2) 近藤東郎・他監訳：疫学テキスト，西村書店，1986．

●推薦図書・論文

*1 Cravens, G., & Mair, J. L. (1977). *The black death*. New York, NY: Dutton.
*2 Crichton, M. (1969). *The Andromeda strain*. New York, NY: Alfred A. Knopf.
*3 Dunne, T. L. (1978). *The scourge*. New York, NY: Coward, McCann, & Geohegan.
  Timmreck, T. (1998). *An introduction to epidemiology* (2nd ed.). Boston, MA: Jones & Bartlett.
  Valanis, B. (1992). *Epidemiology in nursing and health care* (2nd ed.). Norwalk, CT: Appleton & Lange.

〔邦訳のある推薦図書・論文〕
1）村上博基訳：ブラック・デス, ごま書房, 1978.
2）浅倉久志訳：アンドロメダ病原体, 早川書房, 1976.
3）沢　万里子訳：狂った致死率, 早川書房, 1982.

●インターネット情報源

www.cdc.gov/mmwr
　疾病対策センターは州と特定の町により毎週報告される罹患率，死亡率と報告義務のある疾病の傾向を公開している．これは，地域保健の測定や決定要因に関する情報のある優れたサイトである．

www.cdc.gov/scientific.html
　疾病対策センターの国立健康統計センターは，主要な統計を各州から集めて出版している．これらのデータは保健の専門家により傾向を調査し，健康改善の計画を確立するために使われる．

www.epidemiolog.net
　このサイトには，フリーのオンライン教材を含む疫学学習教材がある．

第3章
環境とコミュニティヘルス

Ruth Grubesic

■ 学習目標
コミュニティヘルスナースは，人々の健康状態に影響を与える環境要因を理解する必要がある．
・人々の健康状態に影響を与える環境要因を理解できる．
・人々の健康に危険を引き起こす物理的・生物学的・科学的要因，また気体の要因を明らかにできる．
・生態学の原理を地域の健康増進に応用できる．

はじめに

　環境保健とは安全で健康的な生活，人々の健康や人々の長期的な健康や環境に欠かせない生態バランスに影響を及ぼす環境因子からの保護を促進することである．この要因は空気や食料，土，水中内容物を含むが，それだけではない．放射線，有毒な化学物質への曝露，疾病媒介物，職場の危険要因，居住環境の変化などもある（Institude of Medicine, 1995）．

　フローレンス・ナイチンゲールは，健康への回復のためには清潔で安全な環境が重要であることを強調した（Nightingale, 1969）．彼女が強調したのは，清潔な空気，きれいな水，有効な排水路，清潔にしておくこと，光である．

　健康は私たちそれぞれが生活の広い網の中の一部にあることを認識することにある．どの人も地域も，完全に独立してはいない．私たちの想像を超えるようなレベルで，それぞれが親密に環境と関連をもちながら生存している．このように，環境は直接的あるいは間接的に，微妙で間接的な形で人の健康に影響を与えている．また逆に，人間の活動は環境に影響を与えている．人類生態学の一分野には，これらの関連性を研究するものがある．相互連結や輸送，絶え間ない変化が組み合わさって健康にどのように影響を与えるのかについて学習する．

1. 公害（汚染）

　　汚染物質は人間があるものを作り，使い，捨て去った後に残る残留物である．非分解性物質は，分解されないか，あるいは非常にゆっくりとしたスピードで自然環境の中で分解されていく．生物分解性の汚染物質は，物質の量が分解拡散能力を超えない限り，自然界のプロセスにより，すぐに分解される．生物にエネルギーや栄養物を供給する分解性汚染物質は，その物質量が適度なときには，生態系の生産性を高めることがある．しかし，速いスピードで物質が導入されると，その生産性をぐらつかせ，また更なる量の導入は生態系を完全に破壊してしまう可能性もある．

　　汚染物質が環境に導入されるときには，私たちはその汚染物質のたどる運命（どこにどのようにたどり着くのか）と，その物質が与える人体と生態系への影響を考えなければならない．そして汚染物質がほかの種に何らかの影響を与えているということは，生態系に何か不都合なことが起きており，それにより人間も次に影響を受けるという早期の予告警告であるということを覚えておかなければならない．とくに問題となっている6つの汚染メカニズムとして輸送，化学物質の変化，生体内蓄積，生物濃縮，相乗作用，毒物がある．

a. 公害の起こる主なメカニズム

〔輸送〕

　　汚染物質がいったん環境中に侵入すると，たいてい風または水の流れにより環境内に運ばれる．汚染物質は浮遊形態，あるいはガスの形態をとり空気中に拡散し，地上にチリとして落下するか雨水に運ばれる前に，遠くまで飛散してしまう．皮肉なことに，地域の汚染を和らげるために立てられる高い煙突は，排出される汚染物質量は減らないばかりか，さらに汚染を広い地域へ拡大することを助長してしまう．空中汚染物質は地上につくと，次には水路に入り込み移動していく．一度でも激しい降雨があると，本来ならば何年もかかって輸送されるはずの浮遊汚染物質を拡散させてしまう．このように，雨水に溶け込んだ物質は沈殿作用により地下奥深くに沈下する前に，すでに遠くへ運ばれてしまうことがある．

　　汚染物質は地上環境よりも水中生態系に大きな影響を及ぼす．空中汚染物質はヒトの肺に入り込んだり，植物体内に入り込んだり，その他の植物と共に食べられる．しかし水は，自然界に存在する最適な溶剤であり，多くの汚染物質は水に溶け込み，水系生態系に拡散し，水系動植物は，汚染されたスープの中で生活しているような状態を引き起こすのである．生体は，溶け込んだ汚染物質から逃れる方法はなく，汚染物質は体表やえら表面から直接，体内へ入り込む．汚染物質の突然の漏出などによる環境汚染の影響は，水系生態系内ではより長く存続する．

　　汚染物質の大部分が生物の栄養素のプールの中に組み込まれ循環するだけでなく，沈殿物の中にある物質は大きな嵐が起こるたびに再懸濁，再分配される．汚染物質の散乱は陸地よりも水中のシステムの中のほうが限局的である．なぜなら，汚染物質が海へたどり着

くまで，運動は常に下流方向へ起こるからである．海洋輸送の効果は，殺虫剤が世界中に遍在して広がることにより示されている．その分布の領域は，南極地域にまで及んでいる．

〔化学物質の変化〕

　生態系内での汚染物質の移動は様々な形で行われる．有害物質は，生体分解過程により，無害になったり，有益になったりする．しかし，比較的無害な物質が有害物質に変化してしまうこともある．古典的な例として，比較的安定している物質である無機水銀が，水中沈殿物の中に棲む微生物によりメチル水銀に変化してしまった例がある．メチル水銀は食物連鎖に簡単に取り込まれてしまい，食物連鎖はヒトによる魚介類の消費で終結し，これによって神経障害を主症状とする水俣病が発生する．環境中では，生物によらない化学物質の変化が高い頻度で起こっている（例えば，大気中の二酸化硫黄や亜酸化窒素が変化して硫酸や硝酸をつくり，それが酸性雨を生じる例などがそうである）．

〔生体内蓄積〕

　生体内蓄積とは，物質が生態系の食物網に蓄積されることを意味している．その食物網の中にある必須構成要素と同じような動態をとる化学物質がもっとも早く生体内に摂取され，蓄積しやすい．主に人間とその活動が原因で，生態学者は今や必須構成要素以外の物質の動向にも目を向けなければならなくなってきている．例えば，放射性核物質であるストロンチウムとセシウムの化学動態は，カルシウムとカリウムの動態にそれぞれ類似しており，これらは原子力発電により環境内に入り込んでおり，人の健康を脅かす可能性のある物質となっている．

〔生物濃縮〕

　生物濃縮は，ある汚染物質が蓄積されるスピードが，生体が排除するスピードを大きく上回ったときに発生する．その汚染物質は低い栄養段階に属する生体内に吸収され，また次の上位の栄養段階へと移行し，濃縮されていく．例えばPCBは，209もの化学物質からなる合成物質の総称であり，1976年にアメリカ政府により禁止されるまで多くの企業により使用されていた．物質により様々なタイプや毒性，生物濃縮度があり，環境での動態もそれぞれ異なる．1970年代に，これらのPCB化合物は，五大湖の魚を食べている住民に現れる健康問題との関連が確認された．そのPCBは，汚染物質の捕食動物である植物プランクトンに取り込まれ，そのときのPCB量はプランクトンの4億分の1の量である．その植物プランクトンは動物プランクトンに食され，それによりPCBの濃度は50倍となる．その動物プランクトンは，小魚やカワサギに捕食され，PCBは9倍となり，1 ppmに達する．そして，カワサギはマスに捕食され，5 ppmに達し，最終的にヒト，あるいは食物連鎖の最終段階に属する肉食動物に捕食される．どの段階においてもPCBは捕食者の脂肪組織の中に取り込まれ，蓄積される．脂肪分に富み，時にヒトにより捕食されるカモメの卵のPCBの濃度は124 ppmに達しており，これは植物プランクトンの濃度の5万倍である．

〔相乗作用〕

　相乗作用とは，別個の複数の物質や作用が同時に働くことで，それぞれの個の及ぼす影響の和より大きな作用をもたらすことをいう．実験室のコントロールされている環境下で観察された，ある物質の動態は，その物質が自然生態環境に取り込まれ，多くの物理的なプロセス，化学的プロセス，様々な物質とかかわりあう場所でみせるそれとはまったく異なっていることは珍しいことではない．

〔毒物〕

　近年，毒物は政府による規制や報道で大きな関心が寄せられている．食卓塩や砂糖，飲料水中の塩素をはじめ，化学物質はすべて毒物になりうる．毒物とは，一般に，ある状況の中で利用したり被曝すると，人間や植物や動物にとって有害となる化学物質や混合化学物質（人工的に合成されたものも自然界にあるものもある）をいう．毒物は大きく4種類に分類することができる．殺虫剤は，雑草や菌類，昆虫，ダニ，げっ歯類やその他の害虫を殺す目的で作られている，致死的な化学物質である．DDT，アルドリン，ジエルドリン，クロルダンの4つの殺虫剤は，アメリカでの使用が禁止された．工業用化学物質には様々なものがあり，とくに毒性が高いことが証明されているものもある（アスベスト，ベンゼン，塩化ビニール，PCBなど）．ヒ素，鉛，カドミウム，水銀などに代表される多くの金属も環境内で毒性が高いことが証明されている．4つ目のカテゴリーは，ストロンチウム，セシウム，イオダインなどに代表される，様々な種類の放射線を放出するアイソトープである．

　アメリカで商用に使われている化学物質はおよそ6万種類あり，そのうち98％のものは安全といわれている．アメリカ環境保護局の毒物排出調査の元年である1988年の時点では，2万458件の工場が95万トンもの毒物を直接的に空中に排出し，7.4万トンを水中に排出していた．しかし1997年には，これらの排出は，1万9597件の工場による44万トンの空中排出，2.7万トンの水中排出にまで減少した．

　化学的毒性は，化学物質が有機生物体に対して有害な影響を与えたときに発生する．その毒物の影響は一時的なもの，長期間にわたるもの，またある特定の組織にのみ影響を与えるもの，生物体全体に影響を与えるものなど様々である．予測されるリスクを測定するには，その物質の毒性と，生体への毒物の被曝量を考慮する必要がある．神経毒は罹患率においても，つまり人間に与えるリスクの高さにおいてもっとも重大な物質である．疫学的には，主要な神経障害では遺伝性のものは少なく，多くは環境要因に起因している．多くの，大量に使われている商用化学物質は，神経毒性をもちながら環境中に存在し続けるとされている．事実，殺虫剤は神経毒性をもつようにつくられており，また意図的に環境中に散布するよう大量生産されている．

b．生態系の法則

　汚染物質が環境内をどのように移動し，どのように輸送，転換され，どのように蓄積，濃縮されて健康へ影響を及ぼすのかについて知るためには，私たちはいくつかの生態系の法則を学習する必要がある．

〔重力の法則〕

　近代では，人間と自然界の相互依存性は多くの場面において見逃されたり，無視されたりしてきた．しかし健康上の問題の解決策を探る場合，自然界における原則を考慮に入れることは必須である．"自然界の法則"は無効になったわけではなく，これらの法則の理解は健康問題の原因を探るうえでも，またその問題の解決策を考えるうえでも絶対必要である．とくに重力の法則は，生態システムを考えるうえで極めて重要である．汚染物質を含め，浮遊したものはすべて，必ず落下し，また地上に落ちたものもすべて，最終的には下方へと流れ移動していく．水や土の塊，山までも海に向かって遅いスピードながらも移動しているのである．このように，自然の法則を常に考慮に入れて物事を考えることが重要であり，そこにある資源を闇雲に使い，方策を探るのではなく，この自然の法則を考慮しながら，資源を有効利用していくべきである．なぜなら，最後に勝つのは常に自然だからである．

　一見したところあまりにも単純なために見逃されることが多いが，常識的判断にもとづく重要な3つの法則を以下にあげる．

　第1の法則は，「**すべてのものは他と関係しあって存在している．しかしその関係の度合いはそれぞれに異なる**」である．この法則はいちばん目に見えにくい．私たちは，仕事が終われば室内気候のコントロールされた職場から，同様に快適な家へ向かうことができ，荒れ狂った気候からは隔絶されている．気候がコントロールされている環境の中で働くということは，ごく最近可能になった現象であり，その恩恵に預かっているのは世界のうちのほんの一握りに過ぎないことなど忘れている．また24時間営業のスーパーマーケットで食料品を選ぶとき，その商品はどこから来たのか，その成長・収穫・輸送過程でどのような化学物質の曝露を受けたのか，その商品を覆っているセロファンの下に驚くべき事実が隠されていることなど考えたりはしない．

　第2の法則は，「**すべてのものはどこかに行かなければならない運命にある**」である．この法則は理解しやすいが，多くの場合この"どこかに行く"ということは，"どこかへ去って行く"というように受け取られることが多い．そしてこの"どこか"が自分の生活場所となったとき，はじめて大きな問題となるのである．このことは"NIMBY"反応（"not in my backyard!""捨てるなら私の家の裏庭以外の所で！"：つまり地域エゴを指す）という造語によく示されている．人口が増加し，産業が発展するにしたがって汚染物資の量は増え，また汚染地域は拡大し，同時に人が居住していない地域も少なくなっていく．汚染物質の中には，目立ち，すぐに発見されるものもあるが，わかりにくく，潜行性に汚染が進行していくケースもある．したがって汚染物質探査には，精巧な機器と方法が必要になっている．

　第3の法則は，「**すべてのものは常に変化している**」である．定常的な変化が環境中に存在することはよく知られているが，その原理と変化のスピードについてはあまり知られていない．自然環境は常に変化しており，その変化は不可逆性のもの，永続するもの，また私たちの使う時間の枠組みの中では探知できないレベルのもの（地殻移動，大陸移動など）など様々である．このほか季節などの周期的な変化や，洪水や旱魃などの短期間で引き起こされる変化がある．しかし，人間の営みによって起こる変化はもっと目立つものと

なっている．人間により引き起こされた目に見える変化は，動物を飼育し始めたことと農業の発展から始まった．これらの営みは人口の増加へとつながり，また，それは森林破壊と地域の資源の枯渇へとつながっていった．この変化の度合いは肉体労働が機械作業に変わり，エネルギー供給源が再生可能な資源（木材，風力，水力）から化石燃料へと変わるにつれて大きくなっていった．

c. 汚染物質と人口規模

　これまでに述べた，環境中で機能しているプロセスは人間の健康に影響を与えうるものである．環境内に入ってくる汚染物質や毒物はすべて，これらのプロセスに取り込まれ，多くは人間に直接侵入する．環境汚染は，排出された汚染物質の量が，環境がもつ自然界のバランスを失うことなく吸収できる能力を超えたときに発生する．このように，環境汚染は，ある一定期間にわたって取り込まれた汚染物質の量と関係している度合いの働きなのである．この率は人口規模と直接的な関係がある．

　すべての環境汚染は人口の増加からきているといっても過言ではない．一家族が野生で自活し，最低限の暮らしを営むために，木を燃料として燃やし，廃棄物や屎尿をその土地に捨てたとしても，環境の汚染要因とはならない．しかし小規模であっても村の単位となると，木を燃料にすることにより，景観を破壊し，またその燃焼により生じるガスが大気を汚染し，廃棄物や屎尿が土地に撒き散らされるようになる．さらに多くの人口をかかえる都市部においては，ごみと人の屎尿は環境を脅かし，下水道やごみ処理のシステムの発達を助長する．また工業の発展は汚染物質や環境破壊を増加させる．私たちの過去の汚染物質に対する対応は，汚染物質はただ廃棄し，自然の分解システムを超えていた場合は何らかの方策をとるというものであった．しかし今は，この行為をやめ，環境に悪影響を与える前に，山積している汚染物質を取り除く努力をしなくてはならない．そうすることによって，自然のシステムは，非常に困難で高価なプロセスである残余汚染物質の除去を行ってくれるのである．

　人口の変化も，環境にかかるストレスに急激な影響を与える．まず人口が増えると，その環境にかかるストレスは増加する．そして人口の移動が起きると，同時にそこの自然と環境問題の深刻さも変わる．例えば，近年のアメリカ北東部における産業の衰退は，主に若い世代の労働者とその家族の流出により，人口の変化を引き起こした．そして，その地域の地表水源の水質が向上した．アメリカ南部，とくに不毛地域の南東部における人口増加は水質汚染と水不足を増加させた．

　ある環境問題が解決すると，また別の新しい環境問題が起こってくることがある．汚染物質は消滅しない．発電所の煙突から出るガスに含まれる硫黄は，地表のヘドロに取り込まれ，水質に悪影響を及ぼす．雨水の排水により流された汚染物質はヘドロの底にたまり処理を必要とするものとなる．不幸なことにそのヘドロが焼却されると，その汚染物質は空気中に放出され，再び水中あるいは地中に取り込まれてしまう．そのヘドロが埋立地に埋められても，それが地上の水源や地下水に悪影響を及ぼす．水を空気にして処理する水処理場では，多量の揮発性物質を空中に放出する危険性がある．すべてのものはどこかへ行く運命にあるのである．

以上のことをまとめてみると，環境中に取り込まれた汚染物質はすべて，結果として，侵入した地点から離れた所へと移動する．その物質は違う化学物質になったり，毒性が減少したり，あるいは増大することがある．また物質は有機生物体内に集積され，その物質の濃度が高くなる可能性が高い．また，その他の化学物質や物理プロセスと反応を起こし，予期しない影響を及ぼすこともありうる．数百万年かけて仕上がった，明瞭かつ効率よい化学物質サイクルとその輸送ルートにより，毒物は生態システムの中に入り込むと，最終的にはヒト，あるいはその他の生体にたどり着くことは必至である．すべてのものはその他のものとつながりをもっており，すべてのものはどこかへ行かなければならない運命をもっている．隠れる場所はどこにもないのである．唯一存在する解決策は，汚染を阻止することである．

[環境汚染を軽減するための介入]
　環境汚染を軽減するために，私たちは自身の生活から始め，**資源の利用を減らし，再利用し，リサイクルする**ために行動を起こさなければならない．立ちどまり，自分のすべきことのリストをつくってみよう．
・使う資源を少なくする．
・毒性の少ない製品を選ぶ．
・製品を再利用する．
・使い捨て製品の使用は最小限にする．
・リサイクルする．
・焼却することを控える．

　使う資源を減らすための方法がいくつかあげられただろうか．ここに，資源利用を減らすために地域で推奨される例をいくつかあげておく．
・製品の包装を簡易化するようにメーカーに働きかける．
・会社に手紙を書き，eメールなどの電子通信手段を取り入れるように頼む．
・食料や製品のまとめ買いをすることの生態学的な利点について消費者に説明する．
・簡易包装の製品を買うことの重要性について消費者と意見を交換する．
・個人や企業に灌漑や草刈の必要がない地被植物を利用することを推奨する．

　製品の再利用とリサイクルは環境汚染を減らし，より健康な地域をつくる．地域社会は街頭でリサイクルプログラムの働きかけをすることができる．ある地域は「捨てただけ払う」と呼ばれるプログラムを設立した．その料金はその人が廃棄処理に捨てた分にもとづいて決まる．その結果，住民が廃棄した固形ごみが23%減少した．

　2棟の家が海に押し流された後，沿岸沿いの地域は浸食された海岸にクリスマスツリーを集めて飾った．この小規模プログラムは，今や約50 kmに及ぶ海岸沿いの住民1000人を超える者が参加し，主導的な運動へと発展している（浸食された海岸地域のように，ひとたび環境プログラムのために地域が一体となると，ほかの地域保健問題に関してもすばやく一体となって取り組むようになる．この例には，犯罪の減少と防止や子どもの課外活動プログラム，高齢者のレクリエーションプログラムなどがある）．

　地域住民が個別のまたは集団の堆肥区域を作り，店で買った食料品を入れるための再利

用可能なバッグを持ち，再利用可能なガラスのボトルを買うことを推奨する必要がある（勤務先の医療機関で，発泡スチロールのカップを使う代わりに飲料用のコップを使用するなど模範を示すとよい）．また，家族には使い捨てのものではなく布オムツを使うように勧めよう（使い捨てのオムツを使うより布オムツを使ったほうが金銭的に節約できることを示してもよい．また使い捨ての哺乳瓶ではなくガラスの哺乳瓶も同じことである）．地域集団や学校，企業に彼らが1日に使った使い捨ての製品の種類と数をあげてもらい，使い捨て商品に対する意識を向上しよう．

リサイクルプログラムを設立するために学校と協働しよう．多くの州はリサイクルプログラムを作るために公立学校に助成を行っている．自分の地域でもそのような学校への助成を見つけるにはどうしたらよいかを考えるとよい．

エネルギーの浪費に対する活動に取り組めるよう議会へ働きかけよう．例えば，エネルギーを浪費している焼却炉は熱や電気を近所に供給するために用いられることもできる．自分の州にはどのくらいのエネルギーを浪費している焼却炉があるだろうか．その情報はどこで手に入れることができるだろうか．地域保健に関して優れた意識を確立する方法として，代替のエネルギー資源は有効であることについて地域の新聞の編集者へ手紙を書こう．

リサイクル可能な物資には，プラスチックや紙，ガラス，鋼鉄，アルミニウム，庭ごみ，使用済みの潤滑油，段ボールなどがある．リサイクルされると，エネルギーは抑えられ，汚染物質は減少する．自分の地域にはどのようなリサイクルプログラムがあるだろうか．それはすべての住民が利用できるだろうか．もしそうでなければ，理由は何であろうか．あなたの勤務先がある地域はリサイクルに関心があるだろうか．関心がある場合，どの地域機関へ行けばリサイクルプログラムを開始するための情報を得られるだろうか．

d．健康に影響する環境問題

多くの植物や動物の生息場所が減少している．穀物畑を作るために森林を整備することにより**森林破壊**に至っている．これは，伐採や焼却により行われることが多い．気温の上昇は森林地帯を減少させ，森林火災をより頻繁にまた強力に起こしている．森林破壊は土壌浸食や気候の変化，大気汚染の原因となっている．気候の変化は**砂漠化**を引き起こす．気温は上昇したが湿潤していない気候のために，肥沃な土壌は砂漠になる．気候の変化は，森林の減少により生じる雨季の変化によって起こる．穀物の過剰な広がりが土壌の栄養素を枯渇させることによっても砂漠化は引き起こされる．生物的多様性が失われると特定の植物や動物が絶滅し，これにより森林破壊や砂漠化，再生の変化に至る．

世界では全体的に気温が上昇している．グリーンハウス効果は**地球温暖化**の要因となっている．グリーンハウス効果は大気中の二酸化炭素の上昇により生じる．この二酸化炭素により太陽光線は大気を通過して地球へと到達可能になり，それが地球を暖める．しかし，それはまた地球から放出された熱をとらえる．化石燃料や石油を燃やすと二酸化炭素が増加するが，それはまた二酸化炭素を大気中に放出する．気温の上昇により，マラリアやデング熱などの媒介動物による疾病が増加することになる．気温上昇に関連した死亡率の上昇や早産もみられている．コミュニティヘルスナースは費用効果の高い方針を推進しなけ

ればならない．それには，化石燃料をエネルギーとして使用することを減らし，太陽光や風力などのクリーンな燃料を利用することなどがある．

　保護的役割を果たす大気圏のオゾン層は徐々に減少している．このことは，大気汚染とオゾンとの化学的な関連性が原因である．大気汚染の主な要因はフロンガスである．フロンガスは冷蔵庫やエアコン，エアロゾルの中で広く使用されている．オゾンは外気で用いられれば汚染物質であるが，成層圏ではそうではない．大気圏にオゾン層がなくなれば，紫外線の貫通によって，アメリカでは毎年皮膚がん発生が60％増加し，2万人もの死亡者が出ることが推定されている．紫外線への曝露により，白内障と免疫系の低下が生じる（リンパ球の産生が減少し，感染症にかかりやすくなる）．すべてのがんのうち80〜90％が環境要因により引き起こされると推定されている（Needleman & Landrigan, 1994；Steingraber, 1997）．

　グリーンハウス効果の増加を示すことは，気候変化の原因をさぐる1つの方法である．これには，世界各国の政府の協力が必要である．コミュニティヘルスナースが役に立てることは，2010年までに先進国において1990年のレベルから15％排気量を削減するという京都で開かれたEUによる議定書（O'Meara, 1997）などを支援していくことである．

　様々な廃棄物の蓄積とその環境への影響は，**地球の有毒化**を招く．これに関連する要因には大気汚染や水質汚染，酸性雨，土壌と危険性のある廃棄物の堆積が含まれる．アメリカの家庭一世帯あたり，毎週330Lの固形廃棄物を出している．この廃棄物の30〜40％が包装品によるものである．重金属中毒や感染症のような健康問題は，不法投棄された有毒な廃棄物に曝露することにより生じる．

e．健康に影響する環境危険物質

　健康に関する物理的な危険物質には，放射線や鉛などのその他の重金属，騒音がある．電離放射線は自然界にも土や岩の中にみられる．また花崗岩などの建築材料にもみられる．X線は電離放射線がある形をとったものである．放射線のリスクには原子力の放出や戦時中の核爆弾も含まれる．電離放射能により人の健康に害を与えるものとしては，奇形児，がん罹患の増加，脳梗塞，糖尿病，循環器系や腎臓の疾患，免疫系の低下などがある．非電離放射能は原子が体を通過しても電離を起こさない．非電離放射能としては，電磁波や紫外線，可視光線，赤外光，マイクロウェーブなどがある．不適切に密閉してあると，放射線は電子レンジから漏れ出て疲労や頭痛を生じさせる．

　鉛とその他の重金属は土壌や水中，空気中に存在している．アメリカ環境保護局によれば，鉛は健康に関してもっとも化学的危険性の高いものと考えられている．車の排気や石炭の燃焼，固形廃棄物の分解により，鉛は表れる．子どもは口に何でも入れる傾向があるため，鉛中毒の危険性が高い．鉛の血中レベルが高いことと子どもの学習障害には関連がみられている．**水銀**は塗料や従来の医療器具に用いられている．水銀中毒では，だるさや神経過敏がみられる．水銀は腎臓や肝臓，脳に蓄積する．**ヒ素**は殺虫剤や除草剤中，市販の毒物にみられ，ヒトでは悪心，嘔吐，下痢，腹部痛を引き起こす．もう1つの重金属である**カドミウム**は，充電池による汚染のために供給水で見つかり，ヒトでは悪心や嘔吐，下痢などを引き起こす．少量の曝露により，腎障害や骨の脱塩を引き起こす．

騒音は聴覚に影響し，長期の曝露は不安や感情的ストレスを生じる．不眠症や皮膚障害，足首の腫脹，心臓障害を引き起こすこともある．騒音被害の一般的な要因は，車や地下鉄，大音量の音楽などである．難聴は空港が近隣にあるところで航空機による過剰な騒音により生じる．

生物学的な危険要因には，病原菌や昆虫，動物，植物がある．一般的な屋内の生物学的汚染物には，動物のあか，チリダニ，ゴキブリ，菌類やカビ，バクテリア，ウイルス，花粉などがある．病原菌は主に水や感染した人により伝播される．水道の汚染は浄化槽や生汚水，雨水，医療廃棄物により生じる．空気はエアコンや暖房器具を不適切に掃除することから汚染される．生物学的汚染がみられるのは，汚いエアコンや湿気を含んだフィルター，排気口や窓のない風呂や台所，汚い冷蔵庫の通気板，通気性の悪い洗濯場，換気されていない屋根裏部屋，カーペット，水により汚れた窓周り，屋根，地下室などである．

化学的危険要因や気体の危険要因は毒物や，空気と水質汚染である．中毒は殺虫剤や除草剤，防カビ剤，防鼠剤に一定期間曝露し蓄積されて起こる．曝露は農場や工場，家などで偶然吸い込んだり曝露された動物を摂取することにより起こる．毒物は肉腫やリンパ腫，骨髄腫や呼吸器系と前立腺がんの原因となる．

大気汚染は屋内と屋外の両方で起こる．それにより毎年およそ300万人の人が死亡している（屋外で100万人，屋内で200万人）．関連する要因には，自動車や大きな工場，ドライクリーニングなどの小さな会社，家庭用品，地形，都市化があげられる．大気汚染によって起こる健康被害は多くあり，呼吸器の問題や目のかゆみ，疲労，頭痛がある．屋内の大気汚染は，エネルギー消費を抑えるために機密性を高くして作られた建物の場合に，もっとも深刻である．部屋の中に閉じこめられ，鼻やのどのかゆみ，心疾患，中枢神経障害，特定のがんの原因になるものとして，ホルムアルデヒドや一酸化炭素，窒素酸化物，家具で見つかったアスベスト，建築に用いられた化合物，エアロゾルの脱臭剤，ある料理や保温器具，たばこなどである．大気汚染は小児において肺機能を低下させることと関連している．清潔な地域に住む子どもに比べて酸性蒸気による大気汚染（スモッグにみられる）の増加している地域の子どもは，肺機能の成長が小さい．肺の機能低下は大人になって慢性的な呼吸器障害を引き起こす可能性がある．

水質汚染は酸性雨や物の製造や採掘，浄化槽，高速道路の塩や凍結防止の化学物質，汚泥，特定の化学物質により生じる．人が消費することができるのは，地球上の1％足らずの水である．水質汚染と関連している健康問題は数多くあり，膀胱や直腸のがん，中枢神経への影響，皮膚のかゆみ，脱毛，末梢神経障害，痙攣，肝炎，肝硬変，不妊症，先天性奇形，発達障害，貧血，腎不全，心疾患，胃炎などがある．

f．健康に影響する環境要因を減少させるための看護介入
〔1次予防〕

環境汚染減少のために，1次予防を用いてコミュニティヘルスナースができる多くの方法がある．

・法の規定や基準を執行することなどにより，環境危険物質を削減する．

・日常的に日焼け止めを使うことや耳栓や安全眼鏡を使用することなど，環境危険物質

をどのように避けたらよいかについて，地域住民や会社のオーナー，政府の担当官に教育を行う．
- 集団における環境的曝露を最小限にするための方針を提供している政治的活動に加わる．
- 病原菌により引き起こされる疾病を最小限にするために，予防接種の慣例化を推進する．

　ある地域環境活動グループはその地域の市民と協働で，殺虫剤の使用についての公教育プロジェクトを考えている．彼らの目的は殺虫剤の使用や環境と健康への影響に対する意識を高め，殺虫剤の使用について市民の知る権利を提供し，殺虫剤使用の減少ととくに子どもへの健康被害の削減につなげていくことである．プロジェクトで用いられる方法は，地域アセスメントを行うことと似ている．まず，地域の殺虫剤使用の情報を集める．そして化学的殺虫剤の使用を減らすために有害物質使用の変化を追求し，新しい方針の導入のために地域における支援を確立する．そして地域での支援を確立し，殺虫剤削減キャンペーンの立法議案を支援するために，親と教師の組織を利用する．

〔2次予防〕
　コミュニティヘルスナースが用いることができる，2次予防に含まれる多くの技術を示す．
- 血中鉛レベルなどの有害環境の徴候を観察する．
- 喘息の増加や精神遅滞など，地域における環境的危険要因と関連して疾病の徴候を評価する．
- 環境汚染を軽減する（前に述べた）．
- 小児の喘息や血中鉛レベルなどの，環境により引き起こされた障害を治療・観察する．

　アメリカ環境保護局によれば，保健省は小児の血中鉛のレベルをスクリーニングするために地域のコミュニティヘルスナースと協働している．過去の対象者はメディケイドを受給している子どもであったので，新しいプログラムではこれまでにスクリーニングを受けておらず，1950年以前に立てられた家に住んでいる1～6歳のメディケイドを受けていない子どもを対象とした．子どもの鉛中毒は発育や発達に影響し，神経系や腎臓の障害や学習障害，注意欠陥障害，知能の減退，発語や言語障害，運動の不均衡，筋肉と骨の発育障害，聴覚障害，痙攣，昏睡，さらには死を引き起こす可能性がある．スクリーニングは鉛中毒に関する問題を発見する初期の段階である．

〔3次予防〕
　環境を清潔に保つために，次のような方法が3次予防に用いられる．
- 建物からアスベストや鉛，カビを除去するなど，再曝露を予防するために環境の有害物質を排除する．
- 精神遅滞や喘息に関連した余計なコストなどの，環境の有害物質によって引き起こされる状況の長期的影響を地域が管理する手助けをする．

表3-1 「ヘルシーピープル2010」の環境保健に関連した国民健康目標

1. 喘息による入院を10万人あたり160人以下に減らす．
2. 重度の精神遅滞を学童1000人につき2人以下に減らす．
3. 飲料水媒介の感染症と化学的中毒のアウトブレイクを1年あたり11以下に減らす．
4. 血中鉛レベルが25μg/dLを超える6か月から59か月の子どもの罹患率をゼロにする．
5. 大気環境基準を超えない郡で生活する人の割合を85%まで増やす．
6. ラドンの検査が行われ軽度から中程度のリスクの見つかった家の割合を40%まで増やす．
7. 大気や水，土壌中の毒性化学物質について，発がん性のあるものは10万トンまで，その他の有毒化学物質は11万8000トンまで減らす．
8. 1人の人が1日あたり出す固形廃棄物を1.6kg以下に減らす．
9. 安全な飲料水にアクセスできる人の割合を85%まで増やす．
10. 釣りや水泳に対応していない湖や川，河口の数を15%以下に減らす．
11. 1950年以前に建てられた家の少なくとも50%について鉛の検査を行う．
12. ラドンへの曝露を最小限にするために，水準を定めている地域の管轄権が75%である州の数を少なくとも30に増加する．
13. 鉛を使った塗料や建物内のラドンについて購入予定者に知らせることを求めている州の数を少なくとも30まで増やす．
14. リサイクル可能な物資や有害廃棄物を扱っているプログラムの設立を少なくとも75の郡において行う．
15. 環境による健康被害を定義し追跡する計画の確立を少なくとも35の州において行う．

・放出規制，空気や水質水準の厳守を含む，環境の有害物質を削減する政治的活動に参加する．

　ある地域が3次予防のレベルで行ったことの例をあげる．1999年，様々な有毒な工業化学物質に汚染された土地に，2つの公立学校が建設された．何らかの清浄化はなされたが，州の汚染管理委員会によると，その場所を利用する人に健康問題のリスクがあった．その場所の清浄化に管理委員会の承認は必要ではなかったが，800人以上の学童が使用していたという事実にもかかわらず，その場所は健康問題がないという証明をこれまで一度も受けたことがなかったということを親たちは知った．その結果，個人と共同しているより良い環境づくりのための市民団体や環境保護機関，そして州の汚染管理委員会は地域汚染改善プログラムへ計画を変更し，学校が始まり子どもたちが入る前に正常化の証明書を受け，学校が始まった後も安全であると保証された（Citizens for a Better Environment, 2002）．

g．より健康な地域のための看護実践

　環境問題や有害物質の存在についての住民の意識を高めることにより，地域レベルでの変革が始まる．コミュニティヘルスナースは地域住民の懸念する問題に焦点を当て，人々が取り組むと決めた問題を目的とする．コミュニティヘルスナースの責務は，環境の健康問題や，曝露と健康問題の可能性を減らすために必要な行動に関して，地域住民の意識づけをすることである．変革への方針を発展させ変化への抵抗を減らすために，コミュニティヘルスナースは地域とともに働く．協力関係を築くことは重要なことである．コミュニティヘルスナースは，地域の健康を改善する手助けを求めて環境機関と連絡をとり提携するために，地域を支援する．コミュニティヘルスナースは地域に働きかけて，環境の有害物質への曝露を避け減少させるために必要な政治的行為に参加するよう促す．地域の新聞への編集の下書きを手伝い，機関や議会の代表に手紙を書くことを助けることは，政治的行動の最初のステップである．

地域の健康増進のための優れた目標には，表3-1の「ヘルシーピープル2010」にあるような環境保健に関連した16の国家規模の健康目標がある．これらの目標を自分の地域で共有し，どの目標が地域が取り組むのにもっとも興味を示しているか聞いてみるとよい（"Healthy People 2010"はwww.healthypeople.govで入手できる）．

2. 複雑な人間環境

先の節では，人類の物理的環境やその他の種との相互関係について簡潔に述べた．人類のおかれた環境をすべて説明するのは，内部要素のかかわりが多種多様なため困難である．その中のある要素が低く評価されていたり，評価されていなかったりすることで，ヘルスケアサービスがうまく機能しないことがある．環境学的な視点からみた人間環境の概念モデルは，問題点が明らかになり，効率の良い介入に役立つ場合が多い．

多くのモデルと同じく，環境モデル（図3-1）はある現象を学習し理解するうえでの枠組みを示すものである．このモデルでの環境とは，どこであろうと，何をしていようと，人々を取り囲む世界を意味している．人間の健康に関する環境学的視点からのアプローチでは，対象の健康状態に少しでもかかわりのある，生物的，物理的，社会文化的，政治経済的な要素について探求する．このモデルはいかなる対象集団（乳幼児，小児，青少年，老人）にも使用することができる．

環境システムは個人のみに働きかけるのではなく，互いに作用しあい，またあるシステム内での変化はその他のシステムにも影響を与える．それぞれのシステムは共に作用したり，ほかに影響を与える構成要素からなっており，バランスのとれている状況を作り出し

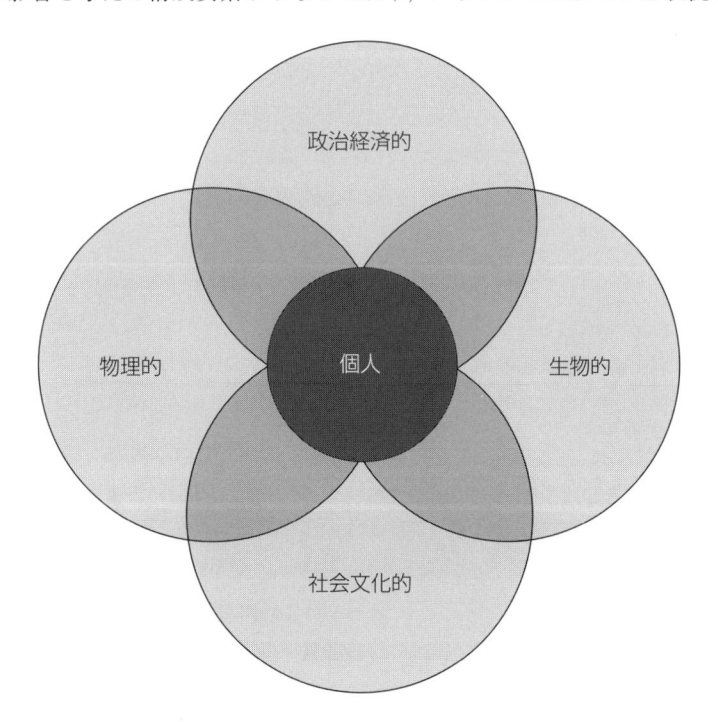

図3-1　個人に影響を与える環境システム

たり，また，システム内での不均衡を作り出したりすることもある．

概念的には，サブシステムと環境システムは常に相互作用しあう関係にある．システム内の変数を数え上げたり，相互間の関連の強さを測定したりすることが，このモデルを使ううえで鍵となる．図3-2では，環境システムとサブシステムが表の形で並んでいるが，相互関係の影響をいちばん強く受けているシステムによって，変数が箱で区切られている．例えば移住と基本的ニーズの消費は，すべてのシステムと同等に影響しあっていると同時に，家族や個人の機能にも影響を与えている．

その他の変数，例えば出生統計（出生時年齢，性別，出生順位，出生状態）は1つのシステムとして数えられ，あるサブシステム（個人）のある発達段階（小児期）に影響を与える．変数を囲んでいる線は境界線ではなく，変数の大きな影響を受けているシステムとサブシステムを明確にするものである．

この概念モデルの目的は，標的となる個人の健康状態に関連する重要な変数を選びだす

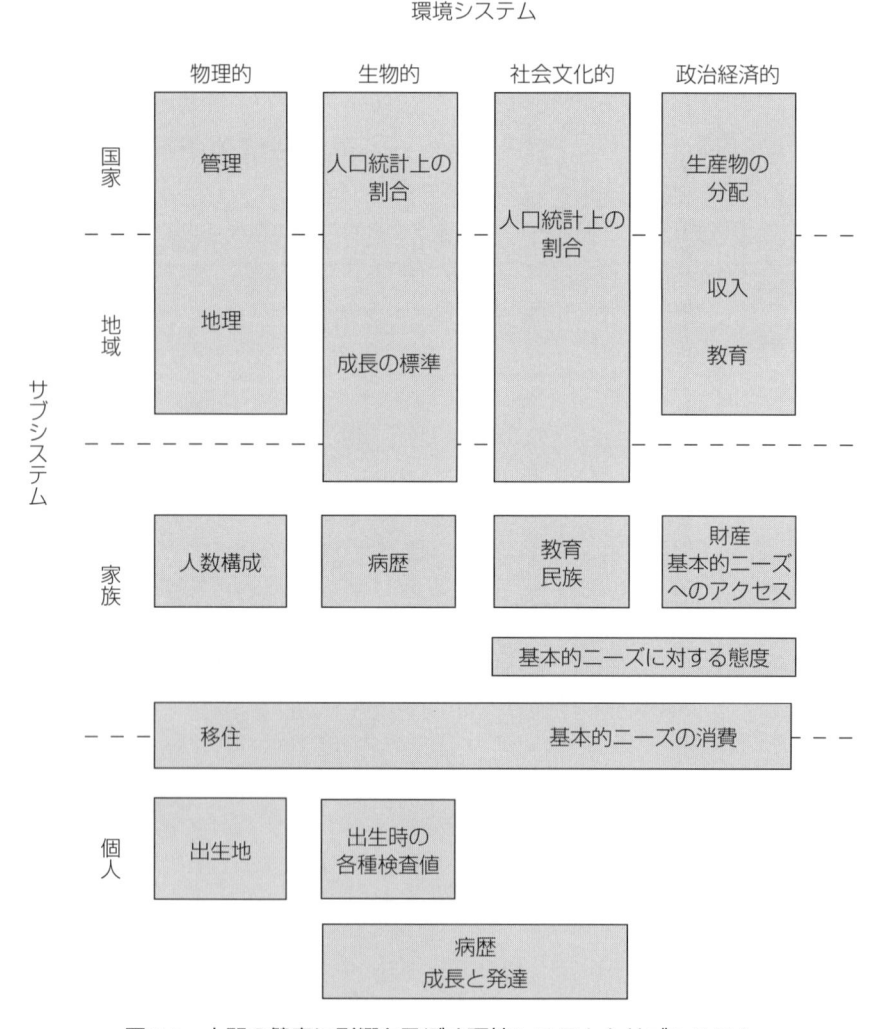

図3-2 人間の健康に影響を及ぼす環境システムとサブシステム

枠組みを提供することにある．図3-2に示された変数は，長い間にわたって一貫して提唱され，検証され，子どもの健康を示すものとして妥当かつ信頼できると推薦された疫学的，地理学的，また社会的な健康の指標を統合したものである．このモデルの適用方法を，以下のある地域のケースヒストリーを使って説明する．

3. モデルの適用の実例：ある地域のケーススタディ

a. 問題

　ここに示す研究は，感染症にかかった子どもと，その子どもたちを取り囲む環境変数についてのものである．感染症については多くのことが知られており，その罹患率と死亡率の統計は，感染症が小児の成長と発達，そして生存に与える影響をもっともよく表している．しかし驚いたことに，生態環境が感染症にかかった小児や感染の因果関係を覆い隠していることは，少ししか知られていない．環境における変数が小児の健康状態に影響を与えることが感染の原因になっていることがあるのである．

　感染症についての疫学研究は多いが，その焦点はほとんど発生率とその問題の深刻さだけに当てられ，感染症に関連した社会的・文化的変数には目が向けられていない．同様に感染症の社会学的分析も，行動と態度に焦点が当てられ，生態学的，経済学的，政治学的変数には目が向けられていない．この研究を説明する目的は，生態学モデルがもつ，小児感染症に関連した物理的，生物学的，社会文化的，政治経済的な変数を見分け，特定する能力を示すことにある．

　過疎地域の小児の保健統計によると，とくに原住民が住む地方に居住している子どもたちは都市部に居住する子どもよりも多くの問題をもっている．例えば，チリでは過疎地に住む乳幼児の死亡率は，都市部の2倍以上である．人種別にみても，原住民の子どもたちは，都市部に住むと少しは改善されるものの，過疎地に住んでいる場合は乳幼児死亡率が非常に高い．原住民の子どもの乳幼児死亡率が，非原住民と同レベルになる可能性は，母親の母親学級に参加する時間と強い関連がある．

　開発途上国においては，収入により食物摂取が決められる．十分な収入が得られない場合，栄養摂取は減らされることになる．正常な身体機能を保つために必須な栄養素の不足として定義される栄養失調状態は健康に甚大な悪影響を及ぼす．全米保健機関は，栄養不足と成長遅延（深刻な成長遅延）は，アメリカ地域において死亡する小児の57%の死亡原因または関連要因になっていることを発見した．感染症は死因のトップであるが，感染症で死亡する子どもの61%は栄養失調の症状ももっている（McFarlane, 1985）．栄養失調と感染症は協働・相乗関係にある．感染時には微生物が増殖し，宿主に悪影響を及ぼしているが，その状況は子どもと成人ではかなり異なり，子どもの場合は致命的なプロセスをたどる．栄養失調と感染は発展途上国において，莫大な数の子どもに影響を及ぼす．

　地域でできるだけ多くの子どもたちに，保健医療職のマンパワーと資源を最大限に活用し，サービスを提供するには，以下のことが必要である．①子どもたちの周りの生物・心理・社会的影響変数がどうかかわりあっているかを評価すること，②感染症の有無などの健康指標と上記の影響変数との関連を明らかにすること，である．感染症は短期の健

康上の問題であるケースが多いが，栄養失調は慢性的な不健康状態であり，年齢別の感染症の罹患率は決定的な健康指標であり，この研究でもこの指標が健康状態を測定するために使われた．

b. 対象集団と方法

アンデス地区多国間遺伝・健康調査ではチリ北部のタラパカ県に住む原住民の健康状態が評価された．チリ北部は地理学的に3つの生態圏，すなわち海岸低地，のこぎり歯状山脈地域，高地に分かれており，地形も気候も大きく異なる．その違いに伴って，農業経済を決定づける植生，さらに生活様式も異なる．12の地域に居住する988人の子どもと1108人の成人の健康状態が測定された．この対象者は，それぞれの村の70～90%の人口構成を代表するものとなっている．

この研究では，国際疾病分類コードが使われた．1つ以上の感染をもつ子どもは"感染者"，感染にかかっていない子どもは"非感染者"，登録された疾患を1つももたない子どもは，"健康状態良好""疾患なし"と区分された．またさらに家族の健康アセスメントに必要な変数は，調査と同時に行われた国勢調査から抽出された．家族の経済指標は，家畜の数と所有している土地の面積から決められた．4つの人体測定指標，すなわち体重，身長，腕の周囲径，肩甲下の皮下脂肪厚が，身体発達と現在の健康状態の関連をみるために使われた．人種は苗字から決定され，スペイン系，メスティーソ（スペイン系と原住民の混血），原住民の3つに分けられた．

研究対象集団は主に農業を営み，彼らの土地で生計を立てていた．高地住民は，耕地に適した土地は多く得られなかったが，広い牧草地を得ることができた．彼らは，所有する家畜（ヤギ，ラマ，アルパカ）を用いて，人間が食べることのできない自然の植物を，人間の消費に合わせ，動物性製品（食肉，乳，チーズ，繊維）へと変えたのである．反対に山脈地帯に居住する住民はさらに多くの土地，水源をもち，さらに多様な家畜（羊，牛）を飼い，穀物を育てることによりさらに多くの食物を手にすることができた．沿岸地方の住民は所有する土地（不毛の小川の平野）がもっとも少なかったが，好ましい気候とふんだんな水源に恵まれた．植物の生産量は高く，多種にわたったが，動物性製品の生産はほとんどできなかった．

c. 人口特性

この3つの生態ゾーンに居住する子どもに身体検査を行った結果，40%の子どもが少なくとも1つの感染症にかかっており，18%の子どもが非感染性の疾患にかかっており，残りの42%が疾患にかかっていない健康児であった．年齢が大きくなるにしたがって感染症の罹患率が減少するという現象はみられなかった．沿岸地方に住む，原住民でない子どもたちの罹患率がもっとも低く，高地に住む子どもたちの感染症の罹患率がもっとも高かった．非感染症の疾患の罹患率は，人種による差はほとんどみられず，沿岸地方，山脈地方の居住地の違いによる顕著な差もみられなかった．

相互に影響する変数は家族レベルで多く観察された．一家庭内の人数は子どもの健康状態に直接的な影響を与えていた（家庭内の人口が増えるほど，感染症の温床となる危険性

が高くなる）．このほか相互に関連しながら間接的な影響を及ぼしている変数がみられた．子どもの健康状態に影響を与える生態学的な決定因子を理解するうえで大きな問題になるのは，家庭環境の中で，ある因子が子どもの健康状態に直接的・間接的にどのような影響を与えているか，その影響の度合いはどうかを明らかにすることである．社会経済的指標（母親の年齢，学歴，健康状態，父親の職業と健康状態，家庭の経済状態）の分析結果から，健康な子どもほど中等教育を受けた母親をもつ確率が高く，感染症をもつ子どもほど教育を受けていない母親をもつ確率が高いことが明らかになった．

　さらに，少なくとも1つの感染症にかかっている子どもほど，感染症にかかっている母親や35歳以下の母親，最低限の教育あるいは教育をまったく受けていない母親をもつ確率が高かった．多くの感染症にかかった山脈地方に住む子どもたちの生活の資産指数は平均より低かったが，資産指数も父親の職業も，沿岸地方や山脈地方の子どもたちの健康状態に影響を与えてはいなかった．山脈地方の子どもの間でのみ，父親の健康状態と子どもの健康状態との関連がみられた．幼児期や周産期の健康にかかわる因子は居住地方によって差がみられたが，人種による差はみられなかった．

　健康な子どもに比べると，感染症にかかった子どものほうが食料の摂取量が少なく，地方でみると山脈地方の子どもの摂取量がもっとも少なかった．食料や住居，教育，医療へのアクセスと関連する居住地域の因子は，生活様式と関連する文化的因子より，子どもの健康状態と強い関連があった．子どもの健康状態は個人，家族，地域レベルそれぞれの環境的因子に左右される．

4. モデルの適用

　開発途上国に住む子どもの多く（また先進国の一部の子ども）は悲惨な貧困状態にあり，このことが不十分な栄養摂取，高い感染症の罹患率につながっている．いかなる国であれ保健医療サービスに従事する者がつきあたるジレンマは，どのようにすれば既存の資源を，最大数の子どもに最大限の利益を供与できるように活用できるかということである．子どもの健康状態を改善するには，感染症と栄養失調の原因をつきとめ，費用効果の高い介入方法を考え出さなくてはならない．問題となるのは，子どもの罹患率に決定的な変数をどのように特定し，その関連を測定するかということである．

　多くのアセスメントモデルは線形モデルであり，方向性をもたず，子どもやその家族の範囲を超えた子どもの健康に影響を与えている因子に目を向けていない．しかし生態学モデルでは，あまり現実的には知られていない感染症の罹患率，重症度，感染症の罹患期間と栄養失調の関連もカバーされている．発展途上国においては，ほとんどすべての小児罹患率のデータは病院の記録から来ており，結果として地域の保健医療計画は方向性をもたないものとなり，とくに過疎地域では医療サービスへのアクセスはほとんどないか，限定されているのである．

　このチリにおける研究では，生態学モデルが使われ，子どもの健康に悪影響を与えている物理的，生物的，社会文化的，政治経済的変数が抽出された．子どもの健康に，目に見えるレベルの影響を与えている変数を抽出するために，記述統計と重回帰分析が使用され

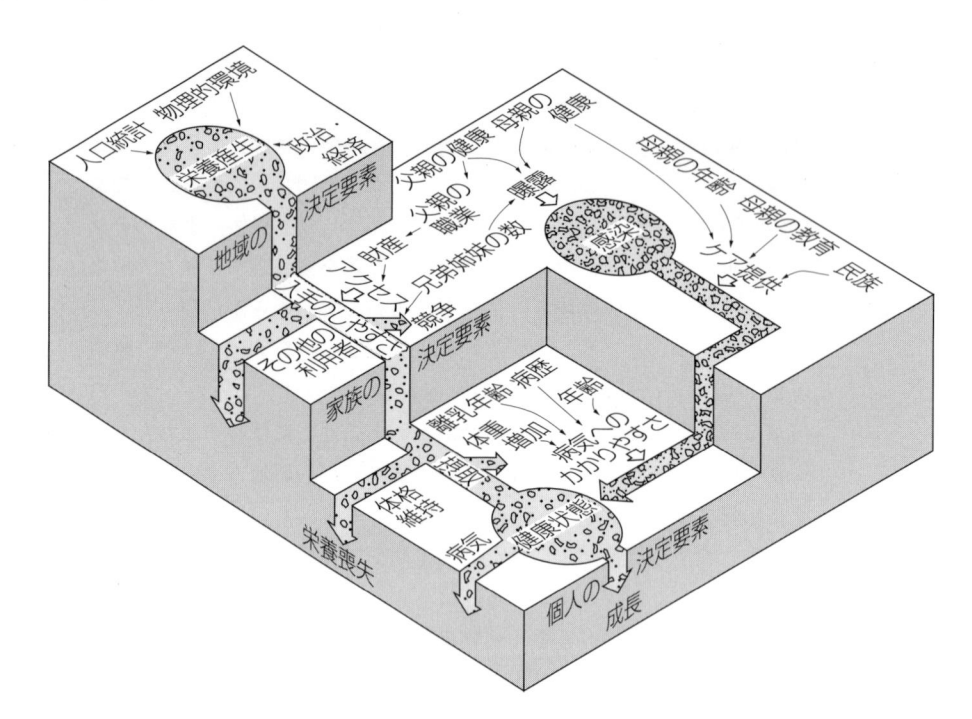

図3-3　小児の健康の生態学的決定要素

た．生態学的な概念と子どもの健康に重要な影響を与えている変数群を用いて，生態学的な関連図が作成された（図3-3）．この生態学的地図では"地域"という地理学的居住域から関連図が始まっている．

　地域では気候，水資源，地形などを含む物理的変数が子どもを取り囲んでいる．これらは地理構成，政治・経済組織と相互に関連しあいながら，その土地の食糧生産量を決定している．どの地域における食糧生産も経済要因（食糧生産と食糧分配に当てられる資源，社会学的変数（土地の保有期間など），政治的な規定（土地の所有と使用に関する政治的・法的な規定）などにより決まる．これらの変数は1つとなり，食糧生産に使われる土地の質と量を決定づける．生産を最大限にするための人的・技術的資源，生産物の多様性，栄養価，分配も，これらの変数によって決まる．地域内の物理的，生物学的，社会文化的，政治経済的な変数が，家庭内で消費される食糧の質と量を決定づけているのである．

　家庭には様々な相互に関連する変数があり，その多くは家族構成員の食糧へのアクセスを向上させたり，阻害したりする．同時に，感染症の危険因子も家庭内に存在し，子どもの疾病罹患へのリスクを和らげたり，高めたりしている．食物摂取と感染症へのリスク状況により健康度が決定され，この度合いは子どもの成長パターンに現れる．

　関連する変数の網はさらに続く．父親の健康状態は父親の職業を決定し，またこれにより家庭の裕福度が決まり，その裕福度により食糧の購買力，アクセスが決まる．子どもの数と年齢は食糧へのアクセス（競争を通しての），感染症へのリスク（曝露を通して）に影響を与える．また，母親の周産期における低健康状態は子どもを病気にさせるだけでなく，子どもに必要な世話をすることを阻害する．子どもの世話の程度は，母親の人種と年齢，

そして教育によっても影響を受ける．それぞれの変数は，母親の基礎的な健康を守るための行いを決定づける．その行いには衛生行動，離乳食作り，子どもが病気のときの子どもへの栄養供給や身体的ケアなどが含まれる．ケアの提供者が知識不足であったり不健康状態にあると，その子どもが感染症に罹患する率は明らかに高くなる．

　子どもは健康状態，またその後の成長を決定する家庭，あるいは地域由来の様々なリスクファクターの中に存在している．子どもの摂取する栄養の量と質が，体重増加と栄養状態を決定する．体重増加は栄養摂取と感染症に対するリスク変数により決まる．栄養失調にある子どもの免疫力は低下しており，感染症にかかりやすくなっている．また子どもの体重増加にかかわっている変数として，離乳期と離乳食があげられる．この2つの変数は子どもの健康状態と感染症へのかかりやすさに影響を与えている．最後に，子どもの年齢と既往歴は感染症へのかかりやすさを低下または増強する要因である．この研究では，過去2週間に病気にかかった者の多くは，年齢の若い就学前の子どもであった．

　栄養摂取状態と感染は多くの子どもの成長の決定因子となっている．感染は体力を消耗させ，栄養の吸収や代謝，利用を阻害する．その結果，子どもの体重は減少し，成長が止まったり，遅延したりする．低栄養状態も同様に発達を遅延させる．子どもは体の大きさからみると，栄養の必要量が多い．子どもは年が若ければ若いほど，代謝と成長に必要な体重1kgあたりのカロリー量が多くなる．感染症にかかる確率はすべての子どもにおいて高く，栄養状態にかかわらず，とくに乳幼児，学童は感染症にかかるリスクが高い．必要最低限の栄養摂取しか行っていない場合，感染症罹患，成長遅延につながってしまうことが多い．

5. 政策への示唆

　現在の世界の健康状態をみると，基本的ニーズの非充足状態がもっとも大きな健康阻害要因となっている．基本的ニーズを充足させ，福祉・厚生（教育，保健，衛生）へのアクセスとそのサービスを授かる可能性を高めるために，多くの国では基本的ニーズの中でも，学校給食や周産期ケアなど，特定のニーズを充足させること，そしてある特定の対象に対して重点的に取り組むようになっている．しかし不幸なことに，環境に関しては，ニーズは高くなっているのにかかわらず関心が払われていない．環境要因を無視して，特定のニーズの充足に向けてのみ取り組むのは，生物・心理・社会的システム内での複雑な関係や，健康問題の発生にかかわっているそのシステム内での機構を無視していることを意味する．生態系のダイナミクスを考慮に入れていない基本的ニーズ充足プログラムは，成功の幻想を生み出しかねず，また非健康状態の主要な原因となっている社会的・政治的な不平等を容認していくことにつながる．

　子どもの健康は生態学的なものであり，彼らを取り巻く物理的・生態学的システム，社会・政治そして経済的な組織を含むすべての環境とかかわりあっている．それぞれのシステムが，資源の生産と獲得可能性，分配と子どもの基本的ニーズへのアクセスを決定づけ，最終的には彼らの健康状態と発達状態も決定づけるのである．子どもの健康と栄養に関する問題は，その方策において貧困をなくすことが考えられなければ，実質的な解決にはつ

ながらないだろう．

　チリ北部における研究では，生態学的モデルを小児感染症罹患の決定要因の発見，抽出に用いることで，研究者は居住地域が，彼らの健康状態と常に有意な関連があることを確認した．ここでの地域は政治経済的変数や気候，地理的環境変数も，食糧生産とアクセスを決定づける変数として包含している．子どもが栄養分を得ることができたとしても，次にその栄養分が成長の維持促進に使われるか，または感染症にかかることで成長が阻まれるかは家族にかかっている．とくに母親の健康状態，年齢，教育レベルは重要である．その他の感染症へのリスクファクターとしては，家庭の経済状態，人種，父親の健康状態がある．どのリスクも単独でみることはできない．感染は様々な変数が複雑にからみあって，阻害されたり助長されたりするのであり，変数の1つや2つを強調するのは，その感染症の起因メカニズムをほんの少し揺るがしているにすぎない．

　子どもの健康問題の根本的な要因は，人々を取り巻く社会的・経済的・政治的な環境変数の網の奥深くに存在するものである．子どもを取り巻く様々な環境の中で，子どもの健康状態はそれ自体単独で向上することはない．欠乏が生まれている環境（既存の政治・経済方針）を考慮することなく，ある特定の予防プログラム（栄養状態の向上，適切な住居）に焦点を当てることは，健康の決定要因を無視していることであり，時間と資金，人的資源の無駄遣いである．

まとめ

　この生態学のプロセスを学ぶことで何ができるのだろうか．地域保健活動の実践者として，これらの情報をどう役立てることができるのか．

　はじめに，私たちはどの人口集団の健康状態も，彼らを取り巻く環境の影響を受けるということを意識しておかなくてはならない．次に，完全性を主張する汚染物質の廃棄計画に対しては，そのようなものは存在しないという見地に立ち，懐疑的にみなければならない．汚染物質は探知されることのないまま，遠くまで拡散するということを覚えておかなければならない．水処理システムは，汚染物質をヘドロの底にまで沈めてしまうが，最終的には，そのヘドロは清掃されなくてはならない．そのヘドロが焼却されると，汚染物質は煙突へと立ち上り拡散し，最終的には水系環境に再び侵入する．埋め立て処理場に埋められると，その場所に存在しつづけるか，地下水貯留部に侵入し，家庭の台所に到達してしまう．汚染物質を含むものはすべてどこかに行かなければならないし，どこかに保存しておくというのは非常に困難なことなのである．

　最後に，消費者あるいは大衆の擁護者として，完璧な処理計画を要求してはならない．どのような魅力的な計画においても，その計画に伴う，公明かつ現実的なリスクの予測の説明を求めなければならない．処理サイクルのすべてのステージにおいて完璧にみえるフローチャートには用心しなくてはならない．汚染物質を取り扱うのは人間であり，まさにその人にかかわる因子がプランのどの部分においても圧倒的な力をもっているのである．まさに人間が汚染物質を積み，輸送し，廃棄するのである．汚染コントロールシステムを操作し，維持するのも人間であり，汚染物質を真夜中に放棄したり，道端に放棄させるな

どの違法な指示を出しているのも人間である．例えば，核燃料廃棄物の処理をめぐる問題の場合，私たちが考えているその処理にかかる時間は，私たち人類の歴史の中での経験をはるかに超えているものなのである．古代文明は5000年以上続くことはなく，1つの国家は5000年以上存続することはなかった．私たちは維持に1万年以上かかる放射性物質の管理方法の話を従順に聞きつづけるのか．それとも真剣に受け止めるのだろうか．

(訳：金子典代・西原玲子)

●クリティカルシンキングの練習問題

1. フローレンス・ナイチンゲールは人の健康と環境との関連を認識していた．この章で学んだことをもとに，自分の地域の人々の健康に影響する環境要因で主要なものをあげなさい．
2. 鉛やアスベストへの曝露は職場でも起こる可能性があり，労働者の服に付着して家へ伝播して家族の健康に影響を及ぼす可能性がある．自分の地域の産業について考え，家へ伝播して家族の健康に影響を及ぼす可能性のある職場の物質曝露を示しなさい．
3. オゾンのような環境の有害物質を1つ選び，この章にあるインターネット資源を用いて，この有害物質への曝露による健康への影響について学習しなさい．どの集団がもっとも健康問題のリスクが高いだろうか．健康問題には何があるか．曝露を減少させるために地域でできることは何か．

●文献

Citizens for a Better Environment. (2002). *Pesticide use reporting and reduction project.* Available: www.cbemw.org.
Institute of Medicine. (1995). *Working paper: Definition of environment from the Committee on Enhancing Environmental Health Content in Nursing Practice,* Washington, DC: Author.
McFarlane, J. (1985). Use of an ecologic model to identify children at risk for infection and to quantify the expected impact of the risk factors. *Public Health Nursing,* 2, 12–22.
Needleman, H. L., & Landrigan, P. J. (1994). *Raising children toxic free.* New York: Farrar, Strauss, & Giroux.
[*1] Nightingale, F. (1969). *Notes on nursing.* New York: Dover Publications.
O'Meara, M. (1997). The risks of disrupting climate. *WorldWatch,* 10(6), 2–12.
[*2] Steingraber, S. (1997). *Living downstream: An ecologist looks at cancer and the environment.* New York: Vantage Books.
U. S. Department of Health and Human Services. (2000). *Healthy people 2010: Understanding and improving health* (2nd ed.). Washington, DC: U. S. Government Printing Office.

〔邦訳のある文献〕
1) 助川尚子訳：ナイティンゲール 看護覚え書 決定版，医学書院，1998．
2) 松崎早苗訳：がんと環境―患者として，科学者として，女性として，藤原書店，2000．

●推薦図書・論文

Council on Environmental Quality. (Issued annually since 1970). *The annual report of the Council on Environmental Quality, Executive Office of the President.* Washington, DC: U. S. Government Printing Office.
_____. (1981). *Environmental trends.* Washington, DC: U. S. Government Printing Office.
The National Wildlife Federation. (1990). *The earth care annual.* Emmaus, PA: Rodale Press. *(Great examples of how communities around the world have worked to improve their environments.)*

Odum, E. P. (1997). *Ecology: A bridge between science and society*. Sunderland, MA: Sinauer Associates.

U. S. Environmental Protection Agency. (1987). *The toxics release inventory: A national perspective*. Washington, DC: Office of Toxic Substances.

_____. (1976). *Quality criteria for water*. Washington, DC: U. S. Government Printing Office.

U. S. General Services Administration. (continually updated). Code of Federal Regulations. Title 40-Protection of the environment, part 50. National primary and secondary ambient air quality standards, part 129. Toxic pollutant effluent standards, part 141. National primary drinking water regulations, part 143. National secondary drinking water regulations. Washington, DC: U. S. Government Printing Office.

●インターネット情報源

www.ciel.org
Center for International Environmental Law

www.cbemw.org
Citizens for a Better Environment

www.cleanwateraction.org
Clean Water Action

www.cnie.org
Committee for the National Institute for the Environment

www.ncseonline.org/NLE/CRS
Congressional Research Service reports

www.greenpeace.org
Greenpeace

www.niehs.nih.gov
National Institute of Environmental Health Sciences (NIEHS)

www.sierraclub.org
Sierra Club

www.tpl.org
Trust for Public Land

www.epa.gov
US Environmental Protection Agency
　環境に関するデータ，図表，水流情報，郵便番号や郡による規制地域の地図検索

www.pirg.org
US Public Interest Research Group

www.wilderness.org
Wilderness Society

第4章
地域保健活動の倫理的ジレンマ

Susan Scoville Baker

　地域社会と効果的な協力関係をもとうとすると，地域社会が信念としていることや認識していること，あるいは何を優先事項とするのかということと，ヘルスケア従事者がもつ信念や認識，優先事項との間に矛盾する状態が生じることがある．したがって，それらの状態を敏感に感じとることが必要になる．

> ■ **学習目標**
> ・保健活動上の倫理における基本的要素を確認することができる．
> ・「パートナーとしての地域」のモデルの倫理的意味を説明することができる．
> ・倫理的原理を考慮して地域保健計画案を分析することができる．
> ・地域社会との協力関係のために倫理的に健全な決断力を身につけることができる．

はじめに

　この章では，保健活動における一般的な倫理領域を再検討する．なぜなら，実際の保健活動では危険に迫られて，あるいは断固として意思決定をしなければならないことが頻繁に起こるので，そのような原則をより詳しく説明したいからである．あれかこれかと迷うような倫理的決断を迫られたとき，あるいはクライアントとヘルスケア従事者の関係を定義づけるような哲学的枠組みが変わるとき，これらの原則はコミュニティヘルスナーシング特有の文脈で考えなければならない．最後に「パートナーとしての地域」の概念は，コミュニティヘルスナーシングの現場で遭遇するジレンマを解きほぐす原則のガイドラインとなるよう，もう一度確認しておきたい．

1. 倫理とは何か

　倫理は，"善"の定義をめぐって，古代から続いてきた議論を哲学的に追求している．倫理について明確な焦点を定めるためには，法における善と比較対照するのがわかりやすい．こうすることで，混同しやすい法の善と倫理の善とを区別できるようになる．あるいは行動するための法的根拠を求めることで，正しい行動をとるための模索がやりやすくなるだろう．倫理の善と法の善を比較するには以下の点に注意する．

　1）倫理は人間を性善説でとらえるのに対し，法は人間を性悪説でとらえる．
　2）したがって，倫理は人が「すべきこと」を提案するのに対し，法は人が「なさねばならないこと」を明確に規定する．
　3）事実，倫理原則にそむいても，倫理規範の侵害に対しては明確な制裁は存在しない，と非難されることがある．それに対して，法は罰金または禁固刑という刑罰を科す．

　マスコミがこの2つの言葉を取り違えたり，あるいは少なくとも同じ意味で使うことが多いために，法と倫理の混同が起こるのである．"倫理違反"に関する近年のマスコミ報道も，実際に法と倫理との狭間にある違法行為を扱ったり，"正しい"方法で行動しようとする人々に影響を及ぼす違法行為を扱うようになってきた．刻々と変化する社会環境に素早く対応するがゆえに，法は，社会で支持されている倫理的価値を人々に強制する方法の1つとみなされている（O'Keefe, 2001）．

　結局，倫理は様々なレベルの論点や分野を含むが，保健活動で求められる意思決定には応用倫理学の分野がもっとも役立つ．応用倫理学は分析したり議論するための体系的かつ論理的な枠組みを提供するのに役立っており，また哲学的な"善"の行いに根ざした決断を確実にするためにも役立つ．

a. 倫理的意思決定へのアプローチ

　哲学的アプローチについて論議している文献は非常にたくさんあるが，応用倫理学では義務論と目的論という2つの対照的なアプローチがもっとも役立つ．すなわち，義務論とは規則にもとづいたアプローチであり，そこでは善い行いというひとくくりの規則にもとづいて決定がなされる．このような規則の例には，個々人の道徳規範やアメリカ看護師協会（ANA）の倫理綱領など職業上の倫理規範がある．目的論は，Immanuel Kantの哲学にもとづくもので，人はだれも究極目標の手段として扱われてはならないという彼の思想の核心部分でもある．

　これと対照的なアプローチは，目的論すなわち結果にもとづいた意思決定であり，John Stuart Millの哲学にもとづいた意思決定である．意思決定は"最大多数の最大幸福"（Burkhardt & Nathaniel, 2002）にもとづいてなされる．しかし現実には，保健現場での意思決定に求められる倫理は，この2つのアプローチが組み合わさっていることが多い．結局，まずはどんな選択が大部分の人々にとってもっとも有益なのかを明らかにし，次に，すべての関係者の権利が尊重されるように利用できる方法を評価する必要がある．

b. ヘルスケアの役割の枠組み

　保健活動を職業としようとする人は，その職業選択の理由の1つに"人の役に立ちたい"という利他精神が旺盛であることが多い．"人を助けたい"という望みがある場合，ヘルスケア専門職とその人がケアをする人々との人間関係は，長い間，パターナリズム（温情主義）の枠組みに支えられてきた．この関係を文字どおり解釈すれば，医師は父親役割を，看護職は母親役割を，そして患者は子ども役割を果たしてきたといえる．事実，この枠組みはヘルスケア専門職がケアする人々，すなわち"患者"という言葉と密接にかかわっている．しかもこれらのヘルスケア専門職は外傷や集中ケア，クリティカルケアのような状況で働いており，そこでは非常につらく苦しむ人々や，自らのケア方法を決定できないような人々をケアすることが多いのである．

　あるいは，自らケアに積極的に参加できる場合には，コントラクチュアリズム（契約請負主義）ともいうべき哲学が現れることがある．このような場合には，クライアントとヘルスケア専門職は最良のケア方法を双方でともに選択し，決定することができる．

　最後には，形成外科のように自分でケアを選択できる状況では，ケア方法の決定権はヘルスケア提供者からサービスを受ける側に移っていく．そして効果をもたらす枠組みは，消費者が利用できる選択肢の中から選択決定できるコンシューマリズム（消費者保護主義）までに変化した．コミュニティヘルスナーシングはこの枠組みの中で，すなわち「パートナーとしての地域」のモデルで示されるような枠組みの中で理解されるのがもっともよい．効果的なコミュニティヘルスナーシングが継続できるかどうかは，決定支配権を地域社会に譲り，そして責任をもって決定してくれるという信頼できる，かつ能力あるコミュニティヘルスナースがそこで活動しているかどうかにかかわっている．

c. ヘルスケア専門職の役割

　「パートナーとしての地域」という枠組みの中で，ヘルスケア専門職に期待される新しい役割とは，ヘルスケアの提供者と受ける者との間で相互にかかわり合いを増やしながらケアに参加するということである．看護倫理学者のSally Gadowにより展開され練り上げられた役割にアドボカシーの役割がある．彼女の哲学論では世界観や生活環境の理解，世話を求めたり受けたりする人々が何をもっとも重視しているのか，また彼らの好みに照らして採りうる選択肢を詳しく検討して何を優先とするのか，などのことをアドボカシーの中に含めている．しかし，厳格なコントラクチュアリズムやコンシューマリズムのアプローチとは対照的に，ヘルスケア専門職はケアを求める人々の状況を想定し，第三者の存在をも十分に考慮して，"最善の選択"についての意見を提供しようとしている．(Gadow, 1990)

　もう1つ別の役割を考えると，とくにコミュニティヘルスナーシングに当てはまるものは，媒介者（catalyst）としてのヘルスケア専門職の役割である．このモデルでは，地域社会は変化に必要とされるあらゆる資質と資源を地域社会自体に包んでいるとみなされ，ヘルスケア専門職の役割とは，地域社会とその関係者が望んだり必要としている変化をもたらす契機を与えることにある，としている．

　以上の2つのモデルは，卓越した地域社会を確立し，かつ変化が次々と起こるかどうかは，その地域社会がもつ資質に依存しているという事実を明確に証明している．しかし，

ヘルスケア専門職は，その変化の過程で実際に活動し，かかわり，支持し，時には挑戦する参画者だということを強調することが重要である．コミュニティヘルスナースは，アドボケイターあるいは媒介者として，地域社会の努力を成功も失敗もさせながら，地域住民の生活の質の改善を図ることができるのである．

2. ヘルスケアの倫理に欠かせない7つの原則

倫理的な決断を行う過程では，道徳や倫理の原則に照らしてとりうるもう1つの行動を分析することが行われている．保健活動倫理では7つの原則が普及しており，これは良心的で思慮深く決断するときに役立つ．その7つの原則とは，自律，住民に対する尊敬の念，善行，害を与えないこと，正義，誠実，忠実である．この節では，この1つ1つの原則について概説し，次にコミュニティヘルスナーシングで遭遇する典型的な状況に応用してみよう．

a．自律

個人の自己決定権（自律権）は欧米社会の法や倫理においては広く核となっている価値である．これをヘルスケア分野に当てはめてみると，1人ひとりの個人であったり，家族であったり，グループや地域社会など様々な形でなされるということにほかならない．より明確にいえば，自律とは文字どおり「パートナーとしての地域」という概念を包括している．とくに地域保健においては，多くのヘルスケア専門職がかかわっており，地域社会にその考えを支持する自律性をもたらして，その考えを実際に適用させないかぎり，ヘルスケア専門職は地域社会の部外者としてとどまり，それがどんなに価値あるものであっても外部の"プログラム"は受け入れられないということを理解しなければならない．

ヘルスケア専門職の"人のために役立ちたい"という本性は，ケアを受ける人々の自律性と真っ向から対立する．ケアをしてあげたいという望みが強すぎることも多く，ケアの恩恵を受けた人の評価が提供者にとって大きな報いとなって，結果としてギブアンドテークのシステムができてしまい，人に頼る傾向が強まることもある．ある地域でプロジェクトが順調に進み始めた後，そこから遠く離れた別の地域に行くと，とても驚くことがある．なぜなら「あなたはいったいどなたですか．私たちに何をするために，ここへいらしたのですか」と，こんな挨拶がそこで交わされるからである．ヘルスケア提供者の中には，急いで援助しなくてはと考えるあまり，ある人のために援助することでほかの人々も援助しなければならない事態が生じることがある．すなわち，自分たちのためにするように人々をエンパワーするという本当の意味での援助に失敗することもある．地域社会の発展という古典的な分野では，平和部隊やほかの援助組織の例にあるように，彼ら自身で自らの環境を改善させていくように，人々に彼らの技術をさらに伸ばせるように援助を行う．結局，品物であれ，サービスであれ，それらを提供することに焦点を当てたプログラムとは対照的に，これらのプログラムは草の根レベルで進むのである．すなわち，外部からやってきた援助者は，地域の人々自らの可能性をより高めてくれる媒介者であり，同時に，地域社会がいかにして彼らの目標に向かって進むのに必要な資源を調達できるかをアドボケイト

する人なのである．

b．住民に対する尊敬の念

　第2の基本的原則は住民に対する尊敬の念である．それは1人ひとりの人間と地域社会が何ものにもかけがえのない価値があるということを認識することだと言い表すことができる．この原則を地域保健活動に当てはめると，ヘルスケア専門職は彼らの恩恵を受けるすべての人々を考慮して，提案したばかりの活動について効果を評価したいと考えがちである．

　住民に対する尊敬の念という例についてみてみよう．大きな廃棄物や有毒廃棄物を自分たちの地域から別の地域へ運び出して，廃棄物問題を解決しようと提案するならば，それは地域社会がもう一度その提案を考え直すよい契機となる．あるいは別の例をあげると，民間療法や地域文化の規範が西洋文明の治療や考え方とかみ合わないとき，西欧的医療を紹介する前に，非常に注意深く考えなければならないだろうということだ．もう1つの例は，次の正義の問題とプログラムとの関連で詳しく述べるが，援助を必要としている地域社会のごく一部だけにサービスを行うとどうなるかという例である．

c．善行

　他者が幸せになるように行動したいと願うこと，すなわち善行はおそらくヘルスケア専門職のもっとも強力な倫理原則であろう．"援助専門職"はたいてい他者を助けたいと望むので，そのように行動する．困っている人を助けたい，彼らを世話したい，彼らの苦しみを和らげたいと願うがゆえに，ヘルスケア専門職は助けたいということ（善行）と，他者のもつ選択権の尊重（自律）との間で困惑することも多い．事実，善行の原則と自律の原則が対立することが頻繁にみられるため，コミュニティヘルスナーシングにおける善行は簡単にはいかないと考えられてしまう．伝染病から地域住民を守る予防接種キャンペーンのように明らかに有益な地域保健活動でさえも，そのような活動を宗教的に支持しない人々が自律を声高にあげれば，意見は対立するのである．地域社会の難しさは，その地域のあらゆる分野の人々におしなべて有益な地域活動などあり得ないことにある．

d．害を与えないこと

　害がないことは，善行に付随する側面である．いかなる保健活動をとるのかを決定する際に，ほんとうに申し分のない最良の選択をとるのではなく，少なくとも明らかに有害となるような選択ではないものをとるように決断を求められることがある．地域保健活動にとりかかろうと提案を考える際に，どのような積極的な善（善行）が活動からもたらされるかだけを評価するのではなく，とくに，前に述べた廃棄物の移動と住民に対する尊敬の念という例のように，同じ活動を起こそうとしてもある地域住民には有益で，ほかの地域住民には害をもたらすというような場合には，どのような害が結果として現れるのかということも評価することが大切である．あるいは，地域にもっと工場を誘致しようとするとき，確かにそれは住民に就業の機会を増やし，より裕福な経済状態をもたらすだろうが，同時に水質や大気など環境に有害となり健康を脅かす要素ももたらされるのである．

e．正義

　正義の原則には2つの側面があるが，どちらの面も保健活動の意思決定に当てはまる．保健に関連した正義を論じる場合，正義の分配，すなわち公平な権利と資源の分配が問題となることが多い．このような議論が起こるのは，大多数の人々に公平で最大の利益をもたらすような資源はほとんど分配されないからである．この文脈の中では，地域保健活動に携わる者や彼らをアドボケイトする者は，地域社会の大多数の住民に（住民に対する尊敬の念）よりよい生活をもたらす（善行）ような予防プログラムのために政府の支援を増やせと主張する．

　ヘルスサービスの改善を目的とする善意の地域プログラムは，正義の分配という問題を引き起こす．ある例をあげてみよう．様々なヘルスケア提供者と健康関連組織が協議して，ある町の内外で様々な町の住民グループを対象に健康フェアを開催した．幼児の予防接種率を高めようと始められたフェアは当初は規模も小さく，地域を対象としていた保健活動と結びつき，さらにお祭りのような子どもも楽しめるゲームや食べ物，宝くじもあった．しかし年に3度もこの展示会が開かれるようになると，祭りの規模は徐々に大きくなり，夏のフェアは最大規模の行事になっていた．というのも，多くの子どもたちが就学前に予防接種や体力測定を求めてやってくるからだった．住民グループがフェアで学習のための物品を提供し，こうした数多くのフェアはさらに多くの人々を呼び込んだ．こうしてやってきた人々は保健サービスが必要なのではなくて，物資（紙，ペン，食糧，毛布など）が配られるのでやってくる人が大半だった．しかし，フェアを組織・実行した人々は保健サービスを提供したいと願っていたので，参加者はできるだけ多くのサービスを受けること，そしてフェアにふさわしくあろうとするために"署名してサービスを受け取る"ことが求められることも多かった．フェアの活動記録は，すべての地域住民がサービスをより使いやすいようにとの必要性がどんどん高まっているというにもかかわらず，実は一部の地域住民が限られた資源を何度も使用していたことを示していた．

　地域の中のある限られた地区で，無作為に家を選んである助成金のついたプロジェクトを実行するときでさえ，正義の分配という問題が起こる．調査者が血圧測定のスクリーニングの謝礼として，測定に選ばれた家庭に給付金を配っている最中に，その隣の住民が玄関に現れることもある．地域の文化をよく理解していて，地域で懸命に従事している現場調査者は，調査データがその研究に利用されないとしても隣人と同じ対応をしなければならず，自費を支払いがちになることはよく知られている．

　次いで正義の原則の第2の面，懲罰としての正義，すなわち賞と罰という面をみてみよう．ヘルスケア専門職は一般的に人の役に立ちたいという性格を強くもつために，この正義の原則についてすすんで意見を述べようとはしない．しかし，正義の暗黒面を当てはめると，正義の分配という問題に密接に結びついてしまう．資源の配分は政治的に決定されることが多く，資源に采配をふるう人々を支持してきた人々に資源が与えられる．結局，選挙になると，貧しい地域ならどこでも，自分が当選した暁には生活状態が必ず良くなると言って，投票所への乗物を提供する候補者が現れる．と同時に，財源とプロジェクトは権力をもつ集票力のある人間の所にもたらされるのである．

　多くの地域保健プログラムは，市町村レベル，州レベル，国家レベルで予算化される．

地域社会は政治的・法的な過程を経てサービスを受けることができるかどうかを選択される．コミュニティヘルスナースにとって，政界での活動や住民の声が市町村，州，国家の政治に届けられるように援助することが大切である．実力あるコミュニティヘルスナースは自分自身の町議会，州議会，連邦議会の議員を知るところから始めて，自分の地域社会とその代表者を連係させることができるし，相互作用を促し両方向の活動をさせることもできる．地域社会（看護職も含めて）が，政治家を支持する方法（写真撮影会，投票，集会への参加など）を見つけられない場合には，政治家も必要なプログラムに財源を割り当てないということが起こってもおかしくはないのである．

f. 誠実

誠実とは，真実を語るという約束である．これをコミュニティヘルスナーシングに当てはめるなら，自分は何者か，そして何を地域にもたらそうとしているかを正直に語るということである．ある地域では様々なプログラムが作られ，調査者が頻繁に出入りするので，地域社会に一種の誠実を皮肉ったマテリアリズム（物質主義）が起こることがある．コミュニティヘルスナースは，部外者（援助者）がプログラムや物資，サービスをもってくることに慣れてしまった地域に自分が入ろうとしていることに気づくことがある．「パートナーとしての地域」という精神の下では，地域社会を支えるアドボカシーとエネルギーだけはもっているという看護職が一から実行するのは明らかに困難だが，しかしそういったことが必要なのである．

地域健康調査は，誠実とは何かという問題を提起する．地域社会，とくに"政治的に民意が十分に反映されていない"地域では，慢性疾患や有害物質への曝露などを含む健康状態や危険因子を住民から調査しようと，調査団が頻繁に訪れる．そうなると，担当のコミュニティヘルスナースは，地域のアドボケイターとして調査団の人々に住民がどのような状況にあるのか，どんなサービスを受けていないのか，地域に正直に接しているかどうかを確認させるよう手助けをすべきである．しかし，参加すれば調査に抽出されて有利だと受け止める住民はほとんどいない．健康調査の結果にたどり着こうとすることも，善行や害がないことの場合と同様，誠実についてもう1つの別の問題を引き起こす．治療方法が示されなければ，彼らが深刻な健康状態にあると知ったにせよ，だれの得にもならないのである．

g. 忠実

7つの基本原則の最後は忠実，すなわち信義である．地域住民と共にであれ，1人ひとりの個人と共にであれ，ヘルスケア専門職は約束をするのに慎重でなければならないし，またその約束を必ず守らなければならない．この義務は予定を入れ，それを実行するところから始まるといえよう．またプロジェクトの結果を地域社会のリーダーに報告するという誓約にも当てはまる．

誠実の節で述べた地域健康調査は，健康スクリーニングを含むプログラムで誠実さが問題となるのと同じく，忠実についても重要な問題を提起する．地域社会に長期間にわたって効果をもたらすためには，コミュニティヘルスナースは地域社会のヘルスケア提供者と

のネットワークを見つけなければならない．これらを通じて住民健康調査から判明した重要な健康状態について，住民に自覚や意識をしてもらい治療方法を得ていく．コミュニティヘルスナースの仕事には深刻な健康状態にあると診断された地域住民のために，治療方法を効果的にアドボケイトする人間関係を築くことも含まれている．大切なのは，この人間関係には相互補完性があることを認識すること，そしてこれが因果応報的な正義と政治問題への取り組みという点で，いかにかかわりがあるかを知ることなのである．その結果，コミュニティヘルスナースが住民の要望に応えるためには，さらなるヘルスケア専門職が必要だと考えたときに，ヘルスケア専門職はそれにふさわしく応える時期がやってくるだろう．効果的な方法とは，ある地域や仲間，個人が好意を求める前に，彼らがしておくべきできることは何かを考えることである．また税の配分，公的なつながり，専門医への紹介，あるいは人のために役立つことに直接つながらないようなことについても知っておくとよい．

3．地域保健活動の倫理的ジレンマ

　地域社会の多様さと複雑さにより，以上述べてきた原則の中で，あるいはそれらの挟間で多くの葛藤に間違いなく陥ることになる．この節では地域保健のパートナーとしての複雑性を発生しやすいジレンマの例をいくつか提示し，議論してみたい．

a．自律と公益のジレンマについて

　自律と公益（善行）の間に発生しうる葛藤は，国家の保健目標である「ヘルシーピープル2010」の中でも述べられる顕著な特徴になっている．アメリカ合衆国（以下「アメリカ」）保健社会福祉省の概要（2000年）にも示されているように，これらの目標達成の度合いを測る健康指標には，運動，肥満，喫煙，薬物乱用，不純異性行為，予防接種がある．予防接種や薬物乱用を除いて，これらの指標は，明らかに法的な制限や制裁を伴わない保健行動である．一方で，これらは個人の自由や選択権に価値をおく社会が高く評価し，保護してきた1人ひとりの自由の表現でもある．また一方で，国家保健目標や目標達成度を測る指標を作成して，現代のアメリカにはびこる，予防可能でありながら人をむしばんでいる健康状態に対する人的・経済的負担を減らそうとしている．ファストフードの食べ過ぎや運動不足による健康への影響は報告書でよく知られているが，個人にだけ有害な行動を変えるかどうかの決断は，1人ひとりが決断しなければならず，個人が改善を望んでようやく改善可能となる．しかし，コミュニティヘルスナースは健康や健康的な生活スタイルを促す手段や資源に目を向けるように援助しながら，アドボケイターや媒介者（catalyst）として活動することができる．

b．自律，住民に対する尊敬の念，善行，正義との葛藤

　ヘルスケア専門職が人々の生活や健康状態の改善を手助けしようとしても，別の方法を選ぶという個人や地域社会の権利を尊重しなければならない場合がよくある．例えば経済が傾くと，多くの地域では人々の"一目でわかる価値"にもとづいて福祉サービスが大幅

に削減された．まず最初に予算が削減されるのは，精神的に病んだ人や薬物乱用癖のある人々である．

　善行と住民に対する尊敬の念との葛藤を示す一例をあげてみよう．それはメキシコ国境に近いテキサス州の小さな田舎で行われたコミュニティヘルスナーシングの学生の課題活動で起こった．リオ・グランデにある人口3000人ほどのこの町では農園で働く移民家族が多い．独立した自治行政が行われているが，経済基盤が非常に限られており，インフラもほとんど整備が進んでいない．町に着くと，学生たちは，ガイドラインとして地域アセスメントの車輪，「パートナーとしての地域」モデルを用いながら，細かな地域アセスメントを行った．気づいたことについて話し合っていく中で，地域で圧倒的に多数の子どもや若者が川の近くに居住し，汚染された川で泳いだり，魚釣りをしており，安全性の問題がずっと懸念され続けていることに気がついた．学生たちは地域社会の安全を第一に考え，親や子どもたちに川のそばに住む危険性について教え始めた．そこで，地域を知り住民と話すにつれて，学生たちは地域社会が同じ関心事をもっていることがわかってきた．しかしそれはまったく異なる問題で，その解決のために何をすべきか，より積極的な見通しをもっていたことが判明した．すなわち，住民がもっとも心配していたことも子どもや若者に関することであったが，彼らは娯楽施設を望んでおり，とくに河川敷の整備が行き届いていない公共の球技場を使いやすく，通いやすくしてほしいということだった．

　住民に対する尊敬の念，善行，正義の倫理的問題の例をもう1つあげてみよう．それは貧困地区へ公衆衛生の"救援"の努力の1つとして送られた物資の選択方法や条件に関することである．例えば，冬が近づくと毛布や暖かい衣類を送ろうと寄付を呼びかけることがよくある．こういった寄付では新品か状態の良い物を寄付すべきだが，寄付を呼びかけた団体はボロ布にしかならないような衣類の山を受け取ることが非常に多い．もう1つの例は，文化の異なる地域に調理方法を知らない食料品が送られた場合である．最近の例では，飢餓に苦しむアフガニスタンにピーナッツバターが空輸されたが，人々には受け入れられなかったことがあった．なぜなら家畜がピーナッツバターを喜んで食べているのを見て，アフガニスタンの人々はピーナッツバターの味見さえもしなかったのである．また中東の主要産物粗挽き麦（ブルグア）が南米に送られたが，南米では食べ方が知られておらず，食用に用いられることはなかった．

c．自律と善行のジレンマ：水不足のケース

　コミュニティヘルスナースが向き合わねばならないもっとも多くの葛藤は，おそらく健康状態改善に手助けしようとする人々（住民）と，その人々の価値と合致しない価値により人々を助けたいと望むことだろう．急性疾患で看護を必要とする慢性喫煙者は，病気が進行しない限り，健康改善のためにもっとも良い試みを拒否する．地域保健では，これに類似した例が発生する．地域保健従事者はHIV感染やAIDS感染のリスクをもつ人々を発見しようと新たな活動プログラムを開始すると，食や住などの基本的ニーズを満たそうとしている人が存在していることがわかる．地域住民は長期間にわたるAIDSであることのリスクよりもより身近に迫っている危険に敏感である．

　これと似たようなことが，テキサス州とメキシコとの国境の孤立した田舎の村で，学生

のコミュニティヘルスナーシングの課題活動が行われていたときに起きた．地域の水道に自然発生による高濃度のヒ素が含まれていたことがわかった．学生たちは健康へのリスクに対する地域住民の認識について知りたかったし，状況の改善方法発見に手助けを望んだ．しかし，学生たちは地域全体のアセスメント結果を見て驚いた．地域住民は彼らの水道にヒ素が自然に混入していることと，長期間にわたる健康への悪影響の可能性を認めた．しかし，住民は今起きている隣町の水不足と自分たちのヒ素の危険性がわからなかったことを比較した．地域住民は危険と利点を天秤にかけて，概して暑くて乾燥した気候の地域に十分な水道が設置されるほうが幸運だと考えたのである．最重要の健康問題は，80 km以上離れると，受けられる保健サービスが減ってしまうこと，さらに保健サービスを受けるために危険な高速道路を走行しなければならないというリスクを伴うということである．

d．自律と善行，害を与えないことのジレンマ：タラウマラの場合

メキシコの北西部，美しいシエラマドレ山脈にはコパーキャニオンという壮観な自然が広がり，タラウマラ・インディアンとして知られるララマリ族が世界の中でも珍しく固有の文化を持ち続けている．彼らは自然との共生に哲学を見いだした簡素な生活を送っている．文明が徐々にメキシコに拡大するにつれ，タラウマラ原住民はさらに荒野の，人とのかかわりのない地域へ移動を繰り返し，ついにシエラマドレ渓谷の奥深いところに孤立するようになった．タラウマラの人々は，天気が良ければ戸外で眠るのを好み，悪天候のときには渓谷の縁や麓に小さな小屋を建てたり洞穴に住居を構える．渓谷の縁から麓は温度変化が非常に激しいので，夏は涼風を求めて縁にとどまり，冬は暖かい谷底に移動する．チワワ・アル・パシフィコ鉄道から見ると，渓谷には原住民が地域のほかの住民と交流するための小道が縦横に広がっている．タラウマラの人々は，普段は家族単位で離れて住んでいるが，時折特別な行事があると集まってくる．彼らは険しい山道を歩いて人々との交流を保たねばならないので，長距離走者として世界中によく知られている．彼らは自給自足の生活を続けており，彼らの主食としてトウモロコシを険しい山畑で耕作している．家畜も穀物の肥料を得るのを目的としているので，ほとんど飼っていない．

過去50年間に，工業化や近代化が"進展"し，世界のもっともすばらしい技術によってチワワ・アル・パシフィコ鉄道が開通した．この鉄道はアメリカとメキシコとの国境近くの町，チワワからコパーキャニオンを通り抜け，カリフォルニアのバハからカリフォルニア湾を越えてロス・モチスやトポロバンポへとつながっている．鉄道の開通により人々が秘境に入りやすくなり，同時にタラウマラの伝統的な自給自足の農耕生活にも近づきやすくなった．

学者たちはこの消えゆく生活様式の美しさを絶賛し，この地方に文明がどんどん入ってくると影響が現れるのではないかと憂慮する一方，住民が外部世界に興味を示して"改良"されていくと心配した（Fontana, 1987）．保健活動従事者は，善意の予防接種キャンペーンがどれだけこの独特な文化を損なうことになるのか，その意味を理解するのは難しい．事実，厳しい自然条件と不十分な収穫を考慮すれば，この文化が生き残るかどうかは，生死の自然バランスを維持できるかどうかにかかっている．寿命を延ばす方法をとれば人口増加につながり，増加する人口を支えるに足る資源がないということもすでに懸念されて

いる．もう1つの倫理的ジレンマの例は，地球上でもっとも美しく独特な地域を訪問すれば，世界的な権利として認知される（自律）一方で，独特の文化を保存するという文化に対する義務（住民に対する尊敬の念）と矛盾することである．鉄道の利用により，人々がこの地域に出かけやすくなったので観光の宣伝を始めた．そうすると，観光客の期待に応じて，美しい松葉細工のかごや木彫りを鉄道の周りで声を上げながら売り歩くようになり，かくしてタラウマラの人々はよりたやすく現金収入を得るようになった．町から遠く離れた村で，小さな子どもが手を伸ばして"お金ちょうだい"と金をねだりに寄ってくるのには驚かされる．今年，電気が渓谷に開通した．すると洗濯機や乾燥機やテレビもともに村に入ってきた．美しいシエラマドレが外部世界に知られるようになると，ここの文化も徐々に壊されていくのだろうと心配せざるを得ないのである．

まとめ

　地域社会と共にパートナーとして働くときには，上記の7つの倫理原則とそれらの相互作用について注意深く考慮しなければならない．自律と住民に対する尊敬の念，害を与えないことは，コミュニティヘルスナースの活動が善行と葛藤との間でもっとも経験することの多い原則である．このリスクを十分意識しているかどうか，因果応報の正義と分配の正義，正義の原則に当てはまるかどうか，誠実，そして忠実はコミュニティヘルスナースが地域社会でいかなる意思決定に迫られようとも，倫理原則を分析するのに役立つだろう．結局，こうした行動が，パートナーとしての地域社会の原則をもっともうまく応用できるし，それぞれ固有の文化の枠組みにおいて，その地域の最高の健康を促進するのである．

(訳：畑下博世)

●クリティカルシンキングの練習問題

1. 看護職として，あなたとあなたがケアする人々の関係をどのように定義するか．その関係を他者に説明する場合，あなたはどんな言葉を使って説明するか．それはなぜか．どの倫理に価値を認めて支持するか．またどの倫理価値があなたのこの関係を示す考えと対立しないか．
2. 公立学校の健康教育により10代の妊娠率を下げようとする場合，地域保健活動を始めるにあたりどのような倫理を彼らに示したらよいか，分析しなさい．自律，善行，害を与えないこと，正義の倫理原則について分析し，考察しなさい．
3. ホームレスの非常に多い地域を担当することになったとしよう．そこは気候が温暖なためホームレスの人々は路上に居住している．観光促進のため，市議会が浮浪生活の禁止強化をする前に提言が求められている．ホームレスを担当するコミュニティヘルスナースは，彼らの存在証明書を出さねばならない．あなたはどのような立場に立つのか，そしてどのように倫理的に擁護するか．この問題を3分程度の説明で論じなさい．

●文献

Annerino, J. (1994). *The wild country of Mexico.* San Francisco, CA: Sierra Club Books.
Burkhardt, M., & Nathaniel, A. (2002). Ethical theory. In M. Burkhardt and A. Nathaniel (Eds.), *Ethics & issues in contemporary nursing* (pp. 20–39). Albany, NY: Delmar.
Fisher, R., et al. (2001). *Mexico's Copper Canyon—Barranca del Cobre.* Tucson, AZ: Sunracer Publications.
Fontana, B. (1987). *Tarahumara: Where night is the day of the moon.* Tucson, AZ: University of Arizona Press.
Gadow, S. (1990). Existential advocacy: Philosophical foundations of nursing. In S. Spicker & S. Gadow (Eds.), *Nursing images and ideals: Opening dialogue with the humanities* (pp. 79–101). New York, NY: Springer.
[*1] Gottschalk, J., and Baker, S. (2000). Primary health care. In E. Anderson & J. McFarlane (Eds.), *Community as partner: Theory and practice in nursing* (pp. 3–25). Philadelphia, PA: Lippincott Williams & Wilkins.
O'Keefe, M. (2001). Ethics in nursing. In M. O'Keefe (Ed.), *Nursing practice and the law* (pp. 58–93). Philadelphia, PA: F. A. Davis.
U. S. Department of Health and Human Services. (2000). *Healthy people 2010: Understanding and improving health* (2nd ed.). Washington, DC: U. S. Government Printing Office.

〔邦訳のある文献〕

1) 有馬志津子・伊藤美樹子訳：プライマリケア，金川克子・早川和生監訳『コミュニティ アズ パートナー－地域看護学の理論と実際』所収，3-19，医学書院，2002．

第5章
地域のエンパワメントと
ヒーリング

Bruce Leonard

■ 学習目標
　地域のエンパワメントとヒーリング（癒し）は，"パートナーとしての地域"という概念の理論的基盤となるものである．この章は，ヒーリングとエンパワメントの理論を実践にどのように活用するかの概要を述べる．
・地域の人々とヒーリング関係を築くことで地域をエンパワメントするという概念を理解できる．
・地域のパートナーシップを促進するために，人道的な関係を築き地域の不調和を解決する際の重要な概念として，ヒーリングについての理解を深めることができる．
・健康や社会における不公平や不正に取り組む方法として，参加型研究を活用できる．

はじめに

　地域住民とヘルスケア専門職とのパートナーシップは，地域の健康ニーズの把握と理解を促す共同決定を行う際に極めて重要である．ナースは，ヒーリングと健康を促進するために，クライアントや家族，地域とパートナーシップを形成している．そこで看護のパラダイムにおける4つの主要構成要素（健康，環境，クライアント，ナース）間で，地域の反映的相互作用におけるヒーリングとケアの関係をナースが高めるというプロセスをたどる．このコミュニティナースのパワーは，環境に影響を及ぼし再形成できる能力の表れといえる．
　エンパワメントを通じて，社会の中でもっとも弱い存在である人たちの間にある健康格差に取り組むために，私たちは環境に影響を与えつくり直すことができる．ナースがヒーリングやケア的な関係を地域の中でつくりあげていく過程には，看護のパラダイムの4つの主要な要素の相互作用が含まれる．つまり，健康，環境，クライアント，そしてナースである．コミュニティヘルスナースは人々に力を与えることによってヒーリングの関係を築き変化をつくりだす力をもっている．これは看護の専門実践に欠くことができない．

コミュニティヘルスナースは健康やケアリング，そして地域住民との間に築かれる関係性に焦点をおいている．地域参加は，地域とともに問題解決をうまく進めるために重要な要素の1つである．地域のエンパワメントの基本的な考え方は，地域が自身のやるべきことを決めることである．社会変化が長期にわたって地域のニーズと関連するようになるためには，地域住民自身によって社会変化がもたらされなければならない（Brown, 1991）．

1. コミュニティヘルスのパートナーシップへの視点

地域のパートナーシップ・プログラムは，必ずしも公正に提供されてきたわけではないし，また地域住民に不可欠なものと考えられてきたわけでもない．1960年代の地域の健康プログラムは学術専門家が主導する地域住民の参加プロセスを重視していた．そこでは，学術専門家が健康プログラムを統率し，地域に提供するプログラムの内容の計画を立てていた．プログラムはうまくいかなかった．その理由は，真の住民参加や参入が欠けていたためであった．過去の失敗から学んだ大きな教訓は，効果的なパートナーシップをつくるためには地域住民が積極的に関与し，地域住民がプログラムの主体となり統率し，絶えず関係を築き続けていく必要があるということであった．

この10年の間に，地域の保健専門職は，専門家の指導の下に，専門家と地域住民がパートナーシップを携えて，地域住民自らが自分の問題の解決に当たるようにしむけることに重点をおくようになった．1960年代と1970年代の地域の健康イニシアティブのモデルとしての地域住民の参加の考え方は，パートナーシップや協働，地域のエンパワメント，地域の力量に重点をおくプログラムに取って代わられた（Wallerstein, 1999）．専門家個人の関心で地域を主導するのではなく，地域のパートナーシップは，計画と実施のプロセスの双方において，地域の立場から，考え方や住民，資源を統合することによって機能する．地域の参加と参入のレベルは，住民に必要な情報や参加の根拠を示すことで増大する（Behringer & Richards, 1996）．パートナーシップの形成は，学術専門家や地域のリーダー，そしてヘルスケア提供者が協働して変化を起こす複雑なプロセスである．

Drevdahl（1995）が明らかにした，地域組織や看護介入に必須の重要な概念として，エンパワメントと参加，目標の選択，批判意識がある．この章では，これらの概念の社会的認識を広めるためにナースはこれらの概念をどのように活用していったらよいかを検討していくことにする．

パートナーシップは，地域ベースのプログラム実施に非常に重要なだけでなく，確実に成功するために個々の文化を考慮すべきものである．プログラム実施時には，健康問題に対するパートナーシップの考え方と合致した，地域のケア方法を見つける必要がある．保健医療提供者と地域の信念システムとの間に軋轢（あつれき）があると，パートナーシップ・プログラムはうまくいかないことが多い．私たちは，私たち自身の文化的・民族的背景，また健康であるとはどういうことかについての認識，すなわち病気に対する認識にもとづいて健康と病気に対する自身の信念を規定している（Kleinman, 1980, 1988；Spector, 1996）．

歴史的にナースは，貧困者や政治的な理由から権利を剥奪された人の個人・公衆レベル

での健康改善について，様々な地域保健活動を行っていた．Lillian Wald（1915）は，1893年に「パブリックヘルスナース」という用語を生み出した．おそらく彼女が初めて健康改善の地域活動例を提示した人物であろうとされている．しかし20世紀後半になると，ナースは主として地域ではなく病院で働くようになった．それまでの地域における看護の焦点が変わったのは，病院やプライマリケアのクリニックなどの"管理ケアシステムの場"によってであった．ここでは，ナースが地域でケアを提供するのではなく，クライアントのほうが施設へ出向く必要があった．

　現在，在宅ケアや地域看護を提供する施設で働いているナースも多いが，地域看護は個人にヘルスケアを提供する以上のものである．地域看護はプライマリケアではなく**プライマリヘルスケア**を提供する際に集団に焦点を当てる．プライマリヘルスケアについては第1章で定義したが，この中にはWHOのアルマ・アタ宣言（WHO, 1978）の思想が取り入れられている．すなわち，あらゆる人の基本的権利として健康やウェルビーイングを重視するような，地域のニーズにもとづいた必然的ヘルスケアを提供しようという考え方である．

　アメリカの現代のヘルスケアは，集団に対する地域中心のヘルスケアの提供ではなく，個別化された医療的ケアに焦点がおかれている．現在のヘルスケア「システム」では，私たち専門家は十分に力を発揮することができず，プログラムが寸断され，地域の全体的な健康の改善への利益には限りがあった．多くの点で，現代のナースは大きな病院単位の機関で働いており，病院はケアの焦点を個人においているので，ナースは地域において先進的であろうとする独自の声や進取の念，活力を失ってしまった．ナースは地域で起こっていることに目を向けず，声をあげないままでいる．しかし，地域で起こっていることは，まさに私たちのヘルスケアニーズを引き出す脈動なのである．今世紀におけるナースとしての課題は，プライマリヘルスケアの概念にもとづいて，ヘルスケアシステムを地域の価値観とニーズを反映するものに転換することである．

2. 住民参加とヒーリング

　コミュニティナースは，将来のビジョンを立て直していくことで，疾病中心のヘルスケアである現在の断片的システムを改善できるであろう．そして私たちは過去を振り返り，あらゆる人々の健康増進を目的にした新しい達成方法を探っていかなくてはならない．疾病問題に限定するのではなく，プライマリヘルスケアの提供に焦点を当てた新しいプログラムを地域と共に探っていく必要がある．地域住民は，あらゆる人の健康増進やQOLを目指した包括的な看護ケアを受ける権利がある．「プライマリヘルスケアによってあらゆる人々に健康をもたらすには，ナースがまず住民にどのように健康を改善したいと思っているかを尋ね，それを達成するためにパートナーとして住民と共に活動する（エンパワメントする）責務を負う必要がある」（Anderson, 1991, p.1）．単にヘルスサービスを供給するだけでなく，ヘルスケアに関する意思決定における公正性や参加，住民参入の原則にもとづかなければ，この国の健康は増進されることはない．住民の参加をうまく果たすには，

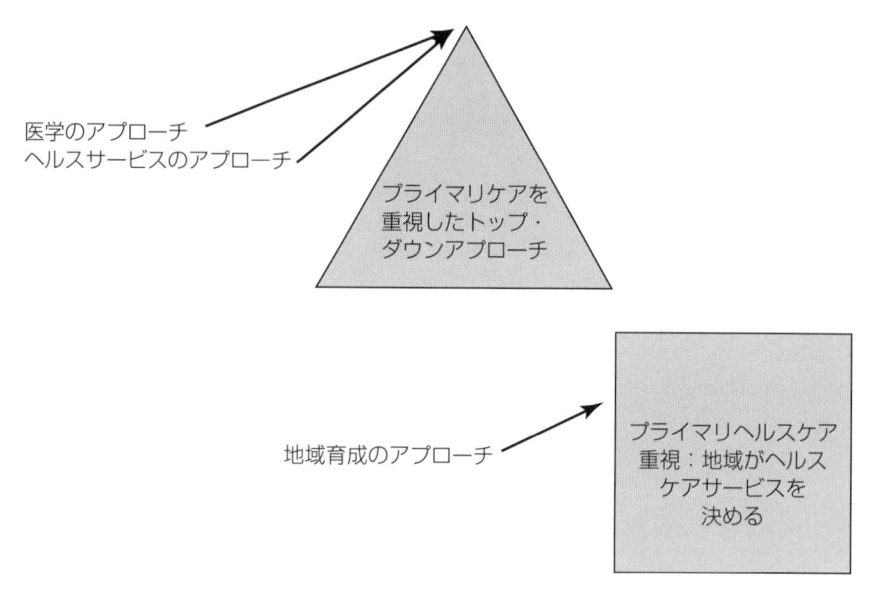

図5-1　ヘルスケアへの地域参加の3つのアプローチ（Rifkin, 1986）

　地域住民と保健医療職者が一方的ではない同等の交渉関係を築き，ヘルスケア提供に関して共通の目標をもち，そしてあらゆる人が利用しやすいプログラムとサービスを提供できなくてはならない．

　住民参加とは，ニーズ把握において共通の価値観をもつ特定地区の住民が関与する社会的プロセスである（Rifkin, 1986）．地域のプライマリヘルスケアの枠組みづくりに参加することで，より良いサービスになるだけでなく，現在の社会経済の実態に沿ったサービス提供が行える．Rifkin（1986）は，様々な国々でよく使われているヘルスプログラムへの住民参加の3つのアプローチ方法について述べている（図5-1）．その1つ目は，医学中心の方法で，これは病気の治療に焦点を当てており医師がコントロールしている．2つ目はヘルスサービス中心の方法で，これは健康的でない行動の改善を基本としたサービス提供に積極的にかかわるよう住民を誘導するものである．そして3つ目は，地域開発を中心とする方法で，これは住民が健康増進に関する意思決定プロセスに参加するものである．前の2つの方法は上位下達方式のヘルスケアの考え方で，ヘルスケア専門職がヘルスケアに対する価値観を住民に指示するプライマリケアと同様の方法である．一方，3番目の方法は草の根方式の考え方であり，地域の構成員がヘルスケアサービスの提供する内容を決定する方法である．この方法は，プライマリヘルスケアの原則に則っている．

　アメリカにおける現行のヘルスケアモデルは，個人限定のサービスにもとづいている．なぜなら，ヘルスケアは医師と保険業界によってコントロールされており，資本主義的利潤を得られるようにつくられているからである．また現在のプライマリヘルスケアシステムは，ヘルスケアから人間性を奪い，人間の権利としての参加の原則を無視したものになっている．

　住民参加には必須要素がいくつかある．すなわち，①地域を定義する枠組み，②地域の構成員は健康上の問題に共通の意識をもたなくてはならない，③住民のニーズを理解

資料　地域エンパワメントの必須要素

□ 活動的なプロセス	□ 選択	□ 効果的な参加
・個人的判断を避ける ・相互依存的	・意思決定の権利	・決定は実行に移す

するために地域を動員し，参加の文化を築くために，ヘルスケア専門家と共にパートナーシップをもって働くようなメカニズム（Meleis, 1992）である．ここでは住民が自己決定し，同時にエンパワメント型参加を通して，健康やウェルビーイングに不可欠な地域問題に対し，住民が対処行動ができるようになる技術をコミュニティナースはもっている．

　参加によるエンパワメントには，ナースが地域変容の際に配慮すべき3つの必須要素がある（資料参照）．第1に，参加は積極的プロセスであり，あるグループや組織が地域に価値観を押しつけるようなプロセスではなく，あらゆる人々の意見を反映する相互関係のプロセスであるべきである．第2に，参加とは生活を左右するような決定を下す権利と権限をもって選択を行うことができる．そして第3に，参加によって下される決定は，効果的でなくてはならない．そしてこれらの決定が実行できるような社会システムが必要である．Rifkinら（1988, p.933）は，住民参加とは「ある地区に暮らす共通のニーズをもつ集団が，ニーズ把握を積極的に実行し，決定を下し，そしてニーズに合ったメカニズムを確立するという社会プロセス」であるとしている．

　地域のエンパワメントにおけるナースの役割は，住民参加を通じて効果的なパートナーシップを築くことにある．想像力とビジョン，そしてモラルすなわち倫理的価値観のみで，私たちが創造するエンパワメントの思潮は構成される．これとはまったく別の見方が，クライアント本位のパートナーシップを形成する際に人々の潜在能力を統合するという，ヒーリングの原則にもとづく看護のホリスティックモデルから生まれてくる．つまり看護は，モラルにもとづくヒーリングの関係を築くことであり，この関係により，地域に住む人々の疾病への対応や健康を求める行動に対処することができる（Watson, 1999）．

3. 地域におけるヒーリング

　看護におけるヒーリングの概念は，全体論の基礎理論と密接な関係がある（Quinn, 1989, 1992, 1997 ; Scandrett-Hibdon & Freel, 1989 ; Watson, 1995 ; Wendler, 1996）．全体論はSmuts（1926）が紹介した理論にもとづいており，個を全体の中へと統合する自然の傾向を表している．Rogers（1970）やNewman（1989）などの看護理論には全体論の多くの哲学的理解がみられる．その中で人は，様々な調和したパターンをとって環境と絶えず相互作用するものとして描かれている．地域のエンパワメントの観点からのヒーリングは人間のエネルギーの相互作用を含む活動的なプロセスであり，人々を全体へと変換し，人々や他者，環境とのつながりを理解することができる．

　ヒーリングのプロセスには身体的なものと精神的なものの両方がある．それにより人や地域は心の傷を治癒し，人間としての最大の可能性に喜びを見いだすことができる．ヒーリングのプロセスは，身体損傷に対する単なる身体生物学的な治療以上のものである．身

体的な傷は傷跡が残らずに完全に治癒することもあるが，その傷を受けたときの精神的な傷は癒されないこともある．

　ヒーリングの概念を地域における看護活動へ応用することは，地域を全体，すなわち健康やウェルビーイングな状態へと変えるプロセスである（Chinn, 1989 ; Quinn, 1992 ; Waston, 1999）．ナースはクライアントとの，個人的な判断を避けたケアの道徳的な働きにもとづく相互作用を通じてヒーリングを促進すると考えられる（Waston, 1999）．ヒーリングが行われるためには，つまり，ナースとクライアント（地域，家族，もしくは個人）の間に無条件の受容が必要である（Erickson, Tomlin, & Swain, 1983 ; Parse, 1981 ; Quinn, 1992 ; Waston, 1990）．

　身体的・精神的・社会的に弱者であるために起こるヘルスケアの格差や公民権の剥奪などの地域の問題は，地域や家族，個人の間に無秩序状態のエネルギーパターンをつくりだすだろう．地域参加を基本として地域の問題解決を図ることは，地域住民に問題解決の方法を探る力を与え，地域と環境の中の調和に到達するとともに，ヒーリングを促進することにもなる．

　ヒーリングの能力は，地域全体にまで拡大される．自然のヒーリング網の形成に関連のあるシステムから構成される地域を考えている場合は，ナースは，電線を流れるエネルギーのように，個人と家族，地域の間に相互依存的なヒーリング・パートナーシップを生み出すことができよう．環境エネルギーの場は，人間の生活パターンが統合された部分である．ヒーリング網の中では，ナースは様々に異なる世界観を統合し，全人的な視点をもつことができる．全人的な視点とは，多様な地域システムとのパートナーシップを形成する際に，文化や人間性の多様性を尊重するものである．ヒーリングの環境で働くナースは，地域内の不調和を生むものを見つけだし，健康や地域のウェルビーイングを増進するような環境のパターンを見つけようとする．したがってコミュニケーションや地域システムにおけるパートナーシップの形成を通して，ナースはヒーリング・パートナーシップや良好な関係を築く環境のパターンを見つけようとする．そして自然のヒーリング網から生じた関係は，真の地域ヒーリングを起こすために特別な意識状態を生み出す．

4. 良好な関係づくり

　ヒーリングが起こるためには，全人的存在の人間として，ナースとクライアントの間に無条件の受容があるようなバランスがとれていなければならない．全人的存在になっていく変化とは，Quinnが人間のシステムの少なくとも1つのレベルで良好な関係であると明らかにしたものである．ここでの良好な関係とは，「あらゆるレベルでの自己実現や自己超越をサポートし，奨励し，容認し，そして生みだすようなシステム内の組織パターン」と定義されている（Quinn, 1997, pp.2-3）．ナースは，良好な関係を助長することで全人的存在となれるように，地域や家族，個人を援助するプロセスにおいて重要な役割を果たしている．良好な関係を築くのに倫理的・道徳的な判断は必要とされないが，自己超越や自己実現を生みだすような組織パターンは必要になる．

　コミュニティナースは，地域システムをヒーリング-ケアリング環境へ変える潜在能力

第5章　地域のエンパワメントとヒーリング　87

地域のコアシステムとサブシステム

生物医学的ヘルスケアシステム
・病気−治療システム
・ヘルスケアの断片的モデル
・人間の可能性を最大限に活用しない
・予測可能な結果

不適当な関係

コミュニティナース
・地域の全体化を援助する
・エンパワメントやヒーリングによって地域を変容させる

良好な関係
・地域の結束
・自己実現型地域
・複雑系理論の採用

地域のエンパワメントとヒーリング
・均衡のとれた関係
・全体性
・多岐にわたる可能性
・創造的かつ予測不能な結果

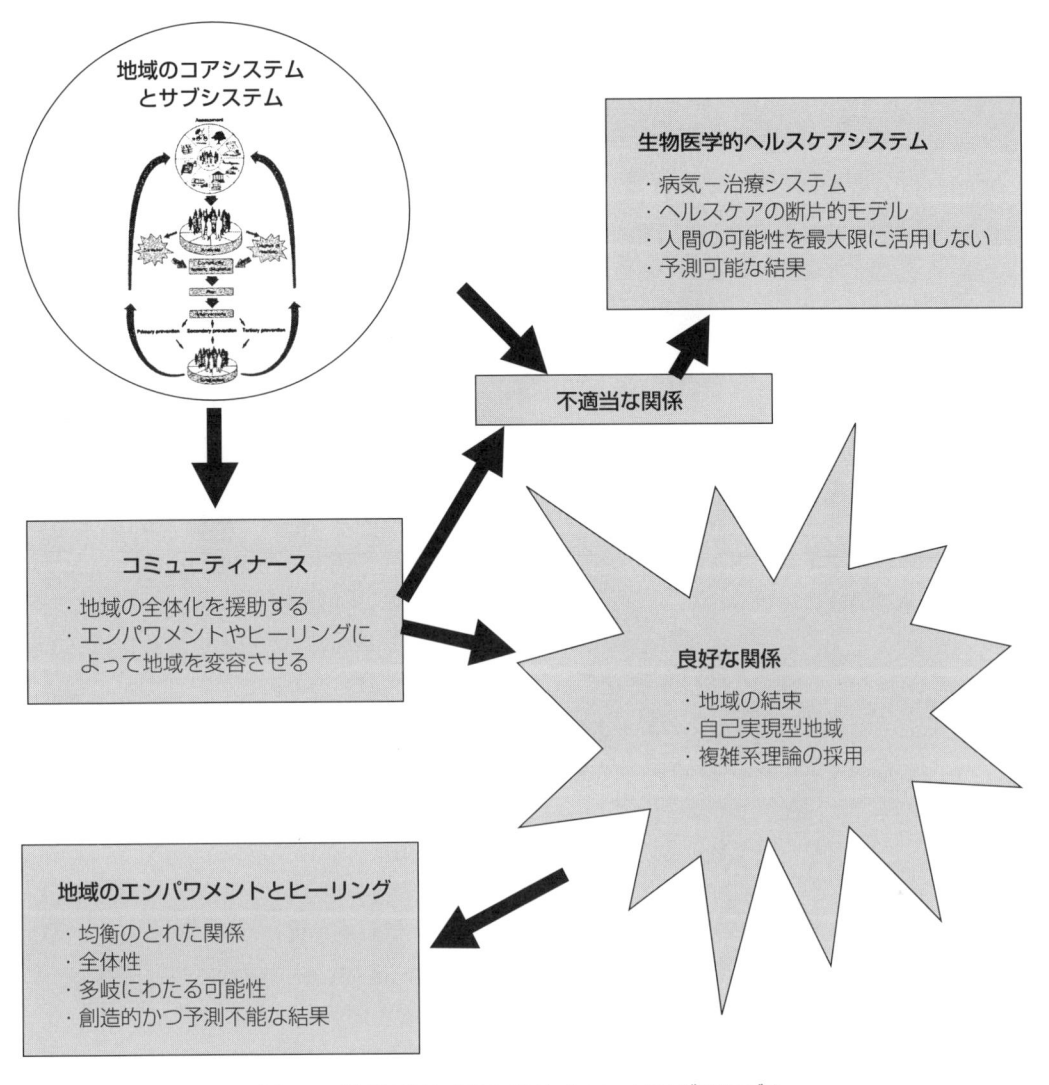

図5-2　地域のエンパワメントとヒーリングのモデル

をもっている．図5−2は，ヒーリングの概念やナースと地域との相互作用のモデルを示している．この図は，地域のエンパワメントとヒーリングがなされるためには良好な関係を築く必要があることを表している．

　従来のヘルスケアに対する"プライマリケア"アプローチでは，地域の保健医療職者は，地域の構成員をデータの収集源やケアの受け手とみなしてきた．従来のヘルスケアの方法は，受動的参加者という形で地域の構成員を扱い，断片的もしくは望まないプログラムを生むようなパターナリズムをもっている．しかしコミュニティヘルスのパートナーシップは，様々な学問からだけでなく，社会のあらゆる関連方面からの地域構成員や保健医療職者の積極的な参加を重視している．したがって地域の保健医療職者の目標は，必要な変化に対する計画や実施の際に地域の構成員が自身のニーズを明確にし，積極的に参加できるようにエンパワメントすることにある．

5. エンパワメントによる地域の変容

　エンパワメントは，地域が社会的変化を通して資源のコントロールを獲得し，権限の不公平を解消するための達成手段ということができる．エンパワメントのための教育は，人々が自身の生活や地域の資源をコントロールできるよう組織化することによって社会的行動が起こるプロセスである．ナースは，人々の変容を促すよう人々の発展を促進するために，地域をエンパワメントするように活動する．

　対話は，地域変容を起こすための欠かせない要素である．地域の声は，どのようなものでも重要である．ブラジルの教育学者Paulo Freire (1997) は，哲学書や理論書を著わし，教育を通して人々をエンパワメントし，抑圧された人々を非人間的な扱いやモノ扱いから解放しようとした．彼の関心は主として階級抑圧におかれていたが，その思想は，ナースやフェミニズム理論家などの専門家や，健康が損なわれる危険がある地域での弱者のエンパワメントに活用されている．地域エンパワメントの例を，Wallerstein (1992, p.198) は次のように述べている．

　　……資源の公平性を達成すること，問題解決のための公平性と能力をもつこと，人々自身の問題やその解決法を明らかにすること，近隣住民の健康増進や地域住民の意識の強化，そして個人的・政治的な効力につながる地域活動へ参加する機会が増えること，参加型の社会行動モデルをつくり，本来の支援システムの効果を高め，社会変容のための先を見越した行動を支援すること．

　地域のパートナーシップは，エンパワメントのプロセスによって発展する．エンパワメントされた地域には次の4つの特徴がみられる (Paulo Freire, 1997)．
・住民同士の信頼
・意見交換を通して確立された信頼感
・地域全体のためになるポジティブな変容に対する希望
・権力者による反撃の脅威のない，批判的思考にもとづく議論

　Freire (1997) は，住民同士の対話と意思疎通がエンパワメントの鍵になるとしている．エンパワメントの特徴について，次に詳しく述べてみよう．

　住民同士の間に信頼感があるということは，地域活動に対してすべての人の意見が届く可能性があるということである．人間性に対する信頼があれば，住民同士のかかわりも深まり，住民間の絆がつくられ，周辺地域の人々や社会的に非常に弱い人々との間に交流が生まれる．ここで言っている弱者とは，ホームレスの人や障害を抱えた人々，移民，低所得の単親家庭などのように，社会の中でその存在がはっきりと認められていない個人や地域のことである．社会的弱者は損害を被るおそれがとくに高いが，それにもかかわらず社会資本はほとんどもっていない．社会的弱者が抱えているリスクは自ら望んだものではなく，リスクに対応していくのは難しい場合が多い．リスクが多くなればなるほど，弱者は弱くなる．そしてその弱さのため病気になったり，社会から疎外されたり，援助が得られ

なかったり，自分の無力さを感じるなどのことが起こる．これらの現象はすべて，エンパワメントに至る道とはまったく反対の道である．

　Freire (1997) は，対話を通して人々の中に生まれた信頼は，社会的な弱者をエンパワーする際に重要な要素となるが，信頼なくしては対話は生まれないと述べている．住民同士の信頼は，信頼の原則や私たちの使う言葉の統合の上に築かれる．その意図するところがどんなに良い地域プログラムであっても，1つの意見しかもたず，個人の夢実現のためにプロジェクトをデザインしたり，プロジェクトの意図することを無視したり，そして一貫性のない活動を行うような間違ったリーダーシップでは，多くのプロジェクトが失敗に終わってしまう．信頼が生まれるのは，人々が理想を現実に変えるために力を合わせ，変革しようと打ち込んでいるときである．

　対話を通して生まれた希望は，エンパワメントの重大な構成要素の1つである（Freire, 1997）．希望は，行動を推進する内なる力の感覚を生み，それが行動につながり，力を起こし，そしてよりよい明日を構想する．また希望は現在の困難を乗り越え，将来に希望がもてるよう人々をエンパワメントする．そして希望は絶望から人々を守り，また生活に災難が起こったとき，生きる力と意志を与えてくれる．希望によって得たエンパワメントは，それまでとは違う視点をもつ能力を与えてくれる．希望を通じてのエンパワメントは，ただ座して得たものではなく，信念をもって取り組んだ変容のプロセスといえる．人は望みがある限り，失敗を乗り越え，最終的には成功するいう望みをもち続けることができる．エンパワメントは，急速な変容ではなく，巣を作る蜘蛛のように，対話を通して社会が協力して細い糸を少しずつ張っていくような，ゆっくりとしたプロセスなのである．

　さて，ここまで信頼や信用，希望など，ヒーリングの関係を高める構成要素と密接に関連のある概念の重要性を検証してきた．しかしそれは，人々がエンパワメントされる批判的思考（クリティカルシンキング）と批判的評価のプロセスを通してである．

　エンパワメントやコミュニケーションをうまく進めるには，批判的思考に精通し，自分の思考の前提となっているものを常に評価したり評価し直す必要がある（Freire, 1997）．ここでは人々は意見を自由に交換し，社会や地域を変化させるようなプラス・マイナスの影響を勘案する必要がある．新たな現実が生じてきたら，人々は自分を取り囲む世界を批判的に評価する必要がある．また地域の弱者に対して，その存在に気づかなかったり，そのまま放置したりしてはならない．素朴な思考は，「現状」すなわち損害を被るリスクがもっとも高い人々が抑圧状態であり続けることを正当化してしまう．社会的不平等を変えるためには，私たちは教育を通して他者に影響を与え地域を変容させる能力を身につけなくてはならない．

　エンパワメントは，批判的な対話と批判的意見の見直しによって獲得されるものであり，必ずしも既知のことから得られるものではない．エンパワメントは，よりよい明日への望みをもって，既知のことから未知のことへ向かうプロセスであると同時に，将来の可能性について考えをめぐらすプロセスでもある．批判的対話が行われなければ，真の意味での学習は起こらず，そしてエンパワーされた人々から抑圧された人々へは知識だけが伝わり，知恵は伝わらない．批判的意見は，社会的弱者に対して知識を知恵へと変容させるよう促す．批判的意見と信頼，信用，そして人間性への希望によって獲得された知恵は，抑圧的

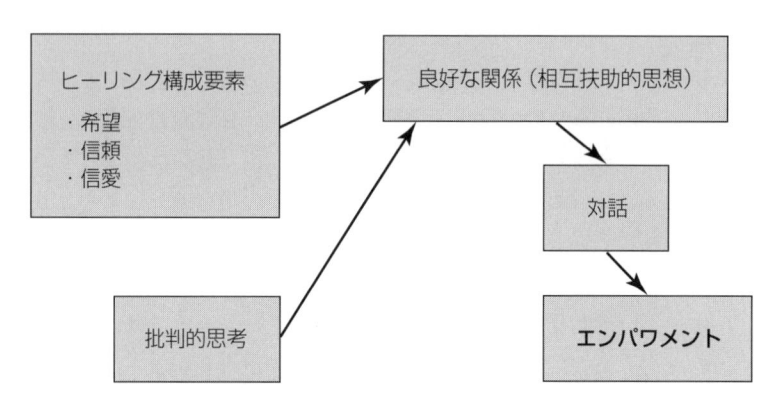

図5-3　社会的変化のための重要構成要素

な社会構造を住民の声を反映した強力な地域へと変容させるであろう（図5-3）．

6. 参加型アクションリサーチによる地域のエンパワメント

　参加型研究は，コミュニティナースが地域をエンパワメントし，健康問題に焦点を当てる際に用いる方法である．参加型研究は，医療専門職と地域の構成員との協力体制の下で行われる．参加型研究プログラムを作成する際には，ナースは，地域の問題を解決できるよう解決策を明らかにし，理解し，手に入れて共通の目標を設定できるよう地域を援助する．参加型研究は，健康や社会における不公正や不正を明らかにする解放的な形の探求である（Drevdahl, 1995；Henderson, 1995；Lindsey & McGuinness, 1998）．また参加型研究は意識向上の活動であり，ナースと地域の間に協力関係と自己認識の両方を生みだすよう対話を組み込んでいく（Drevdahl, 1995）．

　参加型研究の方法論は，科学的探求と教育，そして主としてFreire（1997）の仕事から発展してきた政治活動を組み込んでいる．批判理論とフェミニズム理論は，解放的プロセスの重要な構成要素である．批判理論は，継続的な意見交換を通して活発な反省と推論を行うことで，社会的問題について論議する批判的分析アプローチを強化する．学生に質問を投げかけたり，フィードバックしたりすることで，行動変容することがある．社会的抑圧や政治的抑圧を理解していく中で，地域の構成員は，自分自身を抑圧的な構造から解放することができるかもしれない（Gortner, 1997）．フェミニズム理論には，ケアリングや直感，そして他者の世界観や経験を重視するという考え方にもとづく看護のヒューマニズム的価値観の多くがとり入れられている（Dunlap, 1994；Meleis, 1997）．フェミニズムの考え方は，私たちの理解を深めたり，社会変容への理解をもたらす強力な言葉を与えてくれる．

　参加型研究は，すべての参加者が関与する問題を中心として，問題に焦点を当てた，内容特異的探求である．参加型研究は，そのプロセスに携わる個人や集団が対話や研究，活動，再考，評価などの継続的な相互作用を通して改善を図るアクションリサーチに似ている（Hart & Anthrop, 1996）．住民個人は変化に積極的に関与しており，受け身的な存在で

はない．こうして参加型研究を通して，地域の構成員は批判的に考えたり，地域の健康問題を分析したりするスキルを身につける．「解放的探求の目標は，予測したり理解したりすることではなく，探求のプロセスや社会で解放的であることである」(Henderson, 1995, p.60)．

Wallerstein (1999) は，参加型研究と実地研究には以下に示すような6つの原則があるとしている．すなわち，① 研究プロジェクトの参加者は研究議題を決める，② 研究プロジェクトは地域全体に有益なものである必要があり，地域住民は決定について報告を受け，共同で行われるものである，③ ヘルスケアの専門家と地域住民は，意見交換の原則にもとづいて共同関係にあるべきである (Freire, 1997)，④ 地域住民は，普通は排除されているようなすべての情報と知識にアクセスできる必要がある，⑤ その作業は民主的に進められ，大多数の地域住民の参加を促すものであるべきである，⑥ 地域住民と研究者は共通の目標を達成するために努力しなければならない．

参加型研究の目標は社会的変化であり，新たな科学的知識を生むことではない．解放的探求は，研究者だけでなく研究プロセスに参加するすべての住民の生活に直接効果が現れるようにデザインされている．「参加型看護研究では，研究に参加する1人ひとりの人が，社会での不公平と自分自身の不健康状態との関連を探り，その関連が明らかになったら行動を起こしていくことで，エンパワメントされていく」(Henderson, 1995, p.64)．

コミュニティナースは，地域で起こっていることへの目，耳，鼻となる．私たちは，保健医療の専門家として地域ではかなりの信頼を得ている．私たちの臨床経験や教育経験は，周囲の動向をアセスメントする際に助けとなる．また私たちは，理論と経験にもとづく，地域環境を改善するためのツールも多くもっている．ナースは対人コミュニケーションのスキルにたけており，またクライアントとナースとの関係の重要性を理解しており，他者から学びとろうという意欲もあり，そして地域の保健医療資源を最大限に活用する方法も知っている．専門家としてクライアントと出会うことによって，私たちは，ほとんど直感的に問題を解決する方法を知り，弊害が起こる前にそれを予防しようとしている．最終的な結果がクライアントの考え方や思いとは一致しないこともあり，私たちの解決法が常に答えとして正しいとは限らない．より良い解決法は，地域をエンパワメントして問題解決ができるようにし，同時に地域のヒーリング資源を拡大することである．このように参加型研究は，ナースが小さなスケールであっても変化をもたらすことができる最良の方法といえる．

ここで，コミュニティナースによる参加型研究の例をあげよう．この研究は，老人センターで低所得者のアフリカ系アメリカ人住民に血圧チェックを実施しているときに，インフルエンザ流行時期には，高齢者向けインフルエンザワクチンについて患者に情報提供することの重要性を指摘している．クライアントとの会話の中で，この地域ではインフルエンザの予防接種をしているのはほんの少数で，しかも昨年インフルエンザのために死亡したり，重症化したりした友人がいる人が多いことに気づく．高齢者は，主な流行病を予測している報道が多いことから，大きな不安を抱いているようである．そこでナースとしては，次週に開催する老人センターの月例部長会議で取り上げるべき重要な健康問題であると判断することになる．

地区の公衆衛生部門に戻る途上で，あなたは疫学部門に立ち寄って，過去数年間のインフルエンザ流行に関連した地域の統計を調査することにする．データを分析したところ，その郡の低所得高齢者の死亡率がほかの地域より50％も高いことが明らかになった．あなたが血圧測定をしている老人センター周辺に居住していた高齢者の死亡率は，市の他の地域より有意に高かったのであった．また，その郡では全アフリカ系アメリカ人高齢者の死亡率が高いこともデータによって示された．この現状は，ナースが変容を促すべき重要な健康問題であるため，あなたは行動を起こさずにはいられなくなる．

次週以降，文献研究を行い，そして公衆衛生部門のサポートを受けて参加型研究のインフルエンザ予防接種プログラムを作成するために，老人センターの理事会のメンバーに提出する計画書をまとめる．計画書がうまく認められるにはどうしたらよいか，あなたは考える．そして，いくつかの障害があることに気づく．プログラム策定の障害となると予想されるのは，アフリカ系アメリカ人地域の文化に適したものにできるかという点である．この老人センター周辺の高齢者は，ヘルスケアへのアクセスが限られており，交通機関も整備されていない，またインフルエンザワクチンの重要性についての認識が非常に低い状況である．

文献研究の結果や，また自分の実践経験からも，アフリカ系アメリカ人地域に関連した重要な問題がいくつか明らかになった．すなわち，宗教が生活の中心を占めているということである．そして文化的信念と健康習慣が十分に活用されておらず，それらが心身の健康に影響を及ぼすことへの認識が不足していた．ここでは，ストレスや危機にさらされたときには，健康維持に家族のサポートと非公式なヘルスケアシステムが重要な役割を果たしている（Russell & Jewell, 1992）．この計画書のための地域の健康状況の診断は，次のようになるだろう．すなわち，「本地域のアフリカ系アメリカ人はインフルエンザワクチン接種率が低率である．その原因は，①文化的障壁，②劣悪な社会経済状態，ヘルスプロモーションと病気予防に対する，③姿勢と④資源不足にある．このことは，死亡率の高いこととインフルエンザワクチン接種率が低いという統計的な証拠によって裏づけられる」．

計画書には，「パートナーとしての地域」のモデルの構成要素にもとづく，老人センター向けの予防接種プログラムの効果を高める概念枠組みが組み込まれている（Anderson & McFarlane, 1996）．また，アフリカ系アメリカ人の健康習慣や病気になったときに通常とる行動に関する文化的価値観が組み込まれている．戦略には，3つの主要な構成要素が含まれている．1つ目は，プログラムのデザインや実施，評価のプロセスにおいて老人センターへ訪れ積極的に参加する地域住民を増加させることである．2つ目は，開発戦略にすでにできあがっている公式・非公式の地域ネットワークをうまく利用することである．最後に3つ目として，地域の宗教的指導者と老人センターの理事の援助を受けて，彼らの文化に適した計画を作成することである．

計画書の要素として欠かせないことは，ヘルスプロモーションを通してアフリカ系アメリカ人高齢者をエンパワメントし，彼らがインフルエンザの予防接種を受けるようにする方策である．ヘルスプロモーションでは，生活に対する満足度や健康，幸福感ができるだけ高まるように，地域や家族，個人を動機づける必要がある．また戦略は，住民全体の健

康を継続的に改善することを目標として，最高のQOLを得られるよう奨励する必要がある．また地域の健康状態は，個人の健康関連行動や環境的状況と直接関連があり，環境因子によって間接的影響を受け，それがさらに健康行動に影響を与える（Brown, 1991）．地域は，個人の健康関連行動をターゲットとすることで人々の健康状態に直接影響を与え，健康を破綻させる環境を健康を促進する環境へと変化させる．Brownは，「ヘルスプロモーションのための地域活動の最終目標は，個人や集団の健康を改善するよう住民をエンパワントすることである」と述べている（p.455）．

Brown（1991）は，ヘルスプロモーションの3つの必須要素を明らかにしている．すなわち，①疾病を予防し，健康的なライフスタイルを促進するように住民の行動が変化し，そして維持されるよう住民を奨励すること，②住民の健康破綻行動を抑制するような健康促進行動を推奨すること，③物理的環境から健康障害の原因を排除することで，健康を促進する環境をつくる，の3つである．Brownによれば，多くのヘルスプロモーションプログラムは，健康行動を変容するよう住民に推奨することに注目しているが，彼らの行動を生みだしたり，ライフスタイルに影響を与えたりするようなライフスタイルや環境自体の改善を推奨することにはほとんど注目していない．最終目標は，インフルエンザの予防接種を受ける高齢者が増えることであり，また当面の目標は，高齢者の接種への不安を解消し，インフルエンザに関する知識を増やし，彼らの政治力を高め，身体的健康を改善するように高齢者を援助することにある．「パートナーとしての地域」のモデル，参加型のアクションリサーチの計画を作成するための概念，そしてBrownのヘルスプモーション理論は，コミュニティナースが変化を促進させるために用いることのできるツールである．

老人センターの理事会の承認によって，予防接種プロジェクトの目的を達成するための看護介入は，教育や対象地域の相互作用を強調する参加型研究に焦点を当てたものになっている．プログラムを成功に導く対象集団に関する戦略として，インフルエンザ予防接種についての情報をきちんと説明して，健康上の成果を強調し，またそれぞれの文化を尊重する旨のメッセージを保ち，ワクチンに対する不安を和らげるなどの対策をとる．

予防接種プロジェクトへの参加型研究プログラム策定において，これまで論議で欠けていたのは対人関係の倫理，すなわちアフリカ系アメリカ人高齢者と良好な関係を築くことである．それぞれの文化を尊重することが非常に重要であることはこれまでに述べてきたが，さらに私たちは，参加型研究のプロセスでヒーリングの関係を築くことに精力を注ぐ必要がある．ナースが人との相互作用プロセスの中で築いた関係は，地域プログラムを成功に導くのにどうしても欠かせないものである．すべての地域住民同士の政治的，社会的，環境的，文化的，そして経済的な関係を無視することはできない．様々な社会的レベルで地域住民とどのように相互作用するのかによって，社会の弱者へ発言力を与える能力にかなりの影響が出てくる．コミュニティナースには，ヒーリングやケアについての対話を維持し，「パートナーとしての地域」のモデルの下でエンパワメントされたダイナミックな関係を築いていくための発言権を与えるという倫理的な責任がある．

まとめ

　エンパワメントはプロセスであり，購入したり消費したりできるような目標ではない．根から上へ上へと伸びる，まるで木のように成長するプロセスである．エンパワメントは，単にナースがつくりだすプログラムではなく，あらゆる人のためにヒーリング環境を再構成する際に，多くの人々と意見交換することで，コミュニティヘルスナースの援助を受けながら考えを改めていくようなプロセスである．ナースは継続的に活動することでのみ，住民の権利を奪い続ける社会的不正義を暴くことができる．ナースは地域のエンパワメントやヒーリングを通して，地域の先導者として歴史的基盤を取り戻すような変化を起こす倫理的な発言権を与えることができる．

（訳：月野木ルミ・西原玲子）

●クリティカルシンキングの練習問題
1. あなたは地域との良好な関係をどのように築いていくか．
2. エンパワメントとヒーリングが地域においてなされるために重要なものは何か．
3. エンパワメントがヒーリングをもたらした地域の例をあげることができるか．

●文献

Anderson, E. T. (1991). A call for transformation. *Public Health Nursing, 8*(1), 1–2.
*1 Anderson, E. T., & McFarlane, J. (2000). *Community as partner: Theory and practice in nursing* (3rd ed.). Philadelphia, PA: Lippincott Williams & Wilkins.
Behringer, B., & Richards, R. W. (1996). The nature of communities. In R. W. Richards (Ed.), *Building partnerships: Educating health professionals for the communities they serve* (pp. 91–120). San Francisco: Jossey-Bass.
Brown, R. E. (1991). Community action for health promotion: A strategy to empower individuals and communities. *International Journal of Health Services, 21*(3), 441–456.
Chinn, P. L. (1989). Nursing patterns of knowing and feminist thought. *Nursing and Health Care, 10*(2), 71–75.
Drevdahl, D. (1995). Coming to voice: The power of emancipatory community interventions. *Advances in Nursing Science, 18*(2), 13–24.
Dunlap, M. (1994). Is a science of caring possible? In P. Benner (Ed.), *Interpretive phenomenology: Embodiment, caring, and ethics in health and illness* (pp. 27–41). Thousand Oaks, CA: Sage.
Erickson, H. C., Tomlin, E. M., & Swain, M. A. (1983). *Modeling and role-modeling: A theory and paradigm for nursing.* Englewood Cliffs, NJ: Prentice-Hall.
*2 Freire, P. (1997). *Pedagogy of the oppressed* (new revised 20th-anniversary edition). New York: Continuum.
Gortner, S. R. (1997). Nursing's syntax revisited: A critique of philosophies said to influence nursing theories. In L. H. Nicoll (Ed.), *Perspectives on nursing theory* (3rd ed., pp. 357–371). Philadelphia, PA: Lippincott Williams & Wilkins.
Hart, E., & Anthrop, C. (1996). Action research as a professionalizing strategy: Issues and dilemmas. *Journal of Advanced Nursing, 23*(3), 454–461.
Henderson, D. J. (1995). Consciousness raising in participatory research: Method and methodology for emancipatory nursing inquiry. *Advances in Nursing Science, 17*(3), 58–69.
*3 Kleinman, A. (1988). *The illness narratives: Suffering, healing, and the human condition.* New York, NY: Basic Books.

　　　　. (1980). *Patients and healers in the context of culture.* Berkeley, CA: University of California Press.

Koerner, J. G., & Bunkers, S. S. (1994). The healing web: An expansion of consciousness. *Journal of Holistic Nursing, 12*(1), 51–63.

Lindsey, E., & McGuinness, L. (1998). Significant elements of community involvement in participatory action research: Evidence from a community project. *Journal of Advanced Nursing, 28*(5), 1106–1114.

Meleis, A. I. (1997). *Theoretical nursing: Development & progress* (3rd ed.). Philadelphia, PA: Lippincott Williams & Wilkins.

　　　　. (1992). Community participation and involvement: Theoretical and empirical issues. *Health Services Management, 5*(1), 5–6.

*4 Newman, M. A. (1986). *Health as expanding consciousness.* St. Louis, MO: Mosby.

*5 Parse, R. R. (1981). *Man-living-health: A theory of nursing.* New York: John Wiley & Sons.

Quinn, J. F. (1997). Healing: A model for an integrative health care system. *Advanced Practice Nursing Quarterly, 3*(1), 1–6.

　　　　. (1992). Holding sacred space: The nurse as healing environment. *Holistic Nursing Practice, 6*(4), 26–36.

　　　　. (1989). On healing, wholeness, and the haelan effect. *Nursing and Health Care, 10*(10), 553–556.

Rifkin, S. B. (1986). Lessons from community participation programs. *Health Policy and Planning, 1,* 240–249.

Rifkin, S. B., Muller, F., & Bichmann, W. (1988). Primary health care: On measuring participation. *Social Science and Medicine: An International Journal, 26*(9), 931–940.

*6 Rogers, M. E. (1970). *An introduction to the theoretical basis of nursing.* Philadelphia, PA: F. A. Davis.

Russell, K. J., & Jewell, N. (1992). Cultural impact of health-care access: Changes for improving the health of African Americans. *Journal of Community Health Nursing, 9*(3), 161–169.

Scandrett-Hibdon, S., & Freel, M. (1989). The endogenous healing process: Conceptual analysis. *Journal of Holistic Nursing, 7*(1), 66–71.

*7 Smuts, J. C. (1926). *Holism and evolution.* New York: Macmillan.

Spector, R. E. (1996). *Cultural diversity in health and illness* (4th ed.). Stamford, CT: Appleton & Lange.

*8 Wald, L. (1915). *The house on Henry Street.* New York: Henry Holt.

Wallerstein, N. (1999). Power between evaluator and community: Research relationships within New Mexico's healthier communities. *Social Science & Medicine, 49*(1), 39–53.

*9 Watson, J. (1999). *Postmodern nursing and beyond.* New York: Churchill Livingstone.

　　　　. (1995). Nursing's caring–healing paradigm as exemplar for alternative medicine. *Alternative Therapies, 1*(3), 64–69.

　　　　. (1990). Caring knowledge and informed moral passion. *Advances in Nursing Science, 13*(1), 15–24.

Wells-Federman, C. L. (1996). Awakening the nurse healer within. *Holistic Nursing Practice, 10*(2), 13–29.

Wendler, M. C. (1996). Understanding healing: A conceptual analysis. *Journal of Advanced Nursing, 24,* 836–842.

World Health Organization. (1978, September). *Report of the International Conference of Primary Health Care.* Geneva, Switzerland: Author.

〔邦訳のある文献〕

1) 金川克子・早川和生監訳：コミュニティ アズ パートナー——地域看護学の理論と実際，医学書院，2002.
2) 小沢有作・他訳：被抑圧者の教育学，亜紀書房，1979.
3) 江口重幸・他訳：病いの語り——慢性の病いをめぐる臨床人類学，誠信書房，1996.
4) 手島　恵訳：マーガレット・ニューマン看護論——拡張する意識としての健康，医学書院，1995.
5) 高橋照子訳：健康を－生きる－人間——パースィ看護理論，現代社，1985（絶版．この内容を発展させたものに，高橋照子訳：パースィ看護理論——人間生成の現象学的探求，医学書院，2004がある）．
6) 樋口康子・他訳：ロジャーズ看護論，医学書院，1979.
7) 石川光男・他訳：ホーリズムと進化，玉川大学出版部，2005.
8) 阿部里美訳：ヘンリー・ストリートの家——リリアン・ウォルド　地域看護学の母　自伝，日本看護

協会出版会,2004.
9) 川野雅資・他訳:ワトソン 21世紀の看護論―ポストモダン看護とポストモダンを超えて,日本看護協会出版会,2005.

●インターネット情報源
www.criticalthinking.org
Foundation for Critical Thinking

www.he.cornell.edu/pam/extensn/empower.cfm
Cornell College of Human Ecology
Community Empowerment

www.nursing.ucla.edu/son/cvpr/mission.html
UCLA School of Nursing
Center for Vulnerable Populations Research

第6章
地域とのパートナーシップ形成と文化理解

Judith C. Drew

■ **学習目標**

この章では，人の理解の文化的差異についての基本的概念にふれる．つまり，文化的差異がクライアントと提供者の相互関係の中でどのように現れるか，そして私たちの感性や役割に対する認識や理解，違いが私たちや私たちの職場の文化理解力をどのようにつくっているかをみていく．
- 多様性や民族性，文化，文化的ヘルスケアシステムの概念について話し合うことができる．
- 健康信念や疾病行動，クライアントと提供者との関係への文化や民族性の影響を理解することができる．
- 自分の文化の特徴とそれが自己形成に果たす役割を再発見することができる．
- 個々の文化に対する理解のある提供者や組織の重要性を理解することができる．

……他人であるということは，感じ方が違うということである．また，人とは別のもの，人とは違うということを認識することである．「他」であるということは，人から排除されたり閉め出される，除外されるなどの気持ち，ひいては軽蔑されたり嘲笑されるという気持ちさえ招くこともある．……その一方で「他」であるということは，しばしば目に見えないものを意味することもあり，また常にステレオタイプで見られることもある．大多数の人々は，「他」を外見によって区別する．しかし「他」は生き方や話し方，行為にも現れるものであることを知っている人もいる（Madrid, 1988, pp.10-11, 16）．

Arturo Madridはその著書の中で他者との違いとは何か，そしてその重要性とそれが招く結果について，自分自身の経験を述べている．彼の「他」に対する鋭い表現には，私たちをはっとさせるものがある．どんな場所でもどんなときでも自分は「他」であると考えれば，違いに対する感受性が研ぎ澄まされるだろう．

はじめに

　1965年以降，移民動向と出生率が変化したため，アメリカ合衆国（以下「アメリカ」）の人口構成に影響を及ぼしている．専門家の見方では，多様な人種や民族の人口は今後も21世紀の半ばまで急速に増え続け，ヨーロッパ系白人の子孫は少数派と称されるようになるだろうと予測されている（Zoucha, 2000）．このような動向の結果，ヘルスケア提供者は健康信念や言語，生活経験が自分とはまったく違う様々な民族出身のクライアントと接する機会が今以上に増えることが予想される．多様性それ自体は人間の現実のあり方であり，歓迎されるべきものである．多様性を歓迎するということは，自分自身の民族的・文化的な背景を認識することから生じている．すなわち，民族的・文化的背景が日常生活に与える影響やアメリカの豊かな人生模様を理解することが多様性の歓迎につながっている．

　多様性がますます広がる社会において，ヘルスケア提供者や施設，そして医療制度にとって文化理解力は必須の素養である．文化理解力があれば，クライアントとその家族の価値観や伝統を否定することのない治療方法を用いたケアを自然にできるようになるだろう（Leonard & Plotnikoff, 2000）．文化的に多様なクライアントや家族，地域に対して十分な働きかけをするために必要とされる知識や技術を継続して学ぶ責任があると考えている人は多い．また，そのような責任が文化に適応した利用しやすい，人々が望んでいる医療計画やサービスを生むのである（Drew, 1997）．この「文化理解力」を身につけるには，現場の職員や施設がクライアントや家族，さらには地域の自身の健康ニーズに対する認識を理解する必要がある（Campinha-Bacote, 1995；Cross, 1987；Drew, 1996）．この場合の健康ニーズには，健康状態と，病気にかかりやすい状態のときや病気にかかったときの助けとして抵抗なく受け入れられる資源が含まれている．

　この章では，多様性や民族性，文化など文化理解力を身につけるのに役立つ概念を紹介し，そして個人や集団の健康や病気に対する信念・習慣について説明する．実践への応用と同時に，クライアントとヘルスケア提供者との相互関係についての自己評価と分析を学習経験として提示する．そして最後に，ヘルスプロモーションの具体策とその結果がうまくいくかどうかは，多様な地域住民とうまく接し仕事をしていく能力が私たちにあるかどうかにかかっていることを述べる．

1. 多様性と民族性，文化

　「多様性」（diversity）という言葉はラテン語の"divertere"に由来する言葉で，他と異なっている，すなわち相違があるという状態を意味している．ここには相違をランクづけたり順序づけたり，また優先順位をつけるという意図はみられない．相違はただ存在するだけである．人の特性の違いをどうみるか，またそれにどのように対応するかによって，個人や集団，地域との間に橋をかけることもあれば，壁をつくってしまうこともある．私たちは相違を葛藤のもととみるのではなく，社会のアイデンティティや個人のアイデンティ

ティのプロセス全体の一部とみなすべきである．この国の存立の基盤となっている重要な強みは個人の個性と集団の創造性に対する寛容さであることを理解すれば，相違を歓迎することが当たり前のことになるだろう．

考えることは人によってみな違うということを知っておくと，生活の中で役立つ．そこで，主流とは違う行動をする人はなんらかの欠陥をもっている，すなわち"恵まれない"人ではないことを知っておく必要がある．その人は別の文化の中では恵まれた人であり，"（自分たちとは別の）恵まれた"人なのである（Dervin, 1989 ; Lyons, 1972）．

日常の臨床の場面では，ナースは大きな地域の代表であるクライアントや家族にケアを提供している．しかし，私たちはクライアントの健康やヒーリングに対する考え方や行動を形成している基本的な文化や信仰，価値観をほとんど知らない．そこで，クライアントに彼らのことについて教えてくれるように頼めば，個々人の違いについて私たちが気をつかっていることを知ってもらえるし，相手も自分の思っていることを話しやすくなるだろう．様々な民族や文化の相違点や共通点について考える時間をとることにより，その人の経験について貴重な理解を得ることができるし，ケアの提供者と増えつつある多様なクライアントとの間に橋をかけられるようになるだろう．

最新の人口統計によると，アメリカの4人に1人は少数派の民族であると推測されている（Day, 1993 ; May, 1992）．"minority（少数派）"という言葉は，純粋な意味では識別可能な特性を数え上げたうえでの他と異なる状態という意味である．Wirth（1945, p.347）は，少数派とは「その身体的・文化的な特徴によって，彼らが生活している社会の中で他の人々とは区別される人たちのことである．この人たちは他の人たちとは別の不平等な治療を受けるので，自分たちは集団差別の対象になっているとみなす」といっている．ヘルスケア提供者は少数派の民族集団の固有な歴史を理解する必要がある．すなわち，彼らのアイデンティティはどのようにして保たれているのか，彼らの下位文化の特徴，彼らに固有な対処（コーピング）構造を理解する必要がある．これらはみな，社会の変化や私的利用，偏見にさらされてきた（Moore, 1971）．これまで少数派民族に対するヘルスケア改善の試みが絶えず行われてきたが，統計の上では，白人のヨーロッパ系アメリカ人はどの年代においても，いまだに高い平均余命を維持している（Devore & Schlesinger, 1991）．リスクが非常に高いアメリカ人へのサービスを改善する道のりはまだまだ遠いものがある．これを実現するためには，ケア提供者とケアの受け手との間には健康や治療に対する考え方の違いがあることを知っておかなければならない．このような違いは先祖から引き継いできたものや民族性，文化に根ざしているが，それが治療関係に壁をつくる可能性がある．その選択は私たちにかかっている．

その民族性が少数派のものか，あるいは多数派のものか，いずれにせよ民族集団は世代から世代へと引き継がれてきた固有の文化的背景と社会的遺産を共有する人々から構成されている．民族性は人々の中に自己認識と排他性，すなわち帰属感を生む社会的差異と理解すべきである．民族性は特定の社会集団の一員であることを示し，他の集団に属す人々とを区別している．私たちの特異性は，共通の先祖や歴史の共有，共通の出自，言語，服装，食事の嗜好，儀式や連絡網，同好会や活動への参加などの文化的基準にもとづいている場合が多い（Holzberg, 1982）．例えばイタリア系アメリカ人家族が結婚式に集まるとき

には，挙式の様々な側面に民族の文化が反映する．挙式の仕方や立会人や招待客の迎え方はそれぞれの民族によって様々であり，「ものごとの行い方」がはっきりと現れる．あいさつを交わした後の祝賀では，招待客には前菜から始まってリングイーネ（平打ちのパスタ），マルサラ（ワインで煮込んだ鶏肉料理の一種），そしてカプチーノ（コーヒーの一種）のもてなしを受ける．そのすぐ後には，アコーディオン奏者が「タランチュラ」（イタリア民謡）を演奏し始める．若者も老人も同じように手をつなぎ，明るく歌いながら踊る．夜がふけてくると，老人たちは「古きよき国」のことを興奮と誇りをもって話し始める．移民してきた時代は様々であろうし，アメリカで生まれた人もいるだろうが，彼らは先祖伝来の言語や歴史，価値観にもとづく共通のきずなで結ばれている．このような信念や価値観，知識，習慣は，その文化特有の行事や祝祭に参加する儀式を通じて引き継がれていく．

　この章を読み進めるにあたって，自分自身の民族の文化について次のようなことを考えてみると役に立つ．自分はどのような集団に属しているのか，それはなぜなのか．自分たちを結びつけている共通のきずなは何なのか．自分はどのような文化的儀式に参加するか，だれと一緒に参加しているか．皆が集まって祝うのはどのような目的と意味があるのか．皆が集まったとき，どのようなことが伝えられ学ぶことになるのか．その行事にはどのような食事が用意されるか．踊りや特別な儀式・式典が催されるか．おそらくだれもが，自分の集団に固有の信念や価値観，習慣があることに気づくだろう．また，その豊かな文化や歴史を次の世代に引き継いでいくことで，それを守っていこうとする人が多いことだろう．食事や言語，その他の共通の祖先のきずなは民族性の文化的な側面であり，これは生活に整合性と枠組みを与え，生活上の出来事を重要なもの，意味のあるものと解釈する能力を与えてくれる（Royce, 1982）．

　健康と病気に関しては，その民族集団の信念や象徴，習慣が共通の参照ポイントとなる．これによって，自分の判断や行動が適切であったかどうかを見極めることになる（Kleinman, 1978）．しかし，同世代の中での相違や世代間の相違にも注意を向けるべきである．このような相違は，文化の変容や社会経済状況，そして教育によって生じる（Congress & Lyons, 1992）．ヘルスケア提供者は，信念や習慣がその民族や文化のすべての人に当てはまるという一般化をしないよう注意すべきである（Campinha-Bacote, 1995）．民族性は人間の経験の文化的要素を大まかにとらえたものであり，ある文化をとらえる場合にその民族の個人のアイデンティティや尊厳を無視してはならない．

2. 文化，健康と病気，看護

　民族の文化は，その文化圏の人々の信条や価値基準，健康や疾病に関する行動の基準を形成し，学び，伝え，実行し，判断するうえでの媒体である．文化的信念は，個人の健康や疾病の体験に意味を与える．すなわち文化的信念は，その人に文化的に受け入れられている疾病の原因や症状の訴え方のきまり，相互作用の基準，援助の求め方，期待される結果の決め方などを教えてくれる（Harwood, 1981；Kleinman, 1980）．例えば学校へ行く前に，目が覚めたらのどが痛み腹痛があった場合，何か悪いことが起こったときにどうして

はいけないか，またどうすべきかについての文化的信条があり，それによって行動が起こされる．何が原因だったのだろうか，自分でできることは何だろうか，学校には行かず家にいたほうがよいのだろうか，だれに助けを求めたらよいのだろうか，もし家で寝ていたら人はどう思うだろうか．このような疑問に対する答えと行動は，家族やそれを取り囲む民族集団から学びとったり，その影響を受けている．ある文化では，のどの痛みや腹痛といった不調に対してその治療のためのお茶を飲ませてから，学校や仕事に行かせるようにしている．しかし別の文化では，治療者を家に呼んで学校や仕事は休み，このような不調をだれにも言うべきではないとされる．

有名な精神科医であり人類学者でもあるArthur Kleinmanは，文化的信条と健康・疾病行動との関係を理解するために様々な民族集団を研究した（Kleinman, 1980）．Kleinmanの研究の成果は，様々なタイプの地域施設や在宅ケアを行っている地域看護実践者にとってはとくに役に立つだろう．Kleinmanはほかの研究者と同じように，意味や価値，規範を形づくっている文化的信念は，善悪やものごとの解釈，そして適切な行動を計画し組み立てるための基本的ガイドラインであるとしている（Kleinman, 1986）．例えば，問題に対処する行動をとる前に，個人や家族はまず症状が何らかの問題を示しているという共通の認識をもつ必要がある．次に，考えられるすべての原因を検証する．原因には食物や行動から文化的慣習を破ることまで様々である．そして原因が特定されたら，行動計画がつくられ，適切な治療が決定される．さらに，病気になったときの行動さえも文化によって決定されている．疾病行動に関して特別な慣習をもっている文化もあれば，自分のできる範囲で日常生活を続けることを善しとする文化もある．このような疾病に対する認識と管理の過程の中で，文化的信念はクライアントが疾病や健康問題について話し合うときの言葉，自分が受け入れられる治療法の範囲，治療法の選び方，そして治療結果に対する期待などについて説明するときの理由づけに影響を与える（Helman, 1984；Kleinman, 1980；Mechanic, 1986）．

看護の専門家にとって，個々の文化の特徴を考慮したヘルスケアは，今後も私たちの実践を導く全人的で人間的な哲学の中核となっていくだろう（Aamodt, 1978；Leininger, 1978; Munet-Vilaro, 1988）．看護とは，実際にある健康問題と起こる危険性のある健康問題に対する人間の反応を診断し治療することであると定義されている（American Nurses Association, 1980）ので，クライアントの健康行動と疾病に対する反応を導く文化的信念の役割は重要な看護指標になる（Whall, 1987）．

個々の文化の特徴を考慮した治療の目的は，健康問題についての説明や理解，対処法に対する様々な文化のやり方を知る努力を意識的に続けることによってのみ達成される．このことを知り，使いこなせるようになるためには時間が必要であろう．しかしクライアントの健康と疾病，援助の求め方，そしてヒーリングについての文化的モデルを明確にするためには，この章で示されている方法を学ぶことが看護者には重要である．

3. 文化的ヘルスケアシステム

クライアントとヘルスケア提供者との関係を良好に保つためには，私たちはみな，他の

人とは民族的な背景や文化的背景が異なり，したがって健康や疾病についての信念や行動が異なるということを理解しておくことが不可欠である．再び「異なる」という言葉の登場である．しかし，そのような違いがあるにもかかわらず，私たちは健康を維持，もしくは取り戻すという共通の目的を達成するために中立的に認められた場所（ここでは様々な保健医療の現場を指す）に集合する．ここで現れるジレンマは，健康の意味は個々人によって異なるということである．健康に変化が生じた場合，人はその変化を違った形でとらえ判断し，また異なった行動をとり，そして治療の結果を得るために違った方法を求める．私たちが互いに出会い相互作用する場は，外観も名称も様々なものがあるが，それらはすべてKleinmanが「文化的ヘルスケアシステム」と呼んでいるものである（Kleinman, 1980）．文化が健康疾病行動やその考えに影響を与えるという単純な事実に目を向ければ，ヘルスケア提供者とクライアントが作用しあう場ならどんなところでも，システムが存在し，そのシステムは信念や価値観，規範の影響を受けているということがわかるであろう．文化的ヘルスケアシステムは，病気にかかり治療を受けている個人と，そして提供者とクライアントの相互作用が行われている社会的施設から成り立っている（Kleinman, 1980；Kleinman, 1986）．文化的ヘルスケアシステムにはいくつかのセクターがある．Kleinmanのモデルでは，住民・民間医療・専門家という3つのセクターがある．住民セクターは，一般の人々や家族，地域のグループや社会ネットワーク，地域から成っている．民間医療セクターには地域での医療実践者や民間療法者がいる．そして専門家セクターは資格をもつヘルスケア専門家から構成されている（Kleinman, 1980）．これらのセクターについて，さらに詳しくみていこう．

a．住民

文化的ヘルスケアシステムにおける住民セクターは，個人の社会ネットワークの中の私的な関係から成り立っている．家庭はこのセクターの核ではあるが，親類や友人，居住地，仕事や宗教などで関係している人々の間でもヘルスケアは行われている（Helman, 1984）．アメリカでは文化の数だけ住民セクターが存在する．異文化のグループが隣り合う地域では，住民セクターは健康と疾病の治療に対して様々なやり方を見ることができる．

住民セクターでは，自分が病気であると判断する過程は自己判断から始まり，それを重要他者が，健康状態についての明確な基準にもとづいて確認する（Angel & Thiots, 1987；Eisenberg, 1980；Helman, 1984）．つまり，周りの人の認識とその人自身の認識が一致した場合に，その人は病気であると判断される（Helman, 1984；Weiss, 1988）．病気であるという判断のもとになる社会的・民族的・文化的な価値判断は，症状の訴え方や通常の機能ができないこと，そして外見上の変化に目を向ける．そしてその疾病が重症であるかどうかの判断もまた，地域の中でその疾病の症状が流行したか，どのくらい持続していたか，そしてどのくらい発生するのかの影響を受ける（Angel & Thiots, 1987；Drew, 1997；Helman, 1984）．

症状が重いと判断されると，適切な対処方法についての決定がなされる．この決定も通常は，何世代にもわたって受け継がれている信念や基準，規範にもとづいて行われる．例えば，ある健康問題に対して，家で症状のケアをするのではなく医師に診てもらうという

判断は，クライアント自身が家族や地域社会と相談して決定する．その症状が家族や地域の他の人々によくみられるもので，家庭常備薬で問題なく治療できるものならば，医師に診てもらうということは第一選択ではなくなる．住民セクターではケアの受け手と地域の相談者（家族やコミュニティの人々）の両方が症状と治療法について同じ考え方をもっている．したがって誤解が生じることはまれであり，治療を行う者に対する信頼は，専門教育や資格よりも経験が重視される（Chrisman, 1977 ; Kleinman, 1980）．

b．民間医療

民間医療セクターでは，クライアントと宗教上の治療者との相互関係がみられる．ほとんどの治療者はクライアントと同じ文化価値や信仰をもっている．そして多くの場合，彼らは地域社会の中の家族や隣人，クライアントと共に疾病を発見し，治療するために協力する．全人的な健康が脅かされる問題の原因は，クライアントと周りの人や自然環境，そして超自然的な存在との関係にあると信じられている（Helman, 1984）．

体の不均衡を修正し，治癒力を高めるために，治療の儀式や方法が指示される．治療者は公的なトレーニングをほとんど受けていないが，達人の域に達した治療者のもとで見習として学ぶ．治療者の力は神から与えられたものであり，代々継承されるものであると考えられている（Lewis, 1988）．

民間医療セクターでは，集団のメンバーが訴えている症状をもとに病気が特定され，またその文化にもとづいて原因や病名，予防法，治療の仕方が決められている（Rubel, 1977）．疾病の原因についての考え方と選択された治療法が一致しているということは非常に重要である．場合によっては，家族と民間療法士が効果的に治療を進め行うことのできる唯一の人物のこともある．例えば，ヒスパニック系の人々の一部は「サストウ」（恐怖）の原因は精神的な外傷体験であり，すなわちこの病気は神からの罰であると信じている．それは外傷体験に対する情緒反応であるとするのである．ラテン系の人々の中には，病気になると体から魂が抜けると考えている人もいる．その症状は，泣くことや食欲不振，憂うつや不眠，悪夢，そして引きこもりなどとされている．サストウに対しては，体に魂を呼び戻す儀式を行うことのできるクランデロ（呪術医）に治療してもらう必要がある．精神科医に対しては補足的・支持的な治療を求めることがある程度である（Leonard & Plotnikoff, 2000 ; Rivera & Wanderer, 1986 ; Ruiz, 1985）．クライアントや家族と相談しながら，このような病気の治療法として彼らが受け入れられる方法を知ることが重要である．

c．専門家

専門家セクターは組織された医療専門家によって構成されている．彼らは正規の教育を受け，法的に認められた免許をもっている（Kleinman, 1980）．住民セクターや民間医療セクターと違い，専門家セクターではクライアントと提供者の社会的・文化的な価値観，信念，前提が異なる．このような違いがあるうえ，専門家セクターでケアが提供される施設は環境も規則も見慣れないものであり，クライアントとヘルスケア提供者の関係が信頼関係の失墜や不信，葛藤を生むこともある．

ほかのセクターとの協力，補完的で代替的な治療モデルが知られるようになってきてい

るが，専門家セクターの行動は依然として生物医学的な疾患のとらえ方や治療法に独占された状態である．生物医学的な見方では，疾病は生理的・心理的な異常であるとされる．この考え方は，社会文化的な状況の下でとらえられ築かれた重要な経験としての民間的・全人的な疾病の考え方を排除するものであり，それと対立するものである（Allan & Hall, 1988；Angel & Thiots, 1987）．のどの痛みに対する家庭療法を備えている人もいるだろうし，また頭痛や頑固な咳を和らげるためにパップ剤を使ったことのある人もいるだろう．このような行動は，住民セクターで何らかの意味をもつ病気の結果の1つと解釈された症状に応じてとられた行動の例である．専門家セクターでは，同じような症状であっても健康を脅かす存在として認識されてしまう．

4. 疾病行動の決定

　病気になった人々は文化的ヘルスケアシステムの住民や民間療法者，そして専門家のうちのだれに相談するかを選択する．この選択は，その人が病気をどうとらえているか，病気をどのように意味づけているか，そして疾病の今後をどう考えているか，その人の主観的な考え方の影響を受ける（Fabrege, 1974）．ヘルスケア提供に対する態度やだれの助けを受けるかの決定は，その人が病気をどうとらえているか，またその人にとって人生上の重要な出来事とはどういうものなのかによって異なる．

　このような決定には，家族や文化での学習の機能がかかわっている（Mechanic, 1982）．あなたが子どものときに病気になった経験を思い出してみよう．
・あなたの状態がおかしいと判断したのはだれだったか．
・あなたの症状はどう解釈されたか．
・あなたをどうするかについて判断したのはだれか．
・その人物はだれかと相談したか．
・あなたの症状の解釈と相談を受けた人によって治療の選択に違いが生じたか．
・その治療法にはどのような結果が期待されたか．
・その治療の結果はどのように評価されたか．

　あなた自身の健康や疾病，健康信念や健康習慣に対する答えを見つけることが重要であるのと同じように，クライアントの疾病におけるこのような要因や過程の重要性を理解することも重要である．

　援助の求め方のパターンをつくっていく過程で，多くの人々は治療に関するネットワークをつくりだしている．このネットワークには，前に述べた3つのセクターのすべて，またはいずれかからなる人々と医療の提供者との私的な関係も含まれる．家族や民間医療者を含む医療の提供者は，同時に利用される場合もあれば，健康問題に関するクライアントの意識や疾病の経過，治療結果に対する望みによって利用の時期が異なる場合もある（Angel & Thiots, 1987；Helman, 1984；Kleinman, 1980；Mechanic, 1982）．一般に人は以前の経験からの学びや症状の強さ，各セクターの理念を受け入れられるかどうか，また治療結果の評価にもとづいて，どのセクターを選ぶかを決めている（Blumhagen, 1982；Chrisman, 1977；Kleinman, 1980；Young, 1982）．この選択の過程で，クライアントが相談

者となるべき人のネットワークを巻き込むことは理にかなっている．この相談者には核家族の一員から専門家まで様々な人が含まれている（Friedson, 1961 ; Roberts, 1988）．

5．セクター間の争い

　文化的背景が異なっているのであるから，ヘルスケアシステムの3つのセクター間の障壁や誤解，争いの一部が病気の原因や病気の管理についての文化的信念の違いに関係しているということを，多くの健康に関する学問の研究が証明していても驚くことではない（Chavez, 1984 ; Roberson, 1987）．

　Kleinman（1980）が指摘しているような葛藤についてじっくり考えたことのある人は少ないだろうが，クライアントとヘルスケア提供者とのいざこざはだれでも経験している．私たちはクライアントであったこともあったはずだ．そのとき，自分が思ってもみなかった治療を進めるだけの医師に会ったことはないだろうか．医師に処方された薬が，自分には飲みたくないものであったということはないだろうか．このような葛藤はだれもが抱いたことがあるだろう．看護の大学生や大学院生が異文化についての多くの知識を得た後でも，各セクター間の効果的治療に関する信念や治療行動の葛藤や障壁は解決されない．このセクター間の障壁が取り除かれていかないと，専門家セクターは住民セクターに対する関心が薄くなってしまう．医療の専門家が，「このクライアントは扱いが難しい」とか，「このクライアントは処方どおりに薬を飲んでくれないし，食事療法も守ろうとしない」と言っているのを聞いたことはないだろうか．あなた自身も，自分が薦めている治療がクライアントの文化的治療習慣からみて納得できるものかどうかを考えることをせずにこのようなことを言ったことはないだろうか．この問題は，単なる治療の論議ではなく基本的なものであり，おそらくこのような場合には症状やその原因についてのクライアントと提供者の考え方が対立しているであろう．住民セクターや民間医療セクターでは，人間関係のストレスや自然環境，超自然現象によるクライアントの不安が身体化したものが病気であると考える．これは，病気の原因や治療についての文化的信念が病気を意味のある経験としてとらえるもととなっている例である．

　「一般的ではない」とか「素人の」とか，また「主観的な」，そして「科学的でない」などの言葉で表される（Roberson, 1987）住民セクターと民間医療セクターでの行動は，西洋以外の社会と結びついており，クライアントの治療行為に対するこのような好みは医療専門家によってないがしろにされてきた．このことは問題である．なぜなら薦められた治療がクライアントの思う原因と合っていない場合，クライアントはその治療方法に従わないからである．

　このような問題を解決するためには，私たちは様々な個人のイデオロギーや行動を理解し，調整する必要がある．専門家は，クライアントの病気の解釈と意味の重要性を考慮する必要がある．そうしてこそ，より安全で気持ちの良い関係をつくり出していくことができる．仕事上の関係が良い結果をもたらすことを望むならば，住民セクターに焦点を当てる必要がある．葛藤や誤解，効果的医療の前に立ちはだかる障壁は，住民セクターについての知識，すなわち住民はどんな健康信念や健康習慣をもっているのか（Kleinman, 1980），

70〜90％の病気はどのように診断され治療されているのか（Zola, 1972）を知る努力によってのみ取り除いていくことができる．住民の健康と全人的な幸福を目指しながら，健康問題に対する複雑な社会文化的反応を理解する能力をもつことによって，各セクター間の相互作用を促していきながら，クライアント側の立場に立って行動することが，看護の専門家として正しい選択といえる．クライアントを適切に擁護していくことは，住民セクターの現実を理解する能力と文化的に微妙なケアを行うためにセクター間で交渉し転換する能力によって成立する（Chrisman, 1977）．このようなことを行うことによって，看護はヘルスケア提供者に文化へ適応する責任を明示し，ヘルスケア施設にこのような属性をもたせるモデルとなるだろう．

違いがクライアントと提供者の争いと誤解の原因になることは間違いない（Angel & Thiots, 1987；Blumhagen, 1982）．そこで文化的ヘルスケアシステムを理解することによって，ケアを受ける過程での一般の人々と専門提供者との間の壁をとり除いたり，そのような壁が存在する理由を理解することができる．いざこざの起こる要因の基本を理解することはもちろん，文化的に共存するためのガイドとして提供者，協力者，そして地域の中で，この違いについてのパラダイムを使う必要がある．

6．文化理解力のあるヘルスケア提供者

文化理解力とは，文化の意味と文化が行動形成に果たす役割を認識し，知識として得，そして実際に感じとることである（McManus, 1988）．文化とは，広く定義すると社会的に受け継がれた信条や価値観，知識，そしてその集団に特異的な行動パターンのことである（Kleinman, 1980；Wood, 1989）．そして文化理解力をもつためには，自らの文化の特徴を説明する能力，自分と他人の違いを認識する能力，そしてこれらの違いを理解し受け入れるための行動力が必要である（Dillard, Andonian, Flores, Lai, MacRae & Shakir, 1992）．文化というのは人種や国籍以上のこと，つまりその人の性別，宗教，社会経済的状態，性的傾向，年齢，環境，家族背景，そして人生経験をも含んでいる．

文化理解力をもてるかどうかは，ヘルスケア提供者の態度が改善するかどうかにかかっている．そして文化の理解は，自分の意思で文化問題について学び，すべてのケアの中で文化の重要性を組み入れて責務を果たしていく過程であり，文化的に特徴のあるニーズに合ったサービスに適応していくことで達成できる．治療実践者の中には他の文化の言語や価値観，習慣について特別な知識をもっている人もいるだろうが，仕事を行う大半の人は，援助を行う過程で違いのダイナミクスを理解していき，実践上の技術をクライアントの文化的意味に合うようにあてはめていく．

文化的違いを受け入れ，認めることは文化理解力をもつようになる過程の第一段階で求められることである（Cross, Bazron, Dennis & Issacs, 1989；McManus, 1988；Zoucha, 2000）．多くの少数民族は，アメリカの医療供給システムをつくった西洋の科学的・医学的パラダイムとは明らかに違う健康，疾病についての信条や治療方法をもっている（Crawley, Marshall, Lo & Koenig, 2002；Devore & Schlesinger, 1991；Eisenberg, 1980）．しかし提供者が，そのような人々に対して自分や一般的な考えと異なると決め込み否定的に

とらえることは間違っている．違いというのは，発見され理解されなければならないし，そうしてこそ医療を求めるときの障壁は低くなる．違いについて理解することは，彼らの存在に気づくことに始まり，彼らを受け入れようとする意思を持続させることである．これから，あなた自身の文化にあなたが気づくための学習方法を提案しよう．

7. 文化を認識するための訓練

　文化理解力をもつために必要な主な要素は，自分自身の文化を認識し，知識を得ること，そして自分の偏見や感性を発見する意思をもつことである．人々は文化が自分の考えや判断方法にどのような影響を与えているのかを認識する責任がある．これに加えて，自分の家族や社会ネットワークがもち続けている文化的習慣や価値が毎日の生活の中にどのように反映されているのかについての知識を得る責任もある．この認識を高めるために，Hutchinson (1989) は様々な質問を自らに向けることを提言している．この質問によって，私たちの文化的財産や文化がどのように日常生活に影響を及ぼしているかについて発見できるだろう．以下は，その質問の例である．

- あなたはどのような文化集団，社会経済階層，宗教，年代，そして地域に属しているか．
- あなたの属する文化集団，社会経済階層，宗教，年代，地域について何を変えたいか，そしてそれはなぜか．
- あなたとは異なる文化の人々と，どのような体験をしたことがあるか，その体験はどのようなものであり，そのときどのように感じたか．
- 異文化や異なる習慣をもつ集団のメンバーによって，あなたはどのようなところを拒絶されたか．
- 異文化の人々との前向きな相互関係を築くにあたって役立ったものは何か．

　医療専門家を目指す学生に多様な認識を教える際に使われる方法の1つに，文化診断を行うことがある．これは目的をもった自己に対する訓練と，違いに適応する訓練を兼ね備えている．この診断では，学生は健康や疾病，食事，宗教，教育，余暇，そして期待される役割についての自分自身の文化的信条や価値観を認識することを求められる（この部分を読み終えれば，これはすぐにでもできる）．このようなことを認識すると，次に認識したあなたの答えをもとに，このような価値観や実践，期待，習慣，伝統のいくつかについて教わったことをどのように思い出したかについて考えていこう．

- あなたは文化的財産についての知識をどこでどのようにして得たか．
- あなたの地域で，若者の生活に影響を与える責任を負っていた人はだれか．

　あなたと親しいが異なる文化や財産，背景をもっている人を探しインタビューすることで，この訓練をさらに進めていこう．

- まずその人にインタビューの許可を取り付け，文化的特徴を知るためにあなたが自分にした質問と同じ質問をしてみよう．
- あなたのデータと比べることのできるだけのデータがそろったら，その2つのデータについて社会文化的相違点について分析してみよう．

この訓練は、文化的な信条や価値観の自己認識にまだ直面していない初心者に、とくに有効である．相違点の分析が終わったら、次には自分の分析を深め、前向きに適応できる点と同時に2つの価値観の対立が起こるおそれのある部分に焦点を当てていこう．これは、例えば食べ物の好みや祝日の過ごし方などのように単純なものもあれば、一方で職業や世代の階層、治療のための儀式のように複雑なものもある．以下の質問を行うことで診断訓練は完成する．

・クライアントと相互にかかわるにあたって、クライアントと提供者はどのような共通の強みを生かしたらよいか．

この文化的訓練の問題が示すように、どのような相互作用にも、独特な経緯やコミュニケーションの方法、学習による相手への期待がみられる．しかしこれは同時に、誤解や解釈の違いにもつながる．これは、まさに違いのダイナミクスによるものである．したがってクライアントとかかわる際には、基本的な民族的・文化的慣習と同時にクライアントの健康・疾病行動についての情報も明確にする必要がある．援助的な関係を築くには、文化についての個別の知識が必要なのである．障壁をとり除き、その人に合ったケアプランを共同で作っていくことで、すべてのクライアントにとって良い結果を生むことができる．疾病の治療と治癒に向けて協働作業を計画するときの最終目標は、クライアントの尊厳を保ち、クライアントが気持ちよく従えるような健康増進と治療の計画を進めることにある．これはクライアントの気分を害するものではなく、彼らを援助するものなので、クライアントに受け入れやすいだろう．

8. クライアントの健康と疾病に対する信念を明確にする

文化的健康信念が人々の疾病経験の認識と管理の決定要素であることは、すでに学んできた．このような信念は、実際の病気体験とは関係なく独立したもので、病気体験の先にあるものである（Kleinman, 1980）が、人が特別な経験や状況に対処したり、それについて語るときに大いに用いられる（Blumhagen, 1982；Gillick, 1985）．したがって、私たちは治療者として、病気体験が現実のものとなったとき（その前ではない）には、文化的健康信念を明らかにするのが良いと考えている．いくつかの研究によると、クライアントは疾病を患った時間とその経験を基に、病気になった理由を打ち立て、疾病行動を方向づけ、そして治癒のための選択をするという（Blumhagen, 1982；Chrisman, 1977, Good & Good, 1981）．人々の健康と疾病の文化的解釈を理解することによって、医療の実践者はクライアントが実際の病気について考える際の信条の根源をさらに明らかにすることができる（Roberson, 1987）．

このプロセスは病気の症状の特徴、持続期間、原因についてのクライアントの主観的な考えを明らかにすることから始まる．さらにクライアントと話し合いの場をもって、受け入れられる治療や治療結果、クライアントと提供者との相互作用に関してクライアントが期待していることを明確にすべきである（Berlin & Fowkes, 1983）．Randall-David（1989）は、Kleinmanの考えた質問を改変して、クライアントに健康と疾病についての見解を尋ねる質問をつくっている．この質問の答えに注目することで、提供者の文化理解はさらに

高まるだろう.
- ・自分の病気の原因は何だと思いますか？
- ・その病気がなぜ引き起こされたと思いましたか？
- ・どのくらいその病気が続くと思いますか？
- ・その病気に対してあなたは何かをしましたか？
- ・その病気についてあなたはだれと相談しましたか？
- ・その病気に対して，だれから，どのような援助を受けたいと思いますか？
- ・病気が回復に向かっていることをどのようにして知ろうと思いますか？

解釈モデルの研究を行う目的でRandall-Davidが考案した別の質問をさらに紹介しておこう.
- ・あなたはその病気を何と呼んでいますか？
- ・その病気にかかっていることであなたがいちばん心配していることは何ですか？
- ・あなたは自分が病気であるということをどのようにして知りましたか？

　以上の質問に対する答えを集め，活用できるようになるには時間と意識的努力が必要である．しかしこのプロセスは，クライアントの健康信念と健康行動を深く理解し尊重することになるので，時間をかけて努力するだけの価値がある．この理解はクライアントとケア提供者との関係および治療の成果を改善することにつながる．これらの質問の答えを分析し，内省することによって，ヘルスケア提供者は異文化間の相互作用の複雑さを理解することができる．

9. 技術を身につける

　文化的診断を明確にし，処方された治療介入と関連づけて適切な文化社会的ケアを提供するために，ヘルスケア提供者はいくつかの重要な技術を身につける必要がある．このことは，病気を治療し，その人にとっての病気の意味を理解することが疾病を治すことと同じくらい重要であるということを理解することでもある（Kleinman, 1988）．看護者は教育課程でコミュニケーション方法について学んでいるが，異文化の信念や背景を理解するのに必要な認識能力を得るには，修養と向上，そして実践が必要である．

　次に，確実な身体的・心理社会的アセスメント技術，効果的なインタビュー技術，積極的傾聴，非言語表現，そして自己認識は，文化的な理解力のあるヘルスケア提供者に求められる基本的態度である．これらの態度のいくつかは，この章の内容を利用することで身につけることができるが，臨床の場で実践していくためには継続した学習を行い，十分なデータを収集するのに必要な技術を広げていくことが期待されている．例えば，有色人種の人の皮膚のフィジカルアセスメントを学ぶ必要がある人もいれば，自分自身の文化のアセスメントとヘルスケア提供者と患者との間に起こりうる葛藤の分析により多くの時間を費やすことが最優先事項である人もいる．

　多くの実践と他者からの評価を必要とし，学習によって得られる技術である積極的傾聴は，効果的なインタビューをするのに必要な態度である．ロールプレイングによるクライアントとのインタビューを録音できるのならば，その録音は仲間同士で自分たちのインタ

ビュー形式について評価しあうのに役立つだろう．自分が面接の技術をどれだけ身につけたかを評価するために，次のことを考えてみよう．

- 専門家にしかわからないような用語や俗語を使っていなかったか？
- 質問が早すぎて，クライアントが答えを考えたり組み立てたりする時間がないということがなかったか？
- 質問を何回も言い換えたために，もとの意味を失ってしまったことはなかったか？
- 質問が長すぎたために質問の焦点がぼやけてしまっていなかったか？

質問がよく理解されない原因は，しばしばインタビューの技術や方法，能力と関係している．例えば，あなたは間をとる努力をしていただろうか．常にクライアントが話してくれなければならないとか，あるいは自分が話さなければと思っていなかっただろうか．質問に対するクライアントの答えをより詳しく分析するための適切なフォローアップの質問を行っていただろうか．重要なことは，クライアントが言ったことの価値を知ることである．積極的傾聴と適切な反応を返すようにすることは，このインタビューの目的を達成するための確実な方法である．

クライアントとやりとりをするときに，非言語表現を使って自分自身を表現する方法も学ばなければならない．自分の空間に他人がいることや，むやみに触られることはだれしも好まない．もちろん，私たちは触れ合うことは治療の際に重要であると考えているが，私たちが接するクライアントの中にはそのことが文化的に不適切な場合があることを覚えておく必要がある．

フィジカルアセスメントのデータに加えて，クライアントとその家族の健康状態，疾病の状態を明らかにすることで，ヘルスケア提供者は治療方法を構成する際にクライアントの意識を知りやすくなる．さらに提供者の効果的コミュニケーションが，クライアントとその家族にいつ，だれと，どんな治療を始めるか，かかる費用と効果の関係はどうかについて適切な判断をする際に役立つ（Kleinman, 1988）．クライアントとその家族にとっての良い結果という共通の目的に向かって，クライアントと提供者が協働，協力するという態度をもって健康教育やセルフケアを行うことは，各人の責任であるといえるだろう．説明作業や相互作用理解におけるクライアントと提供者の対立をうまく調整することで，効果的ケアを行う際の障害を減らすことができるし，クライアントに対して提供者とは異なる価値観をもっていることを尊重する姿勢を伝えることもできる．このような方法は，クライアントと提供者の間の溝を埋めることにも役立ち（Kleinman, 1988），受診行動を増やし，全国民の健康を改善するために必要な方法である．

10. 医療施設

ヘルスケア提供システムがそうであるように，その一部を構成しているヘルスケア提供者も，文化に対する認識をもち，感受性を高め，そして理解を高める必要がある．文化を理解していない医療の場に，文化の理解力のあるヘルスケア提供者をおくことは意味のないことである．個人や家族，そして地域に対するサービスの中で，文化を理解するケアのシステムは文化の重要性を認めそれを取り入れること，違いのダイナミクスを理解するこ

と，そして個別のニーズを満たすサービスを行う任務を達成することが必要である（Issacs & Benjamin, 1991 ; Roberts, 1990）．文化を理解した計画やサービスは，スタッフとクライアントの文化的アイデンティティと自己尊重を維持・促進するという施設の目的の中に含まれており，クライアントの信条と同じようにスタッフの信条も尊重する．

　組織レベルの文化の理解に向けてのいくつかの動きが，文献で紹介されている．地域での受け入れや利用状況によって成功のいかんが判断されるのならば，ほかよりも成功していると認められる組織もあるだろう．しかしMcManus（1988）は，サービス機関が大集団の要望に合ったサービスを異なる文化をもつほかのグループにも提供することがしばしばあるために，そのような単純で大まかなモデルは少数派集団に拒絶されていると報告している．このアプローチは，障壁をとり除くのではなくそのままにしている，一種の鈍感さであると，多くの人々は気づいている．文化を理解するための組織のより意味深い，成功するアプローチは，同じ文化背景をもつ人々をスタッフとして雇い入れ，かつ対象者としている地域特定のプログラムとサービスを主体的にサポートすることである（Barrera, 1978 ; Gallegos, 1982）．このことは，多言語・多文化の人々に対するサービスはいくつかの地域住民の要求に応じていなければならないことを意味している．ニーズの判断はもっとも効果的に受け入れられるサービスのタイプとサービス提供システムを認識することから始まる（Angrosino, 1978）．

　今ある多くのサービス機関や提供システム，構造，サービスそのもの，そして資格は，クライアントに利用されるときに直面する文化とうまくやっていけるように調整され，作られなければならない．アメリカの主流文化とは異なる文化をもつ住民の独特なニーズに応えるだけの柔軟さをもっているのが，文化的な理解のあるサービス，システム，機関，そして実践である．

　人種や文化，そして少数派集団が異なるニーズをもっており，サービスがあまり受けられないとか，あるいは利用できるサービスが少ないという認識が高まり，サービス機関の文化の理解への関心が生まれてきた．対象となる人々が必要としているサービスの種類をアセスメントすることは，文化的背景の異なる人々がサービスを受け，利用するために重要である．文化の理解のために努力している機関は，異文化地域の価値観を受け入れることができなければならないし，地域住民と共に働くためにサービスと技術を改善，改良しなければならない（McManus, 1988）．

まとめ

　医療の教育者と提供者は，多元社会に住む人々に民族性が帰属感，つまりアイデンティティや長所，生き方の違いを理解する観念を与えていることを忘れてはならない．異文化に対する理解は，違いに対処し違いを理解するうえで役立つ．人々の行動や態度，世代を通しての文化継承に影響を与えている遺産やアイデンティティの役割は，研究によっても裏づけられている．違うものを排除したり，対立を誘発したり，同一化を目指すのではなく，違うものをもった他人を尊重し，協力していくことを，今後の研究や実践の中で行っていかなければならない．ヘルスプロモーションと疾病の治癒，そして良い成果を得るた

めには，文化に対する理解が不可欠である．そうすれば，ヘルスケア提供者に必要な技能の多くは，認識や専門的能力，継続学習，そしてクライアントの言葉の傾聴を通して，場所を得て活用されることになるだろう．

(訳：森本真理子)

●文献

Aamodt, A. (1978). The care component in a health and healing system. In E. Bauwens (Ed.), *The anthropology of health*. St. Louis, MO: C.V. Mosby.

Adams, E. V. (1990). *Policy planning for culturally comprehensive special health services*. Rockville, MD: U. S. Department of Health and Human Services, Maternal and Child Health Bureau.

Allan, J. D., & Hall, B. A. (1988). Challenging the focus on technology: A critique of the medical model in a changing health care system. *Advances in Nursing Science, 10*(3), 22–34.

[*1] American Nurses Association. (1980). *Nursing: A social policy statement*. Kansas City, MO: Author.

Angel, R., & Thiots, P. (1987). The impact of culture on the cognitive structure of illness. *Culture, Medicine, and Psychiatry, 2*, 465–494.

Angrosino, M. V. (1978). Applied anthropology and the concept of the underdog: Implications for community mental health planning and evaluation. *Community Mental Health Journal, 1–4*(4), 291–299.

Barrera, M. (1978). Mexican-American mental health service utilization: A critical examination of some proposed variables. *Community Mental Health Journal, 14*(l), 35–45.

Berlin, E. A., & Fowkes, W. C. (1983). A teaching framework for cross-cultural health care: Application in family practice. *Western Journal of Medicine, 139*(6), 934–938.

Blumhagen, D. (1982). The meaning of hypertension. In N. J. Chrisman & T. W. Maretzki (Eds.), *Clinical applied anthropology: Anthropologists in health science settings*. Boston, MA: Reidel.

Campinha-Bacote, J. (1995). The quest for cultural competence in nursing care. *Nursing Forum, 30*(4), 19–25.

Chavez, L. R. (1984). Doctors, curanderos, and brujas: Health care delivery and Mexican immigrants in San Diego. *Medical Anthropology Quarterly, 15*(2), 31–37.

Chrisman, N. (1977). The health seeking process: An approach to the natural history of illness. *Culture, Medicine, & Psychiatry, 1*, 351–377.

Congress, E. P., & Lyons, B. P. (1992). Cultural differences in health beliefs: Implications for social work practice in health care settings. *Social Work in Health Care, 17*(3), 81–96.

Crawley, L. M., Marshall, P. A., Lo, B., & Koenig, B. A. (2002). Strategies for culturally effective end of life care. *Annals of Internal Medicine, 136*(9), 673–679.

Cross, R. L. (1987). Cultural competence continuum. *Focal Point: The Bulletin of the Research and Training Center to Improve Services for Seriously Emotionally Handicapped Children and Their Families, 3*(l), 5.

Cross, T., Bazron, B., Dennis, K., & Issacs, M. (1989). *Towards a culturally competent system of care, Volume I*. Washington, DC: Georgetown University Child Development Center, CASSP Technical Assistance Center.

Day, J. C. (1993). *Population projections of the United States by age, sex, race and Hispanic origin: 1995 to 2005*. Washington, DC: Bureau of the Census Current Population Reports, P25-1104.

Dervin, B. (1989). Audience as listener and learner, teacher, and confidante: The sense-making approach. In R. E. Rice & C. K. Atkin (Eds.), *Public communication campaigns*. Newbury Park, CA: Sage.

Devore, W. & Schlesinger, E. (1991). *Ethnic-sensitive social work practice*. New York, NY: Macmillan Publishing.

Dillard, M., Andonian, L., Flores, O., Lai, L., MacRae, A., & Shakir, M. (1992). Culturally competent occupational therapy in a diversely populated mental health setting. *The American Journal of Occupational Therapy, 46*(8), 721–726.

Drew, J. C. (1997). The ethnocultural context of healing. In P. Kritek (Ed.), *Reflections in healing*. New York, NY: National League for Nursing.

_____. (Summer, 1996). Culture as medium in health and illness [Feature article]. *Nurse Investigator*. New York, NY: MD Anderson/Sloan Kettering Publications.

Eisenberg, L. (1980). What makes people patients and patients well? *American Journal of Medicine, 69*(2), 277–286.

Fabrega, H. (1974). *Disease and social behavior: An interdisciplinary perspective*. Cambridge, MA: MIT Press.

Friedson, E. (1961). *Patient's view of medical practice*. New York, NY: Russell Sage.

Gallegos, J. S. (1982). Planning and administering services for minority groups. In M. Austin & W. Hersey (Eds.), *Handbook of mental health administration: The middle manager's perspective* (pp. 87–105). San Francisco, CA: Jossey-Bass.

Gillick, M. R. (1985). Commonsense models of health and disease. *New England Journal of Medicine, 313*(11), 700–703.

Good, B., & Good, M. J. (1981). The meaning of symptoms: A cultural hermeneutic model for cultural practice. In L. Eisenberg & A. Kleinman (Eds.), *The relevance of social science for medicine*. Boston, MA: Reidel.

Harwood, A. (1981). *Ethnicity and medical care*. Cambridge, MA: Harvard University Press.

Helman, C. (1984). *Culture, health, and illness: An introduction for health professionals*. Boston, MA: Wright.

Holzberg, C. S. (1982). Ethnicity and aging: Anthropological perspectives on more than just the minority elderly. *The Gerontologist, 22*(3), 249–257.

Hutchinson, I. (1989). *Strategies for working with culturally diverse communities and clients*. Bethesda, MD: The Association for the Care of Children's Health, Maternal and Child Health Bureau.

Issacs, M., & Benjamin, M. (1991). *Towards a culturally competent system of care, Volume II: Programs which utilize culturally competent principles*. Washington, DC: Georgetown University Child Development Center, CASSP Technical Assistance Center.

*2 Kleinman, A. (1988). *The illness narratives: Suffering, healing, and the human condition*. New York, NY: Basic Books.

_____. (1986). Concepts and a model for the comparison of medical systems as cultural systems. In C. Currer & M. Stacy (Eds.), *Concepts of health, illness, & disease: A comparative perspective*. New York, NY: Berg.

*3 _____. (1980). *Patients and healers in the context of culture*. Berkeley, CA: University of California Press.

_____. (1978). Clinical relevance of anthropological and cross-cultural research: Concepts and strategies. *American Journal of Psychiatry, 135*(4), 427–431.

Leonard, B., & Plotnikoff, G. A. (2000). Awareness: The heart of cultural competence. *AACN Clinical Issues: Advanced Practice in Acute Critical Care, 11*(1), 51–59.

Leininger, M. (1978). *Transcultural nursing: Concepts, theories, and practices*. New York, NY: Wiley.

Lewis, M. C. (1988). Attribution and illness. *Journal of Psychosocial Nursing, 26*(4), 14–21.

Lyons, J. (1972). Methods of successful communication with the disadvantaged. In *Communication for change with the rural disadvantaged*. Washington, DC: National Academy of Sciences.

Madrid, A. (1988). Diversity and its discontents. *Black Issues in Higher Education, 5*(4), 10–18.

May, J. (1992). Working with diverse families: Building culturally competent systems of health care delivery. *The Journal of Rheumatology, 19*(33), 46–48.

McManus, M. (1988). Services to minority populations: What does it mean to be a culturally competent professional? *Focal Point: The Bulletin of the Research and Training Center to Improve Services for Seriously Emotionally Handicapped Children and Their Families, 2*(4), 1–17.

Mechanic, D. (1986). The concept of illness behavior: Culture, situation, and personal predisposition. *Psychological Medicine, 16*(l), 1–7.

Mechanic, D. (Ed.). (1982). *Symptoms, illness behavior, and help seeking*. New York, NY: Prodist.

Moore, J. (1971). Situational factors affecting minority aging. *The Gerontologist, 11*, 88–93.

Munet-Vilaro, F. (1988). The challenge of cross-cultural nursing research. *Western Journal of Nursing Research, 10*(1), 112–115.

Randall-David, E. (1989). *Strategies for working with culturally diverse communities and clients*. Bethesda, MD: The Association for the Care of Children's Health.

Rivera, G., & Wanderer, J. (1986). Curanderismo and childhood illnesses. *The Social Science Journal, 23*(3), 361–372.

Roberson, M. (1987). Folk health beliefs of health professionals. *Western Journal of Nursing Research, 9*(2), 257–263.

Roberts, R. (1990). *Developing culturally competent programs for families of children with special needs*. Washington, DC: Georgetown University Child Development Center, Maternal and Child Health Bureau.

Roberts, S. J. (1988). Social support and help seeking: Review of the literature. *Advances in Nursing Science, 10*(2), 1–11.

Royce, A. P. (1982). *Ethnic identity: Strategies of diversity*. Bloomington, IN: Indiana University.

Rubel, A. J. (1977). The epidemiology of a folk illness: Susto in Hispanic America. In D. Landy (Ed.), *Culture, disease, and healing: Studies in medical anthropology* (pp. 119–128). New York, NY: Macmillan.

Ruiz, P. (1985). Cultural barriers to effective medical care among Hispanic-American patients. *Annual Review of Medicine, 36*, 63–71.

Weiss, M. G. (1988). Cultural models of diarrheal illness: Conceptual framework and review. *Social Science & Medicine, 27*(1), 5–16.

Whall, A. (1987). Commentary. *Western Journal of Nursing Research, 9*(2), 237–239.

[*4] Wirth, L. (1945). The problem of minority groups. In R. Linton (Ed.), *The science of man in the world crisis*. New York, NY: Columbia University Press.

Wood, J. B. (1989). Communicating with older adults in health care settings: Cultural and ethnic considerations. *Educational Gerontology, 15*, 351–362.

Young, A. (1982). The anthropology of illness and sickness. *Annual Review of Anthropology, 11*, 257–285.

Zola, I. K. (1972). Culture and symptoms: An analysis of patients' presenting complaints. *American Sociological Review, 5*, 141–155.

Zoucha, R. (2000). The keys to culturally sensitive care. *American Journal of Nursing, 100*(2), 24GG–24II.

〔邦訳のある文献〕

1) 小玉香津子訳：看護—ANAの社会政策声明，小玉香津子訳『看護はいま—ANAの社会政策声明』所収，日本看護協会出版会，1998．
2) 江口重幸・他訳：病いの語り—慢性の病いをめぐる臨床人類学，誠信書房，1996．
3) 大橋英寿・他共訳：臨床人類学—文化のなかの病者と治療者，弘文堂，1992．
4) 中野　正訳：少数民グループの問題，池島重信・他訳『世界危機に於ける人間科学』所収，実業之日本社，1952．

●インターネット情報源

　文化の問題や文化の理解に関しては多くのウェブサイトがあるが，ここではそのごく一部を紹介する．

www.omhrc.gov

　これはアメリカ保健福祉省『少数派集団のための医療資源センター』(Office of Minority Health Resource Center, US Department of Health and Human Services) のホームページである．ニュースやデータベース，発行物，基金資源，就職情報，催し物や研究会，人的資源のネットワーク，官報の通達，新聞発表などを提供している．とくに興味深いのは，文化的・言語的に適切なヘルスケアサービスと，成果に焦点を当てた，文化を考慮した研究計画に関して推奨される基準とのリンクをつけていることである．

www.amsa.org

　このサイトはアメリカ医学生協会 (American Medical Student's Association；AMSA) が資金提供しているサイトである．"AMSAの最優先課題の達成戦略"のメニューにある"医学の多様性"のボタンをクリックすると，文化を考慮した学習モジュールやケーススタディ，多様性についての調査などがみられる．また，文化理解に関する情報を提供しているほかの資源とのリンクをつけている．

www.diversityrx.org

　このサイトは『全国立法府協議会』(National Conference of State Legislature) と『異文化保健医療資

源』(Resources for Cross Cultural Health Care)，そしてHenry J. Kaiser Family Foundation（カリフォルニア州メンロパーク）が資金提供している．このページは言語や文化の理解を促進することで少数派集団や移民，その他の様々な民族のヘルスケアの質を改善することを目的としている．このサイトを見ていくと，ほかのリンク先を見ることができる．

www.gwu.edu/iscopes/Cultcomp.htm
　このサイトはジョージ・ワシントン大学が資金提供しており，学習目標や学習内容，双方向式の練習問題，ケーススタディなどがあり，非常に有益な学習モジュールである．

www.diversitycoalition.org
　このサイトは『多様性擁護のためのマサチューセッツ司法サービス団体』(Massachusetts Legal Services Diversity Coalition)が運営している．このサイトでは，文化集団と民族集団の歴史や経済状況，文化集団と民族集団が直面している政治的課題などについての貴重な情報がみられる．"文化理解"のボタンをクリックすると貴重な情報が得られるが，Acrobatのテキストと読みやすさの点で難がある．

第7章
都市とコミュニティのための健康政策

Beverly C. Flynn

■ 学習目標
　この章では健康な都市とコミュニティのための公共健康政策の重要性に焦点を当てて，プライマリヘルスケアとヘルスプロモーションの概念を踏まえて解説する．
・公共健康政策の基本的要素が理解できる．
・健康な都市とコミュニティの基本的な概念と過程が理解できる．
・政策の開発プロセスを説明できる．
・公共健康政策を進めるうえでのコミュニティヘルスナースの役割の重要性を適切に評価できる．

はじめに

　この章で述べる健康政策の概念は，文献の中で公共健康政策（healthy public policy）と呼ばれているものである（Evers, Farrant & Trojan, 1990 ; Hancock, 1985 ; McCubbin, Labonte & Dallaire, 2001 ; Milio, 1990 ; Pederson, Edwards, Kelner, Marshall & Allison, 1988）．ここではとくに，コミュニティの中でのヘルスプロモーションに的を絞って述べていくことにする．Kesler（2000）によれば，健康なコミュニティ活動は彼がいうところの健全なデモクラシーを通して地域の健康を向上することを目指しているという．ここから良質の意思決定と施策が生まれてくる．公共健康政策は「ヘルスプロモーションに関するオタワ憲章」（WHO, 1986b）の中で，ヘルスプロモーションのためのもっとも重要な施策であると位置づけられている．公共健康政策と健康都市・コミュニティの特徴は，第1章で述べたプライマリヘルスケアと共通の特徴をもっている．この章では，ヘルスプロモーションと公共健康政策の概念基盤を，健康都市・コミュニティ運動と結びつけて探っていく．そして公共健康政策と健康都市・コミュニティの将来の発展に看護職がどのような役割を担うことができるかについて考えていく．

1. ヘルスプロモーションと公共健康政策に関する国際会議

　ヘルスプロモーションと公共健康政策に関して，これまで5回の国際会議*が開催され，そこでの議論が文書としてまとめられた．まず世界保健機関（WHO）は1978年のアルマ・アタ宣言において，ライフスタイルの変容と政策や環境の向上とを結びつけたヘルスプロモーションの手法としてプライマリヘルスケアを採択した（WHO, 1978）．1980年代半ば以降，ヘルスプロモーションの概念は年々注目を集めていった．

　次に，カナダ・オンタリオ州のオタワで開かれた第2回の国際会議において，「ヘルスプロモーションのためのオタワ憲章」（WHO, 1986b）が採択された．この会議の中で，ヘルスプロモーションという活動は保健関係の部門だけのものではない，という点で意見が一致した．また，健康のための必要条件として，平和，住居，教育，食糧，収入，安定した生態系，持続可能な資源，社会正義および平等の9項目をあげている．さらに，効果的なヘルスプロモーションのために相互協力が必要な活動分野として，優先順に以下の5項目を提示した．

・すべての部門において，あらゆるレベルで公共健康政策を策定する．
・健康を実現しやすくするような支援的環境を創造する．
・自助（セルフヘルプ）とソーシャルサポートを伴う地域活動を強化する．
・自分で自分の健康に責任をもてる個人的技術を身につける．
・ヘルスサービスをヘルスプロモーションと疾病予防へと方向づける．

　3回目の国際会議はオーストラリアのアデレードで，公共健康政策をテーマに開催された．この会議では，健康は基本的人権であり社会的投資であるとの立場が承認された．そして各国政府が経済政策と社会政策，保健政策とを結びつけることによってヘルスプロモーションを図るよう勧告した．さらに，健康の実現には公平性が必要であり，企業，労働組合，NGOおよび地域のグループとの間でパートナーシップを進展させるよう提案した（WHO, 1988）．

　ヘルスプロモーションに関する4回目の国際会議は1997年にインドネシアのジャカルタで開かれたが，開発途上国での開催はこれが初めてであった．この会議では，21世紀におけるヘルスプロモーションに向けて，以下の5つの優先事項が「ジャカルタ宣言」（WHO, 1997）として採択された．

・健康のための社会的責任を促す．
・健康開発のための投資を増やす．
・健康のためのパートナーシップを強化・拡大する．
・コミュニティの資質を向上させ，個人の能力を高める．
・ヘルスプロモーションのための社会的基盤を確保する．

　ヘルスプロモーションに関する5回目の国際会議では格差の橋渡しに焦点がおかれた（WHO, 2000）．各国の保健閣僚らは「ヘルスプロモーションに関するメキシコ閣僚宣言」

---

*訳注）1991年にスウェーデンのサンズヴァルで開かれた国際会議をここに含めることも多い．

に調印した．この宣言によりヘルスプロモーションは地域や国家，国際的な保健活動の持続に寄与することが確認された．閣僚らは，国と地域単位での方策と方針においてヘルスプロモーションのための行動や監査プロセス，具体的な方策の国全体での実施を誓約した．

　これらの国際会議を通じて，ヘルスプロモーションがいかにして人々の健康を増進するかに関する新しい考え方が形成されていった．どの会議においても，プライマリヘルスケア，ヘルスプロモーションおよび公共健康政策に関する数多くの資料が提出され，それらの基本原理を将来に向けてどのように活用するかが活発に議論された．

2. ヘルスプロモーション

　歴史的にみると，ヘルスプロモーションという概念は個人のライフスタイルの変容を通じての健康増進である，との見方がされてきた（Minkler, 1989）．そこでは，自分の行動変容による健康状態の改善に重きがおかれ，個人の役割が強調されていた．そのため，ヘルスプロモーションに関する研究では多くの場合，個人の行動変容を公共政策の発展と同様な影響をもつものとして注目してきたのである（Milio, 1981）．Hancock（1986）は，「健康を個人の責任に帰着させて論じるのは，犠牲者を責めることにつながる」と指摘した．

　「ヘルスプロモーションに関するオタワ憲章」（WHO, 1986b, p 1）では，ヘルスプロモーションの新しい概念が明らかにされている．

　　「ヘルスプロモーションとは人々が自分の健康をコントロールし，改善できるようにするプロセスである．身体的・精神的および社会的に完全なウェルビーイング（幸福・安寧）の状態を実現するため，個人や集団は望みを確認・実現し，ニーズを満たし，環境を改善したりうまく対処することができなければならない．したがって，健康とは毎日の生活のための資源であって，生きる目的ではない．健康は，身体的能力であると同時に，社会的・個人的な資源でもあるということを強調する積極的な概念である．したがって，ヘルスプロモーションとは単に保健部門だけの責任にとどまらず，健康的なライフスタイルを超えてウェルビーイングにまでかかわるものである」

　ヘルスプロモーションのこの定義では，健康を決定する社会的・経済的および政治的な要因が規定されている．RobertsonとMinkler（1994）は，この定義の特徴を次のように要約している．
・健康とその決定要因の幅広い定義
・社会的アプローチと政策的アプローチの融合
・個人と集団のエンパワメント
・問題の発見と解決におけるコミュニティの参加

　最近では，Carlisle（2000）がヘルスプロモーションの背後には社会的公正との関連があると述べている．事実，ヘルスプロモーションに関する文献には様々なレベルの健康の決定因の認識が取り込まれている（Institute of Medicine, 1997）．介入は臨床や個人のレベ

ルを超えて社会的なレベルにまで焦点がおかれる必要がある．集団における健康の重要な決定要因を変えるためには，構造の変化が必要である（McCubbin, Labonte & Dallaire, 2001）．

3．公共健康政策

公共健康政策の概念はプライマリヘルスケアとヘルスプロモーションの原理にもとづいている（WHO, 1978；WHO, 1986a）．ヘルスプロモーション政策の原理としてあげられるのは，多元的な視点をもち，環境保護を意識していて，ヘルスプロモーションのプログラムと施策の推進に責任をもち，多面的で，保健サービスを補うもので，そして個人参加型であることなどである．1985年，『カナダ公衆衛生雑誌』は公共健康政策に関する会議の抄録を掲載した（Canadian Journal of Public Health, 1985）．Hancock（1985）の指摘によれば，公共健康政策は多元的アプローチとコミュニティの参画，そして適正な科学技術にもとづいており，この3つはWHOのプライマリヘルスケアのアプローチの要素でもある．彼によると，公共健康政策とは健康な社会を創造し，健康に向けての適正な科学技術に従い，ホリスティック（全人的）で未来志向であり，ヘルスプロモーションのための社会構築についてのこれまでの事実を問い直すものである．前に述べたように，オタワ憲章（WHO, 1986b）では公共健康政策を，ヘルスプロモーションのための5つの行動のうちの1つと位置づけている．公共健康政策を通じて，健康を政策上の議案に加えることで，政策決定者がその重要性を認識し，自らの意思決定の結果に対して，単に経済だけでなく健康の観点からも責任をもつようにすることができる．さらに，公共健康政策はより安全で健康的な製品やサービス，環境を確保することにより，公平性を拡大することにもつながる．

1988年，公共健康政策に関するアデレード会議において出された提言では，プライマリヘルスケアの概念にもとづき，コミュニティの参画と各部門同士の協力の重要性が強調されている（WHO, 1988）．公共健康政策の主な目標は，人々が健康のための選択をしやすくすることにより，健康な生活へとつながるような支援的環境を創造することである．Pedersonら（1988）はこのような定義に同意してはいるが，一方で公共健康政策とは健康における公平性に関する課題に焦点を当てるものであることも指摘した．公共健康政策の鍵となる要素とは，健康の決定要因や健康が創造される場への注目，健康にとって最大の利得をもたらす投資先の発見，健康上の公平性を促進し健康状態のギャップを縮める方策の決定，そしてそれらの要素を基にした公共資源の配分，の4つである（WHO, 1993）．Pedersonら（1988）は，公共健康政策とは，健康を広い意味での生態学的な意味合いから考慮した，健康のための公共政策であると述べている．またKickbusch（1992）は，公共健康政策は健康を能動的にとらえる考え方であり，「健康が実際に問題となっている場所で政策が実施されるよう，政策の優先順位」を変えることであると述べている．

McCubbinら（2001）は，公共健康政策の擁護は理論と観察にもとづいたヘルスプロモーションの実践であり，アートでもありサイエンスでもあると述べている．政策の擁護はマクロレベルでの方向づけであり，集団における健康の決定因子を変えるために用いられ

る構造変化に焦点を当てている．

　公共健康政策の例としては，①カナダにおける健康な食生活を推進するための栄養に関する政策，②たばこ広告の禁止，公共の場所での喫煙禁止，たばこ販売の制限などのたばこ規制，③アメリカにおける新車のシートベルトとエアバッグの装備，④カナダのオンタリオ州の健全なアルコール摂取に関する政策，⑤家族手当・住宅手当，失業保険，出産・育児への助成などの所得援助があげられる（*Action towards healthy eating*, 2002；Milio, 1985；*Promoting healthy communities*, 2002；*U.S. healthy public policy pays off*, 2002）．

　変革への挑戦は地域レベルと世界レベルの両方において働く地域次第である．Carlisle（2000）は以下のように述べている．地域と国家の政策の問題や懸念に一致がみられない場合には，地域レベルでの政策は意味のないものになるだろう．

　公共健康政策を現実のものとするためには，さらなる知識を要する．Kickbusch（1992）は，公共健康政策の発展を導くために，政策が健康に与える長短両面の影響に関する知識，政策プロセスの知識，そして健康尺度の知識が必要であると指摘している．

　公共健康政策は健康を先取りする考え方であり，1次予防とかかわりをもっている．現在，公衆衛生を政策の舞台に載せることについては多くの賛同が得られている（Institute of Medicine, 1988；Stoto, Abel & Dievler, 1996）．公衆衛生の専門家は公衆衛生政策の場で，選挙によって選ばれた政策決定者とともに働くことが期待されている．健康都市・コミュニティ運動が唱導するのは新しいタイプの健康政策であり，そこでは公衆衛生に対するこのような期待に応えうるヘルスプロモーションに重点がおかれている．

4. 健康都市・コミュニティ

　健康都市・コミュニティ運動は，ヘルスプロモーションと公共健康政策の基礎概念に導かれて発展してきた．

　健康都市・コミュニティの概念には，以下のようなものがある．すなわち，幅広い健康の定義を受け入れること，健康には様々な決定因子があることを認識する，そしてコミュニティには様々な地域が含まれるというコミュニティの幅広い定義を採用すること，地域の価値観にもとづいた方針を共有すること，すべての人の健康と生活の質の向上に焦点を当てること，地域のパートナーシップづくりを通じて多様な市民の参加と広範囲にわたる地域組織，健康の不平等を減らすための「システムの変革」，地域の資産と資源の特定と発展，努力の成果の基準の設定と測定などである（Goldstein, 2000；Norris & Pittman, 2000）．

　健康都市・コミュニティの運動は1986年から始まり，ヨーロッパでのWHO健康都市プロジェクトとともに力をつけた．現在では，数千もの健康都市・コミュニティが存在し，世界中のどの地域でも目にすることができる．資料によれば，健康都市・コミュニティの目的は清潔で安全な物理的環境を提供することであり，それはすべての人の基本的ニーズを満たすものである．そして，強く相互に支援しあい，統合した，搾取のない地域である．さらに，地域や町の政治に市民が深く参加しており，多様な経験や交流，意見交換ができ，保健サービスを容易に受けることができ，持続可能で多様性に富み革新的な経済がある．

健康都市・コミュニティは公的・私的機関のパートナーシップを通して地域レベルで改革を推進している．その目的は，公正，持続可能で支援的な環境，地域参加，健康改善，地域レベルでの生活の質の向上を促進することである．

健康都市のプロセスには，コミュニティが目標に到達するうえで多くの段階が関与している（Flynn & Ivanov, 2000 ; PAHO/WHO, 1999 ; WHO, 1992）．そのうちとくに必要な段階を以下にあげてみる．

〔初めの段階〕
・地域の作業部会を発足させ，プロセスを主導する．
・ヘルスプロモーションと健康都市・コミュニティのプロセスへコミュニティを方向づける．
・地域的なパートナーシップの構築とコミュニティの参加を確立する．

〔組織づくりの段階〕
・地域の行政の賛同を得る．
・ヘルスプロモーションのためのコミュニティ組織を整備する（整備を促進させる健康な都市・コミュニティ委員会や調整協議会を含む）．
・ヘルスプロモーション，公共健康政策および健康都市・コミュニティに関連するリーダーシップを開発する．
・地域の資産やニーズについてコミュニティを評価する．
・地域の健康行動に向けての優先事項や目標，戦略を含む，コミュニティ全体の保健計画を策定する．

〔実施と評価の段階〕
・行動を実行する下部組織や運営組織をつくる．
・プログラムや政策を実施する．
・政策決定者が公共健康政策を展開・推進するうえで利用可能な情報を，データベース化して提供する．
・コミュニティの健康という見地からプログラムと政策の影響をモニタリングし評価する．
・地方の政策やプログラムを，結果評価にもとづいて再検討・修正する．
・協働と情報交換を促すために健康都市・コミュニティのネットワークをつくる．

WHO（1992）は，健康都市・コミュニティが公共健康政策の発展を促進するうえで考慮すべき3つの点を提案している．すなわち，①地域の政治・文化に呼応する政策が健康にもたらす利得を明らかにすること，②コミュニティの中の部門全体が政策討論に参加すること，そして③潜在的かつ広範な経済的・社会的影響をもつ明確な政策を開発するとともに，支援と変革のための機会を拡大すること，である．

地域政策には，政策の形成・開発，政策の採択および政策の実施という3つの局面がある．「10段階の政策サイクル」は，健康都市・コミュニティが地域レベルで政策開発に影

表7-1 健康都市・コミュニティの10段階の政策サイクルのモデル

段　階	内　容
1.議案の設定	行動の必要性を示すコミュニティにおける健康上の問題と特性を認識する．健康都市・コミュニティの中では，健康，健康的なライフスタイルと環境，そしてヘルスケアの必要条件への公平性とアクセスに関心がもたれている．
2.項目の取捨選択	健康問題を選択する．さらに徹底した分析を行って問題の重要性と特徴を明確化する．健康都市・コミュニティの調整協議会・委員会はコミュニティの特性や問題を幅広く検討しているので，このような課題を選択し市議会などの意思決定機関に通知する際に，鍵となる地位にある．
3.項目の定義	健康問題を経済的・社会的要素とともに，より精密な観点から明確化する．健康都市・コミュニティは地域の大学，保健局やコミュニティ・グループなどの専門家とコンタクトをとり，専門的な知識や技術を取り入れる．問題の重要性とそれに関連する要素を見極めることが大切である．
4.問題の予測	問題の今後の展開を予測する．健康都市・コミュニティは問題予測のために地域行政当局の政策意図について知る必要がある．
5.目的と優先度の設定	健康都市・コミュニティと地域の意思決定者によって選択された優先事項について，期待される結果とその成果の指標を開発する．
6.選択肢の分析	目的達成のための戦略を探る．健康都市・コミュニティの多元的アプローチにより様々な機関が選択肢を開発する機会を与えられる．個々の部門は1つの政策課題をそれぞれ異なる方法でとらえることができる．また，ほかの健康都市・コミュニティで用いられた戦略の事例を，自らの選択肢を創り出すモデルとすることができる．
7.政策の採択	市議会などの意思決定機関が議論し政策を決定する．健康都市・コミュニティの調整協議会・委員会は政策決定者が資源配分をする際に，公式に意見を述べることがある．
8.政策の実施・監視・制御	政策を実行に移す．政策決定者が承認したら，地域の行政部局やその他の機関によって実施計画が策定され，権限と予算が割り当てられる．どの施策が期待に沿うものであるか評価するため，実施状況を監視（モニタリング）するシステムも，意思決定プロセスとあわせて確立される必要がある．健康都市・コミュニティの調整協議会・委員会は実施状況をモニタリングするシステムを構築する上で，技術的支援を提供または指示することができる．
9.評価と総括	政策が目的を達成したか，費用が予算内で済んだかについて評価する．健康都市・コミュニティは現行政策の健康への影響の周知，ほかのコミュニティが行った革新的事例の紹介，健康影響評価に関する助言の提供などの方法で，援助する専門家を特定する．
10.政策の維持と終了	健康への影響にもとづき，政策を続行するか終了させるか，またはほかの政策に置き換えるかを決定する．健康都市・コミュニティは政策決定の支援を進めるか，または政策を再検討する．

響を及ぼす機会を明確化するためのモデルを与えてくれるものとして提案されてきた（WHO, 1992）．そのサイクルを**表7-1**に示す．

　この10段階の政策サイクルは健康都市・コミュニティに対して，公共健康政策の開発において考慮すべき多くの選択肢を提供している．また調整協議会は，政策プロセスの様々なステップを促進することもできる．公共健康政策の擁護は，ヘルスプロモーションの戦略の中でもっとも政治にかかわるものである．これは，健康決定要因の構造を変えることは健康の変化に関連する擁護よりも議論の余地があるためである．公共健康政策を唱導する方法として以下のような施策があげられる．

・具体的で特異的な目的の観点から取り組みを定義する．

表7-2　183の健康都市で取り上げられた健康政策上の課題

・薬物・アルコール	・たばこ
・環境	・交通
・母子保健	・女性の健康
・栄養	・若年者

・地域と国家で同時に起こる主張を利用する．
・訴えを通じて一般の人々の考え方をとらえる．

5. 健康都市・コミュニティの健康施策

　文献から明らかなように，ヘルスプロモーションと公共健康政策に関する原理は健康都市・コミュニティによって実行に移されつつある．しかし，健康都市・コミュニティはこれらの原理をどのように実施しているのであろうか．どんな健康政策が施行されているのであろうか．コミュニティの健康に対して，これらの政策はどんな影響を与えるのであろうか．

　FlynnとRay（1999）は自記式アンケートを用いて，健康都市のコーディネーターを対象に1995年から1996年にかけて調査を行い，世界各地の183の健康都市から結果を得た．**表7-2**に示したのは，これらの健康都市における健康施策の要約である．これらの施策が環境問題や健康問題の生じるおそれのある集団に焦点を当てていることは興味深い．また調査結果からは，健康の定義が都市によってまちまちであることも判明した．

　ヨーロッパにおける健康都市プロジェクトの最初の5年間を振り返った報告書では，各都市は以下に示す共通のアプローチを政策変更の際に用いていることが明らかにされている（Draper, Curtice, Hooper, & Goumans, 1993）．

　・健康課題に関する見解と解決策の採択・唱導
　・政策の採択
　・都市保健計画の策定と実施
　・健康に関する都市政策の影響評価の推進

　この報告書はさらに，健康都市における健康施策の事例をいくつか取り上げている．ヨーロッパの健康都市に関するこの初期の報告では，アイントホーベン（オランダ），ペーチ（ハンガリー），レンヌ（フランス），セビリア（スペイン），ウィーン（オーストリア）など，都市保健計画を開発したいくつかの都市の名があげられている．GoumansとSpringett（1997）はオランダと英国の10の健康都市の実例を調べ，「具体的な政策変革は起きていない」と結論づけた．ほとんどの都市で「健康都市イニシアティブは，依然としてプロジェクトであって政策ではない」と彼らは指摘している．

　健康都市の施策評価の第2段階で，de Leeuw（1998）はヨーロッパにおける10の健康都市について報告している．このうち9つの都市には健康方針と都市の健康計画があった．7つの都市で予算資源が安定もしくは拡大していたが，6つの都市では健康に関する都市間の協力を達成することができていた．この報告では，健康都市は自分たちに地域で社会

的・政治的に取り組むべき課題として健康を上位に位置づけることができたと結論づけている．

また他の資料による報告でも，健康施策が変化したことを示している．例えばアメリカではインディアナ州ニューキャッスル健康都市が2つのレベルで政策変革を唱えた．1つは市議会で可決された禁煙条例の推進であり，もう1つは郡の行政長官に健康のリスクに関するデータを提出し，地域の保健局に健康教育の担当者を置くよう主張することであった．これらはいずれも市政府によって承認された（Flynn & Ivanov, 2000）．カリフォルニアでは，地域レベルと州レベルでシステムの改革が生じた．地域レベルでは，政治的主導権は空閑地の改革や健康食品，地域の庭造り，たばこの煙への曝露，アルコールの入手しやすさ，交通安全について取り組まれた．州レベルでは，政策には公衆衛生に関する地域間の協力，食品の安全性，喫煙コントロールなどが含まれていた（Twiss, 2000）．

より広い政策課題を検討するために，健康都市全体のネットワーク化が現在進められている．例えばヨーロッパでは，共通の健康問題をもつ健康都市同士を結びつけるマルチシティ行動計画（MCAP）が展開されてきた．この計画では喫煙や後天性免疫不全症候群（AIDS），女性の健康などの問題が取り上げられている．MCAPに参加している都市は技術的な知識や経験を共有し，公共健康政策を進めるために協力することに合意している．アメリカでは健康都市・コミュニティ連合が，コミュニティの対話，州全体のネットワーク，情報交換などの促進に力を入れている．またラテンアメリカでは，健康都市は"健康自治体"と呼ばれている．健康自治体の世界的なネットワークがあり，ラテンアメリカの健康自治体ネットワークは地域とともに国際的な協力関係や情報の交換を推進している．健康都市・コミュニティのネットワークはカナダや世界のその他の地域にあり，西太平洋や東南アジア，東地中海地方も含まれる．

以上の例から，健康都市・コミュニティはWHOが提案した公共健康政策を実現し推進するものであることが明らかになった．これらの例は健康課題に関する見解と解決策の採用，政策の採択，都市保健計画の策定と実施，現在および今後の政策課題を周知するための政治的つながりの活用，未解決の問題を把握するデータの利用，そして地域の包括的な保健計画の開発など，健康都市・コミュニティの姿を映し出している．

健康都市・コミュニティの活動が健康に与える影響に関しては，より多くの資料が必要である．アメリカが提唱した「ヘルシーピープル2010」の目的には，「健康な地域での健康な人々」という方針がある（U.S. Department of Health and Human Services, 2000）．このような目的は地域や州，国家全体の課題であり，学校や職場などの様々な状況にある健康政策を協力して支援していくためのものである．このような目的から，政策が及ぼす健康への影響に関する記録が多く得られ，その政策は健康都市・コミュニティによって発展したものである．これらの健康施策が健康に与える影響の評価は科学的に行われておらず，開発された健康都市・コミュニティのモデルやネットワークが有効であることを示す証拠もほとんどないのが現状である．

6. 看護職にとっての機会

　公共健康政策と健康都市・コミュニティの今後の開発に関し，看護職者には数多くの機会がある．看護職はまず，ヘルスプロモーションと公共健康政策の概念を理解し実践に移す必要がある．それには，関連する研究報告や文献を読んだり，ヘルスプロモーション，公共健康政策，健康都市に関するワークショップや学会に参加することである．インターネットを通じて多くの情報が手に入るので，賢いネットサーファーになって会議文書などに当たってみるとよい．

　また看護職は，既存の健康都市・コミュニティにかかわったり，新たに創造するきっかけをつくることができる．看護職は，健康都市・コミュニティに参加することに関心のありそうな地域のリーダーと話し合いを始めてみるとよい．

　私たち看護職は，政策の開発や実施計画策定に役立つ技術を多くもっており，また目標と優先順位を確立することを手助けできる．その地域において適切な健康都市・コミュニティづくりを援助することもできる．前にふれた10段階の政策サイクルに参加し，コミュニティや人々の健康に関して私たちがもつ独自の知識を活用することにより，公共健康政策を推進することができるのである．

　さらに看護職は，健康都市・コミュニティづくりを促す研究開発において，他職種の人たちと協力することができる．看護職はコミュニティをアクションリサーチに巻き込み，それによってコミュニティのリーダーは政策変更を意思決定するのに役立つ情報を特定することができる（de Leeuw, 1998；Flynn, Ray & Rider, 1994；Minkler, 2000；Rains & Ray, 1995；Springett, 2001）．

　健康都市・コミュニティがヘルスプロモーションや公共健康政策の原理を実施するうえで直面する実際の問題を対象とした研究が増えてきている．しかし，健康都市・コミュニティと公共健康政策の基礎理論に関する知見をさらに増やす必要がある（例えば生態学的モデル，ヘルスプロモーションモデル，社会変動論）．看護職は公共健康政策の効果を測定する方法の開発を援助し，健康都市のモデルやネットワークの有効性の立証に協力することができる．また，パサディナQOLインデックスのような公共健康政策や健康都市・コミュニティにとって有用な指標の開発も必要である（City of Pasadena, 2002）．

　さらに「ヘルシーピープル2010」の目的を応用することで地域や州，国全体において展開される公共健康施策の効果を判定できる．健康都市・コミュニティや公共健康政策の実施においてコミュニティ側の事情がどのように影響するのか，ほとんどわかっていない．したがって，健康都市・コミュニティにおける健康政策の決定に関する複雑な問題，とくに意思決定とそれに影響を与えるプロセスに関して，より多くの知識や情報が求められている．

　ここで述べたのは，看護職が公共健康政策と健康都市・コミュニティの発展を促進すべき例のごく一部である．これらの例は，この章で述べた10段階の政策サイクルや健康都市・コミュニティのプロセスの段階と軌を一にするものである．

まとめ

　世界各地の健康都市・コミュニティを取り上げることで，ヘルスプロモーションと公共健康政策の概念を述べた．看護職，とくにコミュニティヘルスナースは，パートナーとしてのコミュニティと共に活動するのに必要な知識と技術を有している．それは未来のヘルスプロモーションと公共健康政策，そして健康都市・コミュニティを切り開くものである．

（訳：加藤憲司）

●クリティカルシンキングの練習問題

1. 公共健康施策の基本要素は何か．健康都市・コミュニティの基本概念と段階について説明しなさい．
2. 公共の健康問題を唱道するにあたって，10段階の施策サイクルをどのように使ったらよいか．
3. 健康な都市・コミュニティのプロセスを開始するため，保健師は地域においてどのような活動を行うことができるか．
4. 健康施策の発展を促進していくうえで，保健師はどのような方法をとることができるか．
5. 「ヘルシーピープル2010」の目標の進展に関して，特定の健康施策の効率性をどのように説明するか．

●文献

Alcohol Policy Network, Ontario Public Health Association. (2002). *Promoting healthy communities: A position paper on alcohol policy and public health*. Available: www.apol-net.org/resources/pp_101a.html.

Canadian Journal of Public Health. (1985, May/June). 76(Suppl. 1), entire issue.

Carlisle, S. (2000). Health promotion, advocacy, and health inequalities: A conceptual framework. *Health Promotion International, 15*, 369–376.

City of Pasadena Public Health Department, California. (2002). *Quality of life data: The Pasadena Quality of Life Index 1998*. Available: www.ci.pasadena.ca.us/publichealth/qualitylife.asp.

De Leeuw, E. (1998). *Healthy cities second phase policy evaluation: A decade of achievement final report*. Unpublished manuscript. WHO Collaborating Centre for Research on Healthy Cities, Universiteit Maastricht, Denmark.

Draper, R., Curtice, L., Hooper, J., & Goumans, M. (1993). *WHO healthy cities project: Review of the first five years (1987–1992)*. Copenhagen, Denmark: WHO Regional Office for Europe.

Evers, A., Farrant, W., & Trojan, A. (Eds.). (1990). *Healthy public policy at the local level*. Boulder, CO: Westview Press.

Flynn, B. C., & Ivanov, L. (2000). Health promotion through healthy cities. In M. Stanhope & J. Lancaster (Eds.), *Community health nursing* (5th ed., pp 349–359). St. Louis, MO: Mosby.

Flynn, B. C., & Ray, D. W. (1999). *Predictors of healthy cities programs and policies*.

Unpublished manuscript. Institute of Action Research for Community Health, Indiana University School of Nursing. Indianapolis, IN.

Flynn, B. C., Ray, D. W., & Rider, M. S. (1994). Empowering communities: Action research through healthy cities. *Health Education Quarterly, 21*(3), 395–405.

Goldstein, G. (2000). Healthy cities: Overview of a WHO International Program. *Reviews on Environmental Health, 15*(1–2), 207–214.

Goumans, M., & Springett, J. (1997). From projects to policy: Healthy cities as a mechanism for policy change for health? *Health Promotion International, 12*(4), 311–322.

Hancock, T. (1986). Lalonde and beyond: Looking back at a new perspective on the health of Canadians. *Health Promotion, 1*, 93–100.

_____. (1985). Beyond health care: From public health policy to healthy public policy. *Canadian Journal of Public Health, 76*(Suppl. 1), 9–11.

Health Canada. (2002). *Action towards healthy eating. 10. Nutrition policy: Its role in healthy public policy*. Available: www.hc-sc.gc.ca/hppb/nutrition/pube/eat/e_eat06.html.

Institute of Medicine. (1997). *Improving health in the community*. Washington, DC: National Academy Press.

_____. (1988). *The future of public health*. Washington, DC: National Academy Press.

Kesler, J. T. (2000). Healthy communities and civil discourse: A leadership opportunity for public health professionals. *Public Health Reports, 115*(2&3), 238–242.

Kickbusch, I. (1992, June 10). *Healthy public policy*. Plenary presentation, Copenhagen Healthy Cities Conference 9–12 June 1992, WHO Regional Office for Europe, Copenhagen, Denmark.

McCubbin, M., Labonte, R., & Dallaire, B. (2001). *Advocacy for healthy public policy as a health promotion technology*. Centre for Health Promotion. Available: www.utoronto.ca/chp/symposium.htm.

Milio, N. (1990). Healthy cities: The new public health and supportive research. *Health Promotion International, 5*(4), 291–297.

_____. (1985). Healthy nations: Creating a new ecology of public policy for health. *Canadian Journal of Public Health, 76*(Suppl. 1), 79–87.

_____. (1981). *Promoting health through public policy*. Philadelphia, PA: F. A. Davis.

Minkler, M. (2000). Using participatory action research to build healthy communities. *Public Health Reports, 115*(2&3), 191–197.

_____. (1989). Health education, health promotion and the open society: An historical perspective. *Health Education Quarterly, 16*(1), 17–30.

Norris, T., & Pittman, M. (2000). The healthy communities movement and the coalition for healthier cities and communities. *Public Health Reports, 115*(2&3), 118–124.

PAHO/WHO. (1999). *The healthy municipalities movement: A settings approach and strategy for health promotion in Latin America and the Carribbean*. Washington, DC: Author.

Pederson, A. P., Edwards, R. K., Kelner, M., Marshall, V. W., & Allison, K. R. (1988). *Coordinating healthy public policy: An analytic literature review and bibliography*. Ottawa, Canada: Minister of National Health and Welfare.

Rains, J. W., & Ray, D. W. (1995). Participatory action research for community health promotion. *Public Health Nursing, 21*(4), 256–261.

Robertson, A., & Minkler, M. (1994). New health promotion movement: A critical examination. *Health Education Quarterly, 21*(3), 295–312.

Springett, J. (2001). Participatory approaches to evaluation in health promotion. In I. Rootman, M. Goodstadt, B. Hyndman, D. V. McQueen, L. Potvin, J. Springett & E. Ziglio (Eds.), *Evaluation in health promotion principles and perspectives*. Geneva: WHO Regional Publications, European Series, No. 92.

Stoto, M. A., Abel, C., & Dievler, A. (Eds.). (1996). *Healthy communities: New partnerships for the future of public health*. Washington, DC: National Academy Press.

Tsouros, A. (Ed.). (1990). *World Health Organization healthy cities project: A project becomes a movement*. Copenhagen, Denmark: FADL Publishers.

Twiss, J. (2000). Twelve years and counting: California's experience with a statewide healthy cities and communities program. *Public Health Reports, 115*(2&3), 125–133.

U. S. Department of Health and Human Services. (2000). *Healthy people 2010: Understanding and improving health* (2nd ed.). Washington, DC: U. S. Government Printing Office.

University of California Berkeley Wellness Letter. (2002). *U. S. healthy public policy pays off.* Available: www.alternatives.com/capp/ch-cas_4.htm.

World Health Organization. (2000, 5-9 June). *Mexico ministerial statement for the promotion of health: Fifth global conference on health promotion 2000.* Mexico City, Mexico: Author.

_____. (1997). *The Jakarta declaration on leading health promotion in the 21st century.* WHO Geneva and Ministry of Health, Republic of Indonesia. Geneva, Switzerland: Author.

_____. (1993). *City action for health.* WHO Regional Office for Europe. Copenhagen, Denmark: Author.

_____. (1992, June 4). *Making health public policy in cities, discussion document.* WHO Regional Office for Europe. Copenhagen, Denmark: Author.

_____. (1988). *Report on the Adelaide conference, healthy public policy.* WHO European Office for Europe and Department of Community and Health Services, Australian Commonwealth. Copenhagen and Adelaide: Author.

_____. (1986a). *Health promotion.* Copenhagen, Denmark: Author.

_____. (1986b). *Ottawa charter for health promotion.* WHO Regional Office for Europe. Copenhagen, Denmark: Author.

_____. (1978, September). *Report of the International Conference on Primary Health Care,* held in Alma Ata, USSR. Geneva, Switzerland: Author.

●インターネット情報源

www.hospitalconnect.com/healthycommunities/usa/index.html
Coalition for Healthier Cities and Communities—USA
Hospital Research and Educational Trust, American Hospital Association

www.who.int/en/
World Health Organization
Geneva, Switzerland

www.paho.org/English/HPP/HPF/HMC/hmc_about.htm
Healthy Municipalities and Communities
Pan American Health Organization, Washington, DC

www.ulaval.ca/fsi/oms/plEn.html
The Quebec WHO Collaborating on the Development of Healthy Cities and Towns
Directory of Canadian Networks of Healthy Communities
Laval University, Quebec City, Canada

www.iupui.edu/~citynet.cnet.html
Citynet: Healthy Cities
WHO Collaborating Center in Healthy Cities
Indiana University—Purdue University, Indianapolis, Indiana

www.health.gov/healthypeople/
Healthy People 2010
U. S. Department of Health and Human Services, Office of Disease Prevention Washington, DC

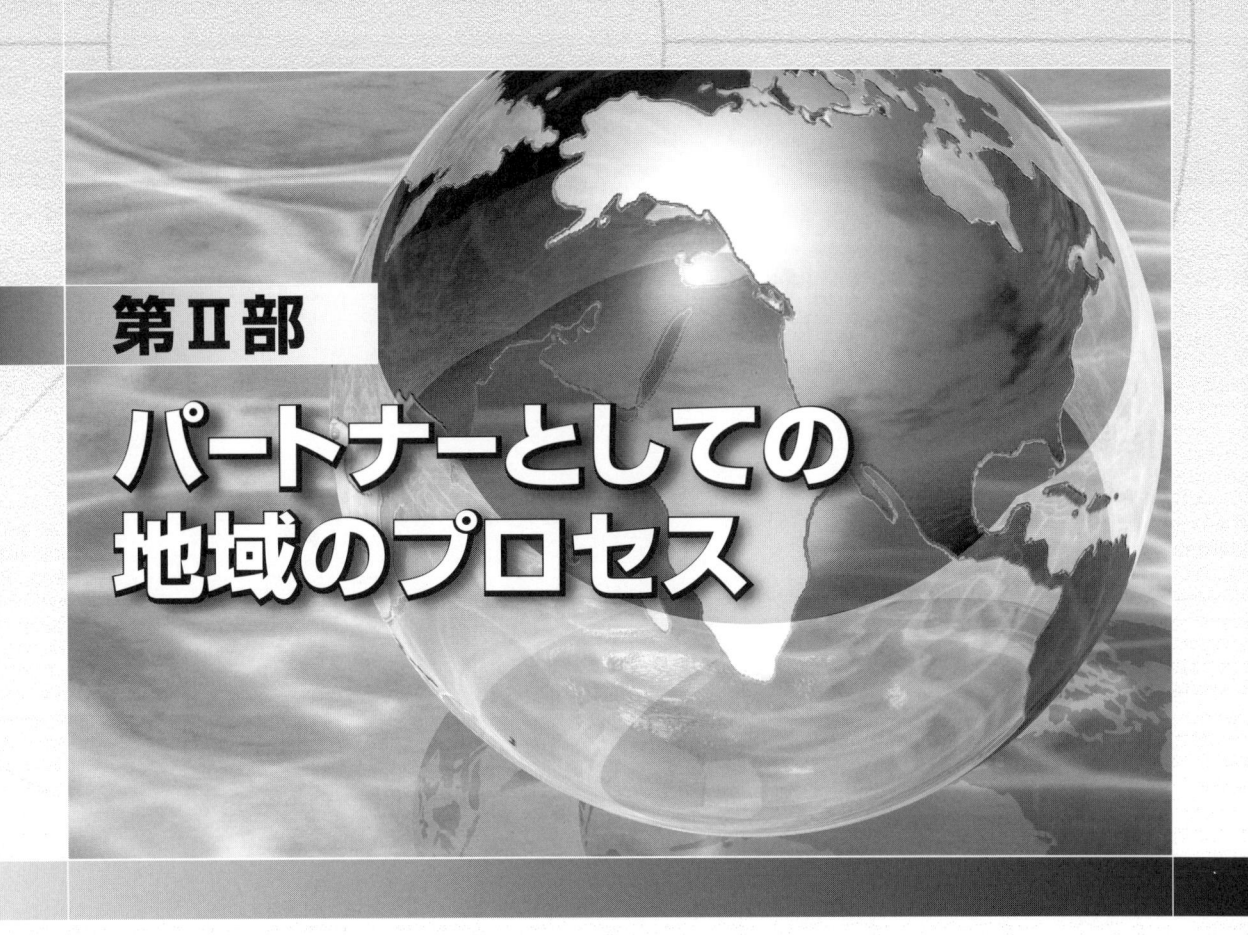

第Ⅱ部
パートナーとしての地域のプロセス

8. 実践を導くためのモデル	**133**
9. 地域のアセスメント	**147**
10. 地域の分析と看護診断	**189**
11. 地域の健康プログラムの立案	**215**
12. 地域の健康プログラムの実施	**235**
13. 地域の健康プログラムの評価	**249**

第8章
実践を導くためのモデル

Elizabeth T. Anderson

■ 学習目標
　看護の実践・教育・研究を導くモデルは，コミュニティヘルスナースには重要な道具となっている．この章では，パートナーとしての地域への看護過程の適用の検証にとりかかり，実践を導く看護モデルの適用に焦点を当てる．
・モデルと看護モデルを定義することができる．
・看護モデルの目的を述べることができる．
・コミュニティの実践に適したモデルを述べることができる．
・看護モデルの実践場面での適用を開始することができる．

はじめに

　看護モデルは看護という職業の始まりのころから存在していたが，1960年代になって初めて体系化され，学習され，実践にはっきりと適用されるようになった．看護の関心領域を定めるには境界を定める必要があり，行動を導くには看護過程の概念"マップ"が必要である．地域全体に看護実践の焦点を当てる場合には，このことはとくにあてはまる．パートナーとしての地域のモデルは概念マップと境界の両方を提供してくれるので，この章全体とそれに続く看護過程を地域全体に適用した章の中で使われる．「パートナーとしての地域」のモデルについては地域モデルの文脈の中で説明する．

1. モデル

　概念モデルとはいくつかの概念を1つに統合したものであり，概念を1つのまとまりとしてまとめたものである．看護モデルは準拠枠であり，看護に対する見方であり，看護が包含するもののイメージであると定義することができる．看護モデルは看護の表現であり，

表8-1　看護モデルの基本的単位

基本的単位	単位の説明
行動の目標	望ましい最終成果（状態，状況）として表現される専門職の使命や理想とする目標
患者集団を記述する用語	目標を達成するための行動の対象となるものを規定する概念．すなわち，注意が向けられる人間や組織，また機能の側面．行動の標的でもある．
行為者の役割	患者に対するナース（行為者）の行動の特性を示す名称
問題の源	望ましい状態や状況からのずれの源
介入の焦点	望ましい状態からのずれが起こるときにみられる問題．予防や治療を受けている患者にみられる障害．介入様式はそのような問題を予防し治療する主な手段である．ものごとの進路を望ましい目標に向けて変化させる一種のレバーである．
意図した結果	望ましい行動の成果．使命よりも抽象的で意味の広い言葉で述べられる．また意図した結果についての重要な推論を含んでいる．意図しない成果が生じることがある．また，それが望ましいものの場合もあれば，そうでないものの場合もある．

データは，Riehl, J.P. & Roy, C.（1980）．*Conceptual models for nursing practice*（2nd ed.），p. 2. New York: Appleton-Century-Crofts; from unpublished lecture notes of D. Johnson, UCLA, Fall 1975.による

実体ではない．実体を表現するモデルとしては，模型飛行機や青写真，化学方程式，解剖模型などがある．

　ナースが長い間モデルとして認めていたのは医学モデルであった．すなわち，病理学を重視した，疾患志向の，病気と器官に焦点を当てた患者アプローチ法である．医学モデルへの信頼は，看護にとって中心的なものであるヘルスプロモーションやホリスティックなものを排除してしまう．そのうえ医学モデルには，心理的なものや社会文化的なもの，また宗教的なものなどケアの重要な側面が含まれていない．したがって，看護モデルはヘルスケアニーズのあらゆる側面を取り込み，長期的な目標や計画を組み込むべきである．

　実体の表現として，モデルは多くの形を取り得る．看護モデルは看護を記述しているので，看護モデルはすべて物語的である．すなわちナースが使う言葉は，ナースが実践をどのようにみているかを説明するシンボルである．看護モデルはすべて言葉で記述されているが，多くのモデルは図やイラストでさらに明解に説明されている．このようなイメージを使うことで，モデルの作成者はモデルの中の概念同士の関係やつながりを説明できるのである．図式は看護モデルを効率的かつ効果的に説明する1つの手段である．図はモデルそのものと考えられることが多いが，文章も含めてモデルを説明するものと考えることができる．

　看護モデルを説明する方法は，モデルの作成者自身の哲学や好みを反映しているので，どの方法も最善のものとして受け取られてはいない．しかし，どのような看護モデルにも，含まれるべき要素がある．表8-1に，看護モデルに必須の要素を示した．

　看護に必須の概念として，人間，環境，健康，看護の4つの概念があることが一般に認められている（概念は一般的な考え方や理念と定義されており，モデルの重要な要素と考えられている）．この4つの概念には看護のパラダイムやその全体の枠組みが含まれている．この4つの概念をどのように定義するかによって，モデルの枠組みが規定され，そのことがモデルの中で説明されている．例えば，健康は一方の端に心身の健康な状態（wellness）があり，もう一方の端に死がある連続線であると定義されることがある．この定義は，健康であることと病気であることを含めた二分法的な説明であり，様々な生物・

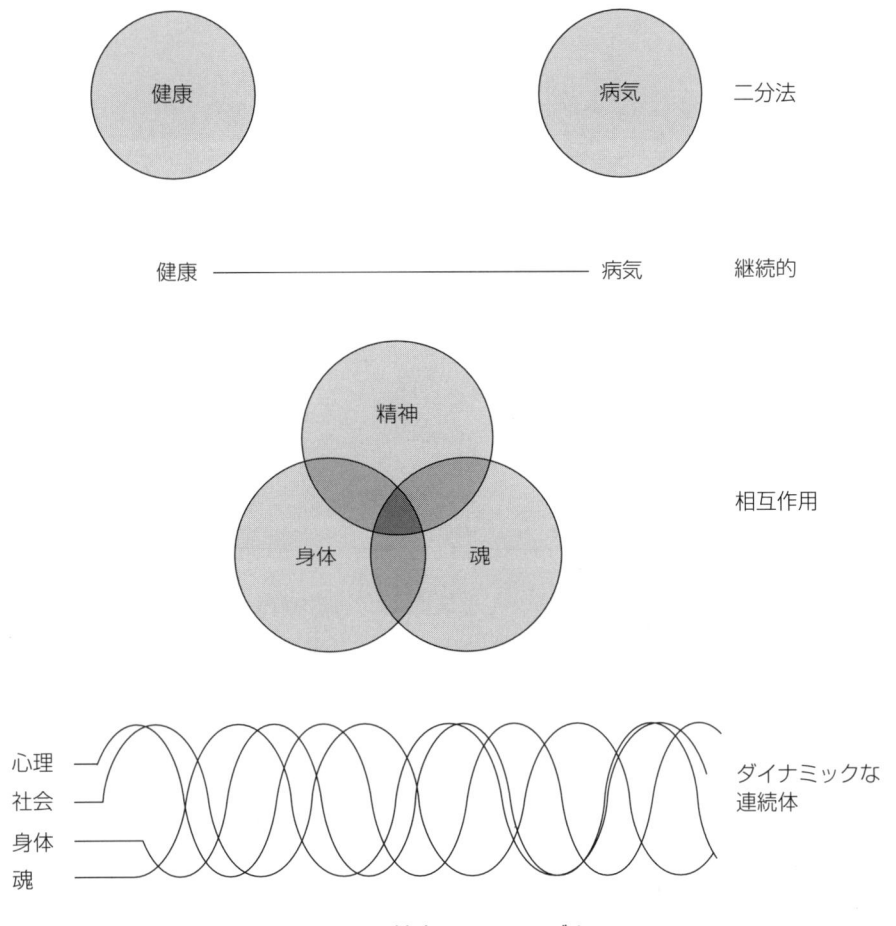

図8-1 健康の4つのモデル

心理・社会的要因と宗教的（精神的）な要因の結果，あるいはこれらの要因の相互作用という考え方である．医学モデルではこれまで，健康とは病気がないことと定義されてきた．図8-1は健康の4つの見方を示したもので，それぞれの定義を説明している．それぞれの健康のモデルはかなり違っているが，これは健康の見方が基本的に相違していることを反映しているからである．

それでは，看護モデルは何の役に立つのだろうか．あなたにとって看護モデルとは何か，看護モデルはあなたの実践にどのように役に立つのかを考えてみよう．自分自身の看護モデルを確立していない人もいるだろうが，あなたはこれまでに受けてきた教育の中で，看護カリキュラムの基盤となっているモデルの影響を強く受けてきているはずである．あなたの学部では1つの特定の看護モデルに賛同しているだろうか．モデルの選択がカリキュラムの計画と決定の基礎になるように，モデルは実践の基盤ともなる．

あなたにとって看護とは何だろうか．あなたがこの質問に答えられるならば，あなたは自分の看護モデルを記述し始めたことになる．看護モデルは次の目的を果たしてくれる．

☐ 看護過程の図式を示す．

　　　　　・アセスメントの方向を示す（何をアセスメントするか）．
　　　　　・分析を導く．
　　　　　・看護診断を規定する．
　　　　　・計画を手助けする．
　　　　　・評価を促進する．
　　　□教育カリキュラムの概要を示す．
　　　□研究の枠組みを示す．
　　　□理論開発の基盤を示す．
　　モデルは看護の説明であり，それ以上のものでも，それ以下のものでもない．モデルは，それが何であるかの説明だけでなく，どういうものであるべきかについて判断する枠組みを示すものでもある．

2. ヘルスプロモーションモデル

　　ペンダーのヘルスプロモーションビリーフモデル（図8-2）は「健康を追い求めるときに他の人々や物理的環境と相互に作用し合う人々の多次元性」を表している（Pender, Murdaugh & Parsons, 2002, p.61）．
　　ヘルスプロモーションモデルはヘルスビリーフモデル（Becker, 1977）にもとづいているが，保健行動の誘因である恐怖や脅迫を含むものではなくて，むしろ肯定的な能力やアプローチ志向を促進するものである．ヘルスプロモーションモデルは様々な人々の場合で検証が行われている．そして個人や個人のヘルスプロモーション行動に焦点を当てたもっとも適切で幅広い応用性をもったものと考えられている．

a．プリシード-プロシードモデル

　　プリシード-プロシードモデル（図8-3）はヘルスプロモーションの計画や評価に幅広く適用されてきた．このモデルの2つの相が一体となって，計画，実施，評価の枠組みとなっている．プリシード（PRECEDE）は"**P**redisposing, **R**einforcing, **E**nabling Constructs in **E**ducational/**E**cological **D**iagnosis and **E**valuation"の頭文字を表しており，本質的にはモデルのアセスメントの部分を示している．プロシード（PROCEED）は"**P**olicy **R**egulatory and **O**rganizational Constructs in **E**ducational and **E**nvironmental **D**evelopment"の頭文字を表しており，実施と評価の部分を含んでいる．
　　このモデルは疫学，保健教育，保健管理を基盤にし，統計学，社会行動科学，生物医学，経済学，経営学を含んでいる．そして多次元的であり学際的なアプローチを必要とする．プリシード-プロシードモデルは，GreenとKreuter（1999，pp.35-36）が指摘しているように，ヘルスプロモーションの道筋だけではなく，ヘルスプロモーションと保健教育（すなわち総合的な計画）に必須の重要な知識を表すような理論的にしっかりしたモデルである．

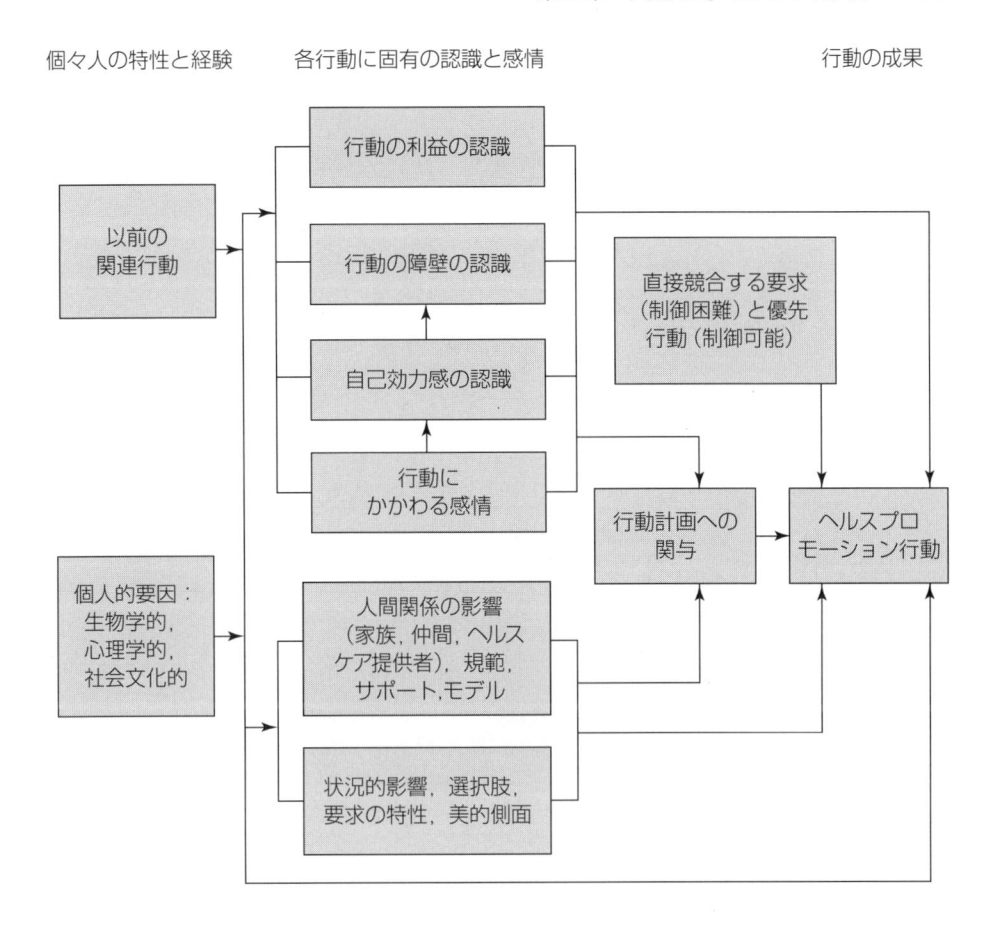

第8章　実践を導くためのモデル　137

個々人の特性と経験　　各行動に固有の認識と感情　　　　　　　　行動の成果

図8-2　ヘルスプロモーションモデル（改訂版）

> **注意事項**
>
> ヘルスプロモーションモデルとプリシード-プロシードモデルの詳細な解説としては，以下のものが参考になる．Pender, N.J., Murdaugh, C.L., & Parsons, M.A.（2002）の"Health Promotion in Nursing Practice（4th ed.）"とGreen, L.W., & Kreuter, M.W.（1999）の"Health Promotion Planning : An educational and ecological approach（3rd ed.）"，さらにプリシード-プロシードモデルの応用についての750件以上の文献がwww.ihpr.ubc.caで検索できる．

b.「パートナーとしての地域」のモデル

「クライアントとしての地域」のモデルは，Betty Neumanの全人的アプローチによる患者の問題の説明を基盤に著者らが開発したもので，公衆衛生と看護の統合としての公衆衛生看護の定義を説明するものであった．その後このモデルは，プライマリヘルスケアの基本的な考え方に力点をおいた「パートナーとしての地域」のモデルに改称された．

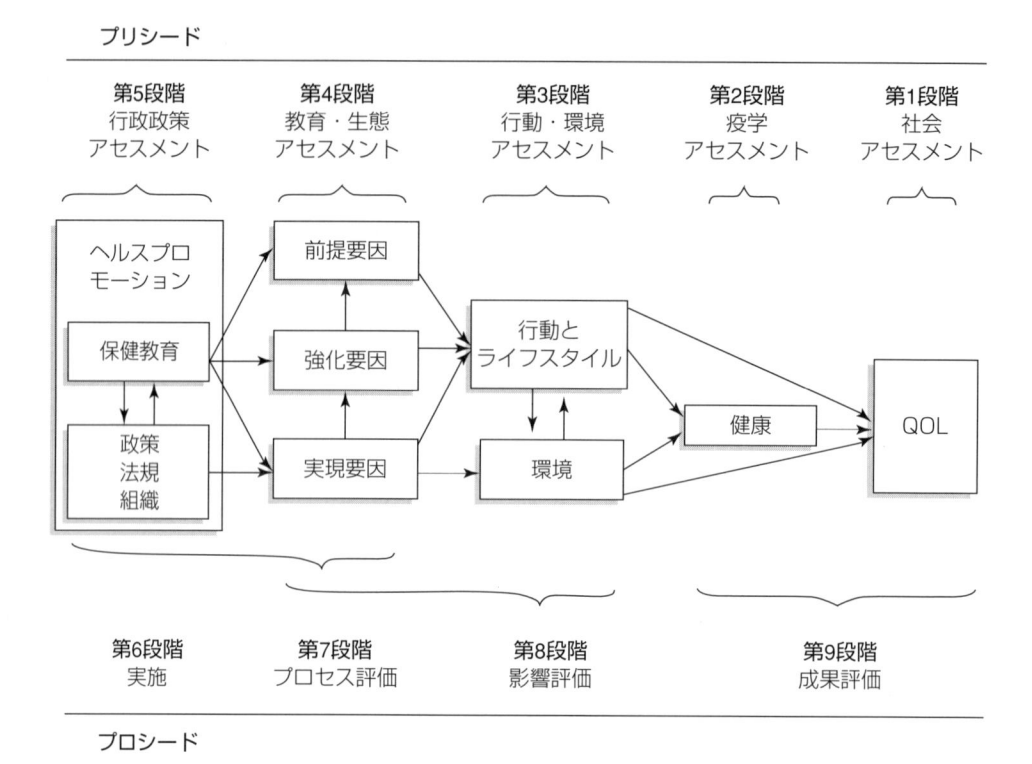

図8-3　プリシード-プロシードモデル

　Neumanの全人的なアプローチとその後の「パートナーとしての地域」のモデルはシステムモデルと考えられる．あなた方はすでに多くのシステム，例えば身体系統（例：内分泌・神経筋），社会システム，ファイリングシステムについて知っている．システムは共通の目的と相互に関係している部分，そして境界を有している．システム全体は構成部分の合計以上のものであり，全体を構成するための各部分の相互作用に力点をおいている．個人やグループ，地域は境界を越えて環境と絶え間なく相互作用を行っている開放システムと考えられる．

　Neumanのモデルはシステム理論に加えて，Selyeのストレス適応理論，心理学のゲシュタルト理論，そしてフィールド理論をとり入れている．地域活動への適用のために，ストレス適応がパートナーとしての地域のモデルにとり入れられている．

　看護の中心となっている4つの概念（人間，環境，健康，看護）の定義は「パートナーとしての地域」のモデルの枠組みとなっている．「人間」（person）は，集団であり集合である．1つの地域（全集団）や集合（高齢者，ティーンエイジャー，看護職などの集団）は「人間」である．「環境」（environment）は地域（すなわち人々とその周りの環境ネットワーク）と考えられる．地域の人々をつなげているのは生活している場所であり，営んでいる仕事であり，民族や人種であり，生き方であり，その他の共通にもっている要素である（Baum, 1998）．このモデルでの「健康」（health）は生活の目的ではなくて日常の生活の源

とみなされている．すなわち身体的な能力だけではなく，社会的・人的資源に力点をおく肯定的な概念である（WHO, 1986）．「看護」（nursing）はほかの3つの概念の定義を基盤にしており，予防的なものである．すなわちすべての看護は予防的である．第1次予防はストレスと出会う機会を少なくし，防御ラインを強めることを意図している（例えば皮膚がんを予防するための遮光）．第2次予防はストレッサーが防御ラインを通過し，反応を生じさせた後に起こる．それは次の損傷を予防するための早期発見を意図している（例えば乳がんの自己診断）．そして第3次予防はより良いまたはより低い健康状態を維持し，回復させることを意図している（例えばリハビリテーション，メディテーション）．

注意事項

予防のタイプは紛らわしいようにもみえるし，実際に紛らわしいことがある．例えば，大きな身体的損傷（化学療法や放射線療法を受けるような乳がん）の後に利用される第3次予防としてリストにあげられているメディテーションは第1次予防ともみなすことができる．メディテーションは全般的なストレスの影響を消失させ防衛ラインを強化することができる．

「パートナーとしての地域」のモデルについて考えてみよう（図8-4）．このモデルには2つの中心となる要素がある．その1つは，パートナーとしての地域（一番上に地域のアセスメントが車輪で表現されている．この中心には地域の住民が組み込まれている）と看護過程の適用である．モデルについて詳しく説明しているのは，各部分を理解しやすくして，地域での実践のガイドとして使えるようにするためである．次に図8-5について説明する．

アセスメントの車輪の中心には，地域を構成している住民がおかれている．この中には住民の人口統計と住民の価値観や信念，歴史が含まれている．地域の住民として，人々は地域の8つのサブシステムの影響を受けると同時にサブシステムに影響を与えている．サブシステムは，物理的環境，教育，安全と交通，政治と行政，保健医療と社会福祉，情報，経済，レクリエーションの8つである．

地域を囲んでいる実線は通常の防御ラインであり，地域がこれまでに達成してきた健康のレベルを表している．通常の防御ラインには予防接種率の高さとか乳児死亡率の低さ，中流レベルの所得などの特徴を含んでいる．通常の防御ラインには問題解決能力やコーピングパターンも含まれる．これは地域の健康を示している．

柔軟な防御ラインは地域と通常の防御ラインの周囲を点線で示してあるが，ストレッサーへの一時的な反応に起因する健康の流動的なレベルを表す"緩衝地帯"である．この一時的な反応の例としては，洪水などの環境ストレッサーや，好ましくない"アダルト本"の書店などの社会的ストレッサーに対して住民が移転するなどのことがある．8つのサブシステムの境界を破線で示しているのは，サブシステムははっきりと分離しておらず，互いに影響し合っていることを示すためである（エコロジーの原理の1つに，あらゆるものは互いにつながっているという原理があることを思い出してほしい．このことは地域全体

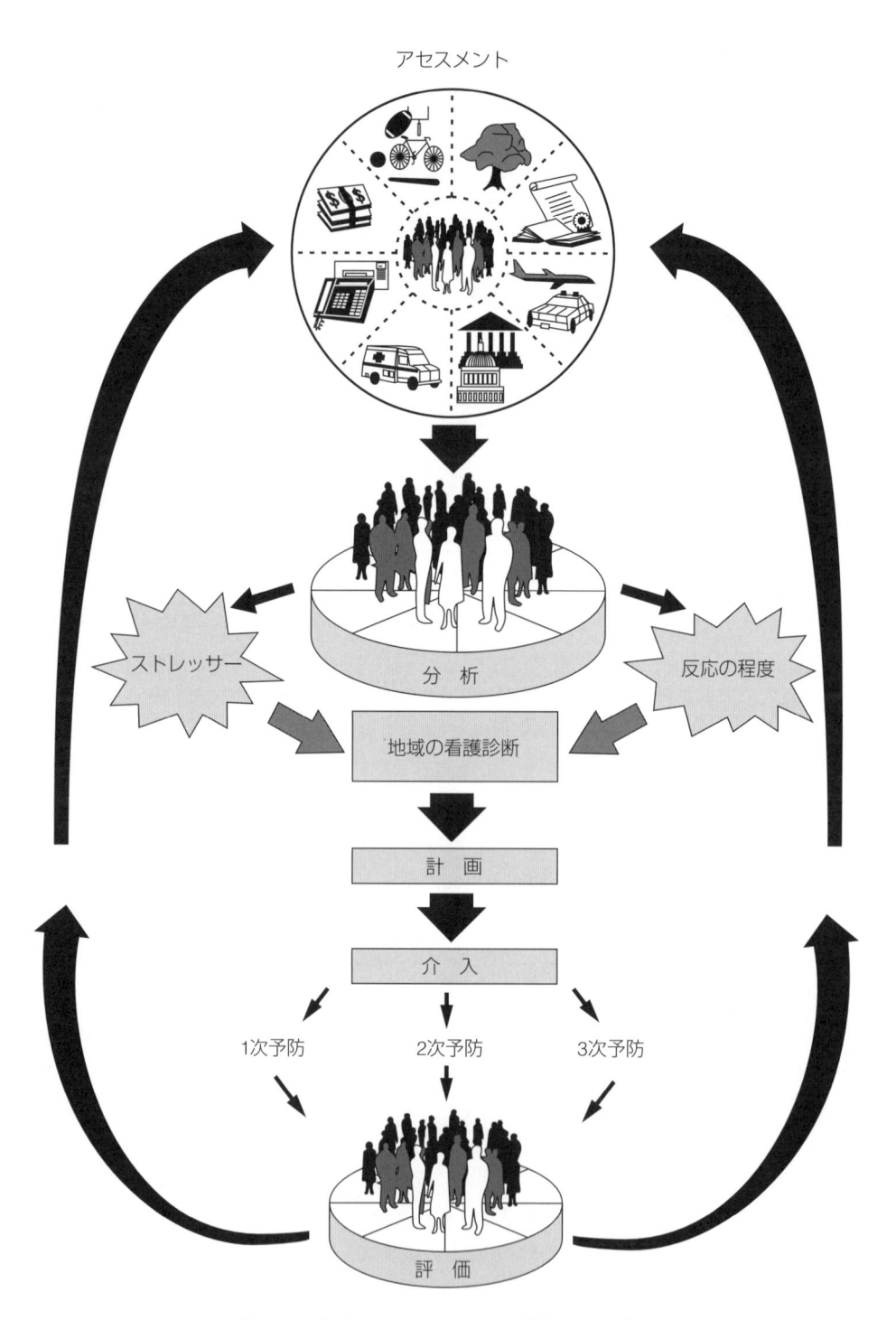

図8-4 「パートナーとしての地域」のモデル

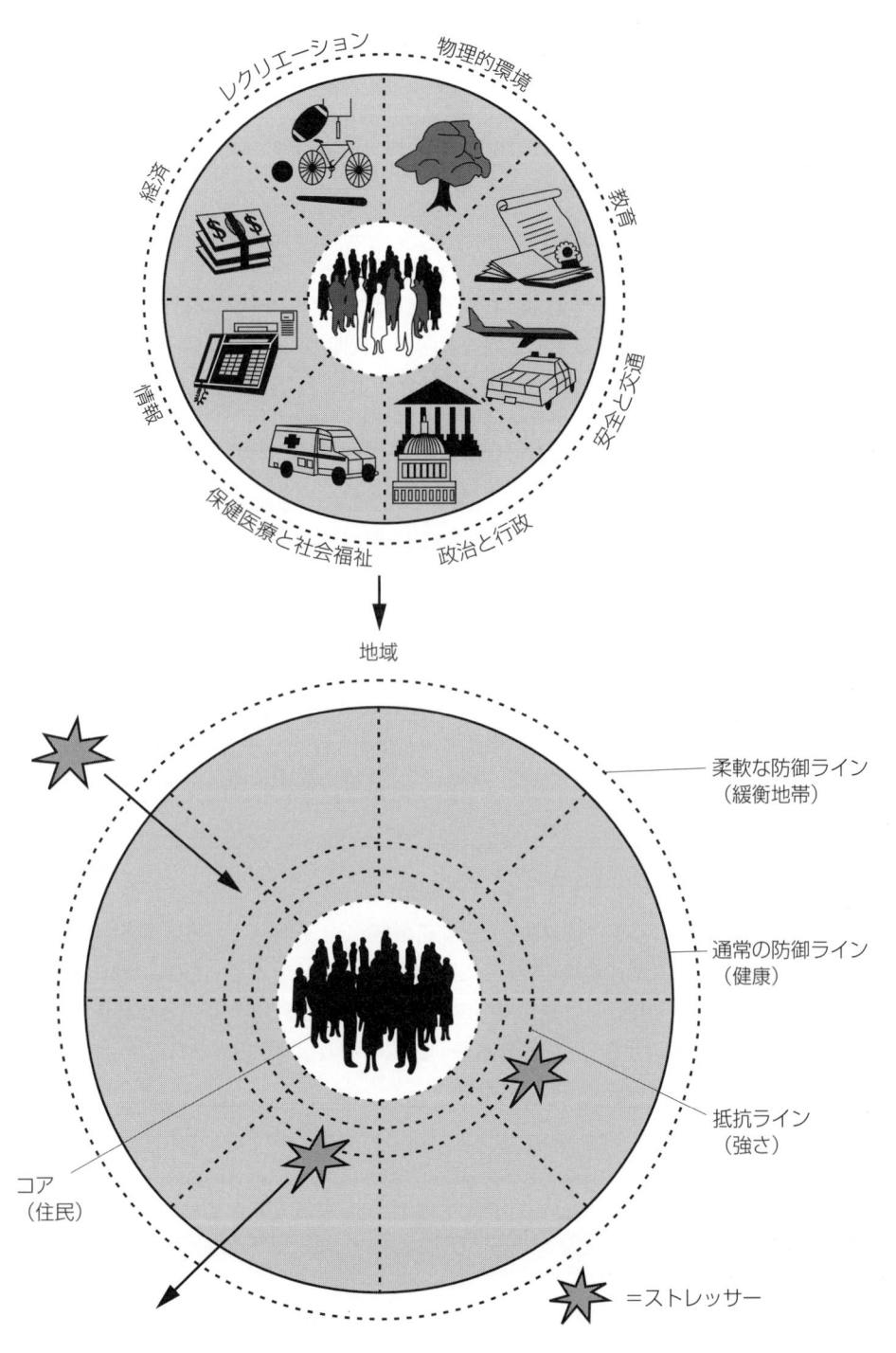

第 8 章　実践を導くためのモデル　141

図8-5　地域のアセスメントの車輪．地域の構造の中に抵抗ラインと防御ラインがある

にもあてはまる).8つの区画は地域の大きなサブシステムを示すと同時に，コミュニティヘルスナースの行うアセスメントの枠組みを示している.

> **注意事項**
> 例にあげているサブシステムを調べる時間をとってみよう.何か除外されているものがあるだろうか.あなたが住んでいる地域について考えてみよう.どのようなサブシステムの例をあげることができるだろうか.

地域の内側には抵抗ラインがある.これはストレッサーを防御する内部機構である.暴力行為や違法駐車を減らすなどの若者向けの夜間のレクリエーションプログラムや,性感染症の診断と治療のための無料クリニックが抵抗ラインの例である.抵抗ラインはそれぞれのサブシステムに存在し,地域の強さを表している.

ストレッサーはシステムに不均衡をもたらすおそれのある,緊張を生み出す刺激である.ストレッサーは地域の外側(例えば近所の工場による大気汚染)や内側(例えばクリニックの閉鎖)から生じる.ストレッサーは柔軟な防御ラインと通常の防御ラインを貫き,地域を壊す原因となる.不適切で利用しにくく,負担しきれないサービスは,地域の健康にとってはストレッサーである.

反応の程度は,地域の防御ラインを突き抜けるストレッサーに起因する不均衡や破壊の大きさである.反応の程度は,例えば死亡率や有病率,失業や犯罪統計に反映する.ストレッサーと反応の程度は地域看護診断の一部分になる.例えば,大気汚染(ストレッサー)に関係した呼吸器疾患の発症率(反応の程度)の上昇が問題になることがある.

> **注意事項**
> 地域に降りかかってくるストレッサーは,必ずしも負の結果をもたらすものだけではない.むしろ,プラスの成果をもたらすことが多い.例えば,危機に直面すると,人々は危機に対処するために組織をつくって団結を固めることがある.このような組織は危機が解決した後も生き続け,地域を強化し,その健康に貢献し続けることがある(コロラドのコロンバイン高等学校での発砲事件後,銃規制法の制定が提唱されたが,これはストレッサー後のプラスの成果の例である).

3. アセスメント

地域のコアとサブシステム,防御ラインと抵抗ライン,ストレッサー,反応の程度が,地域をパートナーとして考える職種が行うアセスメントの要素となる.地域に関するこれらの要素のデータを分析することが,地域の看護診断につながっていく.1人の人に対する看護診断と地域に対する看護診断の類似点と相違点を表8-2に示した.

第8章　実践を導くためのモデル　143

表8-2　個人に焦点を当てた看護診断と地域に焦点を当てた看護診断との比較

反　応	システム/機能	状況の原因	問題の表現
[個人] 患者の行動 例：状態の変化	生物−心理−社会的・精神的 口腔の保清	病因 義歯の不正咬合	全身のアセスメントによる症状 口内痛，粘膜の発赤，10cm大の開放創
[地域] 反応の程度 例：増加	地域のサブシステム 呼吸器疾患	ストレッサー 大気汚染	システムのアセスメント（例：割合） 呼吸器の問題による入院の増加，閉塞性肺疾患による再入院の高い割合

> **注意事項**
>
> 「地域保健診断」という言葉のほうが，以下の3つの理由から「地域看護診断」という言葉よりも好ましい．すなわち，この言葉のほうがホリスティックであり，ナースだけが問題を扱うわけではないこと，地域での仕事は多くの職種がかかわること（さらに保健医療職だけでなく，ほかの多くの人がかかわること），そして地域を重視するものだからである．しかしここでは，看護の実践を計画するために「地域看護診断」という言葉を使うことにする．

4．診断と計画

　地域保健診断は看護の目標と実践の両方に方向性を与えてくれる．目標はストレッサーから引き出され，防御ラインを強化することでストレッサーを除去したり軽減すること，また地域の抵抗力を強めることなどが目標の内容になる．反応の程度を示すことにより，ナースは予防様式の1つを通して抵抗ラインを強化する介入を計画することができる．

5．介入

　前にも述べたように，このモデルでは看護介入はすべて本質的に予防的なものと考えられている．次の例は「パートナーとしての地域」のモデルの予防と直接関係がある．第1次予防は，防御ラインを強化して，ストレッサーが反応を生じないようにしたり，ストレッサーに打ち勝つような行動をとることによってストレッサーを妨害することを目指す看護介入である．第1次予防の例には，地域の子どもの免疫の割合を高めるための予防接種がある．第2次予防は，ストレッサーが地域を貫いた後に適用されるものである．介入は防御ラインと抵抗ラインをサポートして，ストレッサーに対する反応の程度をできるだけ少なくする．乳がんのスクリーニング検査（乳房の自己検診とマンモグラフィ）の指導や検診機関の紹介プログラムは，第2次予防の例である．このようなプログラムは，反応の程度（発見時のがんの重症度）を弱めるための早期発見を目的としている．

　第3次予防はストレッサーが突入し，反応が起こった後に適用されるものである．シス

テムの不均衡がすでに生じているので，第3次予防は新たな不均衡が生じるのを予防し，均衡を促進させることを目的としている．例えば，学校に火災が発生し多くの子どもたちがショック（身体的・精神的に）を受けたとする．専門家チーム（コミュニティヘルスナースも含めて）が組織され，地域の均衡を回復し，子どもたちに新たな問題が生じるのを予防するため，適切な治療と必要に応じて長期間のフォローアップが実施される．

> **注意事項**
> 学校の火災の例では，第3次予防と第1次予防に関して説明されている．第3次予防では，この火災による子どもたちの新たな精神的外傷を予防するために適切な治療を提供することであり，第1次予防は子どもたちのコーピング機制を強化して将来起こりうる精神的外傷に対抗することである．

6. 評価

看護過程の全段階に地域住民を巻き込むことにより地域の重要性を再確認することができるが，それと同じように，地域からのフィードバックはコミュニティヘルスナースの介入の評価の基礎となる．アセスメントに使われた要素が評価にも使われることがよくある．例えば，免疫プログラムが実施された後，未就学児の免疫獲得率が上昇しただろうか．また，乳房にしこりがあるのが発見され，医療機関に紹介できた人は何人いるだろうか．学校の火災の長期的影響はどうだったろうか．子どもたちはクラスに再び順応できただろうか．火災の際の対応策は調査されただろうか．学校で新たな対策（例えば火災避難訓練の回数を増やすとか火燃物を片づけるなど）が講じられているだろうか．このようなことが，パートナーとしての地域と協働することである．連携と重複，多職種による検討が，例外なきルールである．

まとめ

「パートナーとしての地域」のモデルについて，もう一度考えてみよう（図8-4参照）．モデルに示されている目標には，システムの均衡，健康な地域，地域の健康の保持と増進が含まれている．

> **注意事項**
> 健康はコミュニティヘルスナースの目標ではあるが，地域の第一義的な目標ではない．しかし，それは目標を達成するための地域の重要な資源である．この両者が必ずしも同じ目標をもっているわけではないことを知っておくことが，地域で働いている者にとっては重要である．そして，私たちは少なくとも健康を向上することを目的にしたプログラムを計画し，実践し，評価すべきである．

モデルの標的（個人に焦点を当てた実践では患者である）は地域全体であり，小集団であり，また個人と家族も含んでいる．ナースの役割は，地域が健康を獲得し，回復し，維持し，促進できるよう援助することである．すなわち，地域が障害の源であるストレッサーの反応を規制しコントロールできるように，健康のファシリテーターとして，触媒として，代弁者として行動することである．

介入の焦点は実際にある不均衡であり，また潜在的な不均衡であり，そして地域の機能不全である．介入様式は，1次，2次，3次の3つの予防レベルから成り立っている．このモデルで意図されている結果は，地域の問題対処能力や通常の防御ラインを強化し，ストレッサーに対する抵抗力を高め，地域によるストレッサーへの反応の程度を弱めることである．プライマリヘルスケアの原理と同様，介入を引き出すものは地域の問題に対処したり防御ラインの強化，ストレッサーに対する抵抗力を高める地域の力量である．

（訳：金川克子）

●クリティカルシンキングの練習問題

1. あなたが看護実践で行った5つの活動（薬剤投与，身体的ケア，心理的サポートなど）を記しなさい．各々の行動はどのレベルの予防を示しているか．また，なぜその予防レベルに分類したのか説明しなさい．
2. あなたの地域保健看護活動のモデルは何か．看護の考え方（メタパラダイム）を構成している4つの概念の定義をいいなさい．あなたの定義はあなたのモデルに合っているか．

●文献

Baum, F. (1998). Measuring effectiveness in community-based health promotion. In Davies, J. K. & Macdonald, G. (Eds.), Quality, evidence and effectiveness in health promotion. New York: Routledge.
Green, L. W., & Kreuter, M. W. (1999). *Health promotion planning: An educational and ecological approach* (3rd ed.). Mountain View, CA: Mayfield.
Neuman, B. N. (1972). A model for teaching total person approach to patient problems. Nursing Research, 21(3), 264–269.
[*1] Pender, N. J., Murdaugh, C. L., & Parsons, M. A. (2002). *Health promotion in nursing practice* (4th ed.). Upper Saddle River, NJ: Prentice Hall.
World Health Organization. (1986). *Ottawa charter for health promotion*. WHO Regional Office for Europe. Copenhagen, Denmark: Author.

〔邦訳のある文献〕

1) 小西恵美子監訳：ペンダー　ヘルスプロモーション看護論，日本看護協会出版会，1997（原書第3版）．

●推薦図書・モデル例

Anderson, S., Guthrie, T., & Schirle, R. (2002). A nursing model of community organization for change. Public Health Nursing, 19(1), 40–46.
Buckner, W. P., Miner, K. R., Kreuter, M. W., & Wilson, M. G. (Eds.). (1992). PATCH: Community health promotion: The agenda for the '90s. [Special Edition]. *Journal of Health Education*, 23(3).

Camann, M. A. (2001). Outcomes of care: The use of conceptual models to 'see the forest and the trees' in planning outcomes studies. *Topics in Health Information Management, 22*(2), 10–14.

Collins, T. (1995). Models of health: Pervasive, persuasive and politically charged. *Health Promotion International, 10*(4), 317–324.

Kretzmann, J. P., & McKnight, J. L. (1993). *Building communities from the inside out: A path toward finding and mobilizing a community's assets.* Evanston, IL: Center for Urban Affairs and Policy Research, Northwestern University.

Lowry, L. (1998). *The Neuman systems model and nursing education: Teaching strategies and outcomes.* Indianapolis, IN: Sigma Theta Tau International, Center Nursing Press.

Minkler, M., & Wallerstein, N. (1997). Improving health through community organization and community building: A health education perspective. In Minkler, M. (Ed.), *Community organizing and community building for health* (pp. 30–52). New Brunswick, NJ: Rutgers University Press.

[*1] Neuman, B., & Fawcett, J. (Eds.). (2002). *The Neuman systems model* (4th ed.). Upper Saddle River, NJ: Prentice Hall.

Parker, M. W., Bellis, J. M., Bishop, P., Harper, M., Allman, R. M., Moore, C., & Thompson, P. (2002). A multidisciplinary model of health promotion incorporating spirituality into a successful aging intervention with African American and white elderly groups. *The Gerontologist, 42*(3), 406–415.

Smith, K., & Bazini-Barakat, N. (2003). A public health nursing practice model: Melding public health principles with the nursing process. *Public Health Nursing, 20*(1), 42–48.

〔邦訳のある推薦図書・論文〕
1）河野多恵子・他監訳：ベティ・ニューマン看護論，医学書院，1999（原書第3版）．

●インターネット情報源

www.lapublichealth.org/phn
ロサンゼルス郡公衆衛生局公衆衛生看護課作成の公衆衛生看護のモデル．カリフォルニア州南部地区保健局看護課長協議会の情報提供を受けている．

www.who.int/hpr/archive/docs/ottawa.html
このサイトで「オタワ憲章」を見ることができる．WHOのサイトでは多くの健康関連情報を見ることができる．少し時間をとってサイトを探ってみるとよい．

www.health.state.mn.us/divs/chs/phn/wheel.html
ミネソタ州保健局公衆衛生サービス部公衆衛生看護課が2002年3月に開発した公衆衛生看護の包括的なモデル．

第9章
地域のアセスメント

Elizabeth T. Anderson, Judith McFarlane

■ **学習目標**

　第7章まではプライマリヘルスケア，疫学，環境，文化，倫理，エンパワメント，健康政策などの基本概念に焦点を当てた．また，第8章では地域活動プロセスの学習ガイドとして，地域に焦点を当てたモデルを紹介した．この章とその後の4つの章では，地域における看護過程の適用に焦点を当てる．したがって，この章の学習目標は実践志向のものになるだろう．

　この章では，ある1つのモデルを用いて地域のヘルスアセスメントを完全に実施できるようになることが目標である．

はじめに

　地域アセスメントは1つのプロセスであり，地域をよく知るための行為である．地域に住む人々はパートナーであり，アセスメントのプロセスのあらゆる場面で貢献してくれる．地域をアセスメントするうえでの看護の目的は，ヘルスプロモーション戦略を展開するために人々の健康に影響を及ぼす因子（肯定的なもの，否定的なものの両方）を見極めることである．HancockとMinkler（1997, p.140）が指摘するように，「保健医療専門職が健康のための地域づくりにかかわる理由……地域のヘルスアセスメント〔を行うこと〕には2つの理由がある．すなわち，変化のためには情報が必要であり，さらにエンパワメントのためにも情報が必要だから」である．私たちは「地域のアセスメントの車輪」（図9-1）をアセスメントの枠組みとして使用する．（付録に産業保健師のための具体的なアセスメントガイドの項目を示した．）

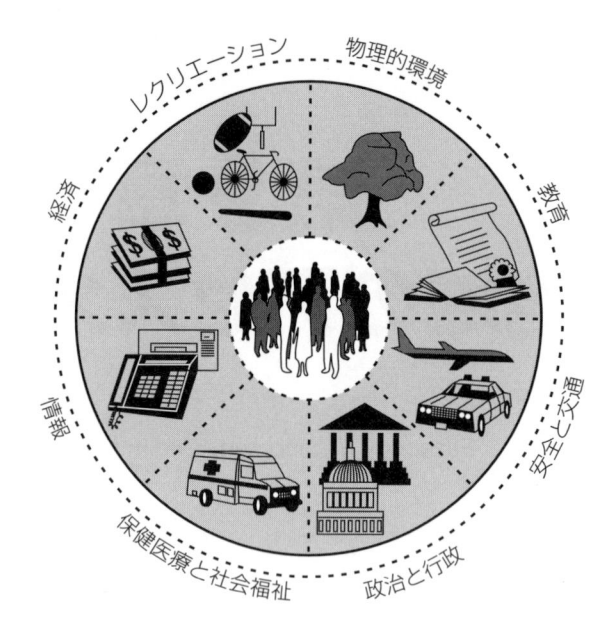

図9-1 地域のアセスメントの車輪．パートナーとしての地域の
モデルのアセスメントの部分である

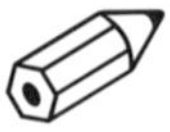

> **注意事項**
>
> 　地域アセスメントは，何もないところでは行われない．そこに住む人々，あるいはクリニックや近くの病院にいる人々のケアにかかわりがあることで，あなたはおそらく地域のいくつかの側面についてすでによく知っていることと思う．さらに付け加えれば，これは1人でする仕事ではない．たくさんの人々がアセスメントに貢献しているのだから，その仕事があまりに大変に見えるとしても，おじけずにトライしてほしい．
>
> 　(読者へ：表に含まれた情報に関しては，実数，パーセンテージ，率などを，その情報源に従って示している．しかし図に関しては単なる例であり，彼らが見いだした場所についての現在のデータは反映していない．そこでアセスメントを行う際には，必ず最新の図を使って，引用の日付を書き添えるようにしたほうがよい．)

1. 地域のアセスメント

　あなたの地域の見極めを始めよう．システムとは個々の要素の相互依存によって機能している，1つのまとまりであり，地域においても同様，個々の要素やサブシステムの相互依存によって機能している全体的な存在であることを思い出してほしい．調査形式のモデルを使用することでアセスメントが容易になるとともに，地域のアセスメントの車輪（**図9-1**）があなたの大きな枠組みとなることだろう．「足を使って地域を知ろう」（**表9-1**）という調査は，"ウインドシールドサーベイ"の初期のものを改変して，地域のアセスメントの車輪の構成要素を組み入れ発展させたものである．このガイドは3つの部分からなっている．すなわち，①地域コア，②地域のサブシステム，③認識である．このほかに

表9-1 足を使って地域を知ろう

Ⅰ. 地域のコア	観察	データ
1. 歴史：観察することによってどのような情報が収集できるか（例：古くから確立された地域，新しい分譲地）．住民にすすんで話しかけて尋ねてみよう．ここにどのくらい住んでいるか，地域は変化したか．その地域の歴史を知っている"長老"に聞いてみよう．		
2. 人口統計：あなたが見た人々はどのような人か．若いか，お年寄りか．ホームレスか，単身者か．家族か．人種はどうか．住民は同質か．		
3. 民族性：ある民族の指標となるものに気づいたか（例：レストラン，祭り）．文化集団の特徴を見分けるサインが何かあったか．		
4. 価値観と信念：教会やモスク，寺はあるか．それは同じように見えるか．芝生の手入れはしてあるか．花があるか．庭の様子はどうか．芸術のサインはあるか．文化はどうか．先祖伝来のものがあるか．歴史を思い起こさせるものがあるか．		

Ⅱ. サブシステム	観察	データ
1. 物理的環境：その地域はどう見えるか．空気の状態，植物，住宅，区画，空間，緑地，動物，住民，人工建設物，自然美，水，気候に関して何か気づいたか．その地域の地図を探すか，あるいは自分で作ってみよう．その地域の広さはどうか（例：マイル四方，ブロック）．		
2. 保健医療と社会福祉：急性・慢性疾患の状況はどうか．貧困者やホームレスなどの緊急避難または一時保護施設があるか．"伝統的治療者"（例：クランデロ，漢方医）がいるか．診療所，病院，開業医院，公衆衛生機関，在宅ケア機関，救急センター，ナーシングホーム，社会福祉施設，精神保健サービスがあるか．地域外にアクセス可能な資源があるか．		
3. 経済：その地域は繁栄しているか，あるいはみすぼらしく感じるか．産業，商店，雇用場所はあるか．住民の買い物場所はどこか．食糧配給券が使われているか，または使えるか．失業率はどのくらいか．		
4. 安全と交通：住民はどのように出歩いているか．私的・公的に利用している交通機関は何か．バス，自転車，タクシーはあるか．歩道や自転車道はあるか．障害者が地域内を出歩くことは可能か．どのような住民保護があるか（例：消防，警察，公衆衛生）．大気の状況の監視が行われているか．どのような犯罪が発生しているか．住民は安全だと感じているか．		

（つづく）

表9-1 足を使って地域を知ろう（つづき）

II．サブシステム	観察	データ
5．政治と行政：政治活動のサインはあるか（例：ポスター，集会）．どんな政党が優勢か．地域の行政の権限はどこにあるか（選挙で選ばれた市長，各地区メンバーによる市議会）．住民は地域の行政の意思決定に参加しているか．		
6．情報：住民が集まる"公共の場所"があるか．売店に新聞は置いてあるか．住民はテレビやラジオをもっているか．どのような番組を視聴しているか．公的・私的な情報伝達の手段は何か．		
7．教育：地域内に学校はあるか．学校はどのように見えるか．図書館はあるか．地域の教育委員会があるか．その機能はどうか．学校の評判はどうか．主な教育問題は何か．退学率はどうか．利用できる課外活動があるか．それは利用されているか．学校に保健室があるか．スクールナースはいるか．		
8．レクリエーション：子どもの遊び場はどこか．主なレクリエーションは何か．だれが参加しているか．あなたが見たレクリエーション施設は何か．		

III．認識	観察	データ
1．住民：住民はこの地域についてどう感じているか．地域の強さを証明するものは何か．問題はあるか．様々な人（お年寄り，若者，田畑で働く人，工場で働く人，専門職，牧師，主婦）に質問し，回答をくれた人を追跡しよう．		
2．あなたの認識：この地域の"保健医療"についての全般的な状況．地域の強さは何か．どのような問題もしくは今後起こりそうな問題があることがわかったか．		

注：あなたの結論を確認・修正するために，国勢調査や警察記録，学校統計，商工会議所のデータ，保健部局の記録などの情報から印象を補足しよう．表やグラフ，地図は分析の手助けになる．
* "ウインドシールドサーベイ" Anderson,E.T.& McFarlane,J.M.（1995）Community as Client：J.B.Lippincott,178-179, Anderson,E.T.& McFarlane,J.M.（1998）Community as Partner：J.B.Lippincott,178 より改変

観察とデータを記録する欄がある．

　　国勢調査上の地区CT4104とCT4107からなるローズモント地域を用いて，地域アセスメントを行ううえでのモデルの使い方を説明しよう（もちろん，アセスメントの次に行う分析，診断，計画，介入，評価も含んでいる）．今回は国勢調査上の地区により規定された都市地域を選択しているが，このガイドは地域の大きさや場所，資源，人口学的特性にかかわりなく使えるし，学校や産業，商業など"地域の中の地域"のアセスメントにも使うことができる．地域の例は，この本の第III部でも紹介している．さらにこのガイドは，集団（地域の中において規定されたグループ．例えばティーンエイジャー，虐待された女性，高齢者，5歳未満の子ども）をアセスメントとするときにも使うことができる．このアセスメントのプロセスは，どこで実施するかにかかわりなく常に同じである．

> **注意事項**
>
> 　地域看護学のコースの時間的制約があって，それぞれの学生が地域全体のアセスメントを完成させることができないこともあると思う．それどころか，個人が1人で地域アセスメントを完成させることはまれである．地域アセスメントにはチームワークが必要である．したがってチームの学生には，1つないし2つの地域のサブシステムのアセスメントを課すのがよいだろう．コースの終わりになって，それぞれのチームがそのアセスメント結果を示すことで，全体としての地域アセスメントが完成することになる．多様な専門分野から構成されたヘルスケア提供者が地域の一側面（1つのサブシステム）のアセスメントを課されている施設では，これと似たような状況が起こっているかもしれない．

　アセスメントは実施を通して洗練されていく技術である．だれもが初めはぎこちなく自信ないと感じるが，それでかまわない（初めて血圧を測ったときを思い出してみよう）．いつも一番初めは一番難しいものだが，とにかく始めてみよう．

2. 地域のコア

　コア（核）の定義は"必要不可欠で基本的なもの，そして永続するもの"である．地域のコアはそこにいる人々であり，歴史，特質，価値観，信念である．地域アセスメントの最初の段階は，住民について知ることである．実際，地域の住民とパートナーになることは，地域で働くうえで不可欠のことである．**表9-2**に，地域のコアの主な構成要素に加えて，それぞれの構成要素について考えられる情報源と場所をあげた．地域はみな異なっており，ある地域で入手できるものが，ほかの地域では入手できないものもある．

a. ローズモントの歴史

　ローズモントは当初，1827年に3370エーカーの土地を譲渡されたIma Smith女史の土地であった．この地域は約100年の間，牛の牧場と小さな農場であった．1920年にJone WalkerとWilliam Bellが自治を制定して発展し始めた．その土地はスコットランドの有名な町にちなんでローズモントと名づけられた．ローズモントは繁栄し，新参者を引きつけ，多くの重要人物（政治家，ノーベル賞受賞者，アメリカ大統領）を輩出した．しかし，1930年代の経済恐慌と第2次世界大戦によって大きく衰退し，多くの上流家庭は没落し，多種多様な家族の居住地となっていった．ついには，経済力によって土地の譲渡規制が破られ，地域の居住地は工場や小規模ビジネスの受け入れを余儀なくされた．その結果，ナイトクラブやヌードモデルスタジオが増え，並びにあった趣のあるブティックやアンティークショップは置き去りとなり，資産価値は急落した．

　1950年から1970年までは，"ヒッピー"といわれる若者が多く流入し，さらに薬物依存者や逃亡者たちが広い家に集団で居住した．ローズモントは次第に"非伝統的なライフスタイル"が許されるとの評判を呼び，それが多くの同性愛者集団流入の要因となった．

　1970年の半ばから後半にかけて，資産価値が下がって地代が手ごろになったことでベ

表9-2 地域のコアのデータ

構成要素	情報源
歴史	図書館，歴史協会， 町の"長老"や町長へのインタビュー
人口統計 　年齢，性の特徴 　人種の分布 　民族分布	人口，住居の国勢調査 計画委員会（地方，市，郡，州） 商工会議所 市役所，市事務官，公文書 観察
世帯 　家族 　非家族 　グループ	国勢調査
婚姻形態 　独身 　別居 　配偶者の死亡 　離婚	国勢調査
人口動態 　出生 　死亡 　　年齢 　　主な原因	州の保健部局（市や郡の保健部局を通じて配布される）
価値・信念	住民との接触 観察（表9-1 "足を使って地域を知ろう" を参照） （ステレオタイプにならないよう，この部分のアセスメントでは図書館の利用を控えること）
宗教	観察 電話帳

トナム人やメキシコ人の大集団が定住するとともに，郊外から市内への長い通勤時間にうんざりした家族や独身の専門職がローズモントにUターンし始め，これが今日まで続いている．現在古家は改築され，ビジネスは復興し，街は一度失った誇りを取り戻し始めている．

b．人口統計と民族性

表9-3と表9-4はCT4104地区，CT4107地区とその一番近隣の市と郡における年齢，性，人種，民族性のデータである．市，郡，州，国のデータを収集することで，分析のための重要な比較ができる（国勢調査は数字があがっているだけなので，パーセンテージを出すことをすすめる）．表9-5と表9-6は家族形態と婚姻形態のデータである．

注意事項

看護過程の次の段階（すなわち分析の段階）では，比較するためのほかのデータが必要になる．そこで，今のうちにすべてのデータを収集しておこう．

第9章 地域のアセスメント

表9-3 CT4104地区，CT4107地区，ハンプトン市，ジェファーソン郡の性・年齢構成

年齢（歳）	CT4104地区			CT4107地区			ハンプトン市		ジェファーソン郡	
	男性	女性	割合	男性	女性	割合	実数	割合	実数	割合
5歳未満	370人	362人	10.6%	29人	11人	0.6%	123,150人	7.8%	189,246人	8.4%
5-19	1,200	991	31.9	241	195	6.5	377,345	23.9	569,991	25.3
20-34	395	437	12.2	1,965	911	42.6	514,705	32.6	716,431	31.8
35-54	837	970	26.2	1,758	721	36.7	339,453	21.5	484,380	21.5
55-64	222	370	8.6	221	181	5.9	116,835	7.4	157,705	7
65歳以上	270	450	10.5	175	349	7.7	107,361	6.8	135,176	6
総計	3,294	3,580	100	4,389	2,368	100	1,578,849	100	2,252,929	100

人口・住宅調査のデータをもとに作成

表9-4 CT4104地区，CT4107地区，ハンプトン市，ジェファーソン郡の人種構成

人種	CT4104地区		CT4107地区		ハンプトン市		ジェファーソン郡	
	実数	割合	実数	割合	実数	割合	実数	割合
白人	852人	12.4%	5,871人	88.5%	970,489人	61.5%	1,562,091人	69.4%
黒人	3,732	54.3	305	4.6	434,014	27.5	467,177	20.7
アジア系/太平洋諸島	1,321	19.1	54	0.7	32,335	2.1	45,432	2
ヒスパニック	625	9.1	321	4.7	131,763	8.3	163,774	7.3
アメリカインディアン	242	3.5	38	0.6	3,203	0.2	4,923	0.2
その他	111	1.6	58	0.9	7,045	0.4	9,532	0.4
計	6,874	100	6,757	100	1,578,849	100	2,252,929	100

人口・住宅調査のデータをもとに作成

表9-5 CT4104地区とCT4107地区の家族形態

家族形態	CT4104地区		CT4107地区	
	実数	割合	実数	割合
家族	5,706人	83%	2,443人	36.2%
家族以外	1,168	17	4,103	60.7
女性世帯主世帯	721		994	
男性世帯主世帯	447		2,189	
集団居住者			211	3.1
計	6,874	100	6,757	100

人口・住宅調査のデータをもとに作成

表9-6 CT4104地区とCT4107地区の15歳以上の住民の性と婚姻形態

婚姻形態	CT4104地区			CT4107地区		
	男性	女性	割合	男性	女性	割合
独身	348人	408人	15.2%	2,418人	1,016人	53.5%
既婚	1,510	1,498	60.1	796	768	24.4
別居	120	245	7.2	113	72	2.8
死別	52	119	3.4	68	198	4.3
離婚	294	407	14.1	572	397	15
計	2,324	2,677	100	3,967	2,451	100

人口・住宅調査のデータをもとに作成

表9-7 CT4104地区，CT4107地区，ハンプトン市，ジェファーソン郡，テクサーカナ州の出生・死亡の抜粋

出生・死亡	CT4104地区	CT4107地区	ハンプトン市	ジェファーソン郡	テクサーカナ州
出生	210	117	30,726	56,865	363,325
死亡（率）*					
乳児	7 (33)	2 (17)	372 (12)	698 (12.3)	2,064 (5.7)
新生児	5 (23)	2 (17)	245 (7.9)	471 (8.3)	1,226 (3.4)

＊死亡率は対1000人．保健部局の州人口動態統計より

表9-8 CT4104地区，CT4107地区，ハンプトン市，テクサーカナ州の死因別死亡数

死因	CT4104地区		CT4107地区		ハンプトン市		テクサーカナ州		
	実数	割合	実数	割合	実数	割合	実数	割合	率*
心臓疾患	16人	22.2%	10人	23.8%	3,186人	33.4%	42,968人	28.7%	211.2
悪性新生物	17	23.6	11	26.1	2,078	21.8	33,298	22.2	163.7
脳血管疾患	6	8.3	2	4.7	690	7.3	10,721	7.2	52.7
事故	4	5.6	4	9.5	585	6.2	7,602	5.1	37.4
肺気腫，喘息，気管支炎	0	0	0	0	79	0.8	7,284	4.9	35.8
乳児疾患	7	9.7	1	2.4	248	2.6	NI	NI	NI
殺人	6	8.3	1	2.4	592	6.2	NI	NI	NI
肝硬変	0	0	1	2.4	163	1.7	2,092+	1.4	10.3
肺炎	2	2.8	1	2.4	210	2.2	3,708	2.5	18.2
自殺	3	4.2	1	2.4	195	2	2,093	1.4	10.3
糖尿病	0	0	2	4.8	139	1.4	5,195	3.5	25.5
先天異常	0	0	2	4.8	99	1	NI	NI	NI
腎炎，ネフローゼ	0	0	0	0	13	0.1	NI	NI	NI
結核	1	1.4	0	0	17	0.2	NI	NI	NI
その他	10	13.9	6	14.3	1,239	13	31,631	21.1	155.5

＊死亡率は対10万人
NI：州の死亡主因に含まれていない．
　+：州の慢性肝疾患を含む．
ハンプトン市の保健部局の「ハンプトン人口動態統計」および州保健部局のデータによる．

c．人口動態統計

　表9-7はCT4104地区，CT4107地区とその一番近隣の市と郡，州における出生と死亡動態のデータである．表9-8には死亡原因をあげた．注：比較できるように割合を算出することが望ましい．しかし，（母集団となる）リスク集団がわからないと割合を算出することはできない．表9-8の死亡率のデータは，この理由で出せない．

d．価値観，信念，宗教

　地域のコアを構成している部分には人々の価値観と信念，宗教的な習慣がある．どの民族や人種も地域のシステムに作用するような価値観や信念をもっており，これが人々の健康に影響する．地域の文化的要素を理解する方法として，文化の理解力（第6章）を復習しよう．表9-2では価値観や信念，宗教的習慣の情報収集源として図書館の利用を避けるよう警告しているが，それは本や記事というものが広く一般化されたものの記述（例えば都市に住む黒人のライフスタイル）を提示していることが多かったり，1つの民族集団における1つの習慣の考察（例えばメキシコ生まれのヒスパニック系の人の母乳栄養の習慣）

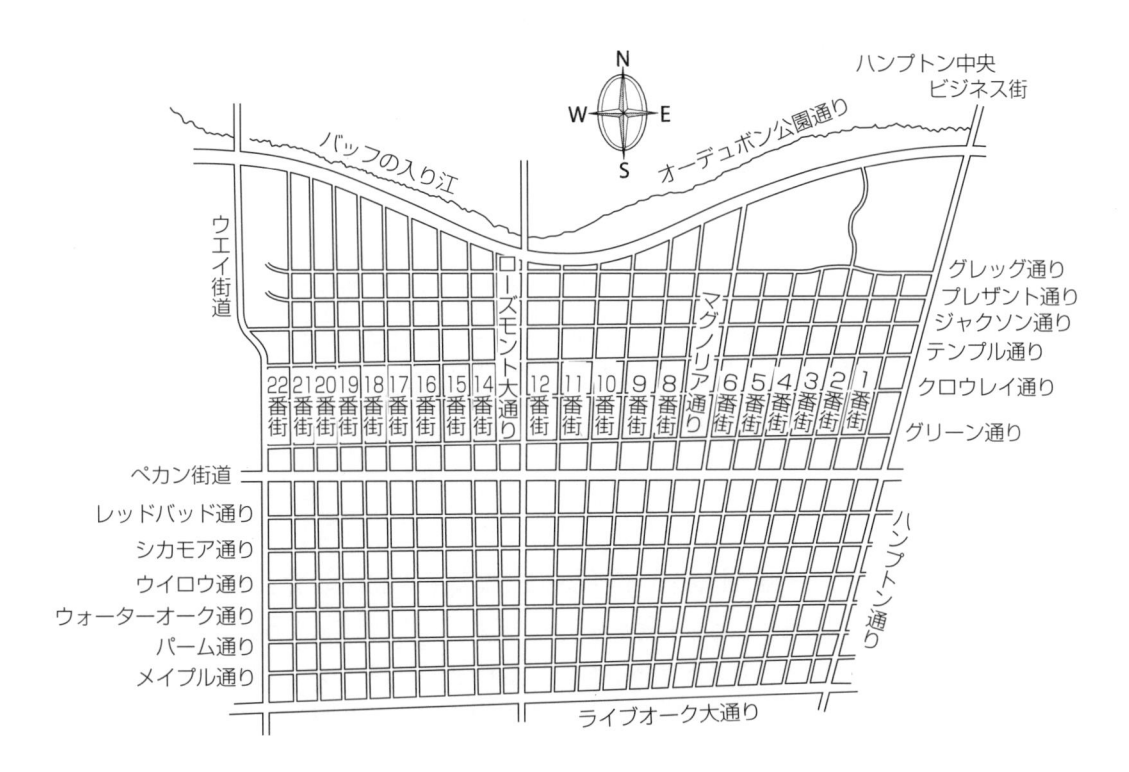

図9-2　ローズモント地区の通りと境界

であったりするからである．それぞれ地域は独特で，価値観や信念，宗教は伝統に根づいた形で習慣となっているし，また地域のニーズに合うように進化，存在し続けている．

出版物や二次的人口統計データを有効に活用するためには，異なった民族や人種の存在と地理的場所を実証するような調査を用いるのがよい．物理的システムのアセスメントの段階では，地域の実際の価値観や信念，宗教を知る，もしくは体験するため地域に入り込むのである．

私たちのパートナーであるローズモント地域は，ハンプトン市の中の，ハンプトンの中心にあるビジネス地区に位置している．西はウエイ街道，北はバッフの入り江，南はライブオーク大通り，東はハンプトン通りが境界である．図9-2はローズモント地域の地図である．表9-1の"足を使って地域を知ろう"のガイドを使って，地域に入り込んでみよう．

3．物理的環境

個人の患者をアセスメントするのに用いる身体診査と同様のものが地域にもある．医師は身体診査を行う際に五感を用いるが，それは地域の状態をみることにおいても必要なことである．表9-9は身体診査の構成要素を，個人と地域においてそれぞれのデータのツールと情報源についてまとめたものである．

表9-9 身体診査の構成要素とデータの収集源

構成要素	データ収集源	
	個人	地域
視診	五感を働かせての問診	五感を働かせて地域を歩く
	耳鏡	ウインドシールドサーベイ
	検眼鏡	地域を歩く
聴診	聴診器	地域の音，または住民の声を聞く
バイタルサイン	体温計	気候・地勢・自然的境界・資源の観察
	血圧計	地域の集まりや活気などの「生活」のしるし
系統的な観察	頭から爪先までの観察	住宅状況，ビジネス，教会，たまり場など社会システムの観察
臨床検査	血液検査	年鑑，国勢調査データ
	レントゲン検査	商工会議所の計画や調査
	CTスキャン，その他の検査	

a. 視診

ローズモント大通りは南北に地域を貫き，地域を2つに分ける主要道路で，草深い中央分離帯で仕切られている並木道である．店の多く，とくにレストランはローズモント大通りに位置している．レストランの多くは"専門店"で，キッシュ，芽キャベツのサンドウイッチ，ハーブティなどを扱っている．このほかには，大通りに沿ってガソリンスタンド，オフィスビル，画材店，獣医院が1軒，小さなギャラリー，保育園が1軒，食料雑貨店内にメキシコのバルバコアのスタンドが1軒，花屋が数軒，銀行と薬局がそれぞれ1軒，そして革製品専門店や本屋，手工芸品店などを扱う専門店がある（商店についてはこの章の経済の項を参照）．

ペカン街道はローズモントを東西に貫く主要な道路であり，商店が並んでいるが，樹木はほとんどなく，都会らしい色合いが濃い．東端には，ヌードモデルスタジオや様々なエスニックフード（ギリシア，パキスタン，メキシコ，ベトナム，インドなど）の専門店があり，また多くの小さな美術店がある．後述するローズモント保健センターがこの地区に位置している．通りの西側には大きな劇場があり，多くの初回上演で人々をひきつけている．また，2, 3の成人向け映画館と，多くの専門レストランもある（この地域には，ビジネス客や専門職にサービスを提供するタイプの，クラシック音楽の流れる静かな喫茶店などがある）．この通りに沿って建っていた多くの古い大きな家は，アンティークショップや花屋，その他の小さな店に変わった．ローズモントに大きな工業はない．地域を分け，商店が多く立ち並ぶ2つの主要道路の後方は，違った地域に入り込んだような感じを覚えるところである．古いオーク（樫）やペカン（クルミ科の木）の木がいくつもあって，枝が通りを緑の屋根のように覆っており，通りが狭くなっているが，そのいくつかは修繕されている．

主要道路を除く通りは狭く，大方の通りにはハンプトンの古い町の典型である側道がある．たいていの通りや側道はよく修繕されており，瓦礫は除かれているが，ほとんど駐車場がないために住民の多くが路上駐車をし，その結果，帰宅時（夕方や週末）に交通渋滞が発生している．

b. バイタルサイン

　ローズモント（とハンプトン市標準統計地区SMSA：Standard Metropolitan Statistical Area）の気候は海風のために温暖で，夏は高温多湿（おおよそ年87日が32℃以上で，平均湿度62％）だが夜は涼しく，冬は厳寒ではない．温帯と熱帯の植物に富み，樫，ハイビスカス，パインが茂っている．

　地形はほぼ平坦で坂道はほとんどなく，海抜は6 mである．洪水対策のためコンクリートで覆われたバッフの入り江があり，これが地域内の唯一の自然河川である．入り江の先端は，海に続くハンプトン運河である．

　ローズモントはハンプトンで第3位の人口密度（14.4人/エーカー）であるが，助成金が支払われる住宅団地（公的住宅）に囲まれたCT4104地区の密度が一番高く，1エーカーあたり221人である（国勢調査より）．

　地域内の店が多種多様なのは，ローズモントの住民の関心が多様であることを反映している．掲示板にはゲイ政治部会の集会のポスターと一緒にシニア市民の会合や教会の広報，コミュニティカレッジの"サンドリースクール"の教育プログラム，ベトナム人移転サービス，地域の性感染症クリニック，メキシコ系アメリカ人の居住地区の人々による"エル・バリオ"のミュージカルショーの広告ポスターが掲示されている．ローズモントはハンプトンの縮図であり，多様性に富んだ地域なのである．

　また教会も多様であり，ほとんどすべての宗派の教会がある．大きなメソジスト派と長老教会派の教会から，難民のための店頭にあるような小さな教会まで，ローズモントにはすべての主要な宗教集団がある．

c. 社会システム

　ローズモントの大半は開発された土地なので，使用していない空間はほとんどない．緑は4つの小さな公園やバッフの入り江沿いの細い通り，コミュニティカレッジの周辺くらいにしか見られない（図9-3）が，たいていの家屋には，木と灌木の茂った手入れの行き届いた芝生がある．表9-10にローズモントの土地利用のデータを示す．

　ローズモントの家の多くは古く，この地域が早くから開発されていたことをうかがわせる．ある場所に建つ家は，そのつくりがよく似ている（例えば，すべて1階建てでポーチのある木造の家）．しかしブロックごとに様相は異なっており，北東部は壊れた窓や貧しい通りの荒廃したアパートが立ち並ぶ大きな公的住宅エリアであり，南西部は改造されてよく管理された家が多い．北東部は"ショットガンハウス"（全室がまっすぐにつながった，小さな狭い家）と呼ばれる家が並ぶ街区がいくつかある地区である（この話は，正面のドアからショットガンで発射された弾が，後ろのドアから出ていってしまうくらい小さな家という話に由来している）．小さな家と貧しい状態の家が並んでいる．表9-11の住宅情報を見てみよう．

　日中，多くの人が目的をもって通りを忙しそうに歩いている一方で，高齢者や若者は1人でぶらついている．学校の校庭以外では，主要道路であっても日中ほとんど子どもを見かけることはない．犬が独り歩きしているかのように近隣のあちこちで鳴き声が聞こえ，猫は窓辺でひなたぼっこをしている．しかし野犬などはほとんどいない．

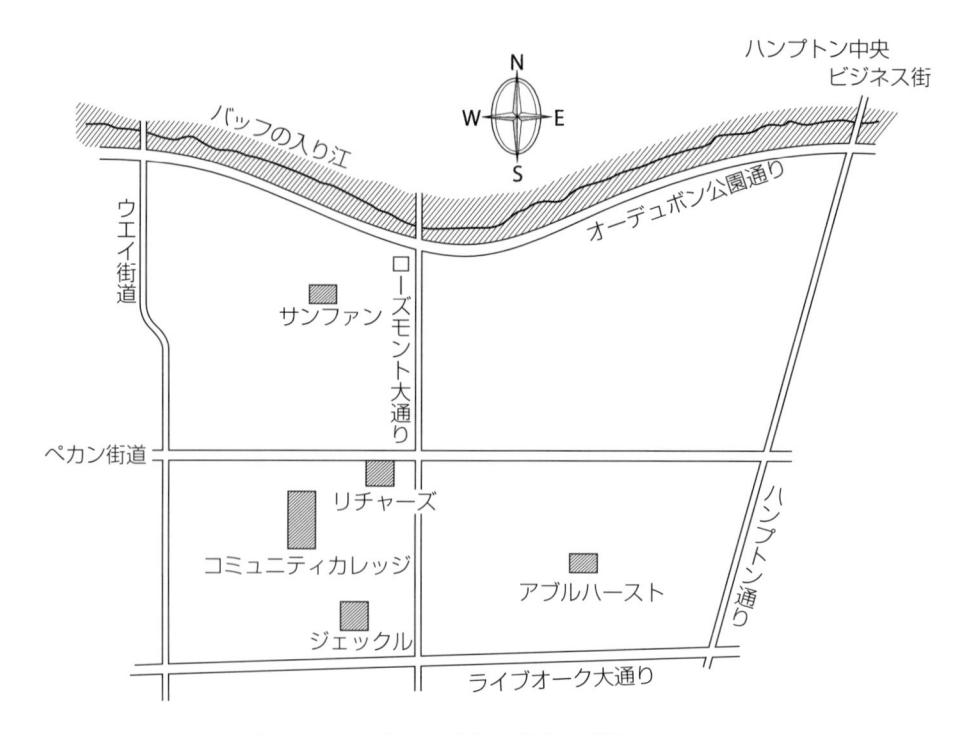

図9-3 ローズモント地区の緑地と公園

　夜はペカン街道に沿って違った様相を呈する．レストランはすべて開店し，多くは店外にテラス席がある．ファヒータ（細長く切った牛肉または鶏肉を焼いてマリネにしたもの．トルティヤと一緒に食べる．研究社『リーダーズ英和辞典』より）やカレー，エキゾチックなスパイス，炭火焼の香りが周囲に満ちている．ペカン街道が"ザ・ストリップ"と呼ばれるように，シタールの音色やギターの穏やかな音に混じってラップやディスコミュージック，カントリー音楽，ロックンロールの音が活気を帯び鳴りひびいている．
　レストランやヌードモデルスタジオの客の多くは，住民によればローズモントの外から来ているという．多くの食べ物と自由気ままなセックスが得られる場所とのうわさに引き付けられるのだろう．多くの住民は"旅行客のアトラクション"と言われているストリップを恥と感じており，ローズモントを退廃させると確信している．"部外者"と"労働者"がこの町を食い物にしており，この芳しくない評判は住民の過失ではない，と彼らは明言している．地区区画上の法律がないことが，願わしくないビジネスを誘致しやすくしている．
　ローズモントの物理的環境の調査により，地域の対照的な側面が明らかになった．例えば，教会とヌードモデルスタジオ，公的住宅区画と時間をかけ修繕した家々，高齢者と若者，白人と黒人（その間のすべての人種），静かな並木道とにぎやかな大通り，静かな喫茶店とけばけばしい成人向け映画館，家族と単身者，金持ちと貧困者などである．

表9-10 ローズモントの土地利用

土地利用	CT4104地区		CT4107地区	
	広さ	割合	広さ	割合
単一家族居住地	161.2エーカー	28.03%	95.4エーカー	31.78%
複数家族居住地	46.4	8.06	46.5	15.49
商業地	210.2	36.55	61.2	20.39
工場地	44.9	7.8	0.2	0.06
公有地	6.8	1.18	11.1	3.69
開放地	52.9	9.2	53.2	17.72
水場	6.3	1.09	4.7	1.56
未開発地	46.3	8.05	14.6	4.86
公道用地	0	0	13.2	4.39
総計	575	100	300.1	100

ハンプトン市都市計画部のローズモント地域開発計画より

表9-11 1990年と2000年の平均住宅価格

住宅価格	CT4104地区		CT4107地区		ハンプトン市		ジェファーソン郡	
	1990年	2000年	1990年	2000年	1990年	2000年	1990年	2000年
平均売買価格	43,400ドル	47,630ドル	62,400ドル	71,600ドル	61,900ドル	79,300ドル	70,500ドル	87,000ドル
平均賃貸価格	284ドル/月	476ドル/月	346ドル/月	650ドル/月	337ドル/月	575ドル/月	489ドル/月	590ドル/月

人口・住宅調査のデータをもとに作成

4. 保健医療と社会福祉

　保健医療と社会福祉を分類する方法の1つに，地域外にある施設と地域内にある施設を区別することがある．多くは，サービス提供のタイプ（例：病院，診療所，公的ケア），規模，公的なものの利用か私的なものの利用かによってカテゴリーを確認する．表9-12に，分類の方法とアセスメントに必要な施設の主な構成要素を記載した．

a. 地域外の施設
〔病院〕
　ジェファーソン郡には合計1万2321床，50の病院があり，そのうち4321床がハンプトン・メディカルセンターにある．ハンプトン・メディカルセンターはすべての専門分野，最新の診断と治療サービスが受けられる総合病院であり，ローズモントから約11kmの場所にある．患者はすべて開業医からの紹介であり，自ら選択して（紹介状なし）の受診は受け入れていない（ただし自費診療を選んだ場合は許可される）．ローズモントの住民はメディカルセンターの存在をよく知っているはずだが，受診している人はほとんどいないようである．ジェファーソン郡には私立病院がいくつもあり，そのほとんどがハンプトンにある．私立病院の支払いはすべて第三者償還，すなわち患者以外の登録したサービス機関によって行われる．例えば，メディケア（60歳以上の老人が対象の医療補償制度），メ

表9-12 保健医療と社会福祉

構成要素	情報源
〔保健医療〕 ・地域内にあるのか，地域外にあるのか ・カテゴリーに分類する（例：病院と診療所，在宅ケア，退院後ケア施設，公的保健サービス，救急ケア） ・それぞれの施設について，以下のデータを集める 　① サービス（料金，時間，新しいサービスや中断したサービス） 　② 資源（職員，スペース，予算，登録システム） 　③ 利用者の特徴（地理的分布，人口学的特性，交通手段） 　④ 統計（日，週，月のサービス受給者数） 　⑤ 利用者と提供者による施設の適切性，利用しやすさ，受け入れ度	商工会議所 計画委員会 電話帳 住民と話す 管理者やスタッフへのインタビュー 施設年報
〔社会福祉〕 ・地域内にあるのか，地域外にあるのか ・カテゴリーに分類する（例：カウンセリングとサポート，衣食住，特別なニーズに対するもの） ・それぞれの施設について，上記 ①〜⑤ のデータを集める	商工会議所 『ユナイテッド・ウエイ』の名簿 電話帳

ディケイド（低所得者，身障者対象の医療補償制度），保険，労働者災害賠償保険などである．私立病院に加え，地域には税収入で運営されている公立病院が少なくとも1つはあり，ジェファーソン郡にはジェファーソン記念病院がある．

ジェファーソン記念病院はローズモントの南約8 kmに位置する総合病院である．病棟と診療科は，内科，外科，小児科，産科，婦人科，外傷・熱傷科，精神科，救急科がある．この病院は，自ら選択して受診することができる．救急科長によれば，1日に290人（年間10万人）が救急で受診し，その40％が入院し，退院後は外来でフォローアップケアを受けている．この病院は利用者からの料金と，市および郡の税金により運営されている．基本料金に加えてヘルスケア提供料と，治療・診断の料金がかかり，これは収入と家族人員数によって比率計算される．ローズモントの住民はこの病院をよく利用しているが，待ち時間が長い（最長8時間）こと，またヘルスケア提供者が変わるたびに繰り返しアセスメントを受けなければならないことに不満をもっている．

病院職員は，長い待ち時間とケアの分断は予算上の制約とスタッフの移動の多さによるものであり，ケアの改善を妨げていると考えている．この病院では中断しているサービスはなく，新しいサービスやスタッフ配置に関しても，ここ2年間の予算化はない．

〔開業医，グループ診療，専門の診療所〕

ジェファーソン郡では，一般診療や専門医療のすべてを開業医やグループ診療，専門の診療所から受けることができる．医療費の支払いは通常，第三者償還による．ジェファーソン郡には2つのHMO（医療維持組織）があり，十分な財力のあるローズモント住民は，様々な開業医や専門診療所を利用している．また，近所の人や友人，同僚の薦めで自ら選択して受診している．

〔公的保健サービス，保健部局〕

公衆衛生をモニター，維持，促進するために，地区，郡，市の保健部局，さらに州の保

健部局があり，国，州，地方の税金が公衆衛生サービスのために使われている．ジェファーソン郡にはジェファーソン郡保健部局，ハンプトン保健部局があり，ローズモントはハンプトン地域内であるため，ハンプトン保健部局が管轄している．

　ハンプトン保健部局は7つのサテライトクリニック（付属診療所）ですべての外来サービスを提供している．ローズモント地域に一番隣接しているサンバレークリニックは，ローズモントから約10kmの場所に位置し，以下のサービスを提供している．

- 予防接種
- 新生児，子ども，青年期，成人のケア
- 出産前後のケア
- 家族計画
- 栄養相談
- 鎌状赤血球貧血，糖尿病，フェニルケトン尿症などの遺伝性・後天性疾患のスクリーニングと検査
- 歯磨き，および治療のための歯科アセスメント
- メンタルヘルス相談と紹介
- 健康教育
- 病院早期退院後の母子家庭訪問（出産後48時間以内）
- 子どもの虐待，夫婦間暴力，見捨てられた人の相談と紹介
- 性感染症のスクリーニングとフォローアップ（HIV検査を含む）

このほか薬局，臨床検査室，放射線室がある．たいていのサービスは収入と家族の数による比率計算にもとづいた料金であり，それ以外のサービスは住民であれば無料である．無料サービスで行われているのは性感染症のスクリーニングと治療，予防接種である．保健部局のサービス利用では，出産前後にかけてクリニックに通う人が多い．マタニティクリニックのスタッフナースによれば，75人の女性が妊婦クリニックに通い，うち20～25人がローズモントの住民であるという．

　マタニティクリニックのナースによると，出産サービス上の現在の大きな問題は，出産ケアを最初に申し込んでから予約が入るまでに長時間かかり（多くは8～10週），多くの妊婦は6～7か月まで妊婦ケアの申し込みを待つため，最初の予約が出産予定日以降になってしまい，その結果，ローズモントの多くの女性がジェファーソン記念病院で妊婦ケアを受けないまま出産してしまうのである．サンバレークリニック長は妊婦と新しく母親になる人のために教育，支援，モニタリングサービスを行うことが，現在の最優先事項であると考えている．

　最近中止されたサービスはない．今後必要とされるサービスに関しては，高齢者が対象集団としてあがっている．計画としては，ナーシングクリニックの設立，高齢者センターでのデイケアで提供するウェルネス（健康増進）プログラムが進められている．現在，ハンプトン市には高齢者のための施設が10以上ある．

　大勢のローズモントの住民が，保健部局のサービス，とくにサンバレークリニックのサービスを利用している．問題はクリニックへの直通バスがないこと（3回の乗り換えが必要）と"非人間的"サービスである．というのは，患者を担当するケア提供者は受け持ち

制でなく，訪問の度に違ったケア提供者が来ることが通例となっているからである．また，マタニティケアに関しては，サンバレークリニックで妊婦ケアを受ける資格がある多くの女性が，ジェファーソン記念病院での出産条件を満たさず，出産のための施設を探すなど，自ら出産に関して調整しなくてはならないのである．したがって，多くの女性は出産のための施設を探さなくてはならないし，さらに自宅で出産せざるを得なくなることもしばしばで，この状況についてはサンバレーのナースが記録しており，ローズモントの住民が確認している．

〔在宅ケア取り次ぎ機関〕

ハンプトンの訪問看護協会（Visiting Nurse Association：VNA）はジェファーソン郡の中で一番大きな在宅ケア取り次ぎ機関である．訪問看護協会のサービスには看護師，理学療法士，作業療法士，言語療法士，ソーシャルワーカー，在宅介護がある．VNAは患者からの支払いと第三者償還により運営されていて，患者の支払いは収入と家族人員数による比率計算で決まっている．支払いが不可能な患者は，ユナイティッド・ウエイ（United Way：慈善団体）のような地域の社会福祉機関からの資金援助を申請できる．

このほかにも多くの在宅ケア取り次ぎ機関がハンプトン市とジェファーソン郡にあり，サービスの範囲に制限はあるにしても，在宅ケアの支払いは第三者償還により行われている．

〔長期ケア施設，ナーシングホーム，継続ケア施設〕

ローズモントから約14 kmのところに，パインウッズ・レストセンターとウインドセイル・ナーシングホームという2つの長期ケア施設がある．いずれの施設も，州の保健部局から許可を受けた中間施設である．ここでのサービスと資源，利用者の特徴を**表9-13**に示した．さらに，長期ケアを提供している病院がいくつかある．

〔救急サービス〕

中毒コントロールセンター（Poison Control Center）は，個人やヘルスケア提供者に対して有害物質やアセスメントと治療の方法についての情報を提供している．このセンターは学校や関心がある人向けに教育用資料とプログラムを提供している．（電話番号は覚えやすくするため1-POISONである）

救急医療サービス（MEAS）は，ハンプトン市の税金，公的寄付金，ジェファーソン郡からの補助，資金調達組織の支援で運営されている．ローズモントの住民は，MEASの救急支援を無料で24時間利用できる（地元の消防署と連携して機能している．消防サービスについては安全と交通の章で述べる）．

ローズモントに一番隣接しているMEASには2台の救急車があり，1台は日常に，もう1台は予備に使用している．月に90〜110回のコールがあり，8分以内に到着する（**表9-14**に，ローズモントの最近3か月間の救急車利用理由を示す）．中央消防センターがコールを受けたら，近くのMEASチームに無線で連絡する．MEASは25人で構成されており，100時間の講習と200時間の病院経験をもつパラメディック（医療補助員）3人と，基本的

表9-13 パインウッズ・レストセンターとウインドセイル・ナーシングホームのサービス，資源，利用者の特徴（前年分）

	パインウッズ・レストセンター	ウインドセイル・ナーシングホーム
サービス	回復期看護，理学療法，作業療法，言語療法	回復期看護
常勤職員	看護師（6），認定訪問看護師（4），看護助手（3），管理者（1）	看護師（3），認定訪問看護師（2），看護助手（1），管理者（1）
認定病床数	96	38
罹病日数	33,524	12,965
ベッド稼動率	0.96	0.93
公認病床数*	96	38
入所者の年齢の中央値	79	76
平均入所期間	4年	6年

*ナーシングホームのベッド稼動率として推奨されているのは90％である．
ジェファーソン郡都市計画委員会，パインウッズ・レストセンター，ウインドセイル・ナーシングホーム報告書による．

表9-14 ローズモントの最近3か月間における救急サービス利用の理由

理由	割合（％）
心疾患および脳血管疾患	25
転倒・転落および家庭内の事故	19
呼吸困難	12
めまい，衰弱	12
裂傷	11
骨折，脱臼	9
腹痛	7
精神疾患	5

MEASパラメディック報告による．

なパラメディックの訓練に加え静脈内注射と挿管技術をもつ救急救命士（EMT）22人からなる．パラメディックと救急救命士は両方とも認定された職種である．救急サービスに加えて，MEASチームは地域のグループに対して心肺蘇生法や救急法の講習を行っている．

〔その他のサービス〕
　障害者や発達遅滞児のためのサービス施設は，ローズモントの半径約16km以内には設置されていない．

b．地域内の保健医療施設

　ジェファーソン郡の保健医療局（Health System Agency：HAS）によれば，CT4107地区は医療ケアが行き届いていないが，CT4104地区はそうではないということである．
　ローズモントで提供されているヘルスサービスの医師の専門を表9-15に示す．多くの女性から，産科・婦人科医の必要性を指摘されている．また，多くの人々が家庭医とともにバイリンガルのヘルスケア提供者の必要性をあげている（スペイン語を話せるナースプラクティショナーは1人いるが，ベトナム語を話せる者は1人もいない）．ローズモントの

表9-15 ローズモントの医師

タイプ	人数（人）	タイプ	人数（人）
歯科医	6	整骨医	2
内科医	1	足病医	1
検眼医（視力矯正医）	2	カイロプラクター	3
歯科矯正医	1	ナースプラクティショナー	2

ウインドシールドサーベイ，商工会議所，電話帳による．

　住民で資金に余裕のある人は地域外のサービスを選ぶ傾向にあり，貧困な住民は地域内のサービスに頼ることになる．すべての民営の診療所では，サービスを受けたときに料金を支払うか，あるいは第三者償還による支払いが必要であるが，ナースプラクティショナーの料金は，収入と家族の数による比率計算となっている．ローズモントには民営の診療所のほかに，サードストリート・クリニックとローズモント保健所がある．

〔サードストリート・クリニック〕
　サードストリート・クリニックは1968年にローズモントの関心ある市民と教会のリーダーたちによって創設された．CT4104地区にあるこのクリニックは当初，公的寄付金と教会スポンサーの資金調達係より資金が出ており，専門家の報酬も物品も寄付によるものであった．このクリニックでは現在，ローズモント住民の30～40％を受け持っており，年間予算は75万ドルであるが，2年前に比べると22万ドルの削減となっている．主な資金は連邦政府と州の補助金，利用者の料金，メディケア，メディケイドの償還による．患者の料金は収入と家族の数の比率計算により決まっているが，ケアが受けられないことはない．サードストリート・クリニックで提供されているサービスの要約を表9-16に示す．このクリニックでは急性期の患者と外傷の患者は扱っていない．クリニックには非常勤医師が1人，非常勤ナースが2人，ソーシャルワーカーが1人，管理者が1人，事務担当者が1人おり，ナースは2人ともスペイン語は話せるが，ベトナム語を話せるスタッフはいない．週1回，視力検眼医の学生と教員がサービスを提供し，1人の助産師が週2回，朝に妊婦ケアを実施している．クリニックは月曜日から金曜日，朝8時から夕方5時まで開業しており，週平均125人が訪れる．医療専門家と市民で管理委員会を作っている．クリニック長によると，CT4104地区の住民は以下のような直接的医療ケアのニーズをもっている．

　・病気の乳幼児・小児・青年・成人のアセスメント，治療，フォローアップ
　・歯科のアセスメントと治療
　・薬物依存とアルコール依存に対するカウンセリング，紹介，治療
　・妊婦，小さな子どもの親，青年期に対する集団健康教育
　・すべての年代の人に対する健康増進とセルフケア教室
　・片親や高齢者に対するサポートグループ

　問題点は，健康教育やカウンセリングが一貫していないこと，クリニックまでの交通，歯科ケア，在宅ケアが2年前の補助金削減のため中断されたことであるが，なかでもとく

表9-16 サードストリート・クリニックが提供しているサービスと利用人数

サービス	内容	利用者数（週平均）
家族計画	診察，教育，処方	24人
子どもの健診	診察，紹介，予防接種，スクリーニング	19
出産前後のケア	アセスメントとモニタリング	42
検眼	検眼と処方	9
足療法	アセスメントと治療	6
慢性疾患のカウンセリングと治療	高血圧，糖尿病，冠動脈疾患の治療とケアの指示	31

に大きな問題は，ヘルスケア提供者，とくにナースと医師の雇用の問題である．ヘルスケア提供者を募集して雇用しなければ，これ以上のサービスの拡大（またはレベルの維持も）は望めないだろう．

ローズモントの住民の多くはクリニックを知っており，サービスを日常的に利用しているが，多くの人がクリニックまで2〜3km歩かねばならないことが障害となっている（直通バスがない）．このクリニックはローズモントの住民に歓迎されており，スタッフの異動が少ないので，スタッフと地域間の信頼関係が育ってきている．しかし，住民はクリニックでのさらなるサービスの必要性を指摘している．

〔ローズモント医療センター〕

ローズモント医療センターは，CT4107地区に位置し，性感染症（HIVを含む）の診断と治療にあたっている非営利のクリニックである．このクリニックは月曜日から土曜日は夕方6時から10時，日曜日は昼2時から夜10時まで開いており，ジェファーソン郡の梅毒の20％，淋病の60％を報告している．月に600人（200人が初診，200人は再来，200人はフォローアップ）の患者が来る．75人のスタッフはすべてボランティアであり，月に4〜10時間貢献してくれている．医師は非常勤で雇われている．州がペニシリン，破傷風の培養検査，性病研究所における検査を実施している．当初は無料であったが，設備維持費のため現在は比率計算による支払いが必要となった（しかしケアを受けられないことはない）．90％の患者はゲイの男性であり，各自が身分証明書番号と，1回ごとに使用するカードを提出する．精神的危機状態にある人は保健部局のカウンセリング部門に紹介される．車または歩いて来所する人が大半である．

保健所長は，第1にカウンセリングとサポートグループ，とくにHIV陽性者に対するサービスを拡大していく必要性を検討している．次に必要なのは，スタッフのためのオリエンテーションプログラムと最新の情報を提供するための集まりである．これはスタッフの多くが，以前患者だった人たちであるためである．患者の大半はローズモントから来るが，ハンプトンやジェファーソン郡周辺から通ってくる患者も増えてきている．待合室にいる患者に尋ねると，ケアは非常に良いとのことで，予約をキャンセルする患者はほとんどいない．

クリニックでの観察では，ケアは温かく尊厳をもって取り扱われ，プライバシーが守られる雰囲気があることがわかった．しかし，2つの開け放しのごみ箱は注射器と針でいっぱいになっており，救急カートは見える所になかった．また，そこで働く多くのボランティ

アのための標準的な方針や手順マニュアルはなく，ペニシリンショックのような不意の治療時のプロトコールの掲示もない．

〔社会サービス機関〕

　社会サービス機関の多くはオフィスビル内にあるため，その場所をウインドシールドサーベイで見つけ出すことは難しい．商工会議所や計画委員会が社会サービス機関を見つけるために地域を綿密にアセスメントし作成した名簿があるので，それを利用するのが望ましい．地域内に商工会議所がなければ，電話帳を利用する．

c. 地域外の社会サービス機関

〔カウンセリング，サポートサービス〕

　ハンプトン総合カウンセリングセンターは，ハンプトンとジェファーソン郡に住む薬物使用の青年のためにカウンセリングを提供する目的で，1971年に設立された．現在はハンプトンのすべての住民に対して包括的なメンタルヘルスを提供している．このセンターはローズモントから南に約3kmのところにある．センターには自ら選んで受診することができるが，多くは学校やクリニック，開業医からの紹介である．料金は収入と家族の数による比率計算であり，第三者償還は受け入れられない．昨年度の運営予算は180万ドルである．多くの教会や社会サービス機関がスポンサーになっているが，主な収入は利用者の料金である．スタッフは6人の専門職と2人の事務員からなり，その内容を**表9-17**に示した．月平均300人が訪れる．施設長によると，白人や中流から上流階級の患者，男性より女性の患者が多いという．多くの住民は車で来所している．センターの職員は住民のニーズを十分満たしていると考えているため，新しいサービスの計画はない．インタビューしたすべての住民は幾人かの青年薬物依存者を知っていたが，だれもカウンセリングセンターの存在を知らず，センターを利用した人も知らなかった．

　YMCA青年発達センターはローズモントに隣接し，様々な教育とレクリエーションプログラムを提供している．これに隣接してYMCAインドシナ難民救済プログラムがあり，これはアジアからの移民の定住を促進するための機関である．主なサービスは，文化的オリエンテーション，就職相談，職業斡旋，第2外国語としての英語学習のコースである．サービスの利用は過去3年間で200%増加しており，現在，利用者は日に100人を超える．4人のスタッフは皆バイリンガルであるが，あまりに少なすぎて，ローズモントで一番大きな集団であるベトナム人のニーズに答えられない．薬物依存やアルコール依存のカウンセリングや治療プログラムと同様に，生きていくための基本的な技術（仕事を見つける，住居，医療など）も当面のニーズであると確信している．スタッフは，ローズモントからこのサービスを利用しにきているアジア人は40～50%いると推定している．ローズモントのアジア人は，YMCAは自分たちのニーズに即していると考えているが，教室やカウンセリングには長い待ち時間（時には数週間）がかかっていた．

d. 衣食住と基本的な福祉サービス

　地域内のほとんどの教会やユダヤ教会が食料，緊急シェルターの調整，衣服の提供，必

表9-17 ハンプトン総合カウンセリングセンターが提供しているサービス

サービス	内容
診断	精神障害のスクリーニング手続き，利用者のニーズに必要なサービスの勧め
情報と紹介	リエゾンチームによる発達遅滞児のための州立学校や精神疾患のための州立病院のサービスとのコーディネート
カウンセリングと治療	グループ療法やプレイセラピーの提供
アルコール・薬物依存のサービス	カウンセリング
精神判定と治療	精神部門による利用者の判定と薬物治療の提供
救急サービス	危機時の週7日，24時間の電話対応
教育と相談	地元の問題を解決するための学校，警察，社会サービス機関などを含めた地域のグループとの研究会

ハンプトン総合カウンセリングセンターによる．

要な移送サービスを行っている．予約なしの利用が通常であるが，教会が家庭や個人にニーズを問い合わせることもある．ハンプトンにある特殊組織，全牧師連合会（The Metropolitan Ministries）は，社会サービスを必要としているハンプトンの宗教色の濃い地域と他の地域の住民間におけるつなぎ目として活躍している．彼らはサービスを調整することで重複を避け，当面のニーズにもっとも適したプログラムを紹介している．

> **注意事項**
>
> 多くの地域では，サービスをリストアップするには個々の教会に接触しなければならないだろう．教会やユダヤ教会に加えて，多くの衣服転売店（リサイクルショップ）がローズモントに近い商店街にある．住民は利用できる小売店をよく知っていて，むしろ小売店のほうを好んで使っている．

ジェファーソン郡福祉部局，ハンプトン福祉局は，フードスタンプ（食料配給券），住宅補助，資金援助小切手の申込者のふるい分けと調査を行っている．それぞれの福祉局には子どもの虐待とネグレクトの調査報告に携わる児童保護部門があり，ケースワークサービス，里親斡旋，母子のための緊急シェルター，子育て学級，子どものセラピーグループの提供を行っている．福祉局は連邦・州・市税から成り立っている．

〔その他のサービス〕

ユナイテッド・ウエイの名簿には，ハンプトンとジェファーソン郡の私営または公的支援を受けた42か所の社会サービス機関が掲載されている．この名簿には，それぞれの機関についての情報とサービス内容，料金が記載されている．名簿には失明予防協会（Society to Prevent Blindness）やアメリカ肺協会（American Lung Association），小児麻痺救済募金（March of Dimes），女性センター（Woman's Center），退役障害軍人協会（Paralyzed Veterans Association），国際救援委員会（International Rescue Committee）などが載っている．

> **注意事項**
> 　地域アセスメントの材料として，各機関の住所や電話番号，主なサービス，担当者などの情報のほかに社会サービス機関のリストを添えると，理想的なものになるだろう．サービス，資格要件などが記載されているパンフレットがあれば，なお役に立つ．

e. 地域内の社会サービス施設

　ローズモントにあるサウスメインメソジスト教会（South Main Methodist）とセントマーティン監督教会（St.Martin Episcopal）では，保育園とデイケアサービス，食料共済基金，衣服，シェルターの慈善行為，多くのサポートグループ（例：単親，独身，独居者）などのプログラムをもっている．セントマーティン監督教会にある高齢者センターは毎日午前8時から午後6時まで開いており，高齢者は様々なレクリエーション・教育プログラムと暖かい昼食サービスを受けている．ボランティアは買い物や用事，例えば家の小規模修繕，軽い掃除，永続的・一時的に能力を失った高齢者の食事の援助に協力する．セントマーティン監督教会のプログラムに欠けているのは，大集団であるゲイ男性向けのサポートグループとプログラムである．このことについて質問したところ，スタッフからは，「この地域には，そのような問題はないんです」という答えが返ってきた．サウスメイン教会はコーヒー座談会を金曜日の夜に行っており，ゲイ男性集団への新たなサービスの提供を計画しているが，古い教区民の強い反対にあっている．

　CT4107地区の北端にラムダ匿名断酒会（Lambda Alcoholics Anonymous：AA）があり，ここには，当初は参加が許されていなかったゲイの男性や，女性向けのプログラムがある．ラムダ匿名断酒会は活発に活動しており，現在200人を超える参加者がいる．会合にはすべての社会経済グループから代表が参加しており，メンバーはサポートグループの統率を交替で行っている．

5. 経済的状態

　経済の下位構造（サブシステム）には，地域で利用できる物資やサービスというローズモントの資産のほかに，資源分配の改善様式の費用便益も含まれる．州や世界の経済状況など，地域を越えた要因が地方経済に大きく作用することは自明であるが，地域内の経済的要因はサブシステム全体に影響を与えるので，アセスメントには，その地域の経済的要因を必ず含めなければならない．表9-18は，経済面の調査を奨励する領域とその情報源を表記したものである．このような経済指標のほとんどは，国勢調査の情報から大まかに把握することができる．地域の経済的「健康度」を示す重要な指標として，貧困層未満世帯の割合と失業率がある．

a. 世帯の財政状態

　ローズモント地区を含む国勢調査単位は2つあり，収入には大きな開きがある．国勢調査によると，世帯収入の中央値は，CT4104地区では3万4798ドルであるが，CT4107地

表9-18 経済指標と情報源

指標	情報源
〔経済的特徴〕	
□ 世帯	
・世帯収入の中央値	
貧困層未満世帯の割合（％）	
公的扶助受給世帯の割合（％）	国勢調査資料
女性世帯主世帯の割合（％）	
・持ち家世帯および借家世帯の月間家計費	
□ 単身者	
・1人当たりの収入	
貧困者数の割合（％）	国勢調査資料
〔労働力の特徴〕	
□ 就業状況	
・就労可能人口（18歳以上）	
就労者の割合（％）	商工会議所
失業者の割合（％）	労働局
失業者に入らない人（退職者）の割合（％）	国勢調査資料
・その他のグループ	
6歳以下の子どもをもつ就労女性の割合（％）	
□ 職業分類と就業者数の割合（％）	
・経営者・管理職	
・技術者	
・サービス業	国勢調査資料
・農業	
・生産業	
・工員/労務者	
□ 組合活動と組合員数	組合の地方部会

表9-19 CT4104地区，CT4107地区，ハンプトン市の1990年と2000年の収入指標

収入指標	CT4104地区		CT4107地区		ハンプトン市	
	1990年	2000年	1990年	2000年	1990年	2000年
世帯収入中央値	25,878ドル	28,247ドル	21,238ドル	34,798ドル	29,378ドル	42,598ドル
貧困層未満の家族の割合	13.3％	20.6	18.3	12.1	14.2	12.1
女性世帯主世帯の割合	不明	29.6％	不明	19.8	12.7	27.1

1980年国勢調査，1990年国勢調査より抜粋．

区では2万8247ドルである．表9-19は，この2地区とハンプトン市における1990年と2000年の世帯収入関連項目の比較である．

b．ビジネス

オーデュボン公園通りに沿った北部地区には，ナショナル・ジェネラル生命保険会社の3つの総合ビル，新しいナショナルタワー，ナショナルサービス社のビル，セカンド・モー

ゲイジ社のビルなど企業の高層オフィスビルがある．新しい総合オフィスビルのウェイ・オン・ザ・バイユーもウエイ街道とバッフの入り江の角にある．このようなビルはどれも最新設計で，駐車場も外からは見えず，広大な土地に見事な景観をつくりだしている．住民の一部はその地区のオフィスで働いているが，従業員の大半は地区外のローズモント郊外に住んでいる．

主要な商業地区には，ウエイ街道北端のローズミルク社の工場，ウエイ街道端の板金工労働組合の第54地方局とグリーン地区のアメリカン生命保険会社がある．

地区の主要道路にはどこも食料雑貨店や手工芸品店，骨董屋，ドライクリーニング店，小規模レストランなどの地元経営店が並んでいる（物理的環境の項を参照）．さらに，この種の商店は住宅地区全体に分散している．地区北部近くには，ハンプトン照明器具販売店と電力サービスセンターがある．ハンプトン自動車整備部門と修理部門はローズモント地区北部のウェスト・プレザントにある．また，11チャンネルの放送スタジオ（KHAM-TV）や，多くの出版社が北部地区の辺縁にある（相当数がハンプトンに集中している）．

地区住民の話では，住民のほとんどがローズモント以外の区域で働いているので，上述のビジネスがローズモント地区に及ぼす経済的影響力は非常に小さいという．また，地区住民は，近隣のコンビニエンス・ストアをひいきにはしているものの，大きな買い物には市内のほかの地区に行く傾向がある．大部分のビジネスは地域の生活に直接関与していないということも，住民は指摘している．表9-20はローズモントの主な産業をまとめたものである．

地域住民の相当数を雇用している大きな企業が地域内にある場合は，アセスメントを徹底して行う必要がある．職業的背景のアセスメントに役立つ指導書については，この章のおわりに載せた推薦図書にあるSerafini（1976）の文献を参照してほしい．

c．労働力

〔雇用状況〕

前に述べたように，失業率は地域の経済的「健康度」の重要な指標である．地域の労働力は，16歳以上の人口で構成される．表9-21は，ローズモント地域とハンプトン市，ジェファーソン郡の労働力に関する重要なデータをまとめたものである．表9-22に示すように，労働者の大部分が「時間給または固定給」に分類される．

〔職業〕

一般的な職業分類は国勢調査に含まれる．表9-23は，ローズモント市民の職業をまとめたものである．

注意事項

国勢調査の職業分類はかなり大まかな分類である．職業をさらに細かく分類するには，仕事をしている本人に尋ねるか，または労働局の出版物を調べる必要がある．

表9-20 ローズモントの産業

産業	CT4104地区		CT4107地区	
	実数	割合	実数	割合
製造業	92人	10%	430人	15%
大規模小売店および小売店	450	48	1,084	37
専門職および関連サービス業	387	42	1,423	48
総数	929	100	2,937	100

国勢調査資料より抜粋

表9-21 ローズモントの労働力

労働力	CT4104地区	CT4107地区	ハンプトン市	ジェファーソン郡
16歳以上	4,580人	6,470人	1,189,136人	2,519,937人
労働力	1,825	5,472	850,389	1,653,892
16歳以上の割合	39.8%	85.4	71.5	65.6

国勢調査住民・住宅資料より

表9-22 ローズモントの労働者の割合

	CT4104地区	CT4107地区	ジェファーソン郡
時間給または固定給	67%	76%	82.6%
国家公務員	18	12	11.2
地方公務員	13	12	6.0
自営業	2	6	0.2
総数	100	100	100

国勢調査住民・住宅資料より

表9-23 ローズモント市民の職業

職業	CT4104地区		CT4107地区	
	実数	割合	実数	割合
管理職・高級専門職	117人	7.1%	2,238人	42.1%
技術，販売，管理サポート業	198	12.1	1,813	34.1
サービス業	724	44.2	560	10.5
農業	28	1.7	11	0.02
精密機器生産	186	11.3	463	8.7
工員，工場労働者，労務者	387	23.6	230	4.3
総数	1,640	100	5,315	100

国勢調査住民・住宅資料より

　　ローズモントを構成する2つの国勢調査区の相違は，地域の職業構造をみると明らかになる．CT4104地区の労働者の半数近くが「サービス業」に従事している一方，CT4107地区のほぼ同じ割合が「管理職・高級専門職」に従事している．

表9-24 安全と交通

指　標	情報源
〔安全〕	
□ 安全確保サービス	企画室（市，郡，州）
・消防	消防署（地区の）
・警察	警察署（市，郡）
・公衆衛生	
水資源と下水処理	廃棄物および水質管理計画
固形廃棄物	
□ 大気の質の管理	大気汚染防止委員会 （州，地方支部，地区の担当局）
〔交通手段〕	
□ 私的手段	
・移動に利用できる資源	国勢調査データ：住民と住居の特徴
・移動に障害のある人の数	
□ 公的機関	
・バス運行サービス 　　（運行路線，運行スケジュール，運賃）	
・道路 　　（道路番号と状態，主要道路，幹線道路，農道）	地方および市の交通局 州高速道路管理局
・州と州を結ぶ高速道路	
・フリーウェイ・システム	地方の空港（注：地方の空港は市が
・空輸サービス（私的・公的）	所有，管理しているものが多い）
□ 鉄道	アメリカでは，アムトラック（全米鉄道旅客公社）が市と市を結ぶ主要な輸送資源である．

6. 安全と交通

表9-24は，地域に影響を及ぼす安全と交通の主な構成要素をまとめたものである．

a. 安全確保サービス

消防，警察，公衆衛生の各サービスは，ハンプトン市が提供している．ローズモントの住民はこれらのサービスに市税を払っているが，サービスは地域外のものであり，ローズモント外の場所に設置されている．

〔火災時の安全確保〕

消防署ならびにMEASはハンプトン市内で連携をとっている．（MEASについては，保健医療と社会福祉の項を参照）．ローズモントの消防本部は消防車2台，洪水時の避難用エアボート1台を所有し，20名が働いている．消防士は，335時間の基礎コースを修了しなければならない．消防団長は10分以内に対応すると報告している．アセスメント実施日以前の90日間に45回の出動があった．前年の同時期には39回の出動であった．出動のうち40回は家庭で，出火原因は主に台所での油火災であった．このほか，たばこの火の

表9-25 CT404地区とCT4107地区の犯罪件数

犯罪	1999年		2000年		2001年	
	CT4104	CT4107	CT4104	CT4107	CT4104	CT4107
殺人	10	3	5	3	7	2
強姦	34	17	17	5	12	4
強盗	328	186	345	157	320	146
加重暴行	94	29	76	25	57	20
住居侵入，窃盗	345	339	329	337	320	325
窃盗	384	363	370	359	328	322
車両窃盗	109	327	112	378	101	315
総数	1,304	1,264	1,254	1,264	1,145	1,134

ハンプトン市警のデータによる．

消し忘れや子どもの火遊びが火災につながっている．火災出動のほか，各家庭の安全確認のための見回り，学校や地域の火災予防教室での指導，火災時緊急警戒を要する幼児，高齢者，ペットの居住を示すステッカーの配布を行っている．

〔警察による安全確保〕

　ローズモントの警察署には21名の警察官と6名の民間人（配車係4名，記録事務2名）の計27名の常勤スタッフが働いている．署には，警察のマーク入り自動車5台，マークなし4台，白バイ2台，コンピュータ入力済み蓄積データと検索システムが備えられている．署にはハンプトン刑務所に移送するまで拘留できる監禁室がある．配車係によると，ローズモントへの対応時間は4～6分であるという．CT4104地区とCT4107地区の犯罪発生率を表9-25に示した．

　もっとも多い犯罪は不法住居侵入と窃盗で，ローズモント在住者以外の犯罪ではないかと署長はいう．ローズモントでは2年前に2台の白バイ警官を動員し，交通事故は38％減少したが，飲酒運転によるスピード違反が多い．警察署はローズモントの住民に次のサービスを提供している．

・家の見張り：住人が町外に出かけている場合，最高30日まで1日3回見回りを行う．
・証明：私有財産証明彫刻版を希望する市民には，彫版工を差し向けている．証明課では家財の登録を受け付け，家を住居侵入窃盗から守るための小冊子を用意している．
・指紋押捺：指紋押捺を行い，個人の照合や移民手続きをする人に登録を規定している．署では現在，特別企画に取り組んでおり，青年期を含めてすべての子どもに指紋押捺実施のキャンペーンを市中に繰り広げようとしている．押捺した指紋の複写を両親に届け，原版は署に保管する．ラジオとテレビで放送した数週間後に，今度は毎週末各ショッピングセンターで警察の係官が手順を説明し，指紋押捺を完了する．これは，増加する行方不明の子どもを探し出す手立てにと警察が要望を出し，また，心配する市民に答えるために企画されたものである．
・動物保護官：ハンプトン市は犬に対する綱と柵の法令を定めている．動物保護官は飼い主のいない犬を捕獲し，所有者あるいは飼い主希望者が現れるまで市の犬舎に留置

する．
・市民の啓発：犯罪防止策について地域や学校で集団指導している．

　ローズモントの住民は，安全の問題が心配であると繰り返し述べている．高齢者は強奪された恐怖を語り，それに関連して，スーパーへの行き帰りに日中急襲され，盗難にあった友人の話を語ってくれた（ある食料品店の店長は，店を出た後に強奪される顧客があまりにも多いので，社会保障手当小切手の現金化サービスを中止したと述べた）．外出できないでいる気持ちや，自分の身を守るために一体何ができるだろうかという疑問が繰り返し聞かれた．

　同性愛者の男性たちは，救助を求めても明らかに対応を（最高30分も）遅らせられているなど，警察から嫌がらせを受けた経験を述べている．住民は，ローズモントでも乱ちきパーティや痴話喧嘩，暴行が頻繁に起こるようになったと述べている．市民は自分たちのことも他者のことも心配している．すなわち安全に過ごしたいと．

〔環境衛生〕

　水資源と処理：ローズモントの地形は起伏が少なく平らである．スタナン貯水池が知られているが，温暖な時期には蚊の発生場所になっている．集水域は北東部およびバッフの入り江であり，ローズモントのみに流れ込んでいる．降水・下水のすべてがハンプトン下水システムに集まる．降水のみを分けて処理するシステムはない．結果として，降水の激しいときは下水がそのまま逆流し，住民はトイレの流れや臭気などの苦情を訴えることになる．

　ローズモントからの下水は五番通りプラントで処理されている．五番通りプラントで処理しきれないときのため，ローズモントには下水一時停止期間の適用がある．つまり，一家族の住宅のみが一区画地に建設できる．複数家族の住宅を申請する者は，無期限に建築許可を延ばされるか，あるいは企画建造物の入居数や下水への排水予測量にもとづく料金の査定を受けるかのどちらかを選ばなければならない．査定された料金は処理プラントの容量を増やすために使用される．しかし，料金の査定を選択しても，実際に許可が下りるには3〜4年かかる．

　ローズモントの飲料水は，市から約35 km北にあるハンプトン湖から引いている．住民は，鉛などの重金属による水質汚染の発生を心配している．州の保健局の要請で塩素含有量を調べる以外に，飲料水の所定の検査はない．ローズモントでは飲料水へのフッ化物の添加はしていないが，自然に含まれているものでもない．

　固形廃棄物：生ごみは週2日収集されている．個々の家庭には舗道に置くプラスチック容器が配給されている．そのサービスと回数は適切であると住民は答えている．主な苦情は，冷蔵庫，ストーブなどの増え続ける粗大ごみの不法投棄に関するものであり，適切な公共事業機関への度重なる要請にもかかわらず，ごみが定期的に回収されることはない．父母は，子どもたちが捨ててある機械や家電製品に興味をもち，いたずらして怪我をしないかと心配している．また，道路の駐車区域に動かなくなった車が放置され，市が撤去するまで数か月はそのまま放置されている．

〔大気の質〕

　1967年の大気汚染防止法によって，大気汚染防止地域が設けられた．地域事務所では，大気汚染源の一覧表を作成し，大気の状態を監視している．同様のやり方で，各州は諮問委員会をつくり，大気汚染防止基準や大気汚染防止将来計画の作成を行ってきた．各地方の大気汚染監視所は，オゾンや一酸化炭素，二酸化硫黄，二酸化窒素などの汚染物質のレベルをサンプルを採取して記録している．さらに，空気中の30〜40の浮遊物質（固形成分）について，（例えば，アンモニアなどの）ガス状物質と同様に測定している．

　ローズモントの大気の質を査定するために，大気汚染防止委員会と連絡をとった．最近の報告書には，産業の発展と人口密度の増加による大気汚染の悪化が記されている．ローズモントから44 kmほど東に大きな工場のコンビナートがあり，毎日の工場からの排出は許容範囲内であるが，風向きや気温の変化によっては排出物が化学変化を起こす．これは，可視的な黄色のもやとなって，ローズモントや周辺の地域を年に何日も覆う．その区域の住民は目のかゆみを訴え，呼吸器疾患発生頻度の増加を訴えている．もやをつくりだす化学反応，それと車両排気ガスや工場排気物質との関連，もやの健康への影響の可能性のいずれも現段階では研究中であり明らかではない．

> **注意事項**
> 「大気汚染」という言葉はよく使われる．この言葉は，人の健康，動物の生活，植物，農場に悪影響を及ぼす可能性のある高濃度の汚染や長期にわたる汚染があることを意味している．

　汚染が増加し，産業が盛んになっているにもかかわらず，ローズモント周辺の大気には汚染物質の重大な増加はない．これには，大気汚染防止委員会の基準に工場が従っていることや，新しい工場に対する認可システムが効を奏している．市民は工場建設許認可に異議を申し立てることができ，公聴会で反対意見を述べる．基準委員会は認可の決定を下す過程でこれらを考慮する．市民はまた，特定の工場排気物質について委員会に訴える権利がある．委員会は調査を行い報告書を作成する．

　ローズモントは，過去に3回大気澱み警報を出している．汚染度が普段より高い場合は，気管支炎や肺気腫などの呼吸器疾患のある者は，大気の澱みがきれいになるまで屋内にとどまり，屋外での活動は制限するように告げられる．

> **注意事項**
> 大気の澱みは冷たい大気の層が暖かい大気の層に封じ込められたときに生じる．下層の大気が上昇するのを遮られ，汚染物質の拡散が妨げられる．

　委員会では，市民が注意報の発令の意味や，発令されている間とるべき適切な行動，汚染を最小限にするために各人が自分の責任で行動することの重要性が正しく伝わっていな

表9-26　CT4104地区とCT4107地区，ハンプトン市の通勤手段

通勤手段	CT4104地区		CT4107地区		ハンプトン市	
	実数	割合	実数	割合	実数	割合
自動車	1,351人	42.8%	3,279人	63.8%	不明	75.7%
カープール（自動車相乗り）	749	23.7	808	15.7		14.6
公共交通機関	721	22.8	567	11		4.1
徒歩	231	7.3	300	5.8		1.8
その他の手段	79	2.5	130	2.5		1.4
自宅就労	27	0.9	58	1.2		2.4
総数	3,158	100	5,142	100		100

国勢調査住民・住宅資料より

表9-27　CT4104地区とCT4107地区に住む16歳以上の移動に支障のある在宅者

年齢・地区	障害あり		障害なし		総　数	
	実数	割合	実数	割合	実数	割合
〔16～64歳〕						
CT4104地区	221人	5.9%	3,495人	94.1%	3,716人	100%
CT4107地区	15	0.3	5,908	99.7	5,923	100
〔65歳以上〕						
CT4104地区	197	21.3	728	78.7	925	100
CT4107地区	55	10.5	469	89.5	524	100

国勢調査住民・住宅資料より

いと考えている．例えば，工場ではなく，車やバスなどの交通手段こそが大気汚染問題の主な原因であること，落ち葉やごみを燃やす市民が目や鼻や肺を刺激する物質を大気中に撒き散らしていることを人々は知らない．公衆の意識を呼び覚まし，理解を促すために，地方の担当局は，様々な組織や学校，市民グループへ提言をしている．アセスメントの後，テレビやラジオなどの公共放送番組を年内に数多く計画している．

b．移動手段

〔私的移動手段〕

　ローズモントの主な移動手段は，徒歩，自転車，自動車，ハンプトン市営バス，（高齢者や障害者を特別に輸送するための）ハンプトン市営小型バス，そしてスクールバスである．

　私的輸送資源は車である．表9-26は通勤手段，表9-27は16歳以上で移動に支障のある人の数である．国勢調査のデータによれば，ローズモントの住民の平均通勤時間は17.7分であるが，ハンプトン市の住民の平均は26.6分であった．

〔公的輸送手段〕

　ローズモントおよび周辺地域の主な公的輸送手段は，ハンプトン・バスシステムである．市は毎日30分おきに，ペカン街道とライブオーク大通りを走る東西方面のバスを運行している．また，ウエイ街道，ローズモント大通り，ハンプトン通りの南北方面のバスも運

行している．高齢者や障害者などの適格者には，食料品の買い出しや診療のために自宅から目的の入り口まで輸送するサービスも行っている．このサービスの料金は，地理的な条件により，1回につき1.0～2.0ドルである．利用者はこのサービスを信頼しているが，サービスは月曜から金曜の午前8時30分～午後5時00分であり，2～3日前に予約が必要である．したがって急性疾患のような場合の利用は無理である．

〔道路〕

ローズモントが属しているジェファーソン郡には主要道路，幹線道路，農道が十分整っている．さらに，ハンプトンを12 kmのハイウェイが循環している．2本の大きな，州のハイウェイがハンプトンを横断している．また，州の高速道路局は，今後20年間のジェファーソン郡のハイウェイ建設と整備のために20億ドルの予算をつけた．ジェファーソン郡の住民は，郡と郡を結ぶ交通改善のための増税に賛成したばかりである．ローズモントの住民は過密気味の高速道路と何か月も放置されたままの壊れた道路に苦情を訴えている．地方の交通渋滞を効果的に処理してほしいという要望が出されている．

〔**航空機による輸送サービス**〕

ジェファーソン郡には4つの小規模私設空港がある．ハンプトン市は2つの空港をもち管制している．両者とも国内便，国際便に利用されている．

〔**鉄道輸送サービス**〕

アムトラックはハンプトンとほかの主要な市・州を結んでいる．ジェファーソン郡とハンプトンには私設や公共の通勤用鉄道はない．

7．政治と行政

ローズモントはハンプトン市内にあり，市長と代議員による議会政治の形態をとっている．14名の代議員（全地域代表5名）がおり，そのうちの1名がローズモントと近郊の地域を代表している．各代議員は2年の任期である．市議会は市庁舎で毎月第1火曜日に行われている．議会は一般公開されており，ローズモントの住民はしばしば公聴に訪れている．

市議会議員と市長は，ハンプトンの行政のリーダーであるだけではなく，政策立案組織を構成している．彼らの職務は以下に述べるとおりである．すなわち，市のすべてのサービス（例えば保健局や警察部門）を動かしていく有能な職員を確保していくこと，法案を可決すること，政策に適切な予算をつけること，などである．

ローズモントを含む3区の議員は，James Browning氏である．同議員は他候補を大きく引き離して選出されたが，性産業（sexually oriented business：SOB）に対して先頭に立って反対してきた（「エス・オー・ビー戦」と呼ばれている）ので，ローズモント地域で人気が高い．この問題はまだ決着がついておらず，市民は同議員の再選を支持しているので，今後もこの戦いは続くだろう．

表9-28 ローズモントの政治活動組織

組織名	概　要
近隣商業者同盟 （1949年結成）	区域内の商店主が毎月会合をもち，区域の活性化と商業の発展のために活動している．同盟はローズモントの支持者のキャンペーンに寄付をしている．
ゲイ・政治会派 （1964年結成）	非常に活動的で目立っている．有権者登録，キャンペーン事業，啓発を通して選挙に影響を与えている．特定の候補者の選出や落選に功績を残している．会員は地域の改善に大いに関心を示している．毎月第3火曜日の午後7時に会合をもっている．
ローズモント消防団 （1973年結成）	この組織は連携委託の団体である．24時間体制の危機管理ホットラインを管理している．区域内の多くの教会や市民団体，地域の多くのボランティア活動家からの寄付によって運営されている．
ローズモント警備 （1978年結成）	「居住ブロック警戒週間」などの大きな活動や啓発を通して犯罪防止のために監視を行っている．ハンプトン市警と連携して活動している．すべての市民に参加を呼びかけている．毎月会合をもっている．
安全な地域をめざす 高齢者の会	（関心のある住民すべてに開放されているが）主に退職者から成っており，高齢者のひったくり被害や盗難の問題（とくに社会保険が届く日中の犯罪）に取り組むために結成された．小さなグループから拡大し，目標を掲げて活動するようになり，今や地域全体（とくに高齢者）の生活の質の向上を推進する事業に取り組んでいる．この団体は「エス・オー・ビー戦」で活躍し，ローズモント警備とも手を組んで活動している．

　Browning議員のハンプトン議会での積極的な活動は，ローズモントの政治を示す唯一のものである．いくつかの政治的組織と市民クラブがあり，そのいずれもがローズモントでの生活の質の改善と地域内の活動への支援を求めている．

　ローズモントで政治的活動をしている組織についての簡単な概要は，**表9-28**のとおりである（代表者，住所，電話番号は，この種のリストには不可欠であるが，ここでは省いた）．

　このほかのグループは表面化しておらず，とくに興味のある問題に「火」が点かない限り活動しない．例えば，アメリカ肺協会のハンプトン・チャプターのような多くの自発的グループは，地域にあって特別なキャンペーン（例えば，学校の喫煙防止計画や，地域を越えた運動をねらった大気汚染防止キャンペーンなど）の応援を頼まれる．地域サービス台帳にはそのような組織が，関心事別（心臓，肺，犯罪など），または地域別（ローズモントのグループは「南西部，中心街近郊」の項にある）に分類されて載っている．

　ローズモント全体を通して政治的な活動が活発に行われている．選挙の年は，至る所にキャンペーンのポスターが張り出される．理髪店や食料品店，飲み屋など人の集まる所では政治の話を避けることはできない．候補者やその政策を支持するための集会が数多く行われている．ローズモントでは，2つの主な政治派閥がある．選挙結果の記録では，CT4107地区の住民はCT4104地区の住民より自由主義的である．これは，CT4107地区の住人はCT4104地区より裕福で，より若く，専門職者の住民が多いという事実を反映している．

表9-29 情報

構成要素	情報源
〔公式情報〕 　新聞 　　（号数，発行部数，発行頻度，ニュースの範囲） 　ラジオ・テレビ 　　（局の数，宣伝用番組か教育番組か，視聴者） 　郵便配達サービス 　電話普及情報 　　（電話設置住民数）	商工会議所 新聞社，電話会社 　職業別電話帳 　電話帳 　電話利用の調査データ
〔非公式情報〕 　情報源：掲示板；ポスター；チラシ；教会，市民，学校からのお知らせ 　伝播（住民が情報をどのように受け取ったか） 　　くちコミ 　　メール 　　ラジオ・テレビ	地域での取材 住民からの聴き取り 調査

8. 情報

　情報には公式のものと非公式のものがある．公式の情報は，普通（地域の枠を越えて）地域の外部に発生するが，非公式の情報は通常，地域内で発生し，地域内に広がる．公式・非公式な情報の重要な要素は，**表9-29**に示すような情報源である．

a. 公式な情報

　ハンプトンにはハンプトン・ヘラルドという大手の新聞社がある．このほかに商業紙などの日刊の新聞として，『カレント・イシューズ』，黒人向けの新聞『プログレス』，スペイン語新聞『ラ・プレンザ』，そしてベトナム語のタブロイド判の新聞がある．ハンプトンには，AM放送12番ラジオ局とFM放送10番ラジオ局と，コマーシャルの入るテレビ放送局6つ，教育のためのネットワーク1つがある．ローズモント住民は月単位の契約でケーブルテレビを受信することができる．住民は家庭で郵便配達サービスを受けられる．

b. 非公式な情報

　掲示物とポスターはローズモントの公民館と市役所に張り出される．ポスターは，地域中の木やビルに架けられる．色とりどりのチラシは柵やドアの隙間に差し挟まれる．ラジオやテレビは開催予定の行事を告げ，地域の問題に関する討論会を放送する．ローズモント市民の会は4ページの新聞を隔月で出しており，来たる会合や社会活動を住民に知らせている．世論調査の『ポルズ・アンド・サーベイズ』は読みやすい新聞で，全住民に無料で配布されている．

　ローズモント内の重要な情報提供者には，市民の会事務局長，地方長官，消防団員，警察署員，地域住民委員会のメンバーなどが含まれる．ローズモントでは，人々が至る所で「おしゃべり」をしているのを見かけるが，情報元を尋ねると，これまで述べた公式・非公式の情報源を答える．

表9-30 教育

構成要素	情報源
教育状況	
学歴	国勢調査のデータ：社会的特徴の項
学校のタイプ別就学者数	国勢調査のデータ：社会的特徴の項
母国語	国勢調査のデータ：社会的特徴の項
教育資源	
地域内または地域外	地方教育委員会
（各教育機関より集めたデータ）	
サービス	学校管理者（学校長，教頭など）
（教育・レクリエーション・コミュニケーション・健康目的の）	および養護教諭
資源	学校管理者
（人，場，予算，資料体系）	
利用者の特徴	教師および職員
（地理的分布，人口統計学的側面）	
生徒とスタッフへの教育の適切さ，受けやすさ，受け入れやすさ	生徒および職員

9. 教育

　地域の一般的教育状況を国勢調査のデータを使ってまとめた．国勢調査の情報には学校に通う住民の数，学歴，英語を話す住民の割合があげられている．この大まかなアセスメントを補うために，例えば，学校，大学，図書館など地域内の主な教育資源に関する情報が必要である．地域の教育資源のアセスメントのために表9-30のようなガイドを勧めたい．

> **注意事項**
> 　どのような教育資源をアセスメントに含めるかを決めるのは難しい．地域の慣例は，おそらく唯一の重要な指標であろう．地域の大多数の子どもたちが通う小中学校は主な教育資源であるので，地域の内外にかかわらず，徹底的なアセスメントが必要である．一方，主に外部からの学生から成る学校については，このような広範囲の評価は必要ない．

a. 教育状況

　表9-31はCT4104地区とCT4107地区に住む社会人の学歴をまとめたものである．同様に，表9-32は学校のタイプ別就学者のリストであり，表9-33は，英語を話す住民の数と割合である．

b. 教育資源
〔地域内：テンプル小中学校〕
　テンプル小中学校はピカン街道とマグノリア通り角に位置しており，CT4104地区の中

表9-31　CT4104地区，CT4107地区，ハンプトン市の学歴データ

学　歴	CT4104地区	CT4107地区	ハンプトン市
25歳以上の人	3,459人	4,948人	888,269人
小中学校			
0～4年間	611	26	41,695
5～7年間	665	164	66,775
8年以上	409	101	37,373
高等学校			
1～3年間	800	278	136,179
4年間	661	914	240,320
大学			
1～3年間	181	1,173	160,999
4年以上	132	2,292	204,928
高卒者の割合（％）	28.2	88.5	68.3

国勢調査住民・住宅・社会的特徴資料より

表9-32　CT4104地区，CT4107地区，ハンプトン市における学校種別の就学者数

学校種別	CT4104地区	CT4107地区	ハンプトン市
公立保育園	94人	44人	20,735人
私立保育園	77	44	15,427
公立幼稚園	194	14	21,863
私立幼稚園	25	14	4,833
公立小中学校（1～8年）	1,258	186	198,367
私立小中学校（1～8年）	10	136	18,440
公立高等学校（1～4年）	482	92	94,099
私立高等学校（1～4年）	12	25	7,154
大学	92	922	78,472
就学者総数（3歳以上）	2,120	1,258	413,536

国勢調査住民・住宅資料より

表9-33　CT4104地区，CT4107地区，ハンプトン市における英語を話す人

地域	英語をあまり話せない，またはまったく話せない人の割合	
	5～17歳	18歳以上
CT4104地区	75.9％	73.8％
CT4107地区	11	19.3
ハンプトン市	21.4	26.2

国勢調査住民・住宅資料より

央部に近い．テンプル小中学校の3方はアスファルトでできた空き地に面している．そのうち2つは駐車場，1つは遊び場になっている．残りの一方には草がはえており，柵で囲まれ，ブランコやシーソーが置かれ，周囲には数本の大木が生えている．何枚かの窓ガラスは割れているが，落書きはない．テンプル小中学校は，幼稚園から8学年までを教育しており，創立74年目を迎えた．現在の就学者数は924名で，このうち42％が黒人，33％がアジア系，18％がラテンアメリカ系，そして，5％が白人である．生徒のほとんどはローズモントに住み，徒歩または（テンプルから3.5km以上離れた所に住む生徒用の）スクールバスで通学する．

ハンプトン学区に入るテンプル小中学校は，地方税，州の財源，そして政府予算から得た自治体の歳入から補助金を受けている．ハンプトン学区への州からの補助金は，各学校の，毎日の通学者数の平均にもとづいている．テンプル小中学校の活動方針は，ハンプトン学区委員会によってつくられ，実施される．委員会は，8つの地区からそれぞれ選ばれた8人の無報酬の委員から成る．任期は4年である．Jane Roberts委員はローズモントの代表であり，アセスメントを行ったときは任期中の2年目であった．ハンプトン学区委員会の役割は，雇用者の質を規定すること，俸給計画を立てること，学区の目的・目標を立てること，目的・目標達成のための方策を練ること，そして設定した目的・目標に照らして学区の実施内容を評価することである．局長は委員会の長で，報酬があり，委員会がこれを雇い入れる．

　校長：テンプルの校長は，学校の主な問題として無断欠席と学業不振に関連した問題をあげた．事務局の記録では，毎日学生全体の6～8％が欠席しているが，病欠は少ない．問題を複雑にしているのは，多くの父母が電話を敷設していないことである．そのため，欠席が2～3日続いた後やっと両親と連絡がとれるという状態である（父母は子どもが学校に行っているものだとばかり思っていることが多かった）．校長は，7年生や8年生にもっとも無断欠席が多く，とくにラテンアメリカ系の男子に多いと話してくれた．

　英語を話さない学生のためのバイリンガル教育について，全クラスが英語を使うべきであり，バイリンガル教育は，テンプル小中学校では，子どもの英語学習の進度を遅らせていると校長は考えている．テンプル小中学校には2人のバイリンガルの教師がいるが，バイリンガル教育プログラムが必要であると評価され，教育要請のあった小学生は100名を超えていると教師は報告している．

　教員：教師たちは，父母との意思疎通の改善が必要であると述べている．彼らは，成績を上げる育て方はもちろんのこと，子どもに必要な学習内容や求められる行動などについての生きた情報を欲しがっていると，教師たちは考えている（学校指針では父母と教師の会合を年間20分認めているが，この時間配分は極めて不十分であると教師たちは考えている）．教師たちは，昨年度テンプル小中学校では，全生徒の22％が不可であったと報告している．学習の障害となっているのは，主に英会話能力不足，英語理解力不足，ストレスの多い家庭環境，家庭における大人の適切な監督の欠如である．教師たちはお手上げと感じ，フラストレーションがたまっており，平均勤続年数は，テンプル小中学校では2年である．

　スクールナース（養護教諭）：テンプル小中学校の養護教諭は，週に2日在勤しており，残り週3日はウェスト・ハンプトン高等学校に勤務している．この6週間の保健室利用記録によると，利用者は延べ141人，大多数（72％）は胃痛または頭痛という主訴であった．胃の疾患はいずれも早引きが必要ではなかったが，発熱を伴う頭痛は早引きしていた．このほかの主訴は，喉の痛み，軽症の切傷，転倒であった．全生徒が，年2回視力と聴力のスクリーニング検査を受けていた．養護教諭は年間を通じてのスクリーニングの必要性を認めていたが，時間がないということであった．学校指針が父母によるボランティアの募集とトレーニングを容認してくれるのであれば，年間を通じてのスクリーニングも実現可能であろうと養護教諭は述べた．視聴覚検査に加え，全生徒はしらみの検査を年2回受け

ており，感染している生徒は，完全に処理できるまで再登校は許可されない．

　小学生の生徒のうち62％は給食サービスを受けていた．養護教諭は，栄養良好な子どもたちが給食サービスを受ける資格をもっている一方，身長に比べ体重が少なく，年齢に比べ腕周りが細いなど栄養低下を呈している数人の生徒が，給食サービスを受ける資格がないことを心配している．家族数と収入を基に有資格者が選択されている．

　養護教諭が提示した健康問題は，体を洗って来ない，寒いのに十分服を着て来ないなどの不衛生，虫歯，とくに幼稚園児や1・2年生といった低学年での（年間30～40％という高い感染率の）頭じらみ，予防接種の不徹底（小学生の92％は最新の予防接種を受けている），子どもの病気に対して必要な世話や治療を最後までやらない父母がいることである．

　歯の状況を評価するために，養護教諭は，4週間の間に保健室にやって来る子どもの口腔のアセスメントを実施した．そのうち62％の子どもには歯の変色やう歯が見つかった．小学生のほとんどが歯医者に行ったことがなく，歯痛や咀嚼困難を高い頻度で経験していた．

　学校指針は，養護教諭に常時保健室に詰めていることを命じているため，授業で健康教育を行うことはしていない．この規則によって，養護教諭が教育と健康習慣を促すことができるチャンスは，1対1の場面（しかも子どもが病気や怪我をしていて，学べる状況にないとき）に限られているため，不満の種となっている．職員や教師の保健室利用については，彼らに健康情報のニーズがあるということであった．運動，ストレス解消法，食事療法についての質問をよく受けるという．養護教諭は，職員や教師のヘルス・ニーズについて評価し明らかにしたいと思っている．

　地域サービス：地域サービスとして，テンプルはボーイスカウトやバスケットボールチームとソフトボールチームを後援している．また，新たにできた教会や地域の活動グループに会合の場を提供している．さらに，月曜から木曜の晩は，ハンプトン市民大学のコースのために学校を開放している．学問，職業，教養コースを含め多方面の話題がとりあげられている．受講者は1200名を超え，前年度より22％増加している．

　ローズモントの住民はテンプル小中学校になじみが深い．多くはここに通う子どもがいるか，あるいは，自分がここに通ったことのある人々である．住民はテンプル小中学校を，世代を越えてつながりを感じることのできるシンボルであり，地域の代表的なものと考えている．いくつかの家族から繰り返し訴えがあったのは，職員や教師が異文化や人種的な違いとニーズに対して無神経であるというものであった．例えば，学校からのお知らせがどれも英語で書かれていること，父母−教師会（PTO＝PTA：訳者注）企画のプログラムがすべて英語であることなどである．テンプルのアジア系とラテンアメリカ系の父母にニーズを訴えられて，職員と教師は苦慮している．要望は父母−教師会を通すようにと，父母には繰り返し伝えられているが，アジア系とラテンアメリカ系の父母には父母−教師会というものになじみがないようである．

〔デイケア〕
　CT4104地区にはビジービー・ナーサリーというデイケアセンターがある．CT4107地区にはデイケア施設はない．ビジービーは改装したビル内にあり，2～5歳の子どもを受

け入れている．5名の職員が60人ほどの子どもの世話をしているが，43人が受け入れを待っている状態である．センターは州の認可を受けている．ローズモント住民はデイケア施設が足りないことを再三訴えている．幼い子どもたちを，よその母親や，学校から落ちこぼれたティーンエイジャーに任せて，置いて行かざるを得ないと多くの父母が感じている．母親の中には，わが子を，8人から10人の子どもを世話しているベビーシッターに毎日預けていると言う者もいる．

〔図書館〕

　ローズモント図書館はショッピング中心地区に近い便利なところにあり，社会人，ティーンエイジャー，幼児向けの各書籍，映像資料，教育活動など種類豊富に提供している．企画はすべてローズモント市民の会の会誌に掲載され，市役所の各掲示板に貼り出される．

c. 地域外のアセスメント

　ローズモントの高校生は，ローズモントから約13 kmほど離れた，在校生4800名のセントラル・ハンプトン高等学校に通っている．セントラル・ハンプトン高校は，無断欠席と学業不振を考慮して，2年前から「落第防止」プログラムを始めた．82％の生徒とその父母が参加している．その結果，州と国の習熟度試験で改善がみられ，無断欠席は減少した．校長は，社会人教育コースはもちろん，夜間や週末のレクリエーション・プログラムも含め，遠くの地域に対して多くのサービスを学校は提供してきたと述べている．

　セントラル・ハンプトンの養護教諭は，週5日在勤している．毎日平均30件の保健室来室の理由の主なものは，アレルギー疾患関連，胃腸炎，そして体育時の捻挫や挫傷である．ハンプトン学区委員会指針により，養護教諭は健康教育授業を許可されていない．

　養護教諭の第1の関心事は，ティーンエイジャーの妊娠数の増加，そして教室で性教育情報を与えることを許可しない決定をハンプトン学区委員会が2年前に下したことである．新しい規約ができる以前は，性や性感染症，妊娠中絶，性行動領域の意思決定に関する授業が行われていた．性教育決議に至るまでの経緯を養護教諭は知らない．2番目の関心事は，生徒の飲酒の増加である．薬物への注意喚起教育課程は教育委員会が整備し，生物学の教科の一端として次の学期に実施される予定である．

　ハンプトンでは，多くの私立幼稚園や私立小学校があり，ローズモントでは，とくにCT4107地区に利用している人々がいる．ハンプトン市とジェファーソン郡には20もの単科大学と総合大学があり，一般教育科目や特別な習熟を目指したプログラムを提供している．教育資源としては，ハンプトン市民大学がユニークなものであり，ハンプトン市とジェファーソン郡の21の公立学校で授業が行われている短期大学である（テンプル小中学校もキャンパスの一部となっている）．多くの住民が，便利な場所，安価な授業費，実務志向の教育内容などの理由で，地域にあるほかの資源よりもハンプトン市民大学のほうを好んでいる．

表9-34　ローズモント地区および近隣地区のレクリエーション施設

施設	広さ	所在地	設備
サン・ファン	10,520 m^2	プレゼント1650番	収容施設，運動場設備，ソフトボール場，野球場
リチャーズ	4,050 m^2	レッドバッド1414番	収容施設，運動場設備，ピクニック場，バスケットボール・コート，（新設プール）
アプルハースト	7,690 m^2	ウォーターオーク600番	収容施設，休憩室，運動場設備，ピクニック場，テニス，バスケットボール，バレーボール・コート
ジェックル・パーク	320 m^2	メイプル1500番	なし
バッフの入り江	?	入り江沿いの緑地帯	公園ベンチ，ジョギング/自転車専用道

ハンプトン市公園・レクリエーション課J.B課長へのインタビューによる．1994年5月

10. レクリエーション

　ローズモント内あるいは近隣のレクリエーション施設は**表9-34**と**図9-3**のとおりである．校庭を除くと，子どものためのレクリエーション区域が非常に少なく，社会人やティーンエイジャーのためのものとなると，ないに等しい．ハンプトン公園・レクリエーション課の予算に地所を確保するための資金が組まれているものの，ローズモント地区には開発の計画も何もない．しかし，市では，河川のあるほかの市をまねて「河川敷」エリアをバッフの入り江沿いの堤に整備する計画を最近始めたところである．これが完了するまでには数年かかる．

　ローズモントスポーツ協会は地域社会に「良質編成のレクリエーションの機会」を提供していくと，協会長は述べている．冬季，春季，夏季のボウリングチーム，ソフトボール，フラッグフットボール，テニスなどのチームから成る企画である．しかし，ローズモントスポーツ協会は，年会費20ドルを支払っている会員のみに開放されている．

　ローズモントの各教会（このうち2つは訪問済み．社会福祉の項を参照）は，すべての年齢層に広範囲な活動の機会を提供している．体力づくりのクラス，各種手芸クラス，母の日遠足，幼児クラス，高齢者会，そのほか多くのプログラムが教会員のために用意されている．ほかの地域からのプログラムへの参加も可能であるが，教会員に尋ねたところ，ほとんど全部教会員のみであるという．

　住民の話では，バッフの入り江北岸に沿った（ウエイ街道の真東）地区を，近隣住民が集う場所として使用しているという．夏の夕方には，子どもを連れて行って遊ばせておき，その間に親たちは用事を済ませるという．この区域の設備は，草の生えているところにベンチが置かれているだけである．

　バッフの入り江の自転車・ジョギング専用道は数kmに及び，健康志向の住民に人気があり，早朝あるいは夜遅くの時間帯に，頻繁に利用されている．人によっては，ジョギング中に襲撃されるのを怖がる人もいるが，過去にそのような事件の報告はない．入り江の専用道と広場はすべてハンプトン市によって維持・整備されている．

東側の地区の住民は，散歩や近隣のバーなどレクリエーションのために集う傾向がある．地区の遊び場は，テンプル小中学校の遊び場以外に，オーデュボン公園通りビレッジ（低賃貸料住宅団地）近くのものがあり，団地の住民に極めてよく利用されている．遊び場の遊具は修復が十分とは言えず，芝がほとんど生えていない．公園・レクリエーション課には，設備の再設置や芝植えなどの計画はない．

　ローズモントにも映画館が1つと劇場が1つあるが，このほかにも映画館は至る所にあり，地域周辺のどこからでも行きやすい．このほか，夜の娯楽として，生演奏が楽しめるバーやレストランがある（地域の健康診断の項で言及した）．

　地域外でのレクリエーション施設は豊富である．博物館，動物園，野外音楽堂，ピクニック区域などがある大きな公園が，ローズモントから2kmと離れていない南方にある．サレナティ公園と呼ばれる，ハンプトン市街の公園は，北東に約2kmほど行った所にある．

　メジャーリーグ・スポーツのほとんどが，ハンプトンにチームを抱えている．スポーツ競技場は，ローズモントからはやや遠いところにあるが，バスが運行されている．

　演奏会や演劇の上演も豊富にあり，愛好者は楽しむことができる．ハンプトン市は交響楽団，バレエ団，大小の歌劇団，劇団があるが，これはほんの一部である．さらに，ボートや釣りなどの水上の娯楽活動が50km足らずの所で楽しめる．オーデュボン公園通りビレッジの住民によれば，沿岸でカニを獲るのは，家族中で楽しめ，夕食のおかずもできてレジャーとしてはなかなかだという．

まとめ

　地域のアセスメントは完了することはないが，どこかでやめなければならない．モデル全体のすべての部分に取り組んできたので，このへんでやめることにしよう．各地域のサブシステムについて述べてきた．アセスメントのどの段階でも，地域住民すべてをとりあげたことに注目しよう．「専門家」（例えば，養護教諭，校長，警察署長など）といわれる人々だけでなく，サブシステムのクライアント（父母，買い物客，患者，通行人）も含めてインタビューを実施した．プロセスの全ステップに共通するが，アセスメントは地域と共同で行われる．次のステップは分析であるが，アセスメント情報を統合し，地域に特定の診断を下していく過程である．

　地域のアセスメントに重要なことは，プロセスを導くモデル，あるいは地図である．枠組みを提供する図9-1に示されたモデル（地域アセスメントの車輪）と手段，すなわち「足を使って地域を知ろう」（表9-1を参照）は，ローズモントのアセスメントを導くものである．推薦図書のリストには，地域アセスメントに関するほかの観点からのアプローチをしているものを何冊か載せた．周知のように，地域の健康診断を続けていく際に考慮したいと思うモデルがほかにもある．

（訳：都筑千景・松谷美和子）

●クリティカルシンキングの練習問題

1. あなたはいろいろな"コミュニティ"の一員である．あなたが属しているコミュニティを少なくとも3つあげなさい．コミュニティをつくる動機は何か．
2. 今あなたがあげたコミュニティの1つを，地域アセスメントの車輪を使って記述しなさい．インターネットを利用して，コミュニティに関する基本的人口統計的情報を見つけなさい．そのコミュニティについてあなたが考えていたことと異なっているか．
3. どのような機会があってあなたはコミュニティに参加するようになったのか．それはコミュニティヘルスナースとしてのあなたの役割に関係があるか．

●文献

Hancock, T., & Minkler, M. (1997). Community health assessment or healthy community assessment: Whose community? Whose health? Whose assessment? In Minkler, M. (Ed.), *Community organizing and community building for health* (pp. 139-156). New Brunswick, NJ: Rutgers University Press.

●推薦図書・論文

Gerberich, S. S., Stearns, S. J., & Dowd, T. (1995). A critical skill for the future: Community assessment. *Journal of Community Health Nursing, 12*(4), 239-250.
Gregor, S., & Galazka, S. S. (1990). The use of key informant networks in assessment of community health. *Family Medicine, 22*(2), 118-121.
Keppel, K. G., & Freedman, M. A. (1995). What is assessment? *Journal of Public Health Management, 1*(2), 1-7.
Kretzman, J. P., & McKnight, J. L. (1993). *Building communities from the inside out: A path toward finding and mobilizing a community's assets.* Chicago, IL: ACTA Publications.
Lindell, D. H. (1997). Community assessment for the home health nurse. *Home Healthcare Nurse, 15*(1), 618-626.
Ruth, J., Eliason, K., & Schultz, P. R. (1992). Community assessment: A process of learning. *Journal of Nursing Education, 31*(4), 181-183.
Serafini, P. (1976). Nursing assessment in industry: A model. *American Journal of Public Health, 66*(8), 755-760.
Texas Department of Health. (1998). *Community assessment guidelines.* (Bureau of Community Oriented Primary Care). Austin, TX: Author.
—. (1998). *Community assessment resources.* (Bureau of Community Oriented Primary Care). Austin, TX: Author.
Urrutia-Rojas, X., & Aday, L. A. (1991). A framework for community assessment: Designing and conducting a survey in a Hispanic immigrant and refugee community. *Public Health Nursing, 8*(1), 20-26.
White, J. E., & Valentine, V. L. (1993). Computer assisted video instruction & community assessment. *Nursing and Health Care, 14*(7), 349-353.
Women's Environment & Development Organization. (n.d.). *Women for a healthy planet-Community report card.* Available from the author at 845 Third Avenue, 15th Floor, New York, NY 10022; Fax (212) 759-8647. (Also available in Spanish.)

●インターネット情報源

www.earthday.net/goals/community.stm
Earth Day Network
Community assessment tools for project with an environmental focus

www.cdc.gov/
Centers for Disease Control and Prevention

www.hospitalconnect.com/DesktopServlet
Coalition for Healthier Cities and Communities

www.census.gov/
U. S. Census Bureau
U. S. Department of Commerce

http://ctb./si.ukans.edu
Community Tool Box

www.cdc.gov/mmwr
Morbidity and Mortality Weekly Report

www.cdc.gov/nchs
National Center for Health Statistics

www.health.org/
U. S. Department of Health and Human Services and The Substance Abuse and Mental Health Services Administration's (SAMHSA's) National Clearinghouse for Alcohol and Drug Information

www.nlm.nih.gov
U. S. National Library of Medicine

www.hhs.gov/agencies/ophs.html
Department of Health and Human Services
Office of Public Health and Science

www.bea.doc.gov/
U. S. Department of Commerce
Bureau of Economic Analysis

www.bls.gov/
U. S. Department of Labor
Bureau of Labor Statistics

http://mchb.hrsa.gov/data/women.htm
Women's Health Information

http://www.plsinfo.org/healthysmc/pdf/CommNeedsAssess2001final.pdf
2001 Community Assessment: Health & Quality of Life in San Mateo County
　カリフォルニア州サンマテオについて行われた非常に詳細なアセスメントであり，よくまとめられているが，枠組みに欠けているように思われる．

http://www.dph.sf.ca.us/Reports/Misc/4_01BosAsstRpt.pdf
Bosnian Refugees in San Francisco: A Community Assessment
A project of the Newcomers Health Program of the San Francisco Department of Public Health in collaboration with International Institute of San Francisco

第10章
地域の分析と看護診断

Elizabeth T. Anderson, Judith McFarlane

■ 学習目標
　この章では看護過程の第2段階，すなわち分析と地域看護診断を行ううえで関係する作業に焦点を当てる．
　・地域のアセスメントデータを批判的に分析できる．
　・地域看護診断を組み立てることができる．

はじめに

　分析とは，データを調べ検討することである．データには量的なもの（数字で表されるもの）と質的なものがある．すべての側面を考慮しなければならない．分析は，健康の反応のパターンやヘルスケアの利用の傾向を明らかにすると同時に，地域の健康ニーズや地域のもつ力を明らかにするために不可欠である．分析をしていくなかで，地域のアセスメントデータの不足や不一致が見つかり，さらなるデータ収集の必要性が明らかになる．分析の最終目的は地域の看護診断である．

1. 地域の分析

　私たちが行っている多くの手順のように，分析は多様な段階を踏む過程と考えられる．分析を容易にするために私たちが使っている段階は，分類，要約，比較，そして推論である．それぞれの段階について，これから述べることにする．

a. 分類
　地域のアセスメントデータを分析するためには，まず初めにデータを分類する必要がある．データは様々な方法で分類することができる．地域のアセスメントデータの分類には，

これまで以下の項目について行われてきた．
・人口統計学的特性（世帯の規模，年齢，性別，民族や人種による分類）
・地理的特性（地理的境界，近隣地域の数と大きさ，公共区域，道路）
・社会経済的特性（職業および収入，学歴，借家か持ち家か）
・保健医療の資源とサービス（病院，診療所，精神保健センター，その他）

しかし現在では，データ収集の枠組みと分析の方向性を与えてくれることから，地域の健康に関連するデータの組成と分析においては，モデルが多く使われるようになっている．ローズモントスタディのアセスメント過程では地域アセスメントの車輪（図9-1）が使用されたので，これと同じモデルを分析に適用することができる．コアから始め，それぞれのサブシステムを分析する．各サブシステムの構成要素によって評価すべきカテゴリーが明確になる．

b. 要約

分類の方法を選択したら，次の作業はそれぞれの分類されたデータを要約することである．文章で要約したものと割合や図，グラフなどによる要約が求められる．

注意事項

ヘルスケア機関や教育機関の多くは，保健統計の要約を含むコンピュータ情報システム（フォーマットされたデータを様々な形で引き出すことができるシステム）を利用している．例えば，国勢調査としてコンピュータに入力された数値から人口ピラミッドを作ることができるし，人口動態統計から出生率や死亡率，生産率を計算することができる．かつては何時間もかかっていた計算が，現在では数秒で行うことができる．実践の中で，コンピュータシステムの利用可能性を調べ，可能であれば，量的データの分析にコンピュータを使ってみよう．さらに，あなたの地域の保健部門から乳児死亡率などの数値を入手できるだろう．しかし，使われている分母があなたの地域と一致しないことがあることに注意しよう．

---

c. 比較

データ分析の次の作業は，データの不足や不一致，脱落を明らかにすることである．パターンや傾向がみられるかどうか，データが正確かどうか，元々の情報を再確認する必要があるかどうかを見極めるためには，比較するデータが必要である．記録データの間違いなどデータの不足は避けられないものなので，データを批判的に分析することと，不足や脱落の可能性を知っておくことが重要である．地域住民や専門家による分析のレビューも役立つ．様々な見方を共有することにより，地域アセスメントのデータの全体的かつ包括的な像を描くことができる．

あなたの地域のデータを，ほかの地域の同様のデータと比較してみよう．例えば，あなたの地域の乳児死亡率が出生1000対12だったとすると，これを市や州，国の数値と比較するとどうだろうか．あなたの地域の乳児全体に当てはまるだろうか．人種によって乳児

死亡率は異なるだろうか（注：ここは，データを解釈する際に統計的な理由づけを行う第2章を復習するよい機会である）．

もう1つの重要な比較，すなわち時系列の比較は，傾向を見つけるのに役立つ．数年間のデータが利用できれば，それらのデータを比較し，問題が改善されているかどうかを知ることができる．例をあげると乳児死亡率である．

注意事項

データ（"data"）は"datum"の複数形である．したがってデータについて言及するときには，複数形を用いる．

例：「データ（data）は，グループのすべてのメンバーによって収集された」
　　「これらのデータ（data）は，乳児死亡率における下降傾向を反映している」

比較のための情報源として，このほか国や州の文書が利用できる．『ヘルシーピープル2010』（Healthy People 2010）では，主要な健康問題の罹患率や有病率などの国の状態を表し，またその到達点や目的を提示している．『ヘルシーピープル 2010』や，州あるいは可能であれば当該地域の保健医療計画文書は，あなたのデータの分析とデータにもとづく計画立案の貴重な資料になる．

d. 推論

データの分類，要約，比較が終わったら，最終段階は証拠にもとづく論理的な結論を導きだすこと，すなわち地域看護診断の記述につながる推論を描くことである．これは，あなたの地域についての知識，すなわち，これらのデータは何を意味するのかということを統合することである．この章の残りの部分では，ローズモントの地域アセスメントにおいて選択されたデータの分析をしていくことにする．

2. ローズモントの地域分析

分析の例を示した後で，地域看護診断をどのように行うかについての情報を示すことにしよう（この章の地域看護診断の項を参照）．ローズモントのアセスメントデータの分析は，アセスメント過程と同様に，コミュニティヘルスナースの関心の高い地域のコア（地域の人々とその健康）から始める．コアは，モデルの中でコアを取り囲むすべてのサブシステムの影響を受け，また影響を与えることを思い出そう．ある問題に対してより大きな影響を与えるサブシステムもあるが，コアの中に存在する問題の原因や緩和の一助となっているサブシステムを評価することが重要である．

a. 地域のコア

ローズモントのコアの分析を**表10-1**に示す．地域のコアのデータは，グラフや表で示すことのできる多くの人口統計学的尺度を含んでいる．"1枚の絵は1000の言葉に値する"

表10-1 ローズモントのコアの分析

データの分類	要約/尺度	推論
〔歴史〕	文化的・民族的多様性 ビジネスと家庭の刷新 誇りと関心事	地域の再活性化 地域の誇り
〔人口統計〕		
・年齢		
CT4104	19歳以下が人口の42.5％ 19歳以下または65歳以上が人口の53％ 65歳以上が人口の10％	子どもと高齢者の割合の高さ 従属人口の割合の高さ* ハンプトン市，ジェファーソン郡に比べて高齢者の割合が高いこと
	データの不足：国勢調査のデータが一定か変化しているかを知るために以前のデータが必要である	
CT4107	19歳以下が人口の7.5％ 19歳以下または65歳以上が人口の15.2％ 65歳以上が人口の7.7％	子どもと青年の割合の低さ 従属人口の割合の低さ
	データの不足：人口ピラミッドを作るため5年間の増加に関する国勢調査のデータが必要	
・性別		
CT4104	人口の48％が男性 20〜64歳の人口のうち45％が男性	男女の割合が等しい
CT4107	人口の65％が男性 20〜64歳の人口のうち69％が男性	男性の割合が高い
	データの不足：国勢調査のデータが一定か変化しているかを知るために以前のデータが必要である	
・人種/民族		
CT4104	多様性：黒人54％，アジア系19％， 白人12％，ヒスパニック系9％	人種，民族が多様
CT4107	単一性：白人89％	人種，民族が単一
	データの不足：国勢調査のデータが一定か変化しているかを知るために1990年以降のデータが必要である	
・世帯の形態		
CT4104	83％の世帯が家族をもつ	家族世帯が優勢
CT4107	36％の世帯が家族をもつ	非家族世帯が優勢
・婚姻状況		
CT4104	15％が独身，60％が既婚，14％が離婚	独身者の割合が低い ほとんどの成人が既婚
CT4107	53％が独身，24％が既婚，15％が離婚	独身者の割合が高い
	データの不足：国勢調査が一定か変化しているかを知るために以前のデータが必要である	
〔人口動態統計〕	（割合の計算は第2章を参照）	
・出生	1000に対して	（ハンプトン市，ジェファーソン郡のデータと比較して）
CT4104	30.5	出生率が高い
CT4107	17.3	出生率が低い
ハンプトン市	19.4	
ジェファーソン郡	25.2	
	データの不足：一般的な出生率と年齢別の出生率が必要	

(つづく)

表10-1 （つづき）

データの分類	要約/尺度	推論
・死亡	1000に対して	
CT4104		すべての年齢で死亡率が高い
乳児	33.3	
新生児	23.8	
胎児	76.2	
未熟児（粗）	10.4	
CT4107		乳児と新生児の死亡率が高い
乳児	17.1	
新生児	17.1	
胎児	8.5	
未熟児（粗）	6.2	
	データの不足：割合が一定か変化しているかを知るために3〜5年前からの人口動態統計が必要	
ハンプトン市		
乳児	12.1	
新生児	7.9	
胎児	12.6	
未熟児（粗）	6.0	
ジェファーソン郡		
乳児	12.3	
新生児	8.3	
胎児	15.3	
未熟児（粗）	7.3	
・死因		
CT4104	表9-8を参照	（ハンプトン市，ジェファーソン郡のデータと比較して）乳幼児期の疾患，殺人，自殺，結核による死亡の割合がとても高い 脳血管疾患による死亡の割合が高い 心疾患による死亡の割合が低い
CT4107	表9-8を参照	（ハンプトン市，ジェファーソン郡のデータと比較して）事故，糖尿病，先天異常による死亡の割合が高い 心疾患による死亡の割合が低い

*従属人口割合は，自立している人口に対して，老年者と年少者を合わせた従属人口の割合を表す．従属人口割合は通常以下のように計算される
（20歳未満人口＋65歳以上人口）/20歳〜64歳までの人口×100

CT4104地区の従属人口割合は91であり，これは20歳から65歳まで（年齢的に自立していると仮定される）の100人に対して91人の20歳未満と65歳以上の（年齢的に）サポートを必要とする人がいるということを表す．比較すると，CT4107地区の従属人口割合は19である．
CT：国勢調査地区

ということわざは，人口統計の特徴を示している．

人口の年齢構成と性別構成をもっともよく表現しているのは，人口ピラミッドである．国勢調査地域（CT）4104と4107の人口ピラミッドを図10-1に示した．ローズモントの人口ピラミッドを図10-2に示す．このほかいくつかの表示法（円グラフ，頻度グラフ，棒グラフ，地図）が用いられることもある．それぞれの例を図10-3に示す．

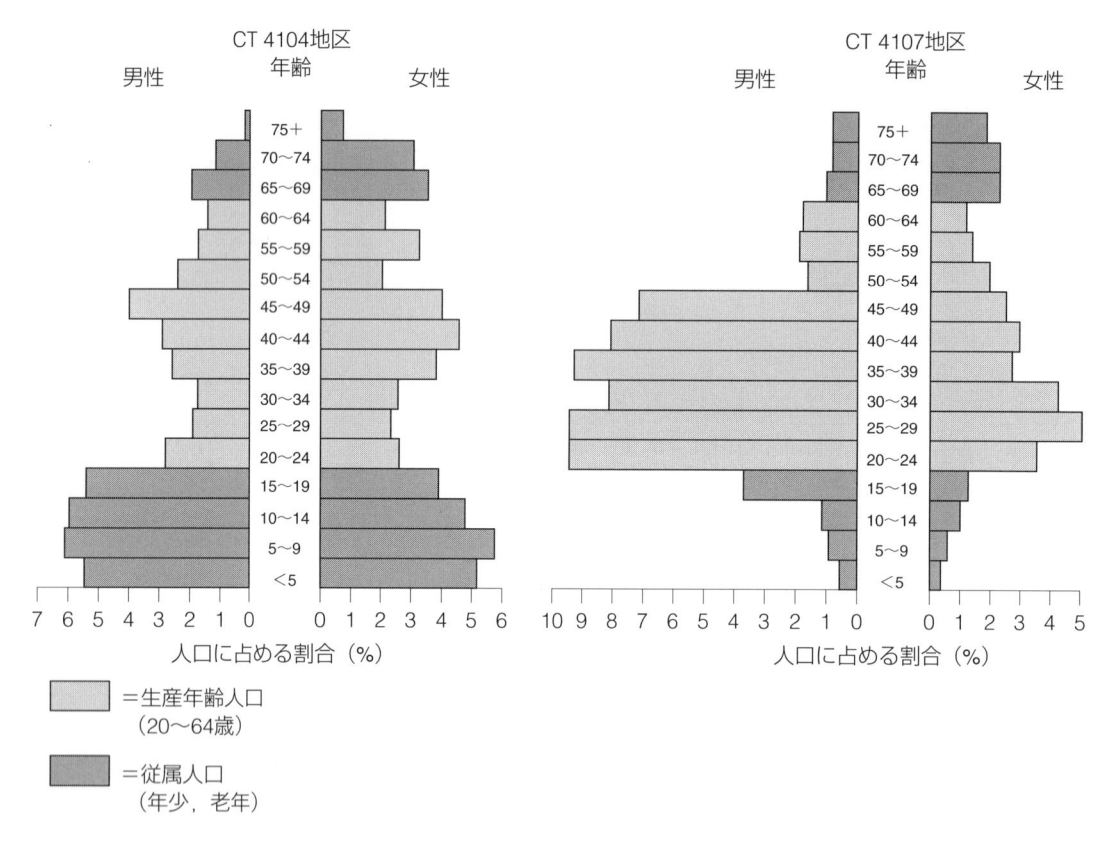

194　第Ⅱ部　パートナーとしての地域のプロセス

図10-1　人口ピラミッド：CT4104地区とCT4107地区の年齢・性別構成

- ＝生産年齢人口（20〜64歳）
- ＝従属人口（年少，老年）

注意事項

人口ピラミッドは年齢集団を表す帯で構成される．通常は5歳か10歳の年齢階級が使われるが，もっと細かな年齢階級やもっと大きな年齢階級にも使うことができる．帯は水平に積み重ねられ，男性を中心軸の左側，女性を右側に示す．年齢階級ごとの男女比は中心軸からの帯の長さで示される．ピラミッドのすべての年齢階級は等間隔でなければならない．

　人口ピラミッドを作成するために，各年齢と性別の割合の計算には**表10-2**を，実際の人口ピラミッド作成には**表10-3**を使ってみよう．図10-1の人口ピラミッドでは，20歳未満と65歳以上の部分の色が濃くなっていることに注意しよう．これは，従属人口を示している．

　CT4104とCT4107の人口ピラミッドの年齢と性別構成に際立った相違がみられるのは重要である．ローズモントの人口統計が1つの人口ピラミッド（図10-3）で表された場合，年齢と性別の差が認識されず，年齢や性別に関連する健康問題が見過ごされてしまうだろう．このようなデータ分析上の危険は，データの集計や蓄積に関係するものである．重要な情報が見過ごされないために，すべての意味のある境界線でデータを区切ることが重要

ローズモント地域

男性　　　　　　　　　　女性

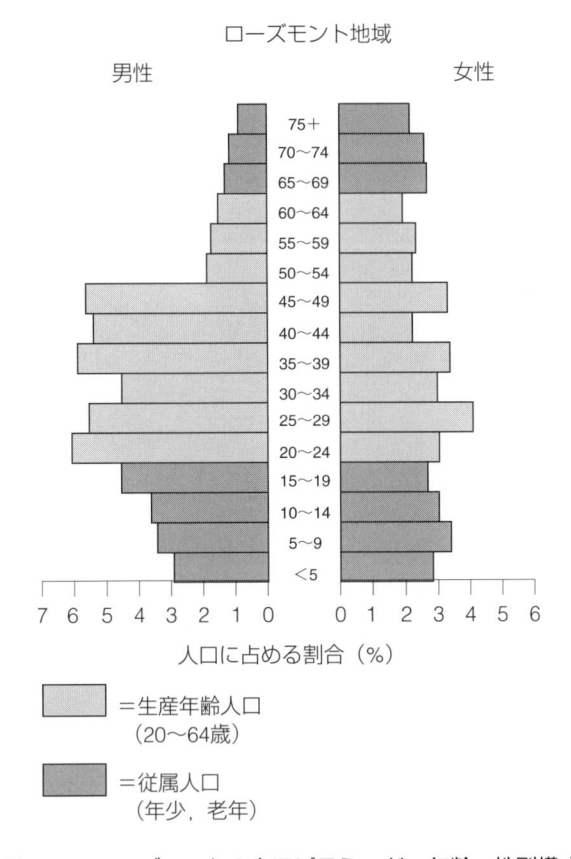

年齢
75+
70〜74
65〜69
60〜64
55〜59
50〜54
45〜49
40〜44
35〜39
30〜34
25〜29
20〜24
15〜19
10〜14
5〜9
<5

人口に占める割合（％）

■ ＝生産年齢人口（20〜64歳）
■ ＝従属人口（年少，老年）

図10-2　ローズモントの人口ピラミッド．年齢・性別構成

である．分析を進める際には，この問題に注意する必要がある．

表10-1に示した推論と，図10-1と図10-2に示される人口ピラミッドから，ローズモントのコアについては次のように記述できる．CT4104については以下のとおりである．

・子どもと未成年が多い（42.5％）．
・従属人口割合が高い．
・成人（20〜64歳）の男女の割合が等しい．
・老年人口割合（10％）は，ハンプトン市やジェファーソン郡と比べて高い．
・独身成人の割合が少ない（15.2％）．
・既婚成人の割合は普通（60.7％）．
・家族形態では家族のいる世帯が多い（83％）．
・人種・民族が混在している（黒人54％，アジア系19％，白人12％，ヒスパニック系9％）．
・乳児死亡率と新生児死亡率が非常に高い．乳児死亡率（出生1000対33），新生児死亡率（出生1000対24）．
・出生率（人口1000対31）は，ハンプトン市（人口1000対19）やジェファーソン郡（人口1000対25）に比べて高い．

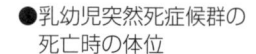

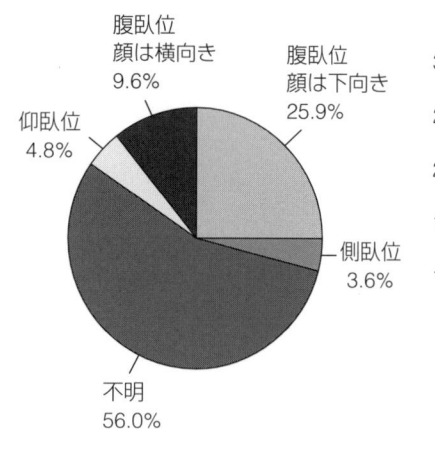

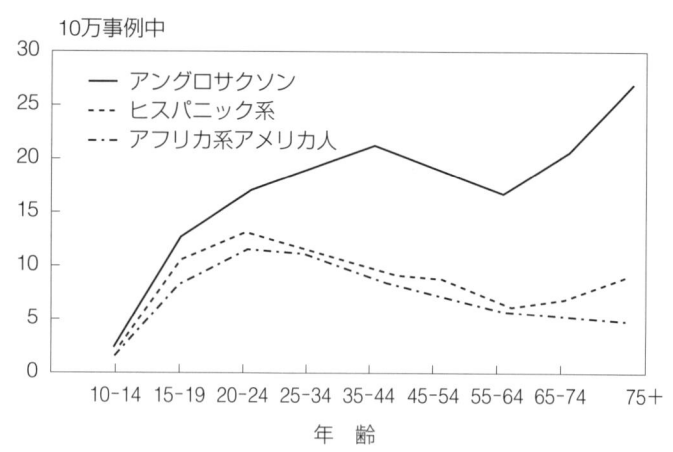

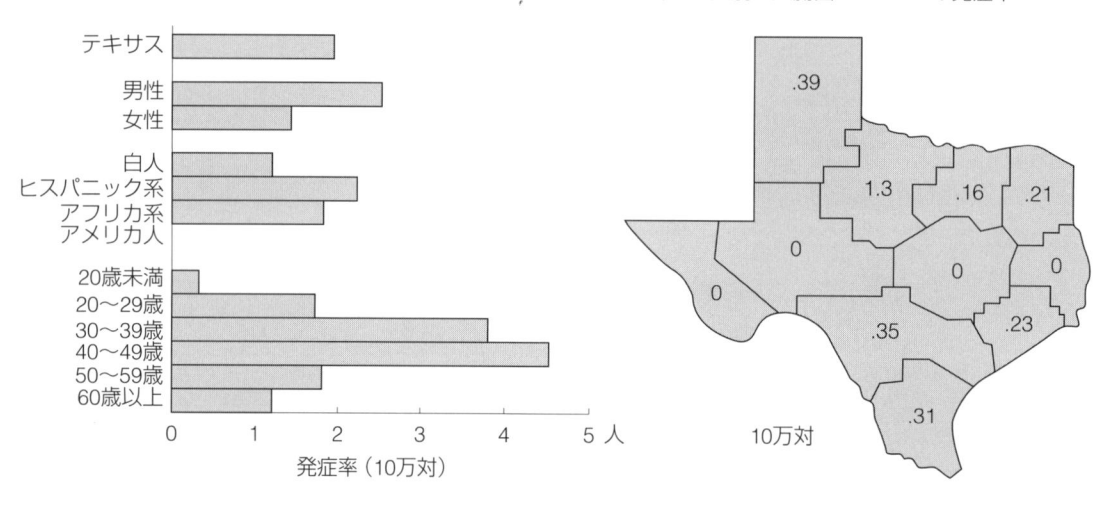

図10-3 アセスメントデータの図のモデル
〔Texas Department of Health (1998). Epidemiology in Texas 1997 Annual Report. Austin, TX : Author.〕

・粗死亡率（人口1000対10）は，ハンプトン市（人口1000対6）やジェファーソン郡（人口1000対7）に比べて高い．
・小児の疾患，殺人，自殺，結核による死亡率がハンプトン市やジェファーソン郡と比べてはるかに高い．
・脳血管疾患による死亡率がハンプトン市やジェファーソン郡と比べてやや高い．

表10-2 人口ピラミッド作成のための計算

地域名，国勢調査地域，または地理的境界：＿＿＿＿＿＿＿＿＿＿＿＿＿＿＿＿＿＿＿＿＿＿＿＿＿
総人口：＿＿＿＿＿＿＿＿＿＿＿＿＿＿

男　性		年齢（歳）	女　性	
実　数	総人口に対する割合（％）		実　数	総人口に対する割合（％）
		計		
		5歳未満		
		5〜9		
		10〜14		
		15〜19		
		20〜24		
		25〜29		
		30〜34		
		35〜39		
		40〜44		
		45〜49		
		50〜54		
		55〜59		
		60〜64		
		65〜69		
		70〜74		
		75歳以上		

これとは対照的に，CT4107については次のような要素がみられる．
・子どもと未成年者が少ない（7.5％）．
・従属人口割合が低い．
・老年人口割合（7.7％）は，ハンプトン市やジェファーソン郡に比べて高い．
・成人（20〜64歳）では男性の割合が多い（69％）．
・人種・民族は単一である（白人89％）．
・家族形態では，単身者が多い（64％）．
・独身成人の割合が多い（53％）．
・既婚成人の割合は少ない（24％）．
・出生率（人口1000対17）は，ハンプトン市やジェファーソン郡と比べて低い．
・乳児死亡率（出生1000対17），新生児死亡率（出生1000対17）がハンプトン市やジェファーソン郡と比べて高い．
・粗死亡率（人口1000対6.2）は，ハンプトン市やジェファーソン郡と比べて低い．
・事故，糖尿病，先天異常による死亡率がハンプトン市やジェファーソン郡と比べて高い．

表10-3 人口ピラミッドの作成

人口ピラミッド_____ : 20_____

男性												女性
					75歳以上							
					70〜74							
					65〜69							
					60〜64							
					55〜59							
					50〜54							
					45〜49							
					40〜44							
					35〜39							
					35〜39							
					25〜29							
					20〜24							
					15〜19							
					10〜14							
					5〜9							
					5歳未満							

8　　6　　4　　2　　0　　2　　4　　6　　8
人口に占める割合

・心疾患による死亡率がハンプトン市やジェファーソン郡と比べて低い．

ローズモントのコアの分析を行い，CT4104とCT4107における主な差異が明らかになったが，いずれもローズモントの一部である．次の項では，地域のアセスメントの車輪における各サブシステムについて，さらに詳細に分析する．

b．物理的環境

ローズモントの物理的環境を調査するために，地区調査によるデータ収集（すなわち，地域を実際に歩いて調査すること）から始め，システムレビューと室内での研究（すなわち国勢調査と商工会議所のデータ）によって結論づけた．**表10-4**は，物理的環境データの分析を示している．

表10-4から，ローズモントの物理的環境について以下のように記述できる．
・ローズモントは対照性と多様性のある地域である．
・住宅が密集し，ほとんどが古い家屋からなっており，様々な商店が隣接している．
・産業は非常に少なく，ほとんどがCT4104に集中している．
・住宅の価値はCT4107で上昇しているが，賃貸料の上昇はCT4104もCT4107も同率である．

表10-4 ローズモントの物理的環境のデータの分析

データの分類	要約/尺度	推論
〔視察〕 ウインドシールドサーベイ "足を使って地域を知ろう"	対照的な地域：騒々しい商業地域と静かな近隣地域 食物における明らかな民族の多様性．	民族と商業の多様性 家や商店が密集した通り 少ない産業 "オープン"スペースの少なさ
〔バイタルサイン〕	平坦な地形と温暖な気候 人口密集（1エーカーあたり14人） 情報を共有し，今後のイベント予定を布告するたくさんのポスター	温暖な気候，豊富な植物 人口が密集（1エーカーあたり14人） 注：CT4104では，住宅地1エーカーあたり221人が住んでいる．
〔システムレビュー〕 □ 土地の利用 　CT4104 　CT4107	 土地の37％は商業利用，28％は単一家族，8％は複合家族，9％がオープン． 土地の20％は商業利用，32％は単一家族，15％は複合家族，18％がオープン	 CT4104の商業地（37％）はCT4107（20％）のほぼ2倍 CT4107のオープンスペース（18％）はCT4104（9％）の2倍
□ 住宅費 　CT4104 　CT4107	 1990年から2000年にかけて，平均住宅費は9.7％，平均家賃は67.6％増加した． 1990年から2000年にかけて，平均住宅費は14.7％，平均家賃は87.8％増加した．	 平均住宅費にははっきりとした相違がある．CT4104は4万7630ドルであるが，CT4107は7万1600ドルである．平均家賃はCT4107で高い．これは，この地域の高級住宅化を示している．

注：データの不足はない；この領域のデータは完成されている．

c. 保健医療と社会福祉サービス

　ローズモントの保健医療と社会福祉サービスの分析を表10-5に示す．データは当初から地域外と地域内の保健医療と社会福祉資源に分類されていたため，分析においても同じフォーマットを使用した．ヘルスケア提供者からの意見と受給者からの意見が別々に記述されていることに注意しよう．これは，ヘルスケアの提供者は，保健サービスが十分であるか，アクセスしやすいか，受け入れやすいかということについて受給者とは異なる認識をもっているためである．

　表10-5を検討し，ローズモントの保健医療については次のように記述できた．

□市の保健部門が運営しているサンバレー・クリニックは，ローズモントの女性に対する分娩前のサービスが不十分である．この結果として，

　・ジェファーソン・メモリアル病院で出産する多くの女性は分娩前のケアを受けていない．

　・ジェファーソン・メモリアル病院で出産できる条件に適さない女性は自宅出産を強いられている．

□ローズモントには個人診療をしている産科，婦人科，家庭医がおらず，助産師もいない．

□サードストリート・クリニックの保健サービスは不十分である．その理由は，以下の

表10-5　ローズモントの保健医療と社会福祉サービスの分析

データの分類	要約/尺度	推論
〔保健施設〕 □ 地域外 ・病院	ほとんどが委託か個人病院である． 唯一の公的病院であるジェファーソン・メモリアル病院は以下の問題を抱えている． ・待ち時間が長い（8時間以上） ・ケアが断片的である ・アクセスが悪い	唯一の公的病院：利用者は待ち時間の長さと断片的なケアに不満がある．
・個別ケアの保健部局 （サンバレー・クリニック）	HMOを含む多数の選択肢がある． ヘルス提供者はサンバレー・クリニックを以下のように感じている． ・分娩時のサービスの不足 ・最初のアポイントをとるまでに8～10週間もかかり，予測していた日を過ぎてしまうことが多い ・高齢者のニーズにこたえる看護ケアの不足 ローズモントの住人はクリニックを以下のように感じている． ・アクセスが悪い（直行バスがない） ・個別的でない（個別ケア提供者がいない） データの不足：ローズモントの住民のうち以下の 　　　　　　　サービスの利用者数 　　　　　　　健康または病気の乳児，小児，青年，成人へのサービス 　　　　　　　メンタルヘルスカウンセリングと委託サービス 　　　　　　　上記サービスについての適切さ，アクセスのよさ，受け入れやすさに関する利用者側の認識	様々な個別ケアの選択肢 分娩時サービスの不足 ジェファーソン・メモリアル病院で出産する多くの女性は分娩時ケアを受けていない． 多くの女性は，ジェファーソン・メモリアル病院に受診する要件を備えていないため自宅での1人の出産を強いられている． サンバレー・クリニックのサービスに関するアクセスの悪さと受け入れにくさ
・ホームヘルス	唯一の大きな訪問看護協会（VNA） 多くの在宅保健機関（支払いのほとんどは自己負担か第三者負担） データの不足：ローズモントの住民に利用されているVNAサービスの頻度とタイプ	ホームヘルスケアの多数の選択肢
・継続ケア	ローズモントに近く（13km）認可されている2つの長期ケア施設 データの不足：保健管理者やスタッフ，患者から認識されている施設の適切さ	認可されている2つの長期ケア施設
・緊急時サービス： 緊急時救急車サービス （MEAS）	心疾患または脳血管疾患（CVA）がローズモントにMEASが来る主要な原因である データの不足：MEASの利用者数およびその年齢，性別，人種，民族的特徴	心疾患または脳血管疾患（CVA）がMEASが来る主要な原因であり，ついで事故と家庭での転倒となっている
□ 地域内の保健サービス ヘルスケア開業医	ローズモントには，産科・婦人科開業医または家庭医，2か国語を話せる開業医がいない．	産科・婦人科開業医または家庭医が不足している 2か国語を話せる開業医がいない．

（つづく）

第 10 章　地域の分析と看護診断　201

表 10-5　（つづき）

データの分類	要約/尺度	推論
〔クリニック〕		
・サードストリート・クリニック	ヘルスケア提供者は早急に対応すべきヘルスニーズは以下のものだと感じている． ・病気の乳児，小児，青年，成人のアセスメント，治療，そしてフォローアップ ・歯のアセスメントと修復 　物質依存のカウンセリング，委託，治療 ・グループでの健康教育 ・片親と高齢者に対するサポートグループ クリニックのさらなるニーズとしてはヘルスケア提供者の獲得と維持がある．	病人（あらゆる年齢）に対するヘルスサービスが不十分 歯のアセスメントと修復 物質依存のカウンセリングと治療 健康教育 セルフヘルプ/サポートグループ
	ローズモントの住民の多くは，クリニックを日常的に利用している．人々はクリニックに歓迎されていると感じており，医療ケアに従う． 住民はさらにサービスが必要だとしている． データの不足：ヘルスケア提供者が感じている，サービスが必要な住民の数 　　　　　　医療サービスを必要としている人々の特徴	ローズモントの住民は，サードストリート・クリニックのケアは受け入れやすくアクセスが良いと述べている．
・ローズモント医療センター	クリニックの管理者は早急に対応すべきニーズを以下のものだと感じている． ・カウンセリングとサポートグループの形成 ・スタッフ（すべてボランティア）に対するオリエンテーションプログラムと教育	受け入れやすく，アクセスしやすく，十分な性感染症へのケア カウンセリングとサポートグループの不足 スタッフへのオリエンテーションと教育の不足 緊急時の対応マニュアルとプロトコルの不足 目につく救急カートと注射器の適切な処理を含む安全対策の不足
	データの不足：スタッフは何をニーズだと感じているか． 　　　　　　住人は何をニーズだと感じているか．	
〔社会施設〕		
□地域外		
・ハンプトン地域カウンセリングセンター（HCCC）	HCCC は青年の麻薬使用者へのカウンセリングを提供している． 患者の多くは中・上流階級の男性，全員が白人 スタッフは HCCC のケアは地域のニーズを満たしていると感じている． ローズモントの住民はセンターの存在を知らない	HCCC はローズモントに近く，薬物乱用に対する必要なカウンセリングを提供しているが，ローズモントの住民には利用されていない．
・YMCA インドシナ難民救済プログラム	アジア系の難民に対する文化オリエンテーションプログラム：スタッフは早急に対応すべきニーズは，以下のプログラムであると感じている． 　・薬物乱用 　・基本的な生活のスキル（例えば雇用，セルフケアなど） ローズモントの住民の多くは YMCA サービスを利用している．みなプログラムは素晴らしいと認めているが，教室の待ち時間が長く不満であると述べている．	文化的なプログラムの数が不足しているため，待ち時間の長さや不満が生じている．

（つづく）

表10-5 ローズモントの保健医療と社会福祉サービスの分析(つづき)

データの分類	要約/尺度	推論
□ 地域内 　教会 　サウスメイン	広範囲にわたるソーシャルサービスプログラム．古い教区民の反対を受けている男性同性愛者のための社会福祉プログラム	両方の教会が提供するソーシャルアウトリーチプログラム 古い教区民に反対されているが，サウスメインのみがゲイの人々へのプログラムを提供している．
ウエストパーク	広範囲にわたる社会福祉プログラム ゲイの人々へのプログラムはない	
ラムダ断酒会（AA）	ゲイの人々への活発なAAプログラム：メンバーは120人を超える	ラムダAA活動支部

ことが不足しているためである．
- 疾患に対するアセスメントと治療
- 歯科のアセスメントと治療
- 薬物乱用に対するカウンセリングと治療プログラム
- 住民のニーズに見合う健康教育プログラム
- 住民から要望のあるサポートやセルフヘルプグループ

□ ローズモント医療センターは性感染症に対して受け入れやすく，利用しやすく，十分なサービスを提供しているが，以下のことが不足している．
- スタッフのオリエンテーションや教育
- 緊急時のマニュアルやプロトコル
- 注射器の安全な廃棄方法
- 目につくところに置かれている救急カート

ローズモントの社会福祉については，次の推論が導かれた．

□ ハンプトン地域カウンセリングセンターはローズモントに近く，住民が薬物乱用に対するカウンセリングプログラムを切望しているにもかかわらず，住民に利用されていない．

□ YMCAインドシナ難民救済プログラムはローズモントのアジア系住民に広く利用されている．しかし，現在の文化オリエンテーションプログラムは要求を十分に満たしておらず，YMCAのスタッフも住民も別の新しいプログラムを必要としている．

□ ローズモントの2つの教会（サウスメインとウエストパーク）は多くの社会福祉プログラムを提供しているが，サウスメイン教会のみが男性同性愛者のための社会福祉サービスを提供しており，このプログラムは古い教区民に反対されている．

□ ラムダ断酒会の活動支部はローズモントにある．

d. 経済

ローズモントの経済および財政の特性の分析を**表10-6**に示す．分析は個人の豊かさを示す指標（収入など）の分析から始め，商業や産業の豊かさ，そして地域住民の雇用状況

表10-6 ローズモントの経済指標の分析

データの分類	要約/尺度	推論
〔世帯の経済的特徴〕		
世帯収入の中央値（2000）		
CT4104	2万8247ドル	CT4107の世帯収入はCT4104よりはるかに高い．
CT4107	3万4798ドル	
ハンプトン市	4万2598ドル	
・収入が貧困レベルを下回る世帯の割合（2000）		
CT4104	20.6%	CT4104では，全世帯の5分の1が貧困レベルを下回っている．
CT4107	12.1%	
ハンプトン市	12.1%	
・公的な援助/福祉を受けている世帯の割合		
CT4104	36.4%	CT4104では，全世帯の36.4%が公的な援助/福祉を受けており，CT4107では4.3%，ハンプトン市では3.4%である．
CT4107	4.3%	
ハンプトン市	3.4%	
・経済/産業の特徴（2000）		
CT4104	卸売り・小売（48%）と専門業（42%）がほぼ同率	CT4104では，卸売りと専門業がほぼ同率である．
CT4107	卸売り・小売（37%）に比べ専門業（48%）が優勢	CT4107では，専門業が優勢である．
・労働力（2000）：年齢（16歳以上の割合）		
CT4104	39.8%	CT4104では40%しか労働可能年齢に達していないが，CT4107では85%，ハンプトン市では71%が達している．
CT4107	85.4%	
ハンプトン市	71.5%	
・職種・職階		
管理職/専門職		
CT4104	7.1%	職種には顕著な相違がある．
CT4107	42.1%	
技術職/小売り		
CT4104	12.1%	CT4104では，67%の労働者がサービス業または作業労働従事者であるが，CT4107では14.8%である．
CT4107	34.1%	
サービス業		
CT4104	44.2%	CT4107では，76%の労働者が管理職または技術職であるが，CT4104では19%である．
CT4107	10.5%	
作業労働従事者		
CT4104	23.6%	CT4104では労働者の4分の1が作業労働従事者である．
CT4107	4.3%	

注：データの不足はない．この領域のデータは完成されている．

について分析を進めていく．ほかのサブシステムと同様に，データアセスメントの分類がデータ分析の分類になっている．

表10-6をみると，ローズモントの経済状況について次のことがわかる．CT4104とCT4107では世帯の経済状態の特徴に顕著な差異がみられる．

CT4104地区については，以下のことが判明した．
・世帯収入の中央値2万8247ドルはCT4107地区とハンプトン市の34%にすぎない．

表10-7 ローズモントの安全と交通サービスについての分析

データの分類	要約/尺度	推論
〔安全〕		
・防災サービス 　火災	過去90日間で45件の火災．このうち40件は家庭内での発生（主に油による出火） データの不足： 追加データ（12か月分）を収集し，油による火災が主な原因であるかどうか確認する． 火災の日時と関連する状況と年齢，性別，人種の特徴を記録する．	過去90日間の火災の主な原因は油による出火である．
・警察	過去4年間の犯罪統計では，主な犯罪として，窃盗や強盗があげられている．国勢調査によると発生件数はいずれも高い．盗難についてはCT4104の発生件数はCT4107の2倍であり，車両の盗難は3倍である．住民は恐怖感をあらわにしており，とくに高齢者と同性愛者の男性に対する強盗や暴力に関する事件について述べている． データの不足： 犯罪に対する自衛手段についての住民の知識を評価する． 犯罪防止プログラムに対する住民の関心と過去の参加状況を評価する． 有効な犯罪防止プログラムについて評価する．	窃盗や強盗が主な犯罪である．高齢者や同性愛者の男性がとくに犠牲になったと感じている．
〔衛生設備〕		
・下水	現在の施設は容量を越えているため，下水処理が一時停止している．	適切な下水処理施設は，建築が制限されている．
・飲料水	飲料水にフッ化物が含まれていない． ヒ素や重金属の定期的な検査が行われていない（住民が混入を恐れている物質）． データの不足： フッ素問題の歴史を評価する．フッ素化は提案されているか，支持されているか．保健局，市議会，市民団体，一般市民の立場と計画はどのようであるか． ヒ素と重金属に関連して：ハンプトン湖ではヒ素や重金属の検査はしているか．保健局，市議会，市民団体の立場と計画はどのようであるか．	飲料水に含まれるフッ化物の不足 ヒ素や重金属の定期的な検査の未実施
・廃棄物	不法投棄された機械や電気器具が増えている．ハンプトン市による撤去前の数か月間，廃車が路上に放置されている． データの不足： 不法投棄の法律や罰金について提示する．法律や罰金について住民に通知する看板はあるか． 住民，市民団体，企業はどのような活動をしているか．	不法投棄物や車両による事故（外傷や窒息）の可能性
・大気	産業の発展と人口増加による大気汚染が進行している．住民は眼の炎症と呼吸器系への影響を訴えている． 大気衛生管理局は，大気汚染を減少させるための大気汚染に関する助言や個人の責任について，住民に適切な情報が与えられていないと感じている．	大気汚染の進行 住民は，大気汚染を少なくするための個人の活動や大気汚染に関する助言についての適切な情報が与えられていない．

（つづく）

表10-7　（つづき）

データの分類	要約/尺度	推　論
	データの不足： 大気汚染についての公的な広報プログラムがあるか評価する．もしあれば，その反応はどうであったか．住民は大気汚染，大気に関する助言，大気汚染の減少における住民の役割をどのように理解したか．住民は大気汚染についてのそれ以上の情報を望んでいるか．	
〔交通〕 ・個人（職場へ） 　CT4104	43％は自家用車，24％は相乗り，23％は公共交通機関を利用している．	ほぼ半数（43％）は自家用車で通勤しており，相乗りと公共交通機関の利用率は同程度（24％）である．
CT4107	64％は自家用車，16％は相乗り，11％は公共交通機関を利用している．	多くの人が自家用車で通勤しており（64％），相乗りは少なく（16％），公共交通機関はわずかである（11％）．
・交通の不便さ 　CT4104	16〜64歳の6％と，65歳以上の21％は交通が不便である．	CT4104では，CT4107と比べて交通が不便であり，65歳以上の住民にとってはとくにそうである．
CT4107	16〜64歳の0.3％と，65歳以上の11％は交通が不便である．	

・5分の1の世帯（20.6％）は貧困レベルを下回っている．

・世帯主の30％は女性である．

・全世帯の3分の1は公的扶助や福祉を受給している．

CT4107地区については，次のことがわかった．

・世帯収入の中央値3万4798ドルはCT4104地区よりはるかに高いが，ハンプトン市より低い．

・貧困レベルを下回る世帯は12％である．

・世帯主が女性であるのは20％である．

・公的扶助や福祉を受給している世帯は4.3％のみである．

CT4104地区とCT4107地区の労働力の特徴にも顕著な差異がみられる．

CT4104地区については次のことがわかった．

・生産年齢人口（16歳以上）は全体の39.8％にすぎない．

・サービス業，作業労働従事者は67.8％である．

CT4107地区は，これとは対照的な状況である．

・生産年齢人口（16歳以上）は全体の85.4％を占めている．

・管理職，専門職が76.2％である．

e. 安全と交通

ローズモントの安全と交通の分析を表10-7に示す．

データを検討したところ，ローズモントの安全と交通について次のことがわかった．

- 家庭で起きた火災の主な原因は油である．
- 窃盗と強盗が報告された主な犯罪であり，次いで盗難，車両の盗難と続く．高齢者と同性愛者がとくに犠牲になったと感じている．いずれの人々も多くの嫌がらせや暴力に関連している．
- ローズモントの飲料水にはフッ化物が含まれておらず，ヒ素や重金属，住民が混入を恐れている物質の定期検査も行われていない．
- 放置車両や不法投棄された機械や電気器具によって住民，とくに子どもの事故による傷害の危険性が高い．
- 大気汚染が進行している．大気衛生管理局は大気汚染を少なくするための個人の活動や大気汚染に関する報告について，住民に十分な情報が与えられていないと感じている．

ローズモントの輸送サービスについては，次のような推論が導かれる．

- CT4107地区では自家用車で通勤している人が多く（64％），4104地区（43％）よりも割合が高い．しかし，4104地区では47％が相乗りや公共交通機関を利用しており，CT4107地区の27％よりも高い．
- CT4107地区に比べ，4104地区ではとくにに65歳以上の住民にとって交通が不便である．

f. 政治と行政

ローズモントには様々な政治組織がある．しかし，看護過程の分析の段階においては，組織を記述し，キーパーソンを特定することで十分である．政策システムや政府の形態についての情報が，看護過程の次の段階，すなわち地域におけるプログラムの立案に役立つような参考資料となるか検討してみよう．

g. 情報

ローズモントには，十分な公的・私的なコミュニケーション資源がある．データの分析は不要である．コミュニケーションについての情報が，看護過程の次の段階，すなわち地域におけるプログラムの立案に役立つような参考資料となるか検討してみよう．

> **注意事項**
> 地域におけるコミュニケーションシステムを示す十分な情報が収集されている場合は（評価の構成要素については9章の表9-29を参照），データをさらに分析する必要はない．

h. 教育

ローズモントの一般的な教育状況（在学状況，就学年数，話されている言語についての特徴）と，特定の教育資源（例えば，地域内外の公立あるいは私立学校）についての分析を表10-8に示す．

CT4104とCT4107の一般的な教育状況には大きな差がみられる．CT4104の状況は以下

第10章 地域の分析と看護診断　207

表10-8 ローズモントの教育についての分析

データの分類	要約/尺度	推論
〔教育状況〕 ・就学年数 　：高校卒業者の割合 　CT4104 　CT4107 　ハンプトン市	 28% 89% 68%	CT4104において25歳以上の住民のうち高卒者の割合は，CT4107（89%）やハンプトン市（68%）と比較して，28%と少ない
・就学年数 　CT4104 　CT4107 　ハンプトン市	小学校　高校　　大学 59%　　23%　　4% 15%　　7%　　73% 48%　　23%　　19%	CT4104では，学生の大多数は小学生である．CT4107では学生の大多数は大学生である．
英語能力が不十分な生徒の割合 　CT4104 　CT4107 　ハンプトン市	5～17歳　18歳～ 76%　　　74% 11%　　　19% 21%　　　26%	CT4107では英語能力が低い人の割合は少ないが，CT4104では75%は英語能力が低い．
〔教育資源〕 □地域内 ・テンプル小中学校	学年：幼稚園～8年生 生徒数：924人 人種 　・黒人　　　42% 　・アジア系　33% 　・スペイン系　18% 　・白人　　　5% 校長が感じている主な問題 　・無断欠席 　・落第 校長は，2か国語で行う授業を中止したいと考えている． データの不足： 2か国語による教育に対する校長の発言について調査する．なぜ反対なのか．ハンプトン学区内の2か国語教育に対する立場と政策はどのようであるか．親の関心に対する校長の認識はどのようであるか． 教師が感じている生徒の学習の障害となる主な問題 　・親・教師間のコミュニケーションが不十分 　・英語能力の不足 　・大人の管理が不十分な家庭環境 データの不足： 2か国語による教育に対する教師の認識について調査する．親の関心に対する教師の認識はどのようであるか．	人種が混在しており，黒人が多い． スタッフが感じている主な問題 ・無断欠席 ・落第（22%） ・親・教師間の不十分な関係 ・不十分な英語能力 大人の管理が不十分な家庭環境 上記と同じ

（つづく）

表10-8 ローズモントの教育についての分析（つづき）

データの分類	要約/尺度	推論
・テンプル小中学校	スクールナースが感じている生徒の主な健康問題 　・不衛生 　・虫歯 　・しらみの蔓延 　・不十分な予防接種 　・必要な医療処置に対する両親のフォローが不十分	生徒の主な健康問題 ・不衛生 ・虫歯の管理 ・しらみの管理 ・必要な医療処置に対する両親のフォロー ・健康教育
	データの不足： 特定の健康問題をもつ子どもの年齢，性別，民族，人種的特徴を記録する．	
	スクールナースは，親たちからボランティアを募れば，より充実した健康教育やスクリーニングは可能であると感じている． 学校の指針で養護教諭は常時保健室に詰めているように定められており，授業で健康教育を行うことは許されていない．	上記に同じ
	データの不足： 以下に関する学校の方針を記録する． 　・親によるボランティアの募集とトレーニング 　・スクールナースの所在とクリニックでの役割 健康教育に対するスクールナースの意見について調査する． 生徒，スタッフ，親のための健康プログラムについて話し合う．	
テンプル小中学校	親たちは，テンプル小中学校は地域の強みであると感じているが，現在のスタッフは民族や人種に関連するニーズに対して鈍感であると感じている．これらのことについてスタッフと議論する試みは挫折している．	親の関心や困っていることはあるが，スタッフと議論をする試みは挫折している．
	データの不足： テンプル小中学校のPTOの役員とキーパーソン（委員長）を特定する．役員やキーパーソンは民族や人種に関連するニーズを認識しているか． 学校に対する生徒の認識を調べる．生徒たちは学校の活動を楽しんでいるか．放課後の活動はあるか．参加状況はどうか．どのような活動が必要とされているか．	
保育施設	CT4104には1か所の保育施設がある．CT4107にはない．	保育施設が不十分 両親は混み合った施設に子どもたちを預けている．

（つづく）

第10章 地域の分析と看護診断　209

表10-8　（つづき）

データの分類	要約/尺度	推論
☐ 地域外 ・セントラルハンプトン高校	"落第防止"プログラムによって無断欠席と落第は改善された． 10代の妊娠の増加 教育委員会が性教育の授業を許可する決定を下していない． 飲酒の増加 データの不足： 過去3〜5年間（比較のために）の妊娠の数と女性の年齢，学年，人種，民族の特徴 教育委員会が性教育を中止させている歴史とその理由 飲酒の範囲と飲酒をしている生徒の特徴	10代の妊娠の増加 高校生の飲酒の増加 高校で性教育の授業が許可されていない．

のとおりである．

・高校を卒業した者の割合は低く（28％），在籍している学生のほとんどは小学生である．人口の75％は英語能力が低い．

これとは対照的なCT4107地区のデータを以下に述べる．

・住民の多くは高校を卒業しており（89％），在籍している学生のほとんどは大学生である．英語能力が低いのは19％のみである．

特定の教育資源に関しては，テンプル小中学校がローズモントの初等教育資源である．テンプル小中学校には924人が在籍している．校長，教師，スクールナース（養護教諭），両親に対して，アセスメントの過程でインタビューを行った．テンプル小中学校の状況を要約すると，次のようになる．

・無断欠席の問題が，とくにヒスパニック系の男子生徒において顕著である．落第者も多い（昨年度は22％）．
・多くの生徒は英語能力が不十分である．一般的な教育データでもこのことが実証されている．
・親と教師の関係が不十分であり，言葉の壁がより事態を悪化させている．
・生徒の健康問題
　虫歯（児童の62％）
　とくに幼稚園から2年生までのしらみ
　不十分な予防接種
　不衛生
　親が必要な医療ケアに十分につなげられない．
　不十分な保健教育プログラム
・親には心配事や困ったことがあり，スタッフにニーズを伝えたいと感じている．

ローズモントには1日保育の施設があるが，この施設はきわめて不十分である．結果と

して両親は，混んでいて管理の行き届かない施設に子どもたちを預けざるを得ない．

地域外の主な教育施設はセントラルハンプトン高校である．ここの大きな問題は，スクールナースによれば次のことである．

- 10代の妊娠の増加
- 性教育の不足
- 飲酒の増加

セントラルハンプトン高校は，"落第防止"プログラムにより無断欠席と落第を減少させることに成功した．

i. レクリエーション

レクリエーションのための空間や施設は非常に限られている．公共のレクリエーションスペースは，人口1万3631人（CT4104とCT4107の合計）に対して合計5.6エーカーである．組織化されたスポーツおよびレクリエーションプログラムは教会や組合を通じて利用できるが，会員制で多くは有料である．公共のレクリエーションプログラムはなく，わずかに存在する公共のレクリエーション施設は修理が必要である．

j. 地域看護診断

ここまでのところで，ローズモントの例におけるサブシステムのコア（コミュニティを構成する人々）への影響を分析して，推論を導き出した．分析の最終段階は，推論を地域の看護診断に統合することである．

「**診断**」とは，アセスメントデータを統合したものを記述することである．診断とは，状況（あるいは状態）を記述し，原因（根拠）を示唆するラベルである．

「**看護診断**」は，「ナースが治療することを認められた，実在するあるいは潜在的な健康問題に対する人間の反応」に関する診断に限定される．この規定は，アメリカ看護師協会（ANA）の社会政策声明（推薦図書を参照）にもとづいている．標準的なフォーマットはないが，ほとんどの看護診断は以下の3つの部分からなる．

1）問題，反応，状態の記述
2）問題に関連する原因となる因子の特定
3）問題の特徴となる徴候や症状

地域看護診断は，地域に対する診断に焦点を当てている．地域は通常，グループや集団，あるいは少なくともある共通の特徴（地理的な場所，職業，人種，家屋の状態など）をもつ人々の集まりと定義される．地域看護診断を引き出すために，地域のアセスメントデータを分析し，推論が述べられる．推論の提示が看護診断を形づくる．看護診断の記述的な部分を構成する推論は，すなわち潜在的あるいは実在する地域の健康問題や関心を明示している．

例えば，次のようになる．

- ローズモントの高い乳児死亡率
- ローズモントのテンプル小中学校の児童における高率の虫歯の発症

もう1つの推論は，健康問題や関心に対して，可能性のある原因を述べるものである．

原因は，「～に関連する」という文節で記述される．

□ 以下に関連する高い乳児死亡率
- 分娩前のケアニーズを満たすための保健部局のサンバレー・クリニックの不十分な資源
- サンバレー・クリニックにおける現在の分娩前のサービスはアクセスしにくく，受け入れにくいこと
- ローズモントにおける産科医，家庭医の不足

□ 以下に関連するテンプル小中学校の児童における高率の虫歯の発症
- サードストリート・クリニックにおける歯科のアセスメントと治療の不足
- ローズモントの飲料水に含まれるフッ素不足
- CT4104地区では世帯収入の中央値が低く，歯科診療を受けるための経済的資源が限られていること
- テンプル小中学校では歯科衛生教育が提供されていないこと

最後に，地域看護診断の徴候と症状は，問題の持続期間や規模を示す推論である．記録には，報告記録，統計報告，人口統計なども含まれる．この地域看護診断の最後の部分は，「～により明らかにされる」という文節で記述され，最初の2つの部分に連結している．例えば，

□ 以下に関連する高い乳児死亡率
- 分娩前のケアニーズを満たすための保健部門のサンバレー・クリニックの不十分な資源
- サンバレー・クリニックにおける現在の分娩前のサービスはアクセスしにくく，受け入れにくいこと
- ローズモントにおける産科医，家庭医の不足

により明らかにされる．

□ 以下に関連するテンプル小中学校の児童における高率の虫歯の発症
- サードストリート・クリニックにおける歯科のアセスメントと治療の不足
- ローズモントの飲料水に含まれるフッ素不足
- CT4104地区では世帯収入の中央値が低く，歯科診療を受けるための経済的資源が限られていること
- テンプル小中学校では歯科衛生教育が提供されていないこと

により明らかにされる．

1つの問題が述べられていても，原因や徴候，症状はいくつもある．健康問題に対する推論が，1つのサブシステム（保健医療と社会福祉サービスのサブシステムや教育のサブシステムなど）の分析から導き出されても，原因はたいてい複数のサブシステムから引き出されることに注意しよう．例えば，テンプル小中学校の児童における虫歯の問題については，原因となる推論は4つのサブシステム，すなわち教育，保健医療と社会福祉サービス，安全と交通，経済から導き出されている．この例は，地域看護診断のもっとも重要な課題を示している．すべての地域の因子（サブシステム）がからみあって地域の健康状態をつくっている．地域の健康を判定する際に，あるサブシステムがほかのサブシステムよ

表10-9 地域看護診断

地域の反応/関心/問題 (実在するあるいは潜在的な)	原因 (〜に関連する)	徴候と症状 (〜によって明らかにされる)
犯罪の犠牲になることに対するストレスと不安	窃盗や強盗の増加 自衛手段に関する一部の住民の知識不足	過去4年間の犯罪統計 住民,とくに男性の同性愛者と高齢者による証言
不法投棄物をあさる子どもや大人の事故(外傷や窒息)の可能性	機械や電気器具の不法投棄 車両投棄 市の条例の非強制力	安全に対する親の関心 不法投棄物をあさる人々の観察
大気汚染に関連する(目の炎症や呼吸器症状の悪化などの)健康問題の可能性	大気汚染の進行 大気汚染を少なくするために必要な個人の活動に関する知識不足	現在の大気汚染レベルに関する大気衛生局による報告 目の炎症や呼吸器症状に関する住民の訴え
テンプル小中学校における無断欠席と落第	英語能力の低い多数の生徒 CT4104地区におけるストレスの高い家庭環境:世帯主の30%は女性で,貧困レベルを下回る世帯が21% 親・学校職員間のコミュニケーション不足	テンプル小中学校の記録
ローズモントにおける同性愛者とそうでない人との間のストレス	男性同性愛者の異なるライフスタイル 男性同性愛者のライフスタイルが受け入れられていない	ウエストパーク教会における男性同性愛者のためのソーシャルプログラムの不足 同性愛者のための既存のプログラムに対するサウスメイン教会の古い教区民による反対 CT4107地区の多数の独身男性
片親,高齢者,性感染症患者の不適切な対処の可能性	片親,高齢者,性感染症患者のための支援グループやプログラムの欠如 サードストリート・クリニックではニーズが認識されているが,プログラムを提供するための資源が不足している. ハンプトン医療センターではニーズが認識されているが,プログラムを提供するための資源が不足している.	サードストリート・クリニックのヘルスケア提供者のローズモンド医療センターの認識に対するヘルスケア提供者の認識 CT4104地区で高率で発生する殺人や自殺による死亡
ローズモント医療センターにおける危険な職場環境	スタッフのためのオリエンテーションと現職教育プログラムの不足 緊急時のケアのためのマニュアルとプロトコルの不足 安全な手順の不足	視覚によるアセスメント 管理者の認識 ボランティアナースの認識
アジア系移民の不十分な文化的適応の可能性	現在のニーズに見合うプログラムの欠如 インドシナ難民プログラムのスタッフ不足 CT4104地区の多くのアジア系住民(19%) CT4104地区の英語能力の低い住民の割合(75%)	ローズモントのアジア系の人々の認識されているニーズ プログラムに対するニーズの増加

(つづく)

表10-9 （つづき）

地域の反応/関心/問題 （実在するあるいは潜在的な）	原因 （〜に関連する）	徴候と症状 （〜によって明らかにされる）
テンプル小中学校の学童の不十分な予防接種	親と学校スタッフ間のコミュニケーション不足 サンバレー・クリニックのアクセスのしにくさと受け入れにくさ 予防接種を受けるには不十分なCT4104地区の収入	テンプル小中学校の保健記録
高い乳児・新生児・胎児死亡率	サンバレー・クリニックにおける不十分な分娩前のケア ローズモントにおける産科医と家庭医の不足 ローズモントにおけるバイリンガルの臨床家の不足 不可欠な医療ケアを受けるには不十分なCT4104地区の収入	人口動態統計
退屈と関連する行為（暴力や野蛮行為）の可能性	公的，無料のレクリエーションの不足 最小限の公的なレクリエーションの場所と設備	ローズモントにおける5.6エーカー程度の公的なレクリエーション空間 利用可能な場所や設備の視察
テンプル小中学校における学童のしらみの蔓延	密集した生活状態 感染や治療に関する知識の不足	テンプル小中学校のスクールナースによるケースレポート

りも重要であるとか決定的であるということはない．

地域看護診断を導く過程は常に同じである．まずアセスメントデータを分類し，看護介入できる潜在的あるいは実在する健康問題を述べる推論に向けて検討する．次に，問題の発生あるいは持続を説明するような推論を明確化する．最後に，説明を提示する．ローズモントの地域看護診断の追加を表10-9に示した．このリストにはとくに順序はなく，またこれですべてというわけではない．地域看護診断における優先順位の決定はプログラムの計画の一部であり，地域の目標や資源によって決まる．この技能は重要であり，次の章で詳しく述べる．

地域看護診断を導き出すには，鋭い決断力と抜け目ない検証が必要である．これはやりがいのある，きわめて重要な作業である．導き出された診断の完全性や妥当性は，看護過程の次の段階において検証され，その段階，すなわち健康プログラムの計画立案の基礎になる．

注意事項

ここでの学習は，あなたのアセスメントデータを同僚や分析を求める地域の人々と共有するための絶好の機会である．私たちはみな，自分の認識を特徴づける意見や価値観をもっており，グループで批評しあってアセスメントデータの分析を行うことで，客観性を高めることができる．

まとめ

　ローズモントの地域の批判的な分析は，地域のアセスメントの車輪をガイドとして用いることにより完成した．続いて，分析による推論を基に，地域看護診断が形成された．地域看護診断は比較的新しい看護実践の方法であるが，コミュニティヘルスナースは専門職として活動を開始して以来，アセスメントデータから推論を導き出し，データにもとづき活動を実施してきた．しかし，引き出された推論（診断）における用法やフォーマットは一定ではなかった．地域に焦点を当てた看護診断にもっとも適した構造や用法に関しては，議論や論争がある．あなたは，実践の中で地域看護診断の様々なフォーマットに触れ，それぞれの有用性を評価し，検証していくことになるだろう．標準的なフォーマットは，協力と精力的な検証を通してのみ発展するのである．推薦図書のリストには，地域看護診断を発展させるために役立つ追加の資源を載せてある．

（訳：萩原章子・本田亜起子）

●クリティカルシンキングの練習問題

1. あなたの地域のデータを用いて"……の危険性がある"という看護診断を展開してみよう．
   a. 明確に表れている潜在的な問題も含める．
   b. 可能性のある原因（〜に関連する）を列挙する．
   c. 原因を示すデータ（情報源）も含める．
2. 次のような地域の問題「高校生のリスクを伴う性行動の可能性」に関する仮説（原因とデータ）を展開してみよう．
3. 2の問題に関する必要なデータはどこで得られるか．

●文献

U. S. Department of Health and Human Services. Office of Disease Prevention and Health Promotion. (1997). *Developing objectives for Healthy People 2010*. Washington, DC: U. S. Government Printing Office.

●推薦図書・論文

Allor, M. T. (1983). The "community profile." *Journal of Nursing Education*, 22, 12–16.
American Nurses Association. (1996). *Nursing's social policy statement*. Washington, DC: Author.
Anderson, E. T. (1990, Fall). Community diagnosis: A guide for planning. *Visions* (A publication of Population-Focused Community Health Nursing Education at Pacific Lutheran University, Tacoma, WA), 8–10.
Bjaras, G. (1993). The potential of community diagnosis as a tool in planning an intervention programme aimed at preventing injuries. *Accident Analysis & Prevention*, 25, 3–10.
Stoner, M. H., Magilvy, J. K., & Schultz, P. R. (1992). Community analysis in community health nursing practice: The GENESIS Model. *Public Health Nursing*, 9, 223–227.

第11章
地域の健康プログラムの立案

Elizabeth T. Anderson, Judith McFarlane

■ **学習目標**
この章では，地域の健康を増進する看護実践の立案について触れる．
・地域住民とともに地域看護診断を確認することができる．
・変化理論の原則を用いてプログラムを計画するプロセスを方向づけることができる．
・地域とのパートナーシップづくりにおいて地域の健康増進に焦点を当てた以下の項目を含んだプログラムを立てることができる．
　＊測定可能な目標と行動目標
　＊目標達成のための一連の活動とタイムスケジュール
　＊計画実行に必要な資源
　＊計画した行動と修正した行動において予想される障害
　＊目的と目標が達成されたり変化した場合の計画の修正
　＊簡潔で標準化された修正可能な計画の記録

はじめに

　地域の健康レベルをアセスメントし，データを分析し地域看護診断を確認したら，次は地域の健康レベルを向上する，地域に焦点を当てた看護介入を計画する．地域看護診断の次の3つの部分，すなわち実在するか，または潜在する健康問題の記述とその原因，そしてその徴候と症候は計画を方向づけるものである．この3種類の情報は同時に，計画立案のために重要な情報である．図11-1は地域看護診断のプロセスを示したものであり，地域看護診断の3つの部分が地域のアセスメント，プログラム立案と実施，評価をどのように方向づけるのかをまとめたものである．地域に焦点を当てた計画は地域看護診断にもとづいており，確固たる目標と意図した結果に到達するための介入（計画）を含んでいる．計画はアセスメントや分析と同様に，地域とのパートナーシップを備えたシステマティッ

第Ⅱ部 パートナーとしての地域のプロセス

アセスメント
レクリエーション／物理的環境／教育／移動手段とその安全性／政策と政治／健康と社会サービス／情報／経済

ストレッサー　　反応の程度

分析

診断

問題（反応）　　原因（〜に関連する）　　データ（〜により明らかにされる）

到達目標　　目的　　評価

プログラムの立案

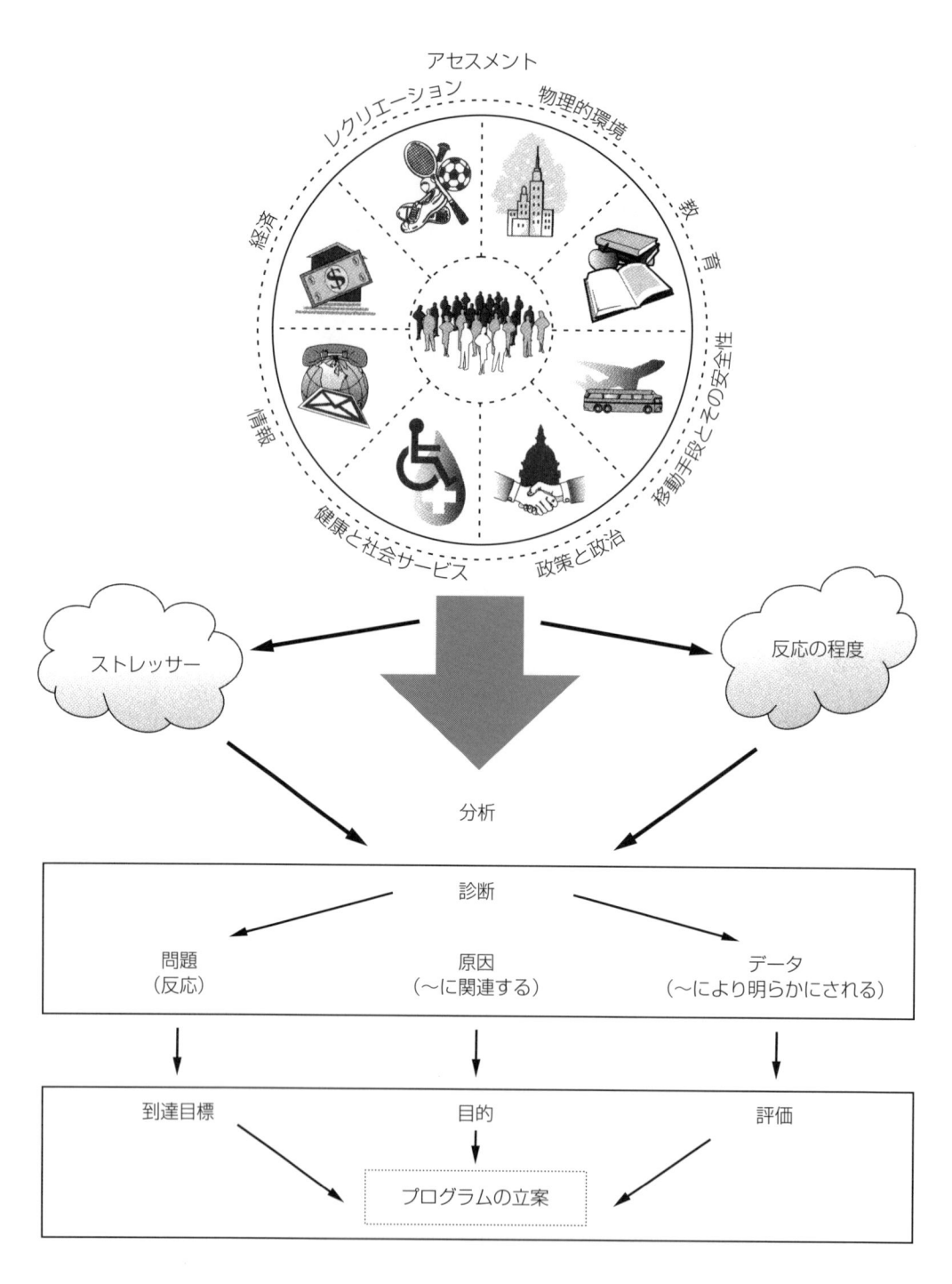

図11-1　地域看護診断から健康プログラム立案へのプロセス

クなプロセスである．

> **注意事項**
>
> 　ここで"パートナーシップ"という言葉の意味と，パートナーシップが地域看護にもたらす示唆について考えてみよう．地域とは地理的な境界をもち，共通した価値観や関心をもつ社会的集団であることを思い出してほしい．地域のメンバーである人々は，固有の社会関係の中で機能し互いに交流することで，独特の行動（パターン）や価値観を培い，保持する．個人や家族，地域にとって規範となる行動や価値システムがあなた自身やあなたの家族の行動や価値観と異なることもあるし，あなたが住む地域で共通する価値観と異なることもある．このことが混乱をもたらす恐れがある．
>
> 　地域にとって主な健康問題と考えられること（例えばローズモントのテンプル小中学校での予防接種率の低さ）が地域住民にとってはそれほど重要な問題にはならないかもしれないのである．地域住民は感染率の高さなどまったく気にしていないかもしれない．ここに，地域看護診断を地域住民とともに確認する必要性が出てくる．ここで考えるべきことが1つある．すなわち，地域看護診断は地域住民にとって重要なものか，ということである．この章では，地域看護診断の確認の方法についても触れている．

　地域看護診断を地域住民とともに確認することは，パートナーシップを確立し保持するために重要なステップである．同じように重要なこととして，地域のリーダーや団体，住民に関する情報の秘密を守る権利と，健康増進計画への不参加を選択する権利である．地域住民には，自らの健康増進のニードを明確にし，実践とプログラム立案についてコミュニティヘルスナースと交渉する権利がある．言い換えればコミュニティヘルスナースは，実践とプログラム立案の過程に必要な情報収集をサポートし，必要な情報を提供する責務をもっている．アメリカ看護師協会の看護基準（1985）には，コミュニティヘルスナースが携わる可能性のある人権問題のためのガイドが数多く記述されている．

　さらに地域住民とパートナーシップを形成するために，コミュニティヘルスナースは社会的・経済的な問題や環境問題，政治的な問題の影響も考慮しなければならない．すべてではないにしても，地域の健康問題の多くは大多数の政策問題に直接，強い影響を受ける．テンプル小中学校の学童の虫歯保有率が高いのは，ローズモントの飲料水中にフッ素が含まれていないことと，学校での歯科衛生教育の不備がかかわっている．言い換えると，これらの事柄を引き起こした素地は市，郡，州と国の立法機関の活動や政策の影響を受けている．ローズモントの看護診断は，1つとしてほかの看護診断と切り離して考えることはできない．つまり，すべての診断はローズモントの健康状態を記録したものであり，地域に焦点を当てた計画の過程において包括的にとらえる必要がある．

　さらに地域に焦点を当てた健康増進計画に携わるコミュニティヘルスナースが考慮すべきことは，リスクの高い状況にある人々の健康ニーズである．リスクの高い人々はどの地域にも居住している．すなわち，ホームレスや貧困の人，HIV感染者，妊娠した女性，乳幼児，子ども，そして高齢者は健康レベルが低下するリスクの高い人々である．すなわ

資料11-1　ローズモントの対象別の地域看護診断

☐ **子ども**
- 事故の可能性（例えば放置された機械に触れ外傷を負ったり窒息するなど）
  とくにテンプル小中学校の学童にあてはまる事項：
- 学習を怠る，落第
- 不十分な予防接種
- しらみの蔓延
- 高い虫歯保有率
- 栄養・運動と安全に関する健康増進のための情報不足

☐ **乳幼児**
- 高い乳幼児期・新生児期・胎児期の死亡率

☐ **同性愛の男性**
- 同性愛者と異性愛者の間の緊張関係（とくに高齢者と異性愛者との間）
- 性感染症に罹患している人の不十分なコーピングの可能性

☐ **ローズモントの全住民**
- 犯罪の被害者になることへのストレスと不安
- 大気汚染に関連する健康問題の可能性
- ローズモント医療センターの安全とは言えない職場環境

ちハイリスク集団の健康ニーズは，地域の健康づくり計画では必ず考慮すべきことである．

最後に，地域に焦点を当てた計画を立てるには，計画の修正に対する認識と実行が必要である．何かを起こすためには，周到な考えにもとづいた行動が大切である．計画の修正については，この章のあとで詳しく触れる．

1. 地域看護診断の確認

ローズモントの地域看護診断（表10-9参照）では，診断のいくつかは子どもの健康状態やアジア人や同性愛者の男性の集団という特殊なグループに焦点を当てている．ストレスや犯罪に巻き込まれて被害者になることへの不安などの診断の多くは，すべての住民に影響すると考えられる．これは地域看護診断を見直し，もっとも影響を被る集団ごとに区分けするとわかりやすい．ローズモントの地域看護診断を集団別に区分けしたものを**資料11-1**に示した．

地域看護診断の中には子どもに焦点を当てたものがいくつかある．年齢の低さや依存的

資料11-2　Reinkemeyerの計画修正の段階

第1段階　変化に向けてのニードの認識と要求の育成
第2段階　変化の行為者とクライアントシステムの変化に向けての関係の形成
第3段階　クライアントシステムの健康問題やニード，目標の明確化・診断
第4段階　様々な方法と仮の目標と活動の意図の検討
第5段階　意図を実際の変化に移す
第6段階　安定
第7段階　変化を起こす行為者とクライアントシステムの関係の終息

Reinkemeyer, A. (1970). Nursing's need: Commitment to an ideology & change. Nursing Forum, 9(4), 340-355.より引用．

資料11-3　Lewinの計画の変更の段階と立案プロセスへの適用

Lewinの計画の変更の段階	立案プロセスへの適用
≫□ 解凍	□ 解凍
	・変化に向けてのニードの明確化
≫≫□ 移動過程	□ 移動過程
	・変化を起こす行為者の存在
	・健康問題の明確化
	・ほかの方法の検討
	・計画の環境への適応
≫≫≫□ 再凍結	□ 再凍結
	・計画の実行
	・状況の安定

Lewin, K. (1958). Group decision and social change. In E. Maccoby (Ed.), Readings in social psychology (3rd ed.). New York, NY: Holt, Rinehart and Winstonより引用．

な状況におかれていることから，子どもは健康レベルが低下する危険が大きいので，子どもに焦点を当てた（地域看護）診断によって，計画立案のプロセスを始めることになった．

2. 計画の修正

　私たちはみな，変化を体験する．この文章を読む間にも，あなたの知識レベルは変化している．計画の修正とは，固有の順序をもって生じることによる変化とは異なり，それぞれのステップが次の段階の備えとなるものである．計画を修正するということは，思慮深いものであり，何かを引き起こすことを目的とした努力である．すべての努力は変化を生

み出すことを意図するものである（計画の修正について触れている理論家が多くいる．この章の最後に参考となる著作を掲載した）．**資料**11-2にReinkemeyerの計画修正の段階について示した．段階を進めば，意図された結果を生み出すことになり，厳密に従えば，意図された結果に到達することができる．

理論家のKurt Lewin（1958）は，計画の修正について，**資料**11-3のように解凍，移動過程，再凍結の3段階を用いて説明している．解凍の段階では，団体や地域，危険な状態にある集団などのクライアントシステムが，健康問題と（健康問題を解決するために）変化を起こすニードに気づく．そして，診断によって健康問題とその解決方法が明らかになる．いくつかの解決法のうち，状況にもっとも適したものとみなされる1つの解決法が選ばれる．移動過程の段階では変化が生じる．健康問題が明らかになり，健康問題を解決するプログラムが詳細に計画され，進められる．最後の再凍結の段階では，変化によって引き起こされた結果が，クライエントシステムの価値体系に組み入れられ，変化に到達する．この段階でアイディアが生まれ，周囲に影響を起こすまで変化は続く．さらにLewinは，変化を引き起こす助けとなる力を"推進"，障害となる力を"抑制"と定義した．

計画の修正の理論は計画立案のプロセスを導き，方向づけるので重要である．

3. 地域の健康増進計画立案への変化理論の適用

地域看護診断を確認し，計画のプロセスを始めるために，Reinkemeyerの計画修正の段階をガイドとして用いる．

a. 第1段階：変化に向けてのニードの認識と変化への要求の発生

ローズモントの変化に向けてのニードの認識と変化への要求に取りかかるために，若い世代に実在しているか，または潜在する健康問題について報告した組織と検討し，ローズモントの地域アセスメントの内容について報告会議を開く必要性が指摘された．会議はテンプル小中学校，サードストリート・クリニックとYMCAインドシナ難民救済プログラムのスタッフの間でもたれた．会議では子どもの健康のニードについて気づいたこと，感じたこと，これらのスタッフが健康増進のために計画したプログラムに参加したいという要求を分類し，まとめた．

テンプル小中学校のスタッフは，アセスメントの内容を保護者と教師の会の代表と，新しく設立された保護者と教師のリエゾングループと一緒に検討したいと申し出た．サードストリート・クリニックとYMCAインドシナ難民救済プログラムは，この会議の内容を地域の議会へ提示することを求めた．

b. 第2段階：行為者とクライアント（パートナー）システムとの関係の変化

第1段階と第2段階はどちらもアセスメントの内容の提示をもって完結する．スタッフ全員が子どもの健康レベルの増進の必要性を認識しており，各団体が計画立案のプロセスに加わることを望むようになった．計画立案を早めるためにローズモント健康増進委員会が設立された．テンプル小中学校，サードストリート・クリニック，YMCAインドシナ

難民救済プログラムの3つの団体は，それぞれスタッフを1人と計画立案に関心のある保護者を1人送り出すことにした．ここで，コミュニティヘルスナースは変化を導き，変化を起こしやすくする行為者の役割をとるが，計画立案のプロセスを直接進めるわけではない．ローズモントの健康増進委員会は委員長を選出し，ミーティングの日程が決まった．委員会の目的は，地域に焦点を当てた健康増進プログラムのための統合された計画づくりをコーディネートすることであった．

c. 第3段階：クライアントシステムの問題とニード，目標の明確化と診断

　次に地域看護診断を確認する．各報告の結論において，コミュニティヘルスナースは，対象としている集団の健康づくりに対する関心や感じていることをアセスメントするために調査用紙を提示した．図11-2はスタッフと住民が一緒に検討し，合意を得た調査用紙である．看護診断は子どもに関するものであるが，調査用紙は保護者を対象としている．なぜ子どもに尋ねないのだろうか．このことは，委員会の参加者数人からの指摘にもとづいて決められた．子どもと保護者両者に対する2つの質問紙が必要であるという意見も出された．あなたはどう思うだろうか．子どもの年齢（読み方を学んでいない子どももいた）と，調査に要する時間と経費を考慮し，保護者対象の1つの質問紙のみ使用することが決まった．

　ローズモントの調査は子どもの健康に焦点を当てているが，これと同じ用紙を高齢者や健康な成人，10代の若者，妊婦の健康問題のアセスメントの確認にも使うことができる．対象とする集団にアセスメントを行った地域のデータを確認するプロセスは（図11-2のような）調査用紙の提示によって完了し，これは調査用紙は郵送法やインタビューで用いることもできる．アセスメントしたデータの確認は，対象とする人口集団の地域のリーダーや市民グループへのインタビューによっても行える．"代表する"とは重要な言葉である．例えば，アセスメントの段階で多くの保護者がこの活動に興味をもっていないことが明らかとなり，結果として，テンプル小中学校の保護者会はローズモントの住民の代表者とはいえなかった．

　先に進む前に，調査用紙について少し触れよう．人は毎日，質問をする人と出会うものである．質問紙は郵送され，電話による調査も日常的に行われている．質問紙の目的や，入手した情報がどのように用いられるかを知らされないことがしばしば起こる．質問紙を立案するときは，まず質問をする自分自身について説明し，調査の目的の説明から始めなければならない．質問紙への回答は自由意思にもとづいて行われ，把握された情報は守られることを強調しなければならない．あなたの名前を書き，質問紙を郵送する場合はあなたの電話番号を記さなければならない．時間をかけずに答えられる質問にしなければならない（全体で10分以内で答えられるものが望ましい）．質問はA4サイズの用紙の片面に収め，郵送する場合は，折り曲げて返送先の住所が見えるようにする．団体や地域住民に質問紙を見せる前に，友人や家族に非公式に見せるようにする．そして，どんな指摘（"…は何を意味するの？"や"…がわからない"というような）でも加筆修正に役立てることが大切である．

　ローズモントにはスペイン語とベトナム語を話す人が多いので，テンプル小中学校と

保護者の皆さんへ：

私たちは現在，看護について勉強している学生です．私たちは，保護者の方々のご意見が，ご家族の健康ニーズを反映したもっとも重要なものと考え，このことについてより深く学ぶことに興味をもっております．保護者の方々がいくつかの質問に答えてくださることが，皆様のご家族の健康をどう保つかについて情報提供の機会を計画するのに役立ちます．質問の当てはまるところに印をつけるか，ご意見をお書きください．この質問紙への回答は自由意志にもとづくもので，強制するものではありません．すべての情報の秘密は守られ，ご回答いただいた保護者の方がだれであるかが人に知られることは決してありません．ご質問などがありましたら，何なりとお問い合わせください．ご協力ありがとうございます．

バージニア・ブラウン
リカルド・グェレッロ
アン・グエン
アリス・ワシントン

1. 何人のお子さんをお持ちですか．
2. お子さんの年齢は何歳ですか．
3. 赤ちゃんをお持ちの場合，母乳で育てていますか？　（はい・いいえ）
4. 赤ちゃんをお持ちの場合，人工乳で育てていますか？　（はい・いいえ）
5. 赤ちゃんに与えているほかの食品について教えてください．
6. お子さんにいつも与えている食品について教えてください．
7. お子さんや赤ちゃんの健康を保つための食品について詳しく知りたいですか？
（はい・いいえ）
8. お子さんが病気のときやそうでないときにもお子さんの健康づくりのために連れていける場所について詳しく知りたいですか？　（はい・いいえ）
9. 下記のよくある症状について詳しく知りたいものに印をつけてください．
　　（　）嘔吐　　　　　　　　　　　（　）寄生虫
　　（　）下痢　　　　　　　　　　　（　）発熱
　　（　）風邪とアレルギー　　　　　（　）短気，怒った行動をとる（キレる）
　　（　）発疹　　　　　　　　　　　（　）宿題をやらない，学校に行かない
　　（　）切り傷と転倒・転落　　　　（　）学業成績が悪い
　　（　）頭部のしらみ
10. 詳しく知りたいことがほかにありましたらお書きください（あなた自身や，お友達，お子さんに関することを含みます）．
11. お子さんがあなたのごきょうだいやほかの大人から叱られているとき，お子さんが傷つけられていると感じたことはありますか？　（はい・いいえ）
12. 大人が怒った場合，お子さんを傷つけない方法について学びたいと思いますか？
（はい・いいえ）
13. 情報提供の機会について都合の良い日時を教えてください．
　　月曜日　　　　　　　　午前　　　　　　　　　　　午後
　　火曜日　　　　　　　　午前　　　　　　　　　　　午後
　　水曜日　　　　　　　　午前　　　　　　　　　　　午後
　　木曜日　　　　　　　　午前　　　　　　　　　　　午後
　　金曜日　　　　　　　　午前　　　　　　　　　　　午後
　　土曜日　　　　　　　　午前　　　　　　　　　　　午後
　　日曜日　　　　　　　　午前　　　　　　　　　　　午後
14. 情報提供の機会について都合の良い場所を教えてください．
　　テンプル小中学校
　　サードストリート・クリニック
　　YMCA
　　その他（具体的に）

図11-2　地域看護診断を確認するための質問紙

第11章 地域の健康プログラムの立案　223

YMCAインドシナ難民救済プログラムが質問紙の翻訳をかってでた．これで質問紙配布の準備が整った．

> **注意事項**
>
> 　調査をどのように始めたらよいか．質問紙はテンプル小中学校の学童全員の家に郵送するべきなのか．サードストリート・クリニックに子どもを通わせている大人全員に配るべきか．テンプル小中学校やサードストリート・クリニックやYMCAインドシナ難民救済プログラムの大人にインタビュー調査をするべきなのか（無作為に選ばれた人々は母集団の代表者ととらえることができるという考え方を思い出してほしい）．あなたの考えはどうだろう．決める前に，それぞれの場合について考えられることをリストにあげ，それぞれの利点と欠点について考えることが大切である．参考にしてほしいこととして，郵送された質問紙の回収率は50％であり，葉書や電話による催促で回収率を高めることができる．一方，インタビュー法による調査の回収率はおそらく100％である．しかし，インタビュー調査にはインタビューをする人が必要であり，質問紙の1ページに1人あたり5分の時間がかかる．郵送調査ではインタビュー調査に比べてかかる労働力は少ないが，郵送料が必要になる．以上のことを考慮して，調査法を決めよう．

　ローズモント健康増進委員会での数回にわたる討議の結果，質問紙はテンプル小中学校に通う子どもから保護者に配布されることになった．質問紙は子どもたちが家庭で使っている言語によって書かれたもの別に色の異なる用紙に印刷された．

　2週間以内に配布した736通の質問紙のうち410通が回収された．調査結果はコミュニティヘルスナースと地元の大学の看護学生の援助によって一覧表にまとめられた．調査結果のまとめはローズモント健康増進委員会に提示された．まとめの一部を**表11-1〜4**に示した．調査結果を民族ごとに分析した理由がわかるだろうか．家族構成，健康に関する情報について知りたいこと，ほかに気になっていることと民族間の違いについて気づいたことがあるだろうか．地域の健康増進の計画にあたって，これらの民族の違いはどのように重要だろうか．

> **注意事項**
>
> 　ローズモントの調査は民族ごとにまとめられた（民族については家庭で話されている言語から推測した）．しかし，地域によって，回答は都市部と農村部の居住区，回答者の年齢，その他の意味ある変数に分けて検討された．まとめてみると，情報提供の機会について希望する日時についての回答はなかった．しかし，場所についての回答があり，ベトナム語を話す家族はYMCAを好み，スペイン語を話すクライアントはサード・ストリートクリニックを希望していることがわかった．

表11-1 民族別の家族構成

子どもの数	ヒスパニック		ベトナム		その他*	
	実数	割合	実数	割合	実数	割合
1人	82人	57%	44	61%	31	16%
2人	12	8	3	4	112	58
3人	24	17	10	14	34	18
4人以上	26	18	15	21	17	8
合計	144	100	72	100	194	100

*主に白人と黒人人種

表11-2 よくある症状のうちの知りたい情報（民族別）

知りたい情報	ヒスパニック		ベトナム		その他*	
	実数	割合	実数	割合	実数	割合
嘔吐	124人	86%	65	90%	22	11%
下痢	134	93	71	98	34	18
発疹	114	79	11	15	52	29
切り傷と転倒・転落	45	31	60	83	5	3
風邪とアレルギー	46	32	5	7	62	32
頭部のしらみ	24	17	10	14	74	38
寄生虫	85	59	70	97	10	5
発熱	132	92	69	96	93	48
短気，または怒った行動をとる（キレる）	10	7	4	5	175	90
学校に行かない	5	3	6	8	165	85
学業成績が悪い	4	3	2	3	132	68
合計	144		72		194	

*主に白人と黒人人種

表11-3 そのほか気になること（民族別）

そのほか気になること	ヒスパニック	ベトナム	その他*
法律上の問題（子どもへの支援，養育権）	32%	15%	64%
家計，生活費	23	26	51
子どものケアプログラム	82	12	75
成人の健康（減量，家族計画）	75	11	68
雇用	82	95	75
犯罪防止，とくにレイプと子どもへの性的いたずら	88	84	89

*主に白人と黒人人種

表11-4 民族別の質問11と12に「はい」と答えた者の割合

質問	ヒスパニック	ベトナム	その他*
質問11：お子さんがあなたのごきょうだいやほかの大人から叱られているとき，お子さんが傷つけられていると感じたことはまありますか？	89%	92%	94%
質問12：大人が怒った場合，お子さんを傷つけない方法について学びたいと思いますか？	94	95	98

*主に白人と黒人人種

d. 第4段階：様々な方法と仮の目標，活動の意図の検討

　地域の看護診断を確認した後，ローズモントの健康増進委員会は計画立案を熱望した．調査結果の提示後，多くの議論が続いた．テンプル小中学校の代表者は質問9と10に絞り，学習に関する保護者対象の効果的なセミナーの実施に強い関心を寄せた．

　またテンプル小中学校では，白人と黒人の家族に登校恐怖症と学業成績不良についてのセミナー形式の情報提供を要求する割合が高いことが明らかになった．テンプル小中学校の関係者は質問紙調査で明らかにされたニードをプログラム内容に反映する方法について話し合った．ニードはテンプル小中学校の目標とする，保護者と教員との意思の疎通の向上と，学業成績の芳しくない子どもの救済プログラムと一致していた．さらに，州が最近作成した子どもの虐待防止プログラムが提示された．

　サードストリート・クリニックのスタッフは乳児をもつ家族の，栄養と，日常よくみられる症状のケアに関する情報に焦点を当てた．サードストリート・クリニックは最近，健康な赤ちゃん育成についてのプログラムを始めた．これは，夜間と土曜日に開かれる健康な子どもと出産前の子どもをもつ人を対象にしたクリニックと，金曜日は全体的なサービスデーとして，クライアントが予約をとらずに予防接種や血圧，視力，聴力の検査に立ち寄ることができるものである．サードストリート・クリニックの向こう6か月間の目標は，検眼や歯科衛生について学ぶ学生や，メディケアや州の未就労者委員会代表者などの様々なサービス提供者を招き，診療所を会場として情報やサービスの提供を行うことである．

　調査結果を検討した後，スタッフは金曜日に減量と運動，よくある症状に焦点を当てた健康づくり教室を開催する可能性について検討し始めた．犯罪防止と法律上の権利に関する講話のために警察署のスタッフを招く案が提示され，全員に承認された．

　YMCAインドシナ難民救済プログラムの代表者は，彼らにとって公の場において家族計画を話題にすることが文化的にタブーとされていることから，YMCAにおいてベトナム人の地域メンバーで，信頼された関係者から情報を提供することが最適である．YMCAは就学前の子どもをもつ母親を対象としたデイケアサービスを始めており，スタッフは子どもの発達や視力，聴力に関する基本的な健康診断サービスと，子どものケアについての情報が新しいプログラムになりうると考えた．YMCAの代表者はベトナム難民とローズモント地域の文化が似ていることを考慮し，犯罪防止と法律上の権利に関する両者の統合プログラムを計画したいと考えた．このプログラムによって，ベトナム人とローズモントの住民が接触する機会が増えることが予想される．犯罪防止プログラムは，異なる文化的背景をもつ住民同士が触れ合うだけでなく，異なる生活習慣をもつ住民が接することになることが指摘された．同性愛者と接触することで，そうでない人との間に緊張とストレスが生じており，犯罪防止プログラムには，ローズモントの全住民を対象とすることが指摘された．この案は全委員会のメンバーが了承した．

注意事項

　各機関は質問紙調査で得られた情報が，すでにあるプログラムや今後計画されるプログラムにどのように同化・吸収されていくのかについて検討している．どの機関でもサービス提供のために予算を組み，特定の数のスタッフを用意している．サービスの経費は有効に使われなければならないし，保護者の求める情報の提供など既存のサービスに加えて新しいサービスを導入することは前向きに検討されるべきである．コミュニティヘルスナースは，各機関の組織構造や機関の目的をよく理解することで，この過程を進めやすくなる．組織の機構改革があった場合には，その構造についてよく知っておくとよい（ほとんどの機関には組織構造図があるはずである）．新しいプログラムが始められるような大きな変化が生じる場合，意思決定はその組織構造に沿ってなされ，組織内の全部署の同意が必要になる．スタッフの名前と組織内の位置を覚えておくとよい．サードストリート・クリニックの組織図を図11-3に示した．機関の使命と目的を明記した文書を取り寄せるとよい．評議委員会や関係のある会議に出席できるか問い合わせるとよい．これは，その機関のサービスと意思決定の過程を知り，計画された看護介入がうまく運ぶようにするためである．

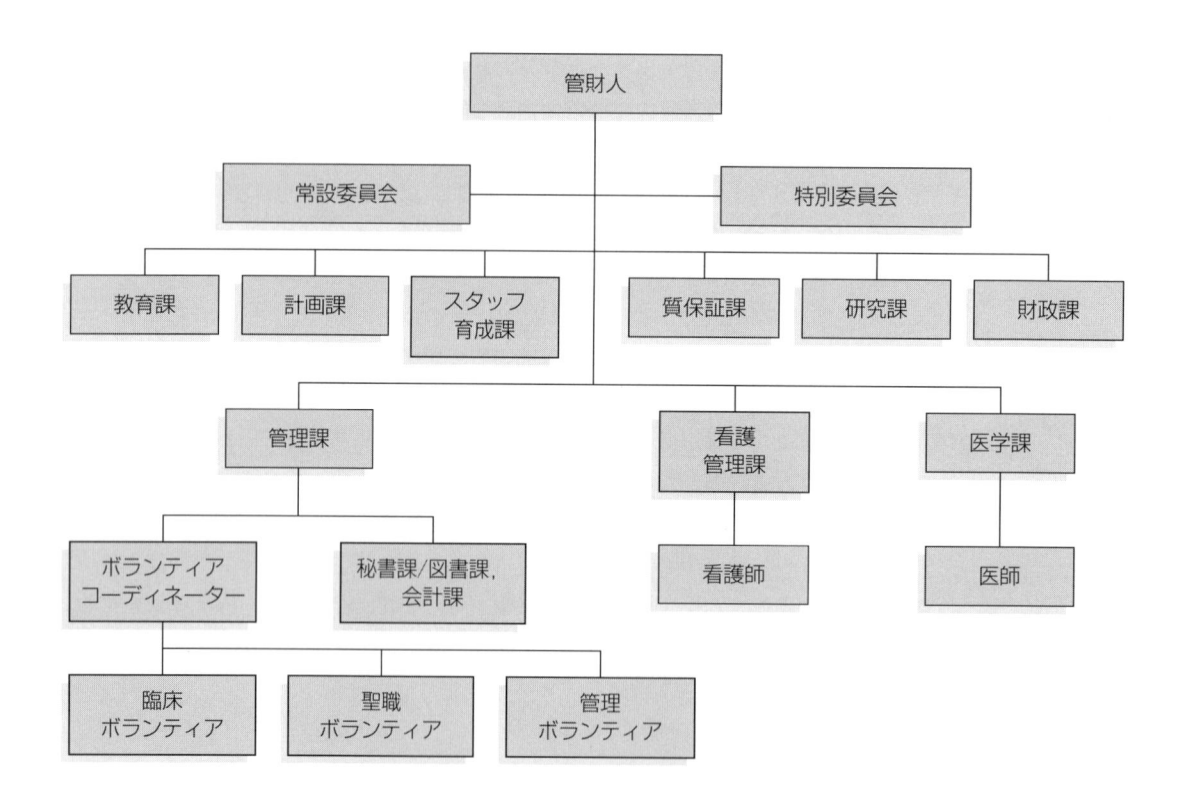

図11-3　サードストリート・クリニックの組織図

4. 地域の健康目標

　次に各機関の考えや要求を，地域に焦点を当てた目標と具体的な活動の意図に移行させる．地域住民と看護診断について確認したところ，地域に焦点を当てた目標は次のようになった．すなわち，地域住民が要求する健康増進プログラムを，地域の文化的規範に受け入れやすい方法で住民が気安く来られる場所で実施することである．

　これは非常に包括的な表現であるが，ローズモント地区についての包括的な目標であり，その下で各機関がそれぞれの目標をもつと考えることができる．テンプル小中学校地区の目標は以下のとおりである．

- 学年の終わりまでに無断欠席率が20％減る．
- 学年の終わりまでに落第率が20％減る．
- 予防接種率が1年以内に95％まで上がる．
- 保護者と教師のコミュニケーションの機会が増す．
- 子どもを性的いたずらから守ることについて保護者の知識が増える．

　サードストリート・クリニックの目標は，その地域の目標と一致するものであった．それは以下のとおりである．

- 犯罪防止と法的権利について地域住民の知識が増える．
- 子どもによくある健康問題について親の知識が増える．
- 上手な子育てに関する知識と取り組みが増える．
- 次のような健康的なライフスタイルを実践する大人の率が増える．
    - ＊運動の実施
    - ＊体重コントロール
    - ＊ストレスの管理

　YMCAインドシナ難民救済プログラムの目標は次のとおりであった．

- デイケアに通う子どもの視力と聴力の検査率を100％にする．
- 避妊法の知識が増し，正しく利用する人が増える．
- 子どもによくみられる健康問題について親の知識が増える．
- 大人の雇用率が50％に増す．
- 10代の雇用率が20％に増す．
- 地域住民の犯罪防止と法的権利の知識が増す．

5. プログラムの活動

　目標を設定したら，次はプログラムの活動を決める．これは，プログラムそのものを展開し，目標に到達するために必要な活動の詳細な計画に役立つ．例えばサードストリート・クリニックの目標の1つは，子どもの健康問題に関する保護者の知識を増やすことであった．この目標達成のためのプログラムの活動としては以下の事柄が考えられる．

- コミュニティヘルスナースとサードストリート・クリニックのスタッフは，質問紙調

査の結果と一致した課題を選定し，子どもの一般的な健康問題に関する保護者対象のセミナーとして計画する．
- コミュニティヘルスナースとサードストリート・クリニックのスタッフは，選定された話題を説明するための資材（視聴覚器材やパンフレットなど）を用意する．
- コミュニティヘルスナースとサードストリート・クリニックのスタッフは，質問紙調査の結果と一致したセミナー開催日時を決める．

各プログラムの活動は，プログラムの計画と関連しており，段階的に示され，そのステップの1つひとつで目標に到達する必要がある．さらに，プログラムの活動には到達期日を定める必要がある（例えば，6月15日までにコミュニティヘルスナースとサードストリート・クリニックのスタッフは……をする，というように）．

6. 学習目標

プログラムの活動が決まったら，学習目標を設定する．学習目標は目的にもとづくもので，目的を達成するために必要な行動や変化を正確に示すものである．プログラムの活動はプログラムそのものを動かすために必要な活動の計画であるが，学習目標はプログラムの活動を実施した結果，知識・行動・態度にどのような変化が起こるかを記すものである．

学習目標は学習する人に焦点を当てており，学習する人がプログラムの活動に参加した結果として生じることが期待される変化を記したものである．例えば子どもにみられる一般的な健康問題についての課題として選定された話題の1つは，家庭での発熱のアセスメントと対処法であった．学習目標は以下のとおりであった．
- 発熱のアセスメントと対処法に関する講習を受け実習を行った参加者は，
    * 直腸と腋窩の体温測定法を実際に行うことができる．
    * 子どもの発熱の一般的な原因と，発熱の危険性について説明できる．
    * 発熱がどのようにして起こるかを述べることができる．
    * 解熱の方法を最低3つあげることができる．
    * 医学的なアセスメントを必要とする危険な徴候について説明できる．

プログラムも学習目標も，最終目標に達するために必要な一連の段階で記され，または異なる側面をもつ目標が組み合わされることで目標に達する．目的と目標は測定可能なものである必要がある．測定可能な表現にするために，正確な言葉で記す．正確な言葉とそうでない言葉の例を下記に示す．

正確ではない言葉（多くの解釈が可能）：
- 知る
- 理解する
- 悟る
- 認める
- 気づく
- 下がる

より正確な言葉（解釈の余地がほとんどない）：
・明示する
・言える
・列挙する
・比較する
・断言する
・20％減る

さらに，目的と目標に含まれるよう努力するべきことは，
・変化に達するまでの時間枠（例えば6月15日までに……という表現）
・変化の方向と規模（例えば，予防接種率を95％に上げる）
・変化の測定方法（例えば，実習の後で参加者は……が実施できる）

　目的と下位目的（目標）はプログラムをわかりやすくするし，プログラムによってもたらされる結果という，期待される変化を明らかにする．目的や目標の書き方について多くのことが指摘されてきたが（この章の最後の文献リストを参照），有意義な目的と目標がもたらす結果以前に，コミュニティヘルスナースと機関の間にあるべき協力的な関係に関する情報は今までほとんどない．

7. 協力

　協力的な関係とはどのような関係なのだろうか．最初に行われた地域のアセスメントのデータでテンプル小中学校のスタッフが学童の無断欠席と学業成績の低さを最初の2つの目標としてあげたことを思い出してほしい．一方，看護診断を地域住民と確認したときに，保護者は子どもを性的ないたずらから守ることについて深い関心をもっていたことがわかった．保護者とテンプル小中学校のスタッフの関心は同じプログラムの中で扱うことができるだろうか．扱うことができるとして，プログラムの目標と学習目標はどのようにしたらよいのだろうか．この過程は協力による計画作成の例であり地域看護の本質である．協力して計画を立てるにはどうするか，また，最終目的・学習目標の意義について関係機関に周知を図るにはどうしたらよいだろうか．計画の修正の価値は確信しているかもしれないが，その修正が，とくに関係機関にとって馴染みがない場合，どのように関係機関から同意を得たらよいだろうか．この場合，おそらくロールモデリングが最善の方策になる．地域看護診断を見直し関係機関と確認してから，機関の目的や組織構造と一致する目的や目標を立てるとよい．そして関係者から要望を聞きとって，関係機関の目的・目標が一致するまで目的・目標を修正し続けるとよい．

8. 資源と制約，計画の修正

　目的と目標を書き上げたら，次は入手可能な資源と計画の制約となる事柄を明らかにする．これはLewinのいう推進と制約に似ている．最後に，修正した計画は立案グループに提示する．資源は目標達成に用いられるすべての利用可能な手段であり，スタッフや予算，

物理的な空間の広さと設備を含む．地域のアセスメントでは，地域の強さについてもアセスメントしたことを思い出してほしい．資源について検討する際には，プログラムの目的と目標の達成に役立つ地域の強さを含めるようにするとよい．プログラム計画に必要な資源と利用可能な資源を明らかにすることは，同じように重要である．制約とは活動を制限するものであり，これにはスタッフや予算，物理的空間や設備の不足も含まれる．制約はニードと資源との差ともとらえることができる．修正した計画とは資源と制約の査定にもとづいて提案される活動である．

　関係者間の検討と自らの見直しによってローズモントの健康増進委員会の各機関は，プログラムの目的と目標を形にした．そして，それぞれの目的と目標に沿って，必要な資源が提示された．例えばサードストリート・クリニックでは，次のような資源が目標には必要不可欠としてあげられた．

目標：
　子どもによくみられる健康問題について保護者の知識を増す．

[必要な資源]
・子どもによくみられる健康問題に関する既存の情報を収集するスタッフ
・英語・スペイン語・ベトナム語でこれらの情報を提示できるスタッフ
・アセスメントと家庭での対処法の教育に必要な物理的空間と物品（温度計，容器など）

[利用可能な資源]
・英語とスペイン語を話すスタッフ
・子どものケアに詳しいスタッフナース
・物理的空間と必要な物品
・保護者から求められた情報の提供に関心のあるスタッフ

[制約となるもの]
　これは必要な資源と利用可能な資源の差を考えるとよい．サードストリート・クリニックで制約となるものとは，
・ベトナム語を話すスタッフがいない
・学習教材を作成して用いた経験がないスタッフの不安
・時間的な制約
・集団教育を実践する能力についてのスタッフの不安（かつての教育は1人ひとりに行っていた）
・資源不足（例えば，よくみられる子どもの健康問題に関する視聴覚機器やパンフレット）

> **注意事項**
>
> 普遍的にみられる制約は人と資金である．これらを十分に備えた機関などないといってよいだろう．さらに制約になるものとして，変化への抵抗がある．人はすでに日常的になっていることや行動パターンを変えたがらない．変化の初めは心地よいものではなく，新しい役割が学習されるまで不安がつきまとう．人々が変化にはこのような不快感が伴うことを理解することで，信頼関係が築かれ協力的な関係をつくることができる．

各機関がプログラムの目的と学習目標，活動，考えられる資源，制約となるものをあげることで，いくつかの選択の余地のある行動が明らかになった．サードストリート・クリニックではベトナム語を話すスタッフが不足していたことがわかった．YMCAインドシナ難民救済キャンプでは避妊法に関する課題に必要な知識を備えたスタッフと，子どもによくみられる症状のケアに必要な知識を備えたスタッフが不足していた．そして，以下のような修正案が提出された．

修正案：サードストリート・クリニックにおける英語での講習に，英語とベトナム語の双方に堪能なYMCAのスタッフが参加し，YMCAではベトナム語で講習を実施する．

サードストリート・クリニックとYMCAは制約になるものとして，プログラムを実施する際の資源不足に気づいた．コミュニティヘルスナースがさらにアセスメントすることで，ハンプトン保健部局の一部門であるサンバレー・クリニックに様々な視聴覚機器と印刷物があることがわかった．しかし，これらはすべて英語で書かれた教材であった．

修正案：サードストリート・クリニックの英語とスペイン語を話す1人のスタッフと，ベトナム語と英語を話すYMCAの1名のスタッフが，これらの教材をスペイン語とベトナム語に無料で訳し，提供することとなった．

修正案：コミュニティヘルスナースが，情報の提示法などの集団教育の基本的なテクニックを教えることとなった．また講習で用いる教材づくりにコミュニティヘルスナースが参加することとなった．

各制約について修正案が提案され検討されて，適用された．このやりとりにはコミュニティヘルスナースと各機関との濃密な共同作業を要するが，この段階をまっとうすることで，地域は第5段階の計画の修正，つまり意図したことを実際の行動へと移すことができる．この，意図の移行は実際のプログラムの実行である（次の章で詳細を述べる）．実行に移る前に，これまでの過程を記録しておかなければならない．

9. 記録

地域の計画は，計画の目的や行動の修正と削除の理由を他者にはっきりと示すことがで

きる，システマティックで，標準化された簡潔な形式で記録されなければならない．各機関と今の記録のシステムについて検討し，計画を記録するシステムや形式を決めておく必要がある．形式は精巧なものである必要はなく，機関が承諾すれば，サードストリート・クリニックで用いられたようなシンプルなもので十分である．

第5段階から**第7段階**（意図を実際の変化に移す，安定，変化を起こす行為者とクライアントシステムの関係の終息）は，後の2章に書かれている．第5段階は実施，第6段階は評価に関連する．第7段階はさらに先のアセスメントを導くことから，この一連のプロセスは円環状になっていることがわかる．

まとめ

終わりに，この章の学習目標と地域の健康づくりのための地域看護への適用を振り返ってみよう．計画の過程は地域の看護診断の確認から始まる．それは，地域の気づきと地域の健康へのニードの価値を確立するプロセスである．次に，変化の計画の理論を用いてコミュニティヘルスナースと地域が協力的なパートナーシップを築き，プログラムの目的と目標を確立する．最後に，資源と制約にもとづいて計画を提案し，記録し，適用する．ここでは一例を取り上げたが，地域の健康づくりのための計画の立て方はローズモント健康増進委員会が作成した8つのプログラムすべてにおいても同様である．

（訳：橋爪祐美）

●クリティカルシンキングの練習問題

第10章のクリティカルシンキングの練習問題の2番目の質問に対して用いたデータをもとに，「高校生のリスクを伴う性行動の可能性」という地域看護診断について計画を立てなさい．

1. 到達目標は何か．
2. 目標を達成するために必要な目的を2つあげなさい．
3. その目的を達成するために必要な活動にはどのようなものがあるか．
4. その活動をどのように評価したらよいか．

●文献

American Nurses Association. (1985). *Code for nurses with interpretive standards*. Kansas City, MO: Author.

Lewin, K. (1958). Group decision and social change. In E. Maccoby (Ed.), *Readings in social psychology* (3rd ed.). New York, NY: Holt, Rinehart and Winston.

Reinkemeyer, A. (1970). Nursing's need: Commitment to an ideology & change. *Nursing Forum, 9*(4), 340–355.

●推薦図書・論文

Bertera, R. L. (1990). Planning and implementing health promotion in the workplace: A case study of the DuPont Company experience. *Health Education Quarterly, 17*(3), 307–327.

deVries, H., Weijts, W., Dijkstra, M., & Kok, G. (1992). The utilization of qualitative and quantitative data for health education program planning, implementation, and evaluation: A spiral approach. *Health Education Quarterly, 19*(1), 101–115.

Dignan, M. B., & Carr, P. A. (1992). *Program planning for health education and promotion* (2nd ed.). Malvern, PA: Lea & Febiger.

Ervin, N. E., & Kuehnert, P. L. (1993). Application of a model for public health nursing program planning. *Public Health Nursing, 10*(1), 25–30.

Green, L. W., Kreuter, M. W., Deeds, S. G., & Partridge, K. B. (1980). *Health education planning: A diagnostic approach.* Palo Alto, CA: Mayfield.

Hedley, M. R., Keller, H. H., Vanderkooy, P. D., & Kirkpatrick, S. I. (2002). Evergreen Action nutrition: Lessons learned planning and implementing nutrition education for seniors using a community organization approach. *Journal of Nutrition for the Elderly, 21*(4), 61–73.

Horacek, T., Koszewski, W., Young, L., Miller, K., Betts, N., & Schnepf, M. (2000). Development of a peer nutrition education program applying PRECEDE-PROCEED: A program planning model. *Topics in Clinical Nutrition, 15*(3), 19–27.

Hoyt, H. H., & Broom, B. L. (2002). School-based teen pregnancy prevention programs: A review of the literature. *Journal of School Nursing, 18*(1), 11–17.

Lippitt, G. (1973). *Visualizing change: Model building and the change process.* La Jolla, CA: University Associates.

*1 Lippitt, R., Watson, J., & Westley, B. (1951). *The dynamics of planned change.* New York, NY: Harcourt, Brace and World.

Mahon, S. M. (2000). The role of the nurse in developing cancer screening programs. *Oncology Nursing Forum, 27*(9 Suppl), 19–27.

Neiger, B. L. & Thackeray, R. (2002). CLIPS. Application of the SMART model in two successful social marketing projects. *Journal of Health Education, 33*(5), 301–303.

Peterson, J., Atwood, J. R., & Yates, B. Key elements for church-based health promotion programs: Outcome-based literature review. *Public Health Nursing, 19*(6), 401–411.

Rew, L., Chambers, K. B., & Kulkarni, S. (2002). Planning a sexual health promotion intervention with homeless adolescents. *Nursing Research, 51*(3), 168–174.

Rollin, S. A., Rubin, R. I., & Wright, J. C. (2000). The evolution of a community-based drug prevention program for youth. *Journal of Alcohol & Drug Education, 45*(3), 33–46.

Weist, M. D. (2001). Toward a public mental health promotion and intervention system for youth. *Journal of School Health, 71*(3), 101–104.

〔邦訳のある推薦図書・論文〕

1) 伊吹山太郎訳：変革のダイナミックス―システムを動かすチェンジ・エージェントの役割，ダイヤモンド社，1970．

●インターネット情報源

www.healthypeople.gov/publications/healthycommunities2001/default.htm
Healthy People 2010 (Healthy Communities)

www.apastyle.org/elecref.html
For APA style to cite electronic matter

第12章
地域の健康プログラムの実施

Elizabeth T. Anderson, Judith McFarlane

■ 学習目標
　実施は看護過程の実践の段階であり,「地域に焦点を当てた計画」を実行することである. 実施によって目的と目標を達成する必要があるが, さらに重要なのは, 看護介入の実施は, 健康を増進し維持し, 回復することであり, また病気を予防し, リハビリテーションを効果的に進めることである.
　この章では, 地域に焦点を当てた健康プログラムの実施経過について説明する. プログラム実施に役立つ資源と介入の方略を紹介する.
・地域の健康プログラム実施についての方略を提案できる.
・地域とともに住民本位の看護のための介入を実施できる.
　＊プログラム計画を実施できる.
　＊地域の反応を受けとめ, 介入を振り返り, 修正できる.
　＊介入を活用して, 地域の健康に効果をもたらす保健・社会福祉施策を考案し推進することができる.

はじめに

　計画の段階で目的と目標について同意が得られ, 文章化ができると, 後に残されたことは目的を達成するために実践を具体的に実行することである. これは, 直接的で単純なことのように思えるかもしれない. 実際, これまでにアセスメントや分析, プログラムの計画に実に多くの時間を費やしてきた. 準備はできていて, 開始するばかりであろう. しかし, この性急さ (とそれに関連する介入の段階への焦り) は危険である. 地域住民の主体性を促し, プログラムの一元化を図り, 健康課題を明確にすることについて検討する時間が必要である.

> **注意事項**
> この章は，介入の過程に焦点を当てて，地域活動に役立つと考えられる様々な地域資源を示す．コミュニティヘルスナースが地域とともに実践した多くの良い介入の事例は第Ⅲ部に示す．

1. 地域住民の主体性

　地域住民の積極的な参加は，望ましい成果を達成するためには不可欠である．パートナーシップと協働の意味についてはすでに前章で述べたので，この章では，地域住民の主体性について述べる．地域住民が，地域のプログラムや行事は「自分たちのもの」であると感じる必要があり，それによって，人々はその実施に対して一定の責任を引き受けることができ，また計画についての意思決定に十分に参加することができる．しかし，そこには潜在的な矛盾が存在する．看護の専門的な仕事の一部には，住民がしようとすればできるような事柄についても，育み，支持し，ケア（世話）をするということがあるからである．実際にナースの多くは，看護を必要とし，健康状態が刻々と変化していく人々の「ために」，専門的な立場で相互にかかわっている．しかし，これはコミュニティヘルスナースの場合は適正ではない．地域に入り込むには，住民に対して何かを行ったり，住民のために何かを行ったりするのではなく，住民と「ともに」行う姿勢が必要である．それは何かが，「私たちに対して」または「私たちのために」行われる際には，私たちはそれに対して熱心にかかわることはないからである．

　提案したプログラムと介入計画に，地域住民の主体性をどのように確保するか，地域住民を巻き込むにはどうしたらよいだろうか．ローズモントでは，ローズモント健康増進委員会に，地域に焦点を当てた健康増進プログラムの計画のために，関係機関を調整する機能がある．計画の企画が完了してから，委員会はプログラム実施に向けて，活動のための調整に着目した．この事例における重要な点は，調整機関がその地域にすでにあることである．通常は，計画を企画した委員会が実施についての調整を行う．

> **注意事項**
> ローズモント健康増進委員会とプログラム実施担当に配置されたスタッフが，プログラムの目標と必要な資源を再検討したところ，プログラムを進める前に資源を選択しなければならないことが判明した（ここでいう資源とは視聴覚教材やパンフレット，その他のプログラムの提示に必要な資料である）．委員会と担当者は，そのような機材がどこで得られるかを尋ねることから始めた．ローズモントで利用できるものは何だろうか．この時点で，あなたは何を提案することができるだろうか．

　ローズモントについての基本的なアセスメントの資料から，ハンプトン市とジェファーソン郡にある私的・公的な支援を受けている42か所の社会福祉機関をまとめた『ユナイテッ

表12-1　ボランティア組織の一覧（一部）

アメリカ退職者協会	小児麻痺救済募金
アメリカがん協会	アメリカYMCA
アメリカ心臓協会	アメリカヒスパニック系精神保健・社会福祉組織連合
アメリカ肺協会	アメリカアルコール中毒患者協会
アメリカ赤十字	アメリカ保健協会
ジュニアリーグ協会	アメリカ腎疾患協会
ボーイスカウトアメリカ連盟	アメリカレクリエーション・公園協会
アメリカボーイズクラブ	アメリカ安全協議会
支援拡大サービス	アメリカ都市リーグ
ガールスカウトアメリカ連盟	ユナイテッド・ウェイ・アメリカ
アメリカガールズクラブ	

ド・ウェイ』のリストに注目し，委員会や担当者とそのリストを再検討した．『ユナイテッド・ウェイ』のリストには，それぞれの機関の情報とともに，そのサービスと料金も掲載されている．コミュニティヘルスナースは，選択した関係機関の代表者を招いて，プログラムや映画，スピーカーなどの利用できる資源について検討することを提案した．その結果，いくつかの関連した機材があることがわかった．

　また，『小児麻痺救済募金』(The March of Dimes) は，健康な子どもの出生のための健康な妊娠の重要性について一般市民の自覚を増すために，ハンプトン市でのキャンペーンを後援していた．『精神保健協会』(Mental Health Association) は，効果的な育児用の学習教材を開発していた．警察と『女性センター』(Woman's Center) は犯罪防止プログラムを提供していた．以上のプログラムはすべて，『ハンプトン・ヘラルド』紙の短い記事や，その中に記載されている連絡先から情報を得た．

　このようにして，委員会で設定された健康増進の目標に向けて，各々のプログラムの目的と学習の目的が決定された．様々な関係機関の職員が，委員会でそれぞれのプログラムを話し合いながら，ローズモントにとって適切な機材を選定した．

注意事項

　コミュニティヘルスナースは，アセスメントした地域の42か所の関係機関とそのプログラムのすべてについての情報を熟知していなければならないと感じたり，その点について，おじけづく必要はない．実施の段階では，最初のアセスメントをもう一度見直して，計画したプログラムに役立つ資源がどのサービス機関にあるのかを論理的に考えてみるとよい．その後，選択した関係機関に連絡し，その目的と現在のプログラムに関する情報を収集し，地域に焦点を当てたプログラムの計画を関係機関と共有し，機材や資源について協力を求めるようにするとよい．**表12-1**は，専門スタッフがいる国や地方のボランティア組織，地域に所属，または地域とつながりのある組織を示している．これらのボランティア組織では，広範囲にわたる多くの種類の健康問題についてのプログラムを実施しており，それらの行動の重要な任務の1つに健康増進を推進することがある．このリストは単なる一例であり，すべてを含んでいるわけではない．

表12-2 疾病予防・健康増進課（ODPHP）：選択されたプログラムとイニシアティブ

プログラム	記載内容	連絡先
ヘルシーピープル	1979年から開始されている．「ヘルシーピープル」は，国民の目標を確認する努力を導く．	http://www.health.gov/ http://www.healthypeople.gov/
ヘルスファインダー	州政府から消費者と専門家への保健福祉サービス情報とインターネットサイトへのリンク	http://www.healthfinder.gov/
国立健康情報センター	消費者と専門家のための中央保健情報照会サービス	http://www.health.gov/nhic/
アメリカ市民のためのダイエットガイドライン	アメリカ農務省が発行したもの．連邦政府が義務づけている栄養指導教育活動	http://www.healththierus.gov/dietaryguidelines/
健全なコミュニティ・職場・学校	「健康な都市・コミュニティのための全国協議会」との連携プログラム．コミュニティが「ヘルシーピープル」の国家目標を現場での使用に合わせる方法に焦点を当てている	http://odphp.osophs.dhhs.gov/pubs/

情報源：http://odphp.osophs.dhhs.gov/odphpfact.htm

　以上のことに加えて，保健社会福祉省（DHHS）公衆衛生局（Public Health Service）内にある疾病予防・健康増進課（The Office of Disease Prevention and Health Promotion：ODPHP）は，アメリカ市民の健康を増進し病気を防ぐために計画された膨大な量の情報を出版している．5つの公衆衛生サービス機関の予防活動推進に特別な関心が寄せられている．この5つの機関とは，アルコール・薬物乱用・精神保健管理局，疾病対策センター（CDC），食品医薬品局（FDA），健康資源・サービス管理局（HRSA），国立保健医療研究所（NIH）である．これは「イニシアティブ」と呼ばれるいくつかの特別なプログラムが疾病予防・健康増進課（ODPHP）によって後援されている．一部のイニシアティブとそのサービス，利用できる情報，そしてインターネットのサイトを表12-2にあげてある．

> **注意事項**
> 　政府公文書保管所として指定されている図書館がいくつかあり，そこには多くの政府刊行物がある．政府機関も，米国内に書店を設けている．また，この章の文献リストには疾病予防や健康増進に関する政府刊行物やインターネットサイトを掲載している．アクセスしやすく，情報量が豊富なサイトが見つかるだろう．

　プログラムについて地域住民の参加と主体性の重要さについて検討した後は，統合されたプログラムを提供することになるが，プログラムそのものではなく健康について強調することが，残された検討課題である．

2. 統合されたプログラム

　限られた資源や，担当者の数の不足，また企画立案者の管理する範囲を超えた状況のために，多くの良いプログラムが最低限の効果しか得られない断片的な形で実施されてしまうことが多い．それを防ぐためには，プログラムを実施する関係機関の職員とプログラムを受ける人々（対象とした地域住民）が協力し，調整しながら，統合されたプログラムをつくる必要がある．また，プログラムの周知にいかに時間をかけるかによって（周知にどのような手順を踏むか，だれに，どこで，どのように），プログラムへの地域住民の出席の有無，効果の持続などが決まってくる．

　質問紙調査の結果にもとづいて日時と場所が決まったら，次にプログラムをどのように周知するかについて考える．公的な情報サービス，新聞の告知欄，市民や宗教に関連した団体の冊子への折り込み，学校の児童の家庭に送るチラシ，地域関連の建物や地元のショッピングセンター内のポスターや掲示板などがある．ローズモント健康増進委員会は，子どもの健康に関する最初のプログラムについて，テンプル小学校へ通う子どもをもつ家庭にチラシを送って広報することにした．チラシには両親の参加を歓迎することと，サードストリート・クリニックとYMCAインドシナ難民救済センターでのプログラムへの参加について記載した．公的サービスの連絡が，ラジオによって放送された．ローズモント健康増進委員会についての今後の記事と，予定されているプログラムに関する特集記事をベトナム語とスペイン語の新聞，『ハンプトン・ヘラルド』紙とローズモント市民協会の広報紙に掲載した．ポスターは地元の食料雑貨店や教会，人が集まる場所に置いた．また，ローズモント健康増進委員会の席上で，父母から，幼い子どものいる親はプログラムに出席するのが困難であるとの意見があり，これについて検討した結果，乳児保育の準備，幼稚園と就学年齢の子どもに対して，大人がプログラムを受けている間に別の健康プログラムを実施することが決まった．さらにこのプログラムは，家族の一部だけでなく，家族全体のものであることを周知した．

3. ヘルシーピープル：健康な人々

　統合された目的と目標にもとづく健康プログラムの考え方は，『ヘルシーピープル：健康増進と疾病予防に関する軍医総監報告』（US Office of the Assistant Secretary for Health and Surgeon General, 1979）の基本である．1979年のアメリカ政府機関の最初の健康イニシアティブでは，5つの目的を定めていた．これは広範な目的であり，乳児や幼児，思春期，青少年，成人の年代別死亡率の減少，自立した高齢者の増加を目指している．これは，アメリカでは最初の健康についての目的であり，1990年を目標年としている．

　『ヘルシーピープル 2000』（US Department of Health and Human Services, 1990）には，政府とボランティア組織，専門職組織，企業，個人が相互に協力していくことが提示されている．『ヘルシーピープル 2000』では，次の3つの目的が提案されている．

　1）アメリカ市民の健康寿命を延ばす．

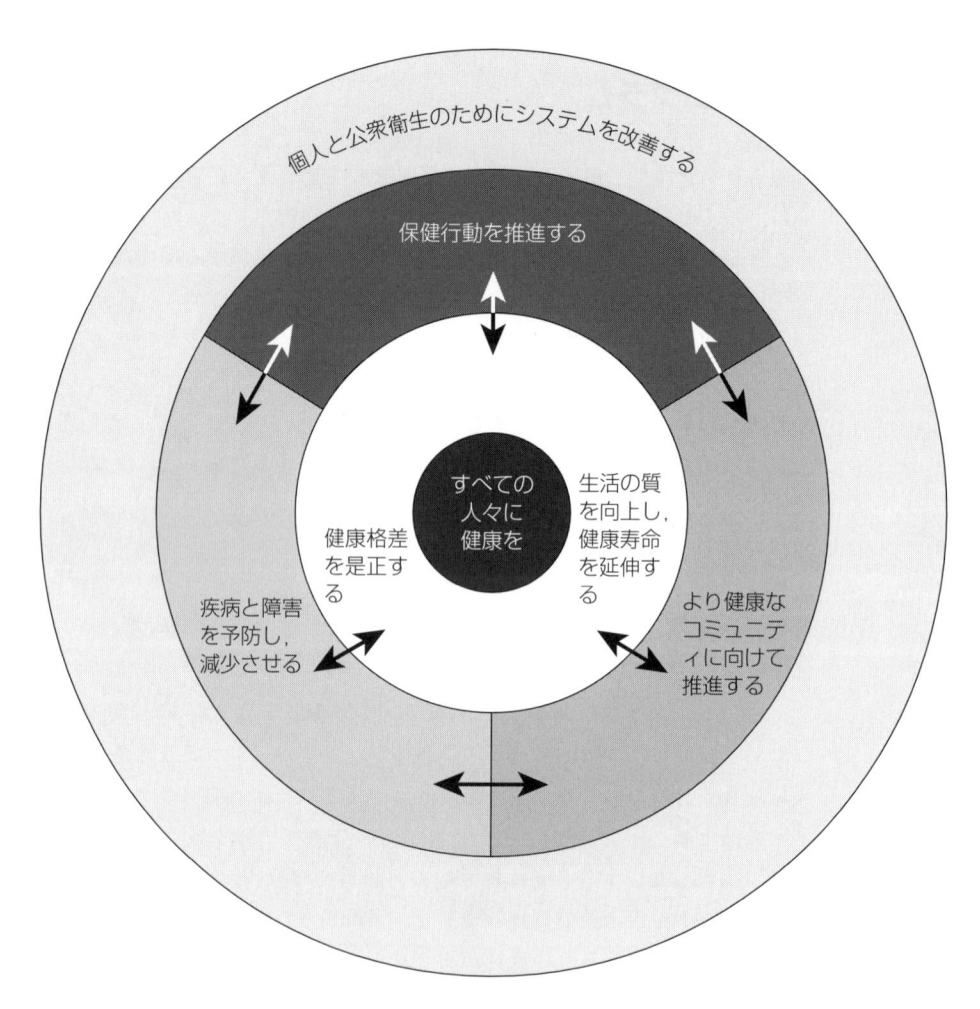

図12-1 『ヘルシーピープル2010』：健康なコミュニティにおける健康な人々のモデル
〔US Department of Health and Human Services. (1998). *Healthy people 2010 objectives : Draft for public comment*. Washington, DC : Author.〕

2) アメリカ市民間の健康格差を是正する．
3) すべてのアメリカ市民に予防的サービスを受けやすくする．

これに加えて，健康増進と疾病予防，予防的サービスについての対策に関連した22の基本的分野には300以上の目標が設定してある．

最新の報告『ヘルシーピープル2010』には，何千人ものアメリカ市民の要望が取り入れられている．その序文によれば，『ヘルシーピープル2000』との大きな違いは，予防医学の知識の増大，サーベイランスとデータシステムの改善，予防的保健サービスと質の高いヘルスケアに対する意識と需要の高まり，そして21世紀の国民の健康に影響を及ぼす人口動態や科学，科学技術，疾病の広がりの変化である（US Department of Health and Human Services, 1998, Introduction 1）．

『ヘルシーピープル2010』のモデル（図12-1）には，健康格差をなくすこと，健康寿命

表12-3 国内の2010年までの重点課題

一般課題	個別課題
健康な生活習慣を推進する	1. 身体活動とフィットネス（運動） 2. 栄養 3. 喫煙
健康と安全を推進する	4. 教育と地域基盤のプログラム 5. 健康的な環境 6. 安全な食物 7. 傷害と暴力の予防 8. 産業の安全と健康 9. 口腔衛生
個人と公衆衛生のためにシステムを改善する	10. 利便性 11. 家族計画 12. 母性，乳幼児の健康 13. 医薬品の安全 14. 公衆衛生の基盤 15. 健康についてのコミュニケーション
疾病と障害を予防し，減少させる	16. 関節炎，骨粗鬆症，慢性的な腰痛 17. がん 18. 糖尿病 19. 障害と2次的な障害 20. 心臓病と脳梗塞 21. ヒト免疫不全ウイルス 22. 免疫と感染疾患 23. 精神保健と精神障害 24. 呼吸器疾患 25. 性感染症 26. 薬物乱用

US Department of Health and Human Services. (1998). *Healthy People 2010 Objectives: Draft for Public Comment.* Washington, DC: Author.

の延伸と健康の質の向上という2つの広範な目的が設定されており，これらがモデルの枠組みとして取り入れられている．

とくに優先度の高い目的を**表12-3**に示してある．領域別に目的が設定されており，用語のリストと全体像，2000年の目的設定からの進捗状況，2010年の目的の素案が示されている．目的ごとに具体的な目標がいくつも設定されている．例えば，目的22の「予防接種・感染症」では，「19～35か月の幼児の接種率を90％以上にする」などがある（US Department of Health and Human Services, 1998）．この目標設定は全国的なデータと厳密な基準（**表12-4**）にもとづいているので，それぞれの地域のデータと比較するときの基準として使うこともできる．また明確に書かれた，測定可能な目標の例でもある．

『ヘルシーピープル2010』の素案では，「『ヘルシーピープル2010』はWHOの『すべての人々に健康を』の戦略に寄与するものである．アメリカは，分野を超えた協力関係と地域住民の参画を目指している．アメリカは国としての目的を通して，人々の健康改善のための世界的な方針と方略の枠組みを提供する」と述べられている（US Department of Health and Human Services, 1998, Introduction 1）．

表12-4 目的設定の基準

目的の特性	項目
重要性，理解しやすさ	『ヘルシーピープル2010』の枠組みに関連すること，対象者が広範に及ぶこと
予防を基本にすること	健康の改善に向けて，集団を対象とした保健サービスの支援を扱うこと
意欲向上への働きかけ	目的達成に向けたそれぞれの段階についての提案があること
役立つこと，意味のあること	州や地方，個人の段階で，また学校，地区，職場，保健分野の実践領域やその他の領域で役に立つこと
測定できること	測定範囲（健康の成果，行動や保健サービスの提供，地域の力量）が，健康の改善についての成果や生活の質を評価するものであること
『ヘルシーピープル2000』を基礎とする	続けていくこと，比較できること
科学的な裏づけがあること	科学的根拠にもとづいていること

US Department of Health and Human Services. (1998). *Healthy People 2010 Objectives: Draft for Public Comment*. Washington, DC: Author.

注意事項

あなたの地域の目的と目標は，過去の実績と今後の状況に合った現実的なものだろうか．地域に焦点を当てたプログラムの目的と目標が，国としての目的と目標を推進することになるだろうか．ローズモント健康増進委員会が，その目的と目標を再検討したところ，それぞれは国の計画と適合しており，またローズモント州の保健部門の健康改善についての目標とも適合していた．

---

4. 健康に焦点を当てる

　プログラムを開始する前に，1つ残した問いがある．プログラムは健康に焦点を当てているか，という問いである．これは奇妙な問いに思えるかもしれない．しかし，すべての地域健康プログラムが健康の維持・回復・増進を目指しているわけではないのかと問われれば，答えは「そのとおり」ということになる．

　ローズモントでは，委員会や担当のスタッフは，地域健康プログラムに関する具体的な活動計画やプログラムについての情報提供の場面に熱心にかかわった．プログラムの中には，スクリーニングや健康フェアを取り入れて広がりをみせたものがあった．また，新たな活動が各委員会の会議で検討された．ローズモントの地域住民の健康を増進するという当初の目的が，いつのまにか健康に関する多くの活動と情報を地域住民に提供するということに変化していくように思えた．いったい何が起こったのだろう．新しいプログラムについてかかわる人々に，たびたび生じる苛立ちと過度の熱心さについて説明したことを思い出してみると，この状況はごく普通のことだということがわかる．委員会は活動や知識を強調し過ぎて，プログラムの当初の存在理由である「健康を改善する」ということを忘れてしまいがちである．本来，健康を改善するのは，日々の生活の中で知識を活用し，生活習慣を維持し続けることである．しかし，多くのプログラムは熱狂的な勢いで始まり，メディアの広告によって人々をひきつけ，そしてプログラムは終わる．目標は成功に達したかのように評価され，また別の計画が企画・実施されていく．しかし，実際に健康の改

善が何かあったのだろうか．参加者は生活習慣を変えたのだろうか．その変化は1週間，1か月，1年と続いているのだろうか．さらに重要な問いとして，変化した生活習慣や健康行動は周囲の環境や価値観（文化）に支援されているのだろうか．

a．環境と価値観（文化）による支援

　ローズモントの親の多くは，しつけについての質問紙調査に積極的に回答した．親は子どもを叱るとき，自分やほかの大人が子どもを傷つけてしまうのだと思っていた．また，自分たち大人が叱る際に，子どもを傷つけないようにする方法を習得したいと考えていた．ローズモント健康増進委員会は，ロールプレイや公開討論だけでなく，子どものしつけについて体罰ではない方法を含めた効果的な育児のプログラムをつくり，この要望に答えた．しかしコミュニティヘルスナースは地域アセスメントの中で，ハンプトン自治学校区の学校が，主なしつけの方法として体罰を使っていると記録していた．テンプル小中学校の学童は板で尻を打たれ，大きな打撲傷を残すことがよくあった．効果的な育児プログラムとテンプル小中学校のしつけ方法との矛盾は明らかだった．ここで何ができるだろうか．何を提案したらよいだろうか．

　ローズモントでは，効果的な育児学級の計画の一部として，しつけと処罰の違いや，親が子どもを管理のために預けるときに，例えば保育施設や学校，またはベビーシッターにしつけや処罰の方法について尋ねることの重要性について討論会をもった．体罰に関する学区の方針について感じていることを話すよう，父母に依頼した．父母の中には，学区の方針を知らない人もいたが，ほとんどの親は処罰の方法を知っていた．しかし，そのやり方は変えられないと感じていた．親の権利と責任についての討論の後に，両親のグループが，テンプル小中学校の校長とその状況について話し合うことを約束した（教育委員会メンバーとの新たな話し合い，公立学校の規律についての公聴会，そして州教育委員会へ手紙を送った後，ハンプトン自治学校区は規律方針を変更して，体罰を除外することにした．これに至るまで2年を費やした）．

　このような矛盾は，健康的な生活習慣と現在の環境や慣習，政策の間に無数に存在する．また別の例を紹介しよう．テンプル小中学校の学童の地域看護診断として，虫歯の罹患率の高いことがあげられていたが，効果的な育児について話し合いをしたときに，子どもが良いことをしたときの報酬としてキャンディ（多くの場合，棒付きキャンディ）を与えていると答えた父母が何人かいた．テンプル小中学校のスクールナース（養護教諭）に連絡したところ，この事実が確認できた．この習慣は毎日のように行われていたという．

> **注意事項**
> 　地域アセスメントの結果，提案された地域に焦点を当てた健康プログラムと矛盾する環境や慣習，政策があるか確認してみよう．この矛盾に地域住民が関心を寄せるようにするには，何をしたらよいだろうか．どのように変えていったらよいだろうか．健康に焦点を当てるため，健康的な生活習慣を続けていくためには，地域住民の全員がかかわらなくてはならない．

プログラムの活動上以外で健康に焦点を当てることを維持する最善の方法は，ガイドとしてあなたの看護実践モデルを使用することである．8章（図8-4を参照）で展開し，説明した看護実践モデルは，1次，2次，3次予防のレベルの介入を定義している．ローズモントのために提案されるプログラムは，この予防の3つのレベルに対応しているだろうか．

b．予防のレベル

1次予防は，地域住民の健康とウェルビーイングを向上し，ストレスに対する抵抗力を高めることだということを思い出してほしい．健康増進プログラムは1次予防であり，特定の疾病予防に焦点を当てたプログラムである．通常，健康増進は特定の疾病予防ではなく，地域全体の一般的な健康状態が向上するように進められる（例えば，青少年に栄養豊富な食品についてや大人になっても運動やフィットネスを続けることなどを教育すること，ストレス緩和の教室など）．しかし，1次予防は特定の疾病予防のための予防接種の実施のように，非常に限定されたこともできる．また，1次予防の手段には，シートベルトの着用や水道水の浄化も含まれる．

2次予防は，疾病罹患後や健康状態の悪化から始まる（症状がない場合もある）．スクリーニング，早期診断，地域住民の健康に悪影響を及ぼす可能性のあるストレッサーへの対処などを強調する．結核のツベルクリン検査と，発達遅滞の早期発見のためのデンバー発達スクリーニングテスト，血圧測定，乳がん自己検診，マンモグラフィは，2次予防の例である．

3次予防は，疾病からの回復とリハビリテーションが中心となる．3次予防のプログラムは，地域住民の機能を最適な状態に回復させるために行われる．3次予防の例には，暴力の被害にあった女性のための適切な避難所や，性的虐待を受けた青少年のためのカウンセリングや治療プログラムなどがある．

この3つの予防の区別は，必ずしも明らかではない．子どもの発熱のアセスメント（熱性痙攣や脱水を予防するために，ぬるい湯での入浴や水分を多く摂取することなど）は2次予防だろうか，それとも3次予防だろうか．効果的な育児プログラムはどのレベルに分類したらよいだろうか．犯罪予防のプログラムはどうか．ストレス予防とフィットネスはどうか．参加者の必要性に応じた1次予防，2次予防，3次予防のそれぞれのプログラムができるだろうか．育児に問題がある親子に向けた効果的な育児プログラムの参加者は，第1子を妊娠中の両親のために企画されたクラスの参加者と比較して異なった目的をもちやすいのではないだろうか．同様に，循環器疾患と診断されて低コレステロール食の必要性がある企業経営者は，収入が固定している高齢者と比べるとかなり異なった栄養指導の必要性がある．1つだけの予防レベルに合ったプログラムはほとんどない．

重要な点は，プログラム（看護過程の実施段階）を評価することと，看護介入が看護実践モデルと一致するかどうかを確認することである．予防に焦点がおかれていれば，プログラムは予防に向かうのではないだろうか．

表12-5 集団を基盤とした看護実践のための介入

- 地区組織
- 連携の構築
- 協働
- カウンセリング
- 健康教育
- 委任機能
- ケースマネジメント
- アドボカシー（権利擁護）
- 照会と経過観察
- スクリーニング
- アウトリーチ
- 疾病と健康についての現象の調査
- サーベイランス
- 政策企画と施行
- ソーシャルマーケティング

Minnesota Department of Health, Division of Community Health Services, Public Health Nursing Section. (2001) Public health interventions–Application for public nursing practice.
http://www.health.state.mn.us/divs/chs/phn/wheel.html

c. 実践のレベル

予防のレベルに加えて，実践のレベルを考慮する必要がある．本書はパートナーとしての地域の考え方を推進する．したがって，実践のレベルは地域やシステムに焦点が当てられると考えられる．個人に焦点が当たった実践は，集団を基盤とした看護にも組み入れられているかもしれないが，主に一対一の活動を意図している．

集団を基盤とした看護実践のための個別の介入は，ミネソタ州健康局公衆衛生看護部（2001）によって検証されてきた．その介入を**表12-5**に示している．あなたの地域の中で明らかになった課題に対処する計画を立てる際に，この介入について考えてみよう．

注意事項

集団を基盤として，地域に焦点を当てた実践のためのモデルは，公衆衛生看護である．さて，多くの看護職が集団を基盤として，地域に焦点を当てるという実践を検討している．私たちは，「コミュニティヘルスナース」という言葉を，これらの看護職も含めて使用している．公衆衛生看護のための基準であり基礎的な土台について，この特別な実践を記載して，以下にリストにした．

- 集団全体に焦点を当てること
- 地域の優先度とニーズを反映すること
- パブリックヘルスナースが役立つ対象集団である地域，家族，個人とシステムとケアの信頼関係を確立すること
- すべての人々（とくに社会的弱者）の価値に対する社会的な正義，思いやり，多様さへの感受性，敬意にもとづいていること
- 健康についての精神的，身体的，情動的，社会的，霊的，環境的側面を包含していること
- 疫学的根拠によって動かされる戦略を通して健康を推進すること
- これらの戦略をなし遂げるための地域資源と協働すること．しかし，必要に応じて1人でも進めることができるようにすること

Minnesota Department of Health, 2002

まとめ

プログラムにおける地域住民の主体性の重要性，統合されたプログラムを提供することの必要性，そして健康に焦点を当て続けることを考えてきたが，看護過程の中で，もう1つの段階が残っている．それは評価である．プログラムを実施する前に，そのプログラムの評価方法を設定しなければならない．次の章では，看護過程の最終段階である評価方法の設定が，なぜプログラム実施の前に必要なのかを説明する．

（訳：斉藤恵美子）

● クリティカルシンキングの練習問題

11章で，あなたが「高校生のリスクを伴う性行動の可能性」という診断に対して設定した目標について，1つの介入を提案しなさい．

1. 示された介入は予防のどのレベルか．その根拠も示しなさい．
2. その介入には，「ヘルシーピープル2010」に関連した目標があるか．
3. その介入の健康に関する焦点は何か．

● 文献

American Public Health Association. (1991). *Healthy communities 2000: Model standards* (3rd ed.). Washington, DC: Author.

Minnesota Department of Health, Public Health Nursing Section. (2002). Cornerstones of public health nursing. Available: www.health.state.mn.us/divs/chs/phn/wheel.html.

Minnesota Department of Health, Division of Community Health Services, Public Health Nursing Section. (2001). Public health interventions—Applications for public health nursing practice. Available: www.health.state.mn.us/divs/chs/phn/wheel.html.

U. S. Department of Health and Human Services. (1998). *Healthy people 2010 objectives: Draft for public comment.* Washington, DC: Author.

U. S. Department of Health and Human Services. Public Health Service. (1990). *Healthy people 2000: National health promotion and disease prevention objectives.* Washington, DC: U. S. Government Printing Office.

U. S. Office of the Assistant Secretary for Health and Surgeon General. (1979). *Healthy people: The surgeon general's report on health promotion and disease prevention.* Washington, DC: U. S. Government Printing Office.

● 推薦図書・論文

Abraham, T., & Fallon, P. J. (1997). Caring for the community: Development of the advanced practice nurse role. *Clinical Nurse Specialist, 11*(5), 224–230.

Anderson, E. T., Gottschalk, J., & Martin, D. A. (1993). Contemporary issues in the community. In D. J. Mason, S. W. Talbott, & J. K. Leavitt. *Policy and politics for nurses: Action and change in the workplace, government, organizations and community.* Philadelphia: W. B. Saunders.

Beddome, G., Clarke, H. F., & Whyte, N. B. (1993). Vision for the future of public health nursing: A case for primary health care. *Public Health Nursing, 1*(1), 13–18.

Chavis, D. M., & Florin, P. (1990). Nurturing grassroots initiatives for health and housing. *Bulletin of The New York Academy of Medicine, 66*(5), 558–572.

Clark, B. S., Rapkin, K., Busen, N. H., & Vasquez, E. (2001). Nurse practitioners and parent education: A partnership for health. *Journal of the American Academy of Nurse Practitioners, 13*(7), 310–316.

Courtney, R., Ballard, E., Fauver, S., Gariota, M., & Holland, L. (1996). The partnership model: Working with individuals, families, and communities toward a new vision of health. *Public Health Nursing, 13*(3), 177–186.

Dahl, S., Gustafson, C., & McCullagh, M. (1993). Collaborating to develop a community-based health service for rural homeless persons. *Journal of Nursing Administration, 23*(4), 41–45.

Durpa, K. C., Quick, M. M., Andrews, A., Engelke, M. K., & Vinvent, P. (1992). A collaborative health promotion effort: Nursing students and Wendy's team up. *Nurse Educator, 17*(6), 35–37.

El-Askari, G., Freestone, J., Irizarry, C., Mashiyama, S. T., Morgan, M. A., & Walton, S. (1998). The Healthy Neighborhoods Project: A local health department's role in catalyzing community development. *Health Education & Behavior, 25*(2), 146–159.

Farley, S. (1993). The community as partner in primary health care. *Nursing & Health Care, 14*(5), 244–249.

Fife, R. S., Moskovic, C., Dynak, H., Winner, C., Vahratian, A., Laya, M. B., Jameson, L., Paskett, E. D., & Holaday, L. (2001). Development and implementation of novel community outreach methods in women's health issues: The National Centers of Excellence in Women's Health. *Journal of Women's Health & Gender-Based Medicine, 10*(1), 27–37.

Flick, L. H., Reese, C., & Harris, A. (1996). Aggregate community-centered undergraduate community health nursing clinical experience. *Public Health Nursing, 13*(1), 36–41.

Flynn, B. C. (1997). Partnerships in healthy cities and communities: A social commitment for advanced practice nurses. *Advanced Practice Nursing Quarterly, 2*(4), 1–6.

Gamm, L. D. (1998). Advancing community health through community health partnerships. *Journal of Healthcare Management, 43*(1), 51–66.

Hawe, P., King, L., Noort, M., Gifford, S. M., & Lloyd, B. (1998). Working invisibly: Health workers talk about capacity-building in health promotion. *Health Promotion International, 13*(4), 285–295.

Hemstrom, M., Ambrose, M., Donahue, G., Glick, L., Lai, H. L., & Preechawong, S. (2000). The clinical specialist in community health nursing: A solution for the 21st century. *Public Health Nursing, 17*(5), 386–391.

Hollinger-Smith, L. (1998). Partners in collaboration: The Homan Square Project. *Journal of Professional Nursing, 14*(6), 344–349.

Illuzzi, S., & Cinelli, B. (2000). A coordinated school health program approach to adolescent obesity. *Journal of School Nursing, 16*(1), 12–19.

Jenkins, S. (1991). Community wellness: A group empowerment model for rural America. *Journal of Health Care for the Poor and Underserved, 1*(4), 388–404.

Kinne, A., Thompson, B., Chrisman, N. J., & Hanley, J. R. (1989). Community organization to enhance the delivery of preventive health services. *American Journal of Preventive Medicine, 5*(4), 225–229.

Labonte, R. (1993). Community development and partnerships. *Canadian Journal of Public Health, 84*(4), 237–240.

Maurana, C. A., & Rodney, M. M. (2000). Strategies for developing a successful community health advocate program. *Family & Community Health, 23*(1), 40–49.

Messer, L., Steckler, A., & Dignan, M. (1999). Early detection of cervical cancer among Native American women: A qualitative supplement to a quantitative study. *Health Education & Behavior, 26*(4), 547–562.

Muno, A., & Keenan, L. D. (2000). The after-school girls leadership program: Transforming the school environment for adolescent girls. *Social Work in Education, 22*(2), 116–128.

Murashima, S., Hatono, Y., Whyte, N., & Asahara, K. (1999). Public health nursing in Japan: New opportunities for health promotion. *Public Health Nursing, 16*(2), 133–139.

Murrell, N. L., Scherzer, T., Ryan, M., Frappier, N., Abrams, A., & Roberts, C. (2000). The AfterCare Project: An intervention for homeless childbearing families. *Family & Community Health, 23*(3), 17–27.

Perino, S. S. (1992). Nike-footed health workers deal with the problems of adolescent pregnancy. *Public Health Reports, 107*(2), 208–212.

Pobocik, R. S., Benavente, J. C., Schwab, A. C., Boudreau, N., Morris, C. H., & Houston, M. S. (2000). Effect of a breastfeeding education and support program on breastfeeding initiation and duration in a culturally diverse group of adolescents. *Journal of Nutrition Education, 32*(3), 139–145.

Primomo, J. (1990). Diapering decisions: A community education project. In H. Tilson (Ed.), *Notes from the field. American Journal of Public Health, 80*(6), 743–744.

Raczynski, J. M., Cornell, C. E., Stalker, V., Phillips, M., Dignan, M., Pulley, L., & Leviton, L. (2001). A multi-project systems approach to developing community trust and building capacity. *Journal of Public Health Management & Practice, 7*(2), 10–20.

Robbins, B., Rye, R., German, P. S., Tlasek-Wolfson, M., Penrod, J., Rabins, P. V., & Black, B. S. (2000). The Psychogeriatric Assessment and Treatment in City Housing (PATCH) program for elders with mental illness in public housing: Getting through the crack in the door. *Archives of Psychiatric Nursing, 14*(4), 163–172.

Rutherford, G. S., & Campbell, D. (1993). Helping people help themselves. *Canadian Nurse, 89*(10), 25–28.

Scott, S. (1990). *Promoting healthy traditions workbook: A guide to the Healthy People Campaign.* St. Paul, MN: American Indian Health Care Association.

Sofie, J. K. (2000). Creating a successful occupational health and safety program: Using workers' perceptions. *AAOHN Journal, 48*(3), 125–130.

Tencati, E., Kole, S. L., Feighery, E., Winkelby, M., & Altman, D. G. (2002). Teens as advocates for substance use prevention: Strategies for implementation. *Health Promotion Practice, 3*(1), 18–29.

Thomas, J. C., Eng, E., Earp, J. A., & Ellis, H. (2002). Trust and collaboration in the prevention of sexually transmitted diseases. *Public Health Reports, 116*(6), 540–547.

Wallace, S. P., & Levin, J. R. (2000). Patterns of health promotion programs for older adults in local health departments. *American Journal of Health Promotion, 15*(2), 130–133.

Wardrop, K. (1993). A framework for health promotion. *Canadian Journal of Public Health, 84*(Suppl l):S9–S13.

Woodard, G. R., & Edouard, L. (1992). Reaching out: A community initiative for disadvantaged pregnant women. *Canadian Journal of Public Health, 83*(3), 188–190.

第13章
地域の健康プログラムの評価

Elizabeth T. Anderson, Judith McFarlane

■ 学習目標

評価とは，何らかの有用性（価値）を明らかにすることである．評価の過程では，そのものの重要性と真価を明らかにするために情報が集められ分析される．変化が査定され，経過が記録される．この章では，看護実践を計画し実行するのに必要な評価と看護実践について述べる．

地域と協働して以下の活動ができる．
- タイミングの良い包括的な評価の基準を定めることができる．
- ベースラインのデータと現在のデータを用いて目的や目標への進捗状況を測定することができる．
- 観察したこと，洞察したこと，また新しいデータの妥当性を同僚や地域と一緒に検討することができる．
- 評価データに従って，優先順位，目標，介入を修正することができる．
- 評価の結果と計画の修正を文書にし記録することができる．
- 適切な専門家と一緒に評価研究に参加することができる．
- プログラム評価の複雑性と，その実施に影響を与える理論的枠組みの多様性を理解することができる．

はじめに

ナースは，健康プログラムの目的と目標に向かって行った活動の進捗状況を測定するために，地域の反応を評価する．評価データは，データベースと地域アセスメントデータの分析から明らかにされた地域看護診断の修正に対しても，きわめて重要である．

ここまでで何か堂々めぐりの話をしているかのように感じるかもしれない．評価は看護過程の「最後の」段階であるが，最初の段階であるアセスメントと連結される．看護実践は動的であるとともに周期的であり，地域に焦点を当てた介入がタイミングの良い適切な

ものとなるためには，地域のデータベース，看護診断，そして健康プログラムの計画を日常的に評価しなければならない．地域看護介入の効果は，地域の健康の継続的な再アセスメントと計画された介入の適切な修正につながっている．

看護実践にとって評価は重要であるが，保健機関の機能に対しても評価は等しく重要な役割を担っている．スタッフの配置と資金投入は評価結果にもとづいて行われることが多く，既存のプログラムは，地域の健康状態にそのプログラムがどのような影響を及ぼしてきたかという問いに答えるような評価の証拠が生み出されない限り，役に立たないことになる．近年ますますプログラム評価への注目が大きくなっていることは明らかである．評価に関する教育プログラムが巷にあふれ，評価は大きなビジネスとなった．不幸にも，評価はプログラムの計画立案とは別個に実施されていることが多い．さらに，ただ資金提供源や機関の管理部門を満足させるために，プログラムの最後に付け加えられるだけのこともある．このようなアプローチに問題があることは明白である．効果的な地域看護には，統合された評価へのアプローチが必要であり，それはこの分野に特有な側面である．

1. 評価の原則

パートナーとしての地域との協働という理論的基盤にもとづいて，私たちはプログラム評価の根拠をKellogg財団が述べている原則（1998）においている．この原則は次のように要約できる．

1. **プログラムを強化する**：私たちの目標は，地域のヘルスプロモーションと地域の自立の向上である．評価は，プログラムとその影響，成果の継続的で体系的なアセスメントプロセスを提供することを通して，この目標の達成を助ける．
2. **多角的なアプローチを利用する**：様々な専門分野からなるアプローチに加えて，評価方法は多種多様に存在する．ある1つのアプローチがとくに好まれるということはないが，選択の方法はプログラムの目的に適合したものでなければならない．
3. **現実の問題を述べることのできる評価をデザインする**：「現実」の地域に根ざし，その地域のアセスメントを土台とした，地域に焦点を当てたプログラムでは，地域にとって重要な基準を測定できるような評価をデザインしなければならない．
4. **住民参加方式のプロセスを作り出す**：アセスメント，分析，計画，実施に地域住民を欠くことができないのと同様に，評価においても地域住民はパートナーでなければならない．
5. **柔軟性を許容する**：「評価アプローチは柔軟性のない指示的なものであってはならない．そうでなければ，変動的で，複雑で，しばしば微妙に起こる変化を記述することが困難になる……」（W. K. Kellogg Foundation, 1998, p.3）．
6. **力量を形成する**：評価の過程は，成果の測定に加えて，これに携わる者の技術，知識，態度を高めるものであるべきである．このことは，専門職も非専門職も同様に含んでいる．

表13-1 プログラム評価のモデル

	プロセス（形成）	効果（総括的，短期成果）	成果（長期）
収集する情報	以下のようなプログラムの実施に関する情報 ・現場の反応 ・受け手の反応 ・専門家の反応 ・職員の能力	以下のようなことに対するプログラムの直接の効果 ・知識 ・態度 ・認識 ・技術 ・信念 ・資源へのアクセス ・ソーシャルサポート	リスク要因の発生率と有病率，罹患率や死亡率
適用する時期	プログラムの初期実施時，または開発されたプログラムに変更が加えられるとき（例：新しい現場に移ったとき，異なる集団に提供されたとき）	個人の健康，または環境に影響を与える因子が変化したかを検討するとき．例えば，その人の態度は変化したか，新しい政策が実行されたか	発生率や有病率が変化したかどうか測定するとき．例えば，2歳児の予防接種率は上昇したか．疾病による入院率が減少したか．業者は汚染している煙の煙突にフィルターを設置したか

Green & Lewis, 1986 より抜粋

2．評価の過程

　評価に関する文献は急激に増加している（章末の文献と推薦図書を参照）．プログラムやプロジェクト評価は，今や測定用具や評価に焦点を当てた多数の部門やコンサルティング会社全体の1つの専門となっている．

　私たちの目的（すなわち，プログラム評価について概説すること）に対して，ここでは3つの部分からなるモデル（**表13-1**）を用いる．このモデルでは，プログラム実施のプロセス，プログラムの効果（影響），プログラムの成果に注目する．

　私たちの主眼はヘルスプロモーションであり，ヘルスプロモーションのプログラムは「……直接の効果（影響）とさらに長期の効果（成果）をもつであろう，計画された活動（プロセス）を通して，標的集団に影響を与える……」（Dignan & Carr, 1992, p.153）ように計画される．

　プロセスの評価または形成評価は，自分たちが行うと言っていたことを今しているだろうかという問いに答えるものである．つまり，私たちはプログラムを遂行したか，集う場所を提供したか，集会で印刷物を準備したか，などの問いに答えるものである．例えばローズモントで最初の効果的なペアレンティングに関するプログラムが午後8時から9時に開かれたときは，たった5人の親が参加しただけであった．彼らは帰宅してから学齢期の子どもたちを寝かしつけるには時間が遅すぎると述べた．この形成評価の結果，時間が午後7時から8時に変更になり，参加者は20名に増加した．プロセスをプログラムの中で実施される評価を指す言葉として用い，形成を形成期またプログラム企画期に（その名前が意味するように）用いることによって，形成評価とプロセス評価を区別している文献もある（Green & Lewis, 1986）．

　効果（または総括的）評価は，標的集団に対するプログラムの当面の効果に関係してい

る．ある集団の性感染症に関する知識と行動の変化を目標としたプログラムの場合，彼らが何を学んだのか，そして行動修正について何に興味をもっているのかを知るためのテストを作成するかもしれない．効果的なペアレンティング教室の場合では，総括的評価基準には，プログラムの前と後の親の体罰としつけの実施に対する態度の変化の自己評価，テンプル小学校における規律方針の変更の有無，子どもの虐待の発生報告件数の変化が取り入れられるであろう．

しかし，変化が永続的な真の効果であるかどうかがわかるのは，長期成果の評価においてである．つまり，この集団で性感染症の発症率が低下したかということである．私たちは原因-結果の問題に近づきつつあるので，測定される結果に対するプログラムが実際に寄与しているかどうかを明らかにする注意深い評価研究が必要になる．

> **注意事項**
> 評価研究に関する詳細な再検討は，本書の範囲を超えている．評価研究に焦点を当てた優れた教科書はいくつかある．この章では，評価研究の2つの例について後で述べる．

具体的な評価方策を検討する前に，プログラムが「評価可能であるか」を考えることが重要である．このために，プログラムの計画を見直し，以下のような問いを自分自身に投げかけてみよう．
・プログラムの活動は，測定可能な概念をもつ明確な言葉で述べられているか．
・変化を達成するまでの期間が示されているか．
・変化の方向と大きさが示されているか．
・目的としていることを測定するために必要なデータは妥当な費用で入手できるか．
・目的にかなうように企画されたプログラムの活動は妥当と思われるか．

実践の中で，これらの問いのどれかが自分の立てた計画では測定できないことに気づいたら，11章を見直し，できるだけ簡潔で完成した計画になるよう修正しよう．

> **注意事項**
> 上記の問いの1つひとつに対して「はい」と答えられるならば，それはわずかなプログラムでしか達成できない理想的な状態である．したがって，プログラムが完全でなくても落胆することなく，むしろ最善のプログラム評価を実施するために，プログラムの計画時に考慮しなければならない事柄に対して敏感になれるよう努力しよう．

3．評価の構成要素

なぜ評価データを収集するのか．評価データはだれに渡されることになるのか，そして何の目的のために用いられるのか．評価データの結果によって，どのようなプログラムや活動が実施されたりまた中断されたりすることになるのか．評価の方策や手法が選択され

る以前に，評価データの必要な理由やその用途を明確にしなければならない．例えば，ローズモント健康増進委員会が犯罪予防に関するプログラムの地域ニーズに対する適切性を知りたかったとすると，提供された情報の有用性や適切性に関する質問が参加者に尋ねられることになる．考えられる質問としては，以下のような範囲の話題を含んだものがある．すなわち，情報によって，住民がどのように犯罪から自分たち自身を守るかという点において違いが生み出されたか．プログラム以前には実行されていなかったもので，どのような防衛行動を現在住民が実行しているか．プログラムは住民の疑問に答えるものであったか．プログラムは認識されたニーズを満たすものであったか．しかし，委員会が犯罪予防プログラムの成果（例えば，参加者の経験した犯罪の発生をプログラムが減少させたかどうか）を知りたかったのであれば，自己報告と地域犯罪統計が追跡されたであろう．評価に関する問いは通常，適切性，経過，費用効果，有効性，成果の各領域に焦点を当てている．

a．適切性

　プログラムに対するニーズはあるだろうか．適切性によって，プログラムまたは一連の活動を行う理由が確認される．適切性に関する問いは，新しいプログラムに対するよりも既存のプログラムに対するほうがより重要かもしれない．明らかにされた地域のニーズを満たすために，血圧スクリーニングなどのプログラムが計画されることがよくある．そして，一度も適切性の評価をされることなく何年もの間継続される．プログラムはまだ必要なのかという問いは定期的に行うべきである．明らかに，評価は新しいプログラムにのみ必要なものではなく，すべてのプログラムに対して必要なものである．新しいプログラムの開始に対する共通の制約は，スタッフや予算の不足である．このような制約の1つの解決策として，既存のプログラムの適切性の評価がある．これ以上必要のないプログラムのスタッフと予算は，新しいプログラムへ向け直すことができる．

b．経過

　プログラム活動は予定された計画に従っているか．適切なスタッフと物品がプログラム活動を実施するのに十分あり，必要なときに得られているか．計画したプログラム活動に期待された数の参加者が集まっているか．投入（インプット）と産出（アウトプット）は前もって決めたいくつかの計画に合っているか．このような問いに対する答えがプログラムの経過を測定し，プロセス評価や形成評価の一部となる．

c．費用効果

　プログラムの費用はどのくらいか．その便益はどうか．プログラムの便益はかかった費用に対して十分か．費用効果の評価では，プログラムの結果（便益）とプログラム実施のコスト（スタッフの給与や物品など）との関係を測定する．費用効果は，プログラムの結果が別の方法でより安く得られるかどうかを評価する．費用便益分析は本書の範囲を超えた技術を要するが，参考文献は豊富であり，とくに経済学や経営に関する文献はたくさんある．

d. 有効性（効果）

プログラムの目的は果たされたか．クライアントはプログラムに満足したか．プログラム提供者は活動とクライアントの参加状況に満足したか．有効性は当面の短期成果とともに形成評価にも焦点を当てている．

e. 成果

プログラムの長期にわたる意味は何か．プログラムの結果として，6週間，6か月，または6年後にどのような行動の変化が期待されるか．有効性はその直後の結果を測定するのに対して，成果の評価はプログラム活動がプログラム実施の最初の原因を変化させたかどうかを測定する．根本的な問いはこれである．すなわち，プログラムはその目標に達したか（健康は改善されたか），である．

4. 評価の方策

プログラムの「……評価とは，意思決定に用いられるための一貫して継続した情報の収集と分析と定義できる」(W.K. Kellogg Foundation, 1998, p.14) ものとして，情報を集めるアプローチや手法の選択はそれ自体重要な決定であり，当初からかかわっているすべての人々が同意する必要がある．評価に最適な1つのアプローチがあるわけではないことを認識しなければならないが，どのアプローチを選択するにせよ，それはあなたが答えたいと願っている問いに「適合」する必要がある．

5. 主なデータ収集法

どの方法を用いるかを決めるにあたって4つのキーポイントを考慮する必要がある．
1) 評価の作業のために，どれだけの資源が利用できるか．
2) その方法は回答者やプログラムの参加者に対して感度がよいものであるか．
3) この方法の結果としての評価はどのくらい信頼性があるか．
4) 収集されることになるデータの重要性はどうか．プログラム全体に対してはどうか．参加者に対してはどうか (W.K. Kellogg Foundation, 1998)．

あなたの選択の説明として利用できる枠組みやパラダイムがいくつかあることも考慮しよう．表13-2には，そのような5つのパラダイムの要点をあげている．

キーポイントとパラダイムを考慮しつつ，データ収集の様々な手法について見直してみよう．

a. ケーススタディ

ケーススタディはプログラムの内部を見て，述べられたニーズを満たすものであるかどうかの妥当性を吟味する．ケーススタディの手法は，プログラム全体への洞察をもたらすもので，多くの評価の形式とは違って，プログラムの期間のいつでも開始できるものである．ケーススタディの間に収集されるデータとしては，プログラム活動の観察，プログラ

表13-2 評価のパラダイム

	自然科学研究モデル	解釈主義/構造主義	フェミニスト手法	参加型評価	理論の発見
基礎	西洋の「科学」：ヨーロッパ人，白人，男性	人類学	フェミニスト研究，パワーアナリシス	教育，地域の組織，公衆衛生，人類学	総合的な地域プログラムでの適用
キーポイント	変数の制御	かかわりのある人々への継続的で密接な接触を通した研究	歴史的に置き去りにされてきた女性，少女，少数民族．従来型の手法には重大な欠点があるとする	より平等主義のプロセスがつくり出される．プロセスがすべての人に関連するようにつくられる．民主化	社会プログラムはすべてある理論にもとづいている．何が重要かを理解するための鍵は，その理論を識別することである
アプローチ	仮説演繹法，統計学	詳細な観察，インタビュー	文脈に依存する，包括的，経験的，関与する，社会的な有意義さ	実際的，有益性，能力付与的	プログラムの論理モデル（または図）を作成し，何が機能するかを描く
目的	何が起こったかを説明し，成果と「処理」との間の因果関係を示すこと	プログラムの標的と彼らにとってのプログラムの意味を理解すること	評価のすべての側面に女性の声を含めること，すべての声にオープンであること	すべての人をプロセスに活発にかかわらせること，力量形成	地域をベースとした総合的なプログラムで何が機能するかを明らかにすること

Minkler, 1997 と W. K. Kellogg 財団, 1998 より

ムによって準備された報告，プログラムの職員との非構造的な会話，プログラム活動の統計的な概要，構造的または非構造的面接のデータ，質問紙によって集めた情報が含まれる．主観的データと客観的データの両方を集めることができる．主観的データは主に参加者やプログラムのスタッフを観察することによって集められる情報である．客観的データは組織やプログラムの記録書類，構造的質問紙や面接から集められる．主観と客観の区別は容易に知覚できるものではない．すべての質問紙は，どんなに注意深く書かれているかにかかわらず，主観的な要素をもっており，また同様に，「客観的」とされる記録や記述書類はすべて人によって書かれたものであり，したがって主観的な要素を持ち込んでいる．客観的データと主観的データの両方のデータをもつことがもっとも望ましい．

〔観察〕

観察はケーススタディのためにデータを集める方法の1つである．観察は参加型または非参加型で行われる．参加観察者は機関や組織で職員の役割を担っており，グループの中で仕事をしながらプログラムに関するデータを収集する．非参加型観察者は「部外者」にとどまり，機関の中で職員としての役割を担わず，指定された期間，プログラムについて調査・検討する．

観察のタイプは，プログラムに関して尋ねられている問いに左右される．例えば，問いが適切性に関するものであれば，観察者はプログラムのだれが，何を，なぜ，いつ，に専念することになる．だれがサービスを利用しているか．年齢，民族，地理的居住地，教育

レベル，雇用状況などの人口動態統計を記録する．参加者はどのようなサービスを受けているか（例えば，子どものクリニックでどのようなサービスが提供されているか．予防接種か，身体検査か，健康教育か，スクリーニングか．サービスはどのくらいの頻度で提供されているか．サービスを利用する子どもの年齢はどのくらいか）．提供されるサービスをなぜ住民は利用しているのか（有用性か，手ごろな値段か，ほかに選択肢がないからか）．最後に，いつサービスが利用されているか（人々は予約の時間に来ているか，あるいは病気のときだけか．開業時と終業時に人々が集中していないか）．

機関の記録から集めることができるデータもあれば，またヘルスケア提供者である専門職とクライアントの双方の参加者との非公式な会話によって集めることができる情報もある．インタビューをするときには，考慮したいと思っている話題のチェックリストを常に持つようにする．そのチェックリストは論理的な順序に整理し，だれが，何を，なぜ，いつ，の質問を添える．非公式な会話は，「非構造的面接」と呼ばれることもあるが，参加者とともに問題に対する彼らの認知を探索する機会が得られる．非構造的面接の結果，特定の問題領域が判明し，そこから「構造的」面接を作り上げることができる．面接は，質問紙とは対照的に，面接者によって行われるものであることを11章から思い出してみよう．観察と面接には選択的認知という問題が伴う．

選択的認知（selective perception）：選択的認知とは，他者の行動や言葉を意識的にカテゴリーに分類するという，だれもがもつ自然な傾向のことである．これらのカテゴリーは，文化的価値や学習，人生経験によって定められている．ある程度までなら，この過程は望ましいといえる．なぜなら，意識的な考慮を必要とする観察の数を制限し，情報を迅速かつ効果的に処理できるからである．例えば，クライアントが予約の時間のために1時間待っているのが観察された場合，多くの人は時間に対する共通した位置づけにもとづいて，その観察をクリニックの機能の否定的な側面として分類するであろう．

このような事実の中に，選択的認知の主な問題が存在する．言葉や行動は観察者の選択的認知に従って分類され，それはクライアントやほかのヘルスケア提供者の選択的認知とは全く異なる可能性がある．プログラム評価における選択的認知のもっとも危険な影響は，観察者がプログラムは成功または失敗であろうという先入観をもっているときである．これは自己満足の予言を生み出しうる．なぜなら，先入観をもった観察者は予想した信念を支持するデータだけを知らず知らずのうちに記録しかねないからである．選択的認知も自己満足の予言も主観的データの源である．おそらくもっとも大事な点は，選択的認知の問題を自分自身が認識し，自分の観察や面接のデータをクライアントやヘルスケア提供者が含まれるグループと共有することである．グループに分類と総括的な意味について尋ねてみよう．

相互作用（Interactiveness）：相互作用は，すべての観察の間心得ておくべきもう1つの事象である．観察者がプログラム活動を観察したり記録したりするとき，それが参加観察者であれ非参加観察者であれ，その人の存在が観察されている活動に影響を及ぼし，またその活動を形づくっている．スタッフのメンバーが観察されていることに気づいていた

第13章 地域の健康プログラムの評価　257

り，あるいはクライアントの満足や不満足について関心があれば，生産性は増すかもしれない．すべての評価方策には相互作用の要素があるが，おそらく観察者が存在するという理由でケーススタディにおいてもっとも相互作用の考慮が必要であろう．

　ケーススタディの手法の技術としてさらに2つ，名義グループ（nominal group）とデルファイ法がある（この2つの技法についての文献と応用例は，本章の章末の推薦図書リストに紹介している）．この2つの技法はどちらも，プログラムにかかわっている人がもっともその適切性をよく知っているとの考え方にもとづいている．

〔名義グループ（Nominal Group）〕

　名義グループ法は，構造化されたグループミーティングを用いる．ミーティングの間，すべての人は判断を含む作業，例えばプログラムの機能，プログラムの問題，必要な変化を列挙するなどの作業を課せられる．グループの各員に，紙の上に回答を書き記すよう求め，ほかの人と話し合わないよう求める．5〜10分後，全員がそれぞれの考えを発表し，皆がすべての提案を見ることができるようにそれぞれの考えを記録する（話し合いはしない）．すべての考えが発表されたら，話し合いを始め，考えを確認したり評価する．話し合いの後に投票が行われ，グループが様々な領域について発言したい順位が決定される．名義グループ法では，グループ全体の前ですべての人が自分の考えを発表することができる．グループ全体を巻き込むことで，意思決定過程に自分がかかわっているという意識がもてるので，選択的認知を減らし，かつグループの決定への協力を促すことができる．

〔デルファイ法〕

　デルファイ法は大きな調査研究で使用されることが多いが，ケーススタディの手法としても有用である．これは，指定された一団の回答者に対して質問紙で調査を行い調査結果を報告するものである．最初の質問紙はあらかじめ選択されたグループ（これは，看護職員全員であったり，クライアントの一群であったり，プログラム管理者であったりする）に郵送で配布される．回答者は独立に自分の考えを質問紙を通して表現し返信する．そのグループの回答にもとづいて，調査結果の報告と質問紙の改訂版とが回答者に送られる．調査結果の情報を用いながら，回答者は自分の最初の回答を評価し，再び質問紙に記入する．その過程は一連のフィードバックがあらかじめ決められた回数に達するまで継続される．

〔評価への有用性〕

　ケーススタディ手法によるプログラム評価は適切性に関する問いに答えるのに役立つ．クライアントとヘルスケア提供者に質問することにより，問題の領域と可能な解決策を突きとめるとともに，プログラムが定められた目標にどれだけかなっているかを知るのに役立つ．ケーススタディ手法では，何か1つの解決を示すことはないかもしれないが，現実的な選択肢をいくつか提供してくれる．

　経過に関する問いもケーススタディの手法によって述べることができる．あらかじめ決められたサービスの基準にプログラムがどの程度かなっているかによって経過が示され

る．ケーススタディによってプログラムが検討されるので，プログラム活動がすでに実施されている場合は多くのことを知ることができる．

プログラムの費用効果については，ケーススタディ手法を用いての評価は困難である．まず第1に，プログラムがより経済的に提供できるものであったかどうかを評価するためには，比較可能なプログラムが存在していなければならない．そして，2つめに，ケーススタディ手法は1つのプログラムのみに注目するように意図されている．この手法は，2つのプログラムに注目してそれらを比較するために構成されていない．しかし，プログラムの運営効率に関しては判断できる．これは評価者の経験と知識にもとづくものであって，ほかの実施中のプログラムとの比較にもとづくことはできない．

有効性はプログラムがその直後に生み出すはずのものを生み出しているかどうかを決めるもので，成果が長期の成り行きを測定するものであるのとは対照的である．ケーススタディ手法によって，プログラムの目的が短期間の実施で果たされたかどうかという有効性の側面に関しては特定できるかもしれないが，ケーススタディ手法が長期間にわたって実施されプログラムに関して後ろ向きに検討できるのでなければ，長期の成り行きを測定することは非常に困難である．

b．調査

調査は情報を収集する手法の1つであり，評価に関する情報を集めるために利用できる．調査は通常，自記式質問紙（ローズモントで健康情報ニーズに関する地域の認識を検討するために用いられたプロセス）または個人の面接によって成立する．調査は記述するため（記述的調査），あるいは関係を分析するため（分析的調査）に計画される（実際には，ほとんどの調査は記述と分析の両方の目的に用いられる）．

調査はプログラムに対するニーズ，プログラムの実際の運営，またはプログラムの効果について記述することができる．記述的な情報とともに，調査を通して分析的な問いにも答えることができる．例えば，調査によって，犯罪防止教室や減量教室に参加しているグループ構成を記述するだけでなく，性に関する記述的データと減量成功との関連を分析することもできる．

調査は通常，総括的（影響）評価のために実施される．プログラムは計画していたことを達成したか．プログラムはクライアントによって成功であると認知されたか．職員によってはどうか．プログラムが成功だと考えられた場合，どの部分がもっとも有用であったか．もっとも有用性が少なかったのは何か．変化を要するのは何か．変化させずに残すべきものは何か．調査によって尋ねる質問は，プログラム評価についての最初の問いのリストによって決められる．

ケーススタディ手法と同様に，調査の回答は回答者の認知，価値，信念体系にもとづいている．プログラムの有用性に関して，プログラムを計画・実施したナースによる回答が参加者の回答と大きく異なることもある．認知の偏りについて自覚することで，プログラムの実施にかかわるすべての人々（提供者，クライアント，管理者）の認知を考慮しようという評価努力につながる．

プログラムの評価を測定するために用いる調査では，集める情報の信頼性と妥当性を考

える必要がある．信頼性はデータの反復性，または再現性を扱う（すなわち，同じ質問が同じ人々に対して1週間後に尋ねられたとしたら，同じ回答が記録されたであろうか）．妥当性は情報の正確さである．質問が知識を評価するために書かれており，回答者の回答が行動を反映したものであるならば，その質問は測定しようとするものを測定していないため妥当ではないことになる．

〔評価への有用性〕

　調査は，とくにクライアントと提供者および管理者の認知が求められている場合，提案されたプログラムや既存のプログラムの適切性あるいはニーズに関する問いに答えるのに非常に有益である．また同様な方法で経過も測定できる．評価方策として調査を批判する人々は，調査の主観性を問題にしていることが考えられる．確かに，個人の認知がどの質問に対するどの回答にも影響している．しかし，ほとんどの決定は主観的な判断によるものであり，客観的な現実によるものではない．重要なことは，判断の根拠としてだれの主観的な印象が用いられているかを理解することである．すなわち，コミュニティヘルスナースにとっては，ヘルスケア提供者や管理者の認知とともにクライアントの認知が必ず表現されていることが重要である．

　費用効果，有効性，そして成果については，調査を用いて測定することは困難である．プログラムの効果に関する認識や，プログラムをより費用効果的に運営する代案に関するアイデアは，調査によって測定することはできるが，これらの認識は既存のプログラムがもつ背景の中でのみ形成されるものである．ほかのプログラムと比較して記録された認識を測定することはできない．調査によって，健康状態に変化をもたらしたと回答者によって認識されたプログラム活動の特徴に関する情報は得られるが，この印象は比較群がまったくない状態で述べられている．比較群はプログラムの有効性や効果との関連においてとくに重要である．なぜなら代案となるプログラムが同じ目標を達成するのにより効果的であるか，または効果的でないか（あるいはそのようなプログラムはまったくないか）を記述することは不可能だからである．

注意事項

　比較群がそれほど重要で，認知の主観的な印象によって評価を曇らせてしまうならば，なぜ調査を用いるのだろうか，と不思議に思うであろう．調査には2つの利点がある．それは，プログラム評価のために大量の情報を得ることができるからである．とくにプログラムの活動について複数のグループの認知から情報が得られること，そして用具（質問紙または面接ガイド）の信頼性と妥当性が高ければ，重要な評価データを推定できるという点である．

---

c. 実験デザイン

　実験研究は正しく実施されれば，決定的な問いに対する答えを提供することができる．すなわち，プログラムは変化をもたらしたか，保健行動，知識，態度はプログラム活動の

結果として変化したか，ローズモント健康増進委員会の提供したプログラムによって，地域はより健康になったか，などの問いである．しかし，プログラム評価における実験研究の問題は，それが選択的な実施を要することである．つまり，参加する人々がコントロール群と実験群への無作為割付といったプロセスを通して選択されることを意味している．倫理的・政治的，そして地域保健に関する多くの理由によって，選択的実施を行うことは困難であり，時に不可能である．これらの問題があるにもかかわらず，依然として実験研究はプログラムの総括的効果（成果）を評価する最良の手法であり，プログラムが変化をもたらしたかどうかについての定量化された情報を生み出す唯一の方法である．

> **注意事項**
>
> この時点で研究過程のステップを復習することは，以下の例を理解するのに役立つであろう．実際，評価のために実験的デザインが提案されるのであれば，それぞれの事柄，すなわち理論的枠組み，サンプリング，信頼性，妥当性を検討しなければならない．

以下のデザインが，ヘルスケアの場でもっとも実行可能であり適している．それぞれのデザインに研究過程を適用してみよう．

〔事前・事後調査（pretest-posttest）の1群デザイン〕

1群に適用される事前・事後調査デザインを**表13-3**に示した．2度の観察が行われており，最初が時期1で，2度めが時期2である．観察は健康状態の有病率（例えば，定期的に運動をするローズモントの成人の割合，10代の妊娠率，子どもの虐待ケースなど）であったり，知識スコアであったり，あるいは地域のほかの重要な健康に関する事象であったりする．時期1と時期2の間で実験が導入される．実験は，10代の若者対象の性に関する教室のような，ある標的集団を対象に計画されたプログラムのこともあれば，犯罪防止プログラムのような地域全体に焦点を当てたもののこともある．プログラムの評価は，時期1での健康状況と時期2のプログラム後の健康状況との差異を検討することによって測定される．

表13-3における実験がハンプトン高校の1年生の女子生徒を対象とした10代の性教室であったとすると，教室に参加した女子のうち，時期1では10代の妊娠率が100分の5であり，時期2（1年後）では10代の妊娠率は100分の3であった．それでは，10代の妊娠率の低下は10代の性に関するプログラムによるものであるということに同意できるだろうか．この疑問に結論を下すためには，ほかにどのような情報を知る必要があるだろうか（10代の妊娠率の低下を説明することのできるほかの要因があるだろうか．おそらく家族計画プログラムが中高生に焦点を当てていたかもしれないし，あるいは地元の教会と社会サービス機関が10代の性に関するプログラムを後援していたかもしれない．中高生の避妊用具へのアクセスと利用が増加していたかもしれないし，あるいはまた避妊用具への中高生のアクセスに関する法律が変わっていたかもしれない）．これらの要因のうち1つでも，10代の妊娠率の低下に関連しないとして除外することはできない．プログラムの効

表13-3　事前・事後調査の1群デザイン

	時期1		時期2
実験群	観察1	実験	観察2

表13-4　事前・事後調査の2群デザイン

	時期1		時期2
実験群	観察1	実験	観察2
コントロール群	観察1		観察2

果に関する説明になりうることを除外するためには，コントロール群を加える必要がある．

〔事前・事後調査（pretest-posttest）の2群デザイン〕

　コントロール群を伴う事前・事後調査デザインを表13-4に示した．このデザインは，実験群とコントロール群の両方を有している．時期1では，実験群とコントロール群の両者について観察が実施される．時期1と時期2の間で，実験群に対して実験が導入される．時期2では，2度目の観察が実験群とコントロール群両者で実施される．プログラムの評価は，コントロール群（実験群にできるだけ類似するように選択されている）との比較における実験群の観察1，2の間の差異である．コントロール群を伴う事前・事後調査デザインは，実験と同時に起こり，観察1と観察2の間の変化を説明するかもしれない外部要因の影響，すなわち事前・事後調査の一群デザインを悩ませていた，まさにその問題を排除するだろうか．実験群とコントロール群が類似しているのであれば，答えはしかりである．

　説明のために，ローズモントに戻って，ハンプトン高校の1年生に対する10代の性に関する教室の案に戻ってみよう．社会的・経済的・地理的特質の類似した1年生の一群が無作為に抽出され，続いて実験群とコントロール群とに無作為割り付けされたとしたら，実験群に影響を与えるほかの要因はどれもコントロール群に対しても影響していると考えられる．しかし，すべての生徒が同じプログラムを提供されるべきであるとの決定がなされることが多く，それによって比較群が除去されてしまう．ローズモント健康増進委員会では，10代の妊娠数の増加への対応として，1年生全員にスクールナースの提案による10代の性に関するプログラムを提供すべきであるとの情報が受け取られたとき，別の高校をコントロール群として用いることができるのではないかとの提案がなされた．この提案について，あなたならどのように答えるだろうか．仮に生徒が社会的・経済的・地理的特質においてハンプトン高校の生徒と同様ならば，おそらく別の高校の1年生を用いることができるだろう（しかし，これは現実にはありそうにない状況である）．

　ローズモント健康増進委員会によってあげられた別の可能性としては，ある年度にハンプトン高校の1年生の半分に対してプログラムを提供し（残りの半分をコントロール群と

して用いる），続いて次の年に残りの生徒にプログラムを提供するという方法である．この方法では，すべての生徒にプログラムが提供されることを保証しつつ，実験的な事前・事後調査デザインでの評価も見込んでいる．

　実験的デザインを確保するために提案された3つ目の方法は，コントロール群に性教育を提供し，実験群には性教育に加えてアサーティブ訓練を提供するというものであった．アサーティブ訓練がグループ間に差異をもたらし，実験的デザインを可能にする．すべての提案について学校職員とともに話し合われ，伝統的な性教育教室を1年生の半分（コントロール群）に提供し，残りの生徒（実験群）は伝統的な性教育の資料を受け取るが，アサーティブ訓練と価値観の明確化に関するクラスも受けるということが決定された．このデザインでは，伝統的な性教育教室と情報がない場合との比較評価はできないが，すべての生徒に保健情報を提供しつつ，性に関する伝統的なプログラムと伝統的なプログラムに加えてアサーティブと価値観明確化に関する情報がある場合（10代の妊娠率を低下させる方法として文献によって支持されている）との比較評価を可能にする．

― **注意事項** ―

　10代の性に関する教室の一部としてアサーティブと価値観明確化に関する情報を提供するという決定は，文献の裏づけにもとづいていたことに注目しよう．ローズモントは，健康増進プログラムを提供する最初の地域ではない．多くの地域が住民の健康状態と認知された保健ニーズを査定し，計画・実施されたプログラムによってフォローアップし，そのプログラムは評価され，そしてその結果が文献に報告されてきた．コミュニティヘルスナースができる1つの貢献として，類似したプログラムの結果を見直し，まとめ上げ，この情報を地域住民が意思決定を行うときに利用できるように提示することがあげられる．プログラムの主題が決定したら，ほかの地域が類似したプログラムに取り組み，評価している方法について学ぶために，文献検討を開始すべきである．

〔評価への有用性〕

　実験的デザインでは，あるプログラムが，そのようなプログラムがない場合，または代案のプログラムの場合と比較したときに望ましい成果を生み出したかどうか，あるプログラムの方策がほかの方策よりも良い成果を生み出したかどうか，に関するデータをもたらすことができる．しかし，実験的デザインはプログラムの経過やプログラムの費用効果に関する評価に対しては有用でない．

d．モニタリング（プロセス）

　モニタリングはプログラムの計画と実際に起こったこととの差異を測定する．モニタリングでは一連のプログラム活動について，具体的には，プログラムがどのように実行に移されるか（活動），だれによって（職員とその他の資源），いつ（活動のタイミング）に焦点が当てられる．モニタリングは通常，チャートを用いて行われる．チャートには様々な形式があるが，どれも活動を行う順序に配列し，各作業を達成するために割り当てられる時

間を特定する．**図13-1**にモニタリングチャートの例を示す．

〔モニタリングチャート〕

あなたのプログラム計画のためのモニタリングチャートを作成するために，投入（インプット：職員や備品，財源などのプログラムを実行するために必要な資源），プロセス（プログラム活動，それを行う順序，タイミング），産出（アウトプット：プログラムの期待される成果，直後と長期間にわたる健康効果を含む）に関する情報が必要である．投入，プロセス，産出のリストを作ると役立つ．

> **注意事項**
>
> あなたはこの情報をすでにプログラム計画の一部として記録している．11章に戻って，資源，プログラム活動，学習目標が，子どもに共通する健康問題に関する教室のためにあげられていたことに注意しよう．資源は投入と同じであり，プログラム活動はプロセスに該当し，学習目標は期待される産出を示す．したがって，残っていることは，モニタリングのためにデータをチャートに配置することだけである．

図13-1ではローズモントで提案されたプログラムに対する投入，プロセス，産出を，各出来事の開始と終了の時間順序を添えて表している．

どんな作業であっても完了するのに必要な時間量を決めるのは困難である．機関の組織構造と管理手法を査定した後で，プログラムの各活動を完了するのに必要な時間量のおおよそを決定することができる．モニタリングチャートは簡単に作成でき，チャートが現実的なものならば，プログラム評価の測定に有用な情報を提供できる．この章の終わりの推薦図書リストには，Gantt，プログラム評価と再検討法（PERT），クリティカルパス法（CPM）など，ほかのタイプのモニタリングチャートに関する文献があげてある．図13-1にみられる基本的な時間順序，活動監視のチャートとは少し異なる方法を知ることができる．

〔評価への有用性〕

モニタリングチャートは経過を測定し，あるプログラムが予定どおりに予算内で進んでいるかどうか評価するのに用いることができる．おそらくモニタリングチャートほどプロセス評価に見事に適した評価手法はないであろう．さらにモニタリングでは，対象となったクライアントごとに要した資源の平均コストを測定することによって，プログラムの費用効果に関する情報も得ることができる．チャートには，達成された産出を記録しておけば，プログラムの効果がモニタリングチャートによって測定できる．しかし，モニタリングチャートではプログラムの適切性やプログラムの長期の効果を確認することはできない．

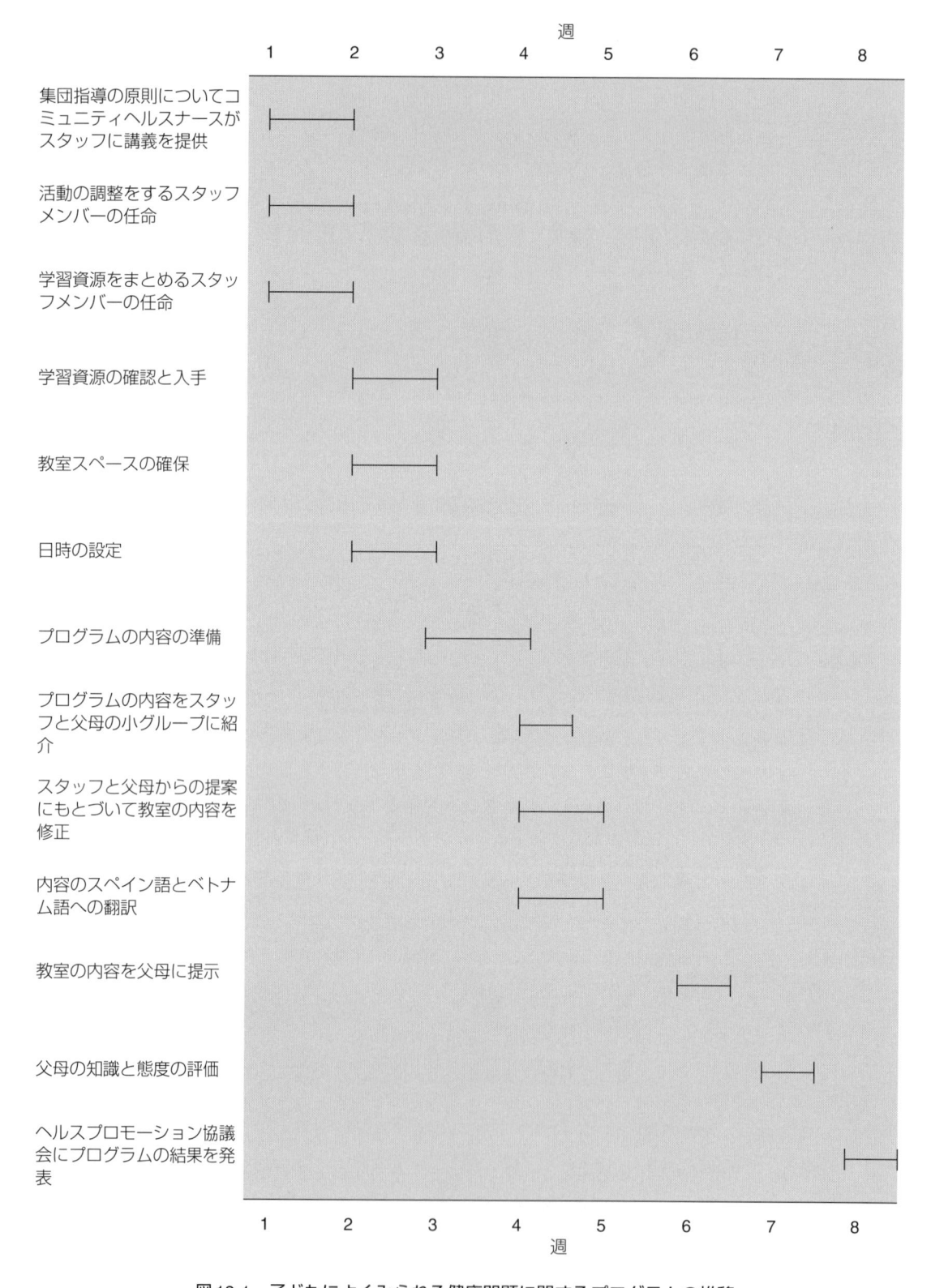

264　第Ⅱ部　パートナーとしての地域のプロセス

週	1	2	3	4	5	6	7	8
集団指導の原則についてコミュニティヘルスナースがスタッフに講義を提供	■■							
活動の調整をするスタッフメンバーの任命	■■							
学習資源をまとめるスタッフメンバーの任命	■■							
学習資源の確認と入手		■■						
教室スペースの確保		■■						
日時の設定		■■						
プログラムの内容の準備			■■					
プログラムの内容をスタッフと父母の小グループに紹介				■				
スタッフと父母からの提案にもとづいて教室の内容を修正				■■				
内容のスペイン語とベトナム語への翻訳				■■				
教室の内容を父母に提示						■		
父母の知識と態度の評価							■	
ヘルスプロモーション協議会にプログラムの結果を発表								■

図 13-1　子どもによくみられる健康問題に関するプログラムの推移

e. 費用便益分析と費用効果分析

　ヘルスケアサービスのコスト上昇とコスト削減の方法については多くのことが書かれ，また論議されてきた．アメリカにおけるヘルスケア改革をめぐる混乱とヘルスケア提供の様々なアプローチの賛否両論に関する激しい論争は，コストを抑制しつつさらにアクセスを増加し質を維持する必要があることを示している．どのプログラムも，プログラム提供のために必要な資源（例えば，職員や備品）と健康改善から得られる金銭的便益（例えば労働生産性の向上）との両方の点からみた金銭的価格を有している．

　プログラムの経済的コストと便益を分析するもっとも一般的な手法は，費用便益分析（CBA; cost-benefit analysis）と費用効果分析（CEA; cost-effectiveness analysis）である．これはどちらも，ある特定のプログラムのすべてのコスト（直接と間接）と成果（否定的と肯定的）をあげる正式な分析技法である．この両者の区別はプログラムの成果に関する価値観にもとづいている．費用便益分析では，プログラムの成果または便益は金銭で評価される．すなわちこのことにより，すべての測定が金銭で行われるので，異なるプロジェクト同士の比較が可能となる．したがって，プロジェクトの価値は，金銭的便益が金銭的コストを上回っているかどうか，もしそうであればどのくらいかを求めることによって判断される．それに対して費用効果分析は，プロジェクトのコストに関しても成果に関しても金銭に価値観をおいていない．便益やコストの測定が困難なプログラムに対して，別の成果が用いられる（例えば，10代の自殺率を低下させる第1次予防プログラムによって防止された自殺に対して，どのように金銭的価値をおくことができるだろうか）．したがって，この2つは異なり，費用効果分析は，全便益が全コストを上回っているかどうかを検討するものではない．

　しかし，費用効果分析は類似した目的や目標をもつプログラムの比較には用いることができる（例えば，10代の自殺率を低下させるための2つの異なる第1次予防アプローチでは同じ便益を有するので，コストだけを比較する必要がある．これは1つの費用効果分析である）．また，代案のプログラムのコストが同じである場合や，与えられる資金の量が決まっていて最大の便益（金銭単位で測定されるのではない）を生み出すプログラムを選択することが目的の場合，費用効果分析を用いることができる．この場合の意思決定は明確であり，もっとも効果を上げるプログラムを選択すること，すなわち，かけられる金銭ごとにもっとも便益が上がっているか，もしくは利益を得る単位（個人，家族，または地域）ごとにかかる費用がもっとも少ないものを選択する．

　費用便益分析か費用効果分析かの選択は，問いのタイプと検討するプログラムによって異なる．一方の手法がもう一方の手法より優れているわけではない．どちらの手法も将来のプログラムの計画に，あるいは現在または過去のプログラムの評価方策に用いることができる．費用便益分析や費用効果分析を実施するための実際の手順については，本書の範囲を超えているが，手順のステップを含むいくつかの文献を推薦図書リストにあげている．費用便益分析と費用効果分析がプログラムの費用効果を測定する方策であり，適切性や経過，有効性，または効果について検討するものではないことは明らかである．

表 13-5 プログラムの構成要素に対する種々の評価手法の適切性の検討

構成要素	手法			
	ケーススタディ	調査	実験	モニタリング
適切性	あり	あり	なし	なし
経過	あり	あり	なし	あり
費用効果	なし	なし	あり	あり
費用効率	幾分あり	なし	あり	幾分あり
効果	なし	なし	あり	なし

まとめ

　いくつかの評価手法を提示し論じてきた．どの手法も適切性，経過，費用効果，有効性，成果の構成要素を等しくよく評価するものではない．プログラム評価の様々な手法について精通していること，そして，プログラムが計画され実施される前に，地域住民とともにそれぞれの長所と限界を論じることが重要である．表13-5は，プログラムの構成要素に対して適した評価手法をまとめた表である．評価手法を選択したら，その手法（ケーススタディ，実験デザイン，あるいはモニタリングチャート）がプログラム計画の一部となる．

　ローズモントの健康増進プログラムでは，どの評価手法が用いられたのだろうか．実際には，様々な方法が用いられていた．健康増進プログラム（犯罪防止教室と効果的なペアレンティング教室）の適切性の評価には，名義グループの集会が予定され，ヘルスケア提供者と消費者の両者が出席した．それに加えて，利用率と健康増進プログラムの利用者の人口統計が査定され，情報の価値に関する利用者の認知も査定された．プログラムの経過は図13-1に示されたようなモニタリングチャートを使って評価が行われた．個々のプログラムの有効性と効果については，対象者に対してプログラム前，プログラム直後，あらかじめ定められたフォローアップ時（プログラム後6週間と3か月）に行われた，知識，態度，行動意思に関する調査（すなわち質問紙，面接，テスト）によって評価された．実現可能な限りにおいて，1群の事前・事後調査などの評価研究デザインが追跡された．有効性と効果の尺度の追加として，プログラム後と比較したプログラム前の犯罪，子どもの虐待，10代の妊娠に関する地域の統計，ローズモント住民に影響を与える保健政策の変化（例えば，未成年者の避妊用具へのアクセス，公立学校での規律運用，保健サービスへの経済的な受給者資格など）があった．費用効果分析はいくつかのプログラムにおいて実施された．

　あなたはこれで，プログラムの実施と看護過程の再開始の準備が整った状態にある．言い換えれば，プログラムの効果に関するアセスメントの準備が整った状態である．計画されたプログラムを実行に移すことにより，地域アセスメントの結果にデータが追加され，それによって地域看護診断の追加，削除，修正と関連したプログラムの計画，介入が求められることになる．もう一度，最後にパートナーとしての地域のモデルを眺め（図8-4参

照），以下のことを考えてみよう．計画されたプログラムは，はたして地域が健康を達成し，回復し，維持し，促進するのに役立つであろうか．ストレッサーに抵抗する地域の能力を強めるだろうか．地域の力量と自助努力を高めるだろうか．

注意事項

看護過程を地域看護に応用するという第2部の最終章が問いで終わるのは，まさにふさわしいものである．地域看護は集団の健康状態に関する不断の問いかけ，検討，探索，熟考である．個人と家族の健康は常に重要であるが，私たちの分野の独自性は，看護技術を地域の健康に適用することである．それぞれの地域は独自性をもち特別な存在である．あなたが地域看護を実践している地域にまったく似通った地域は，ほかにはない．私たちはローズモントの独自性と地域看護への看護過程の適用をあなたとともに楽しく分かちあうことができたと思う．

（訳：狭川庸子）

●クリティカルシンキングの練習問題

12章で選んだあなたの介入についての評価計画を述べなさい．
1. どのプログラム評価のタイプ（プロセス，効果，成果）を用いるか．その理由も述べなさい．
2. どんな方法を用いるか．その根拠を示しなさい．
3. だれが評価に参加することになるか．
4. あなたの聴衆となる人々にふさわしいデータをどのように収集するか．
5. あなたの評価はどのくらい信頼性をもつことになるか．その根拠を述べなさい．

●文献
Dignan, M. B., & Carr, P. A. (1992). *Program planning for health education and promotion* (2nd ed.). Philadelphia, PA: Lea & Febiger.
Fetterman, D. M., Kaftarian, S. J., & Wandersman, A. (Eds.). (1996). *Empowerment evaluation: Knowledge and tools for self-assessment and accountability*. Thousand Oaks, CA: Sage.
Green, L. W., & Lewis, F. M. (1986). *Measurement and evaluation in health education and health promotion*. Palo Alto, CA: Mayfield.
W. K. Kellogg Foundation. (1998). *Evaluation handbook*. Battle Creek, MI: Author.
Minkler, M. (Ed.). (1997). *Community organizing and community building for health*. New Brunswick, NJ: Rutgers University Press.

●推薦図書・論文
Alfers, D., & Butterfoss, F. D. (2000). Evaluation on a shoestring: Key to success for Virginin prenatal incentive program. *Health Promotion Practice*, 1(3), 259–267.
Allen, J. (1993). Impact of the cholesterol education program for nurses: A pilot program evaluation. *Cardiovascular Nursing*, 29(1), 1–5.
Amaro, H., Raj, A., Reed, E., & Cranston, K. (2002). Implementation and long-term outcomes of two HIV intervention programs for Latinas. *Health Promotion Practice*, 3(2), 245–254.

Baker, A. E., Esser, N. M., & Lee, B. C. (2001). A qualitative assessment of children's farm safety day camp programs. *Journal of Agricultural Safety & Health, 7*(2), 89–99.

Berkanovic, E., Jones, C. J., Batmale, J., Jimenez, A., Roberson, A., & Ivie, S. D. (2001). Even if you were successful, how would you know? *Health Promotion Practice, 2*(4), 314–320.

Birch, S. (1990). The relative cost effectiveness of water fluoridation across communities: Analysis of variations according to underlying caries levels. *Community Dental Health, 7*(1), 3–10.

Bradley, J. E., Mayfield, M. V., Mehta, M. P., & Rukonge, A. (2002). Participatory evaluation of reproductive health care quality in developing countries. *Social Science & Medicine, 55*(2), 269–282.

Bridge, P. D., Gallagher, R. E., & Berry-Bobovski, L. C. (2000). Using evaluation methods to guide the development of a tobacco use prevention curriculum for youth: A case study. *Journal of Cancer Education, 15*(2), 95–98.

Caburnay, C. A., Kreuter, M. W., & Donlin, M. J. (2001). Disseminating effective health promotion programs from prevention research to community organizations. *Journal of Public Health Management & Practice, 7*(2), 81–89.

Chinman, M., Imm, P., Wandersman, A., Kaftarian, S., Neal, J., Pendelton, K. T., & Ringwalt, C. (2001). Evaluation in practice. Using the Getting to Outcomes (GTO) model in a statewide prevention initiative. *Health Promotion Practice, 2*(4), 302–309.

Chrisman, N. J., Senturia, K., Tang, G., & Gheisar, B. (2002). Qualitative process evaluation of urban community work: A preliminary review. *Health Education & Behavior, 29*(2), 232–248.

Emanuel, E. J., & Titlow, K. (2002). Evaluating community-based health initiatives: Identifying the characteristics of successful initiatives and evaluations. *Journal of Health Politics, Policy & Law, 27*(1), 105–108.

Finnegan, J. R., Murray, D. M., Kurth, C., & McCarthy, P. (1989). Measuring and tracking education program implementation: The Minnesota Heart Health Program experience. *Health Education Quarterly, 16*(1), 77–90.

Glick, D. F., & Kulbok, P. A. (2001). Program revision: A dynamic outcome of evaluation. *Quality Management in Health Care, 10*(1), 37–44.

Handler, A., Grason, H., Ruderman, M., Issel, M., & Turnock, B. (2000). Performing a program evaluation in a family case management program: Determining outcomes for low birthweight deliveries. *Public Health Nursing, 17*(3), 195–201.

Hoke, M. M., Byrd, T. L., Kelly, M. P., Brandon, J. E., & Lang, P. (2002). The Clinic HELP initiative: Promoting health education in primary care clinics. *Health Promotion Practice, 3*(4), 477–484.

Jonson-Reid, M. (2000). Evaluating empowerment in a community-based child abuse prevention program: Lessons learned. *Journal of Community Practice, 7*(4), 57–75.

Kegler, M. C., Twiss, J. M., & Look, V. (2000). Assessing community change at multiple levels: The genesis of an evaluation framework for the California Healthy Cities Project. *Health Education & Behavior, 27*(6), 760–779.

Klostermann, B. K., Perry, C. S., & Britto, M. T. (2000). Quality improvement in a school health program. Results of a process evaluation. *Evaluation & the Health Professions, 23*(1), 91–106.

Kohler, C. L., Dolce, J. J., Manzella, B. A., Higgins, D., & Brooks, C. M. (1993). Use of focus group methodology to develop an asthma self-management program useful for community-based medical practices. *Health Education Quarterly, 20*(3), 421–429.

Lindsey, E., Stajduhar, K., & McGuinness, L. (2001). Examining the process of community development. *Journal of Advanced Nursing, 33*(6), 828–835.

Lutman, M. E. (2001). Effects of a stage-based alcohol preventive intervention for inner-city youth. *Journal of Drug Education, 31*(2), 123–138.

Nas, T. F. (1996). *Cost-benefit analysis: Theory and application.* Thousand Oaks, CA: Sage.

Newes-Adeyi, G., Helitzer, D. L., Caulfield, L. E., & Bronner, Y. (2000). Theory and practice: Applying the ecological model to formative research for a WIC training program in New York State. *Health Education Research, 15*(3), 283–291.

O'Brien, K. (1993). Using focus groups to develop health surveys: An example from research on social relationships and AIDS-preventive behavior. *Health Education Quarterly, 20*(3), 361–372.

Ribeiro, V., & Blakeley, J. A. (2001). Evaluation of an osteoporosis workshop for women. *Public Health Nursing, 18*(3), 186–193.

Rossi, P. H., Freeman, H. E., & Lipsey, M. W. (1998). *Evaluation: A systematic approach* (6th ed.). Thousand Oaks, CA: Sage.

Sharts-Hopko, N. C. (2000). Program evaluation, revisited: A community-based HIV prevention grant. *Journal of the Association of Nurses in AIDS Care, 11*(5), 98–100.

Thompson, J. C. (1992). Program evaluation within a health promotion framework. *Canadian Journal of Public Health, 83*(Suppl 1), S67–S71.

Tonglet, R., Sorogane, M., Lembo, M., WaMukalay, M., Dramaix, M., & Hennart, P. (1993). Evaluation of immunization coverage at local level. *World Health Forum, 14*(3), 275–281.

Wheeler, F. C., Lackland, D. T., Mace, M. L., Reddick, A., Hogelin, G., & Remington, P. L. (1991). Evaluating South Carolina's community cardiovascular disease prevention project. *Public Health Reports, 106*(5), 536–543.

Worden, J. K., Mickey, R. M., Vacek, P. M., Flynn, B. S., Soloman, L. J., Secker-Walker, R. H., Skelly, J. M., Danigelis, N. L., Geller, B. M., Warner, S. L., Clark, R. A., Foster, R. S., Vezina, J. L., & Hooper, G. (2002). Evaluation of a community breast screening promotion program. *Preventive Medicine, 35*(4), 349–361.

Zavela, K. J. (2002). Developing effective school-based drug abuse prevention programs. *American Journal of Health Behavior, 26*(4), 252–265.

第Ⅲ部
ヘルスプロモーションの方法

14. 児童・生徒との健康なパートナーシップの促進	**273**
15. 職場で働いている人々との 健康なパートナーシップの促進	**287**
16. 地域の高齢者との健康なパートナーシップの促進	**299**
17. 農村部の人々との健康なパートナーシップの促進	**311**
18. 慢性の病気をもつ人々との 健康なパートナーシップの促進	**321**

第14章
児童・生徒との
健康なパートナーシップの促進

Nina Fredland

■ 学習目標
- 1次,2次,3次予防の各レベルにおいて学校に特有のプログラムをデザインすることができる.
- 児童・生徒やその両親,学校関係者に対して健康行動を指導するためのプログラムを実施することができる.
- プログラム計画の中に学校区の住民を巻き込むことができる.
- 児童・生徒とその両親に特有の地域社会の情報源を利用することができる.

はじめに

　医療提供者の多くが21世紀の主な目標としていることは,子どもたちが長く,幸せで豊かな生活を健康に送れる国家をつくることだとされている.私たちはナースとして,その目標を達成するにはどうすればいいのだろうか.この章では,学校区での計画やパートナーシップに焦点を当てる.地域社会によって異なるが,スクールナース(養護教諭)やコミュニティヘルスナースは,児童・生徒に医療を提供する理想的な位置にいる.子どもの健康に関して精通しているナース,例えば小児科のナースや家族看護のナースは,学校とのパートナーシップをもつ用意ができている.理想のモデルは,スクールナースやコミュニティヘルスナースが熟練したナースと協力するというモデルである.このように,ヘルスプロモーションと疾病予防と健康維持は,医療の提供の中に重要な要素として組み込まれている.児童・生徒は,嫌でも話を聞かされる状況にあり,両親は学校社会と密接に結びついている.この結びつきが,すべての家族にとって,学校社会をヘルスプロモーション行動の理想的な中核にしている.
　アメリカ合衆国(以下「アメリカ」)では子どもの健康は近年,関心が増している分野である.学校で抜き打ち的に調査を行うと,肥満児やグラウンドを走るとすぐに疲れてしま

う子ども，栄養にならない菓子を好む子どもの割合が高いことがわかる．この子どもたちは明らかに，不利益な状況にある．この子どもたちの健康は危険にさらされている．なぜ子どもたちが不健康な選択をするのかを理解するためには，大人の役割モデルを観察しさえすればよい．したがって，健康教育の取り組みは包括的であるべきで，子どものケアや療育に関与するすべての人と同時に子どもも健康教育に含めなければならない．

学校社会には以下のものが含まれる．
・児童・生徒と青年期の若者
・両親と保護者
・学校職員（教職員，事務職員，経営者）
・隣人，企業，サービス機関

学校健康プログラムは，学校社会のすべてのメンバーの教育を通して，最適な健康を推進することと疾病を予防することに加えて，今ある健康問題を明らかにし，解決するよう努めなければならない．したがって，包括的な学校健康プログラムは，健康教育に焦点を当てると同時に，条例や個々の学校が規定している保健サービスを提供することに焦点を当てるべきである．さらに，内的・外的な環境問題は，スクールナースにとってアセスメントや介入の重要な部分となる．

1. ヘルスプロモーションのためのヘルスサービスの提供

各州では，児童・生徒の健康を維持するための要件を定めている．視力，聴力，脊柱側彎の健診プログラムが必要とされている．また身長，体重，血圧の測定も，学校の保健サービスの一部である．栄養状態，歯科，発達の健診も学校側が必要なものとしているであろう．自分の住んでいる州の要件を知りたい場合は，地域の保健所に問い合わせてみるとよい．次のリストは，いくつかの州での共通の要件をまとめたものである．

視力：入学から120日以内に，新入生全員の健診を行う．幼稚園，1，3，5，7，9年生の児童・生徒の健診をそれぞれの学年度の5月に行う．

聴力：入学から120日以内に，新入生全員の健診を行う．幼稚園，1，3，5，7，9年生の児童・生徒の健診をそれぞれの学年度の5月に行う．

脊柱側彎：6年生と9年生全員の健診を行う．

視力と聴力の健診を行うためには証明書が必要である．証明書の交付を受けるための講習は，州の保健所か，州が専門家として認定した人物から受けることができる．どのようにして講習を受けるのかを知りたい場合は，自分の州の保健所に問い合わせてみるとよい．脊柱側彎の健診を行うのに通常，看護師免許は必要とされない．教育プログラムに参加する人が増え，プログラムが認められるようになるには，補助職員やボランティアのアシスタントが必要である．したがって，健康アセスメントのカリキュラムの一部として脊柱側彎の検査手順を看護学生に教えることは大切である．

現行の州の法律では，新学年の始業日（初登校日）までに予防接種を受け，そのことを記録しておく必要がある．学校区では，およそ30日間の短い猶予期間を設けることができる．予防接種の要件は，学校側が厳重に守らなければならない．予防接種の基準は各州

が設定している．学校区は，要件を増やすこともできるが，最低基準を満たしていなければならない．例えば州の法律では，児童・生徒の結核検診は必要としていなくても，学区では高い基準を設け，新入学の児童・生徒に対して1年以内に結核の抗体検査を行うように定めることができる．さらに，学校職員に対して，2年に1度抗体検査を受けるようにすることもできる．疾病対策センター（CDC）は，児童・生徒や大人へのもっとも良い予防接種スケジュールを勧告している．CDCのウェブサイトはwww.cdc.govである．このウェブサイトに慣れ親しんでおくと，現在勧告されている児童・生徒に対する予防接種スケジュールを把握する良い機会となる．

学校に配属されているナースは，集団健診プログラムに加えて，急性と慢性の両方の健康問題，例えば日常的に起こりやすい呼吸器感染や喘息などの問題を発見したり監視している．スクールナースは，その業務の範囲内で，医療機関を紹介したり，ケースマネジャーの役割を果たしたり，また指導を行ったりしている．

2. ヘルスプロモーションのための健康教育

アメリカの子どもたちに影響を与えている主な問題は，次のように分類することができる．すなわち，栄養，暴力，薬物乱用，精神保健上の問題，安全，性行動，鉛やアスベストや大気汚染などの環境汚染である．ヘルスプロモーション計画は，このような重要な事項に焦点を当てるべきである．あなたは健康教育プログラムのテーマとして，このうちのどれかを選ぶかもしれない．このテーマの中には，子どもやその両親，教師にふさわしいものがある．テーマを検討するときには，ターゲットとする聴衆を考慮すべきである．例えば健康な食事選びは，子どもが料理できるような簡単なレシピのものに調整したほうがよい．このことを考慮した子ども向けの料理本も数多くある．有名なものとしては，アメリカ心臓協会出版の『子どものための心臓に良い料理の本』（Children's Help Your Heart Cook Book）がある（この本を入手するには，地域のアメリカ心臓協会支部へ問い合わせればよい）．摂食障害は両親を含めた集まりに適したテーマである．**表14-1**にある健康教育のリストは，すべてを網羅しているわけではない．この表は，あなたのアイデアを促すためにつくられている．この中のどのプログラムに興味があるか考えてみるとよい．

3. 児童・生徒のヘルスプロモーションプログラム

学校に通っている子どもや青年期の若者に対するプログラムは，年齢に適したものでなければならない．乳房の自己検査や精巣の自己検査などのプログラムは，明らかに小学生には適していない．教育プログラムや計画の内容を決める際には，子どもの発達段階や成熟レベルを評価することが不可欠である．たとえ，自分がある年齢グループとのかかわり方をよく知っていると思っていても，それぞれのクラスによってかかわり方が異なるものである．対象となる子どもたちが，学年水準と比べてとても幼かったり，あるいはとても大人びていることもある．また，とても社交的な生徒もいれば，そうでない生徒もいる．注意力が欠けていたり多動のある子がいるかもしれない．

表14-1 健康教育プログラムのアイデア

〔食事〕
・健康に良い食品の選択
・忙しい家庭のための健康レシピ
・子どもがつくる健康ランチ
・不規則な食事（例えば，拒食や過食）

〔暴力〕
・家庭内暴力（子どもと家族全体の支援源への影響）
・しつけと子どもの虐待
・怒りや衝動のコンントロール
・いじめ
・デート中の暴力
・交際相手や知り合いへのレイプ
・暴力団
・児童虐待・近親相姦

〔薬物使用〕
・喫煙
・未成年の飲酒
・違法ドラッグ（マリファナ，クラック，コカイン，スピード，エクスタシー，ヘロイン）

〔精神保健上の問題〕
・自尊心
・注意欠陥障害・多動
・うつ
・自殺

〔身の安全〕
・鍵っ子
・問題解決能力・判断力

〔レクリエーションでの安全〕
・自転車，インラインスケート，スポーツ
・車での安全（シートベルト，チャイルドシート，オープンカーの乗車）
・水の安全（水泳，ボート，スキー）

〔性行動〕
・個人衛生
・10代の妊娠
・10代の親
・性感染症

〔環境〕
・内的（空気，水，空間）
・外的（公害，騒音）
・心理的（成績に関するストレス，親子の不仲，親と教師・教師同士の衝突，同級生からの嫌がらせ）

〔社会的影響〕
・家族構造の変化
・同級生からのプレッシャー
・メディアの影響（テレビゲーム，映画，テレビ）

　プログラムを計画する前に生徒の集団を観察することで，重要な情報が得られる．頻繁に教室を訪れ，生徒と教師がどのように交流しているか観察してみるとよい．教室管理能力は不可欠である．ナースと児童・生徒たちとの接触が少ないと，うまく管理するのが難しくなる．クラス担任の教師の助けを借りるのが，いちばん良い．どのような健康プログラムでも，計画段階で教師やカウンセラー，スクールナース，両親などのキーパーソンにかかわってもらうと助けになる．また，そのプログラムの効果を予想しておくと，プログ

ラムの全体的な成功につながる．このほかに考慮すべきことは，あなたのプログラムを売り込むことである．あなたのプログラムには，とても良いアイデアが含まれているかもしれない．しかし，もしだれもプログラムに参加してくれなかったり，最後までやり通してくれない場合は，時間や資源の無駄になってしまう．聞き手に伝えるために，ビラや掲示板，校内放送を使うとよい．興味をそそるような様々な計画を立てよう．例えば，色鮮やかな看板を立てたり，ゲームを用いたり，ポスターのコンテストやドア飾りのコンテストをしたり，年齢に合ったものや健康な食べ物のごほうび（ジュースバーやフルーツなど）などはその一例である．以下のものは，児童・生徒のヘルスプロモーションプログラムの例である．

- レッドリボン週間
- 乳房の自己検査・精巣の自己検査（10代向け）
- 筋肉運動クラブ（Muscle Mover Club）やトライアスロン，ウォーカソン（Walk-A-Thon）
- 月刊誌『健康掲示板』
- 料理本を作る会（Make a Cookbook）
- ペットの飼い主の責任を促す会（Pet Responsibility）
- いじめをなくす会（Antibullying Interventions）
- 手話の会（Visual Voices）

a．レッドリボン週間

　レッドリボン週間は毎年10月に，薬物を使用していないことを祝うために開かれている．連邦議会がレッドリボン週間を創設した1988年から，レッドリボンキャンペーンは始まった．その目的は，喫煙や飲酒，その他のドラッグの使用の危険性の認識を高めることである．そのとき以来，レッドリボン週間は多くの学校で標準的なものになった．インターネットをみると，国中の様々な学校がこの週間を祝う様子がわかる．薬物乱用の防止に焦点を当てたプログラムを1週間のスケジュールに組み入れたものがある．これは小学校のカリキュラムに組み込むことができる．生徒1人ひとりがドラッグ追放の誓いを復唱し，レッドリボンを身につける．表14-2にスケジュールの例を示す．

　地域社会では，様々な方法で児童・生徒と一緒にこのプログラムに参加すべきである．両親をプログラムに招待するのもよい．親の会のメンバーには，レッドリボンで学校を飾るように頼むとよい．地域社会のリーダー（教会，市民，警察など）に，コンテストの審査をしてもらおう．警察や消防は，パレードのルートを円滑にし，安全を確保する．地域の新聞やラジオ，テレビ局などのメディアの報道は，学校が捜し求めるべき重要な方策である（メディアの担当部局に知らされないために，価値のあるイベントがメディアに取り上げられないことが多い）．上級生や課外活動のリーダーは，リボンをつけたり，すべての活動に参加したり，活動を組織化したり実行するなどの積極的な仲間行動で下級生に影響を与えることができる．

　とくに薬物については，若者にはっきりとメッセージを送ることが非常に重要である．スピーチをだれにしてもらうかの決定は慎重に行うべきである．薬物使用から立ち直りつ

表14-2　レッドリボン週間のスケジュールの例

月曜日	フラッグセレモニーと生徒たちによるドラッグを使わない誓いの暗唱 誓い：「私はアルコールや薬物乱用に反対することでレッドリボンキャンペーンを支持し，ドラッグ追放を誓います」 署名 www.tcada.state.tx.us./fedribbon/redpledge.pdf ・生徒や教師が誓いのサインをできるようにスペースがとってある． ・中央の位置に誓いのカードが展示されている． ・生徒や両親，学校の職員のサインの入ったカードは市の行政の担当者（例えば市長）に送られる． ・レッドリボンは5年生（あるいは最上級生）のすべての生徒に配られ，それぞれの生徒がそのリボンを身につける． ・グラウンドをレッドリボンで飾る．
火曜日	・学校に赤い服を着ていく． ・美術の授業でドラッグ追放ポスターのコンテスト
水曜日	・教室のドア飾りコンテスト ・ホールにポスターを展示
木曜日	・学年ごとのドラッグ予防プログラム
金曜日	・ポスターとドア飾りの採点 ・ドラッグ追放決起集会 ・動機づけの演説 ・ドラッグ追放の歌 ・コンテスト優勝者の発表
土曜日	・地域のパレード
日曜日	

もっと多くのアイデアを知りたい場合は，レッドリボン週間に関するウェブサイトを参照．GoogleでRed Ribbon Weekと検索してみればよい．www.imdrugfree.comも良いサイトである．

www.esc12.net/newsreleases/pre/.10.15.9br.html

つある生徒に頼んで，薬物を使用したことのない生徒のグループに話をしてもらうのはよくない．確実に薬物を使用したことのなかった有名なスポーツ選手やタレントが，その後，薬物使用や暴力行為でニュースに取り上げられることがあるように，知名度の高い人物を役割モデルに仕立てることもリスクが高くなる．生徒に1分間与えて，なぜドラッグを使用してはいけないのか話してもらうのもよい．詩や「気の利いた言葉」のコンテストをしてみるのもよい．弁論クラブを巻き込んでみてもよい．

b. 筋肉運動クラブ（Muscle Mover Club）やトライアスロン，ウォーカソン（Walk-A-Thon）

　筋肉運動クラブでは，ウォーキングやランニング，水泳，サイクリングなどのエアロビクス運動を行うことで，身体的な活動を増進することができる．子どもにはバッジが与えられ，市街地にステッカーを貼り，決められたコースを1周走る．個人それぞれにゴールまで競争するか，クラスごとに行うことで，健康競争を進めることができる．このほか，トライアスロンやウォーカソンのマイレージシートを両親に承認してもらい，両親に参加

してもらうことができる．親には子どもと活動することを承認してもらう．親や教師が，掲示板に5マイルレースやマラソンなどの運動の達成を認め，掲示すれば，健康なライフスタイルを大人に目立たせることができる．子どもたちは，自分の達成を親や先生に認められることを非常に誇らしく思うだろう．

c．両親のためのヘルスプロモーションプログラム

以下に両親との健康なパートナーシップを築くためのアイデアを示す．
- 親同士の情報交換会
- 親同士の集まり
- 遅めの朝食会「2杯のコーヒー会議」
- 祖父母の日
- 乳がんの自己検査
- 栄養に関する親の委員会

親を含めたヘルスプロモーション活動を計画するうえでもっとも難しいのはタイミングである．ほとんどの両親は働いており，仕事上のスケジュールでは，ほんの少ししか自由な時間がない．そこで，朝食会は短くてすむし，また子どもを学校へ送り出すときに開けるので，とても参加しやすい．話題は両親が興味をもつものでなくてはならない．また，話題を決める前に「ニードのアセスメント」を行うのは良い考えである．このようにすれば，健康に関する重要な情報を含めることと同時に，両親の期待にこたえることができる．次に示すのは，栄養についての両親の情報交換会の議題の例である．このプログラムは夕方に開かれた．マーケティング計画には，両親のボランティア時間や，料理実習，また子育て雑誌の1年間講読，健康に良い果物や野菜のバスケットなどのごほうびが含まれている．寄付や商品については，地域の商店をいつも巻き込むようにしたほうがよいだろう．地域の食料品店では果物や野菜のバスケットを寄付してくれたり，美容院では無料で髪の手入れをしてくれるだろう．学校の活動により多くの地域企業を巻き込むことで，コミュニティヘルスナースは市民すべての健康を推進しやすくなる．

d．健康に良い習慣で，健康な子どもに！（両親のための夕べ）
- 名簿に名前を書いてもらい福引券を渡し，栄養の知識についてアンケート調査をする．
- 歓迎の言葉と委員の紹介
- 「健康に良い習慣で，健康な子どもに！」の概要の説明
- 日常の食事のコレステロールや砂糖，塩の影響
- 食品ラベルの理解
- 食料品店での食材選び
- レストランでの食事選び
- 健康な家庭のレシピ
- 健康な心臓についての話し合い
- 福引の発表

e. 親同士の集まり

児童・生徒や10代の若者のために，確かな行動のルール，例えば門限やメンバー間のルールなどに同意したうえで，親同士の集まりをつくることは，親や学校の職員の助けになる．親は，家で飲酒や喫煙，薬物の使用を許さないということに同意できる．親同士が同じルールをもっていて，自分の子どもがその仲間集団にいることで親は安心することができる．一貫した接し方をすることにより子どもに制限を与えると同時に，仲間からの積極的な圧力の雰囲気を与えることができる．また親も互いに相談できるので安心でき，サポートシステムを形成することができる．

f. 祖父母の日

祖父母の日とは，学校活動に祖父母を巻き込むという日である．祖父母の多くは長い間，教育の場とは縁のない生活をしてきている．祖父母の日の活動は，教室を訪問し，健康に良いランチを食べ，血圧測定をする．7年生（あるいはその上級生）は，理科や体育の授業，生物，数学，保健の授業で血圧の測定を学ぶ．あなたは，それぞれの教師と一緒に練習を指導する．生徒は，あなたやボランティアナース，その他の訓練を受けた大人など医療の専門職の監督の下で高齢者の血圧を測定する．この活動は，生徒に心臓病の予防や血圧のモニタリングの重要性に気づかせると同時に，高齢者にサービスを与えている．血圧の上昇に気づいたら，高血圧の人を紹介できるように，クリニックや地域の保健所，あるいは私立病院の名称や電話番号を記した紹介計画を立てることができる．高血圧の人のフォローアップや，高血圧や不健康との関係について執筆している関係者と連携することもできる．

g. 母と娘のためのプログラム

母と娘のためのがん予防プログラムでは，乳房の自己検査とマンモグラフィについて指導する．様々な民族背景の女性の興味をひくために，それぞれの文化に合ったプログラムをつくる必要がある．例えば，公の場で乳房の問題について話し合うことが文化上適切でない場合は，地域の礼拝センターや，その情報が受け入れられそうな別の適切な施設を使うとよい（礼拝センターには，英語が流暢でない女性のために，通訳のできる人がいる所もある）．

同じように重要なこととして，父と息子のための精巣についてのものがあり，精巣の自己検査の仕方を教えている．母と娘との話し合いは，父と息子との話し合いと同じ時間に予定を組むとよい．こうすると，家族全体にとっても年齢に関係なく楽しむことができ，また，地域社会全体を巻き込むことができる．ガールスカウトやボーイスカウト，『学校農業クラブ』(Future Farmers of America Club)が，家族の自己検査の日の資金的な後押しに興味をもつかもしれない．彼らは日ごろから家族全体での活動に興味をもっているからである．

h. 栄養についての理解

学校給食が健康なものでない場合は，この問題について委員会を開く必要がある．この

委員会には，できれば親や地域看護師，スクールナース，食堂の職員，教師や学校経営者の代表，栄養士を含めるべきである（ヒント：親に相談する．親の中には栄養士がいることがよくある）．

行動の段階には次のことを含める．
1) 親が興味や関心のあることを評価するための調査を行う．親はどのようなことを期待しているのか．どのような変化を求めているのか．
2) 生徒の食べ物の好みを評価するために意見調査を行う．
3) 子どもが現に食べているものを見極めるために，食べ残しの調査を行う．
4) 生徒を含めることを忘れずに委員会をつくる．
5) 上の1，2，3で明らかになったことを基本に，栄養士を雇って現在の食事を調査するなど，現在のメニューに代わるものを探す．また，委員会を組織してほかの学校を訪問し，試食したり，メニューを研究したり，生徒と満足度について話したりするとよい．
6) 学校の経営者に提案する．
7) 教育委員会に提言する．
8) 新しいものを導入してみる．

□ 食べ残しの栄養調査
1) あなたを手助けしてくれる親のボランティアや食堂の職員，教師を募集する．
2) その調査を行う日を少なくとも1週間のうち2日は選ぶ．
3) ボランティアを食器返却口や，ごみ容器の横に配置する．
4) ごみ容器に入れられた食べ残しの種類や量を記録する．
5) 食べられずに捨てられたものの種類を知るために，ランチバッグの中までじっくり見る．
6) すべての情報を記録する（異なる食べ物のタイプがあるため）．
7) これで，食べ残しや，（包装紙から）ソフトドリンクやキャンディの消費量などの重要な情報が手に入る．
8) 1ページの報告書にまとめる．
9) 親や学校職員，生徒にレポートを配る．
10) 食べ残しを減らすための提案を，学校経営者に結果とともに報告する．

i. 反いじめといじめ予防プログラム

いじめは，ここ10年ほど，アメリカでは重要なトピックになっており，いじめ現象の理解に研究の焦点が当てられている．GlewとFeudtner（2000）は，いじめを「1人か数人の子どもが，繰り返し，計画的に脅しやいやがらせ，身体的暴力などを行う形の攻撃で，被害者が自分自身では守りきれないと思うもの」と定義している．繰り返しと力の不均衡がいじめの概念には欠かせない．

多くの反いじめプログラムが実施されているが，いじめを予防したり，いじめが起こったときにいじめをやめさせるにはどのような介入がもっとも効を奏するのかを確認するた

めには，より多くの情報が必要である．わかっていることは，この問題はふつう人の見ている所で起こるということである．いじめの解決法は，いじめや，いじめる側の子ども，いじめられる側の子ども，周囲で見ていた子どもを対象にしなければならない．ほとんどのいじめが，授業中や放課後の，子どもたちがまだ学校の構内にいる間に，教室や廊下，浴室，グラウンドなど学校の敷地内やその近くで行われている．また，いじめはスクールバスの中でも起こっている．Nanselら（2001）は，6年生から10年生の29％が何らかのいじめ行動に巻き込まれた経験があると報告している．Olweus（1994）は，いじめを経験したことのある生徒は20代に犯罪に手を染める可能性が4倍になると報告している．また，いじめはデート中の暴力や，後に家庭内暴力に発展することがある．いじめは，風邪や食欲の減退，学校へ行くのが怖いなど，身体や心身，精神の健康に様々な影響を及ぼす．いじめの健康への影響を真に理解するにはさらに研究が必要であるが，スクールナースは，子どもたちがのどの痛みや風邪，呼吸器の問題，胃腸の不快感を訴えて保健室に来たときには，それにいじめが関与していることを考慮すべきである（Wolke, Woods, Bloomfield & Karstadt, 2001）．このような理由から，生徒と早い段階からいじめに取り組むことが重要である．

　いじめやその他の攻撃などの反社会的行動を否定し，向社会的行動を推進するような学校の雰囲気に変えることが，いちばん重要な計画といえよう．個人的ではない，組織的な対処をとることが，いじめ行動を消極的に受け入れたり，美化することを防ぐためには重要である．生徒や学校経営者，教師，学校職員，両親を含め，多面的にかかわる必要がある．最近では，「敵対的で虐待的な学習環境」に介入することをあきらめた学校職員や学校区が，法に訴えるという行動で対抗している．連邦法では，学校に対してセクシュアルハラスメント規定をつくるよう命じている（Cavendish, 2001）．あなたの学校の規定を調べてみよう．おそらく，反いじめ規定が作成され，実施されていることだろう．いじめ予防プログラムについての詳しい情報は以下の文献を参照してほしい．

　Olweus, D., Limber, S., & Mihalic, S.F. (1999). Blueprints for violence prevention, book nine : Bullying Prevention Program. Boulder, CO : Center for the Study and Prevention of Violence.

　U. S. Department of Health and Human Services. (2001). Youth violence : A report of the Surgeon General. Rockvill, MD. 以下のサイトから入手できる．

　www.surgeongeneral.gov/library/youthviolence/bullyingprevention-program.

　Children's Safety Network. National Injury and Violence Prevention Resource Center. 以下のサイトから入手できる．

　www.childrensafetynetwork.org.

　Commission for the violence. Chicago, IL : American Medical Association. 以下のサイトから入手できる．

　www.ama-assn.org/upload/mm/386/fullreport.pdf.

4. 教師・学校職員のためのヘルスプロモーション計画

次にあげるのは，教師や学校職員などが使うことのできるヘルスプロモーション計画のためのまた別のアイデアである．このリストは包括的なものではないが，実施可能な計画のアイデアを生み出すために示した．
- 血圧測定は毎月同じ日に行う．
- がんの自己検査
- ヘルスプロモーション資料を人件費に含める．
- 週1回サラダの日をつくるなどの心臓の健康の日
- 紹介と資源についての情報提供
- ツベルクリン検査

勤務している日には，学校環境を評価し，より社会的な学校のムードをつくり出す．

5. 地域社会のためのヘルスプロモーション計画

- 読書プログラムや個人指導，昼食時の監視などの学校活動に高齢者を巻き込む．
- 地域の市民団体と協力する．
- ドラッグ追放地帯を設ける．
- ドラッグ追放を祝うために地域社会のパレードを行う．
- ラジオやテレビ，新聞社とコンタクトを取り，ヘルスプロモーションのイベントを広告してくれるよう頼んでみる．
- 予防接種プログラム
- 学校を基礎とした家族クリニック
- 近隣地域のアルコールの入手のしやすさと消費を扱った地域のフォーラム
- ハンドガン問題を含めた銃の安全啓発のために，地域の法的強化に協力する．

まとめ

この章では，学童の最適な健康目標達成のために，学校で実施されているヘルスプロモーション計画に焦点を当ててきた．健康サービスや健康教育，環境問題の構成要素を再検討した．ヘルスプロモーションの努力に両親や教師，学校職員，地域社会など学生で組織されたグループを組み込む方法の提案については要点をまとめている．学校特有の地域資源についても，この章に含めている．あなたが，学校での健康なパートナーシップの促進に興味をもってくれることを願う．

(訳：門田憲亮)

●クリティカルシンキングの練習問題

学校でのいじめは最近増えつつある問題であり，子どもの身体的・精神的な健康に影響

を及ぼす．地域のアセスメントの一部として，学校の雰囲気がいじめを抑止しているか，あるいは助長しているかを確かめることが重要である．

1. その学校にはいじめ反対の方針があるか．ある場合は，それはどのようにしてつくられたか．方針について説明し，それがどのように実施されているかを説明しなさい．
2. いじめについて断固とした方針を採用している学校もある．学校でのいじめに関して断固とした方針をもつことの長所と短所は何か．学校の経営者と児童・生徒の立場からみて，その方針の良い点と悪い点は何か．児童・生徒や学校，地域，社会への排除の影響について述べなさい．
3. いじめ反対の方針は，悪口やより深刻な暴力行為などの逸脱行動や比較的小さな事案の集まりをなくせるだろうか．このような方針は，セクシュアルハラスメントを比較的小さなことにしてしまわないだろうか．

●文献
Cavendish, R. S. C. (2001). Bullying and sexual harassment in the school setting. *The Journal of School Nursing*, 17(1), 25–31.
Glew, G. R. F., & Feudtner, C. (2000). Bullying: Children hurting children. *Pediatrics in Review*, 21(6), 183–190.
Nansel, T. R., Overpeck, M., Pilla, R. S., Ruan, W. J., Simons-Morton, B., & Scheidt, P. (2001). Bullying behaviors among US youth: Prevalence and association with psychosocial adjustment. *JAMA*, 285(16), 2094–2100.
Olweus, D. (1994). Annotation: Bullying at school: Basic facts and effects of a school based intervention program. *Journal of Child Psychology and Psychiatry*, 53(7), 1171–1190.
Wolke, D., Woods, S., Bloomfield, L., & Karstadt, L. (2001). Bullying involvement in primary school and common health problems. *Archives of Disease in Childhood*, 85(3), 197–201.

●推薦図書・論文
American Journal of School Nursing
Four issues per year
Journal of School Health
Monthly journal, except for July/August
School Nurse
Health information publication; four issues per year
Books and Articles
American Nurses Association. (1998). *Standards of clinical nursing practice* (2nd ed.). Kerneysville, WV: American Nurses Publishing.
Birch, D., & Hallock, B. (1998). School nurses' perceptions of parental involvement in school health. *Journal of School Nursing*, 14(3), 32–37.
Bryan, S. (1998). School nurses' perceptions of their interactions with nurse practitioners. *Journal of School Nursing*, 14(5), 17–23.
Cavendish, R., Lunney, M., Draynyak, B., & Richardson, K. (1999). National survey to identify the nursing interventions used in school settings. *Journal of School Nursing*, 15(2), 14–21.
Cowell, J., Warren, J., & Montgomery, A. (1999). Cardiovascular risk prevalence among diverse school-age children: Implications for schools. *Journal of School Nursing*, 15(2), 8–12.
Gaffrey, E., & Bergren, M. (1998). School health services and managed care: A unique partnership for child health. *Journal of School Nursing*, 14(4), 5–22.

Newton, J., Adams, R., & Marontel, M. (2002). *The new school health handbook* (3rd ed.). Hoboken, NJ: Jossey-Bass.

Pavelka, L., McCarthy, A., & Denehy, J. (1999). Nursing intervention used in school nursing practice. *Journal of School Nursing, 15*(1), 29–37.

Great Resources

Guidelines/health manuals/continuing education programs for school nurses developed by local school districts

State and local health department guidelines and laws

State associations for school nurses. Web sites: access through state associations

Volunteer agencies such as the American Heart Association, American Lung Association, American Cancer Society, and American Diabetes Association. Web sites were given earlier.

●インターネット情報源

　以下のリストには，学校に勤務しているヘルスケア提供者にとって興味のあるウェブサイトをあげてある．インターネットのサイトはすぐに変わってしまうので，下にあがっている情報が最新のものとは限らないことに注意してほしい．あくまでも情報源としてあげてあるので，読者には定期的に更新する必要があることを覚えていただきたい．

www.aap.org
American Academy of Pediatrics
　小児科のプライマリケア医の組織で，新生児や小児，青年，若年成人の健康と安全，心身の健康を促進する情報を提供しており，また子どもに大きな災難について伝える場合のアドバイスを提供している．

www.cancer.org
American Cancer Society
　非営利のボランティアの健康組織で，消費者のがん予防についての情報を提供している．

www.diabetes.org
American Diabetes Association
　非営利のボランティアの健康組織で，サマーキャンプをはじめ糖尿病に関する情報や資源を提供している．

www.americanheart.org
American Heart Association
　非営利のボランティアの健康組織で，消費者に心血管疾患の予防と治療に関する情報を提供している．『ハートパワー』には『心臓のことを知ろう』，『ハートチャレンジ』，『健康に良い学校での昼食』，『心臓病と仕事』などの5つのプログラムがあり，就学前の子どもから中期の学童に対して健康に良い食事と運動に気をつけ，たばこを避けるなどの学校プログラムに力を入れている．

www.lungusa.org
American Lung Association
　地域の教育やサービス，研究を通じて肺がんと闘っている．喫煙の予防，禁煙，喘息，室内の空気の質に関する情報を提供している．

www.asthmabusters.org
　喘息をもつ子どものためのオンラインクラブ．スクールナースへの連絡先がわかる．

www.ashaweb.org
American School Health Association
　包括的な学校保健プログラムを提唱することでアメリカの若者の健康を増進している．

www.cdc.gov
Centers for Disease Control and Prevention
　アメリカ保健社会福祉省の一機関で，疾病や負傷，障害を予防することで健康を増進している．ウェ

ブサイトには各種のデータや統計情報，健康に関する情報が載っている．

www.acf.dhhs.gov
U. S. Department of Health and Human Services, The Administration for Children and Families
　子どもと親のための政府プログラムを見ることができる．

www.nasbhc.org/
The National Assembly on School-Based Health Care
　非営利の私的機関で，包括的で文化理解力のある，学校をベースにした学際的な，診療を受けやすい，質の高いプライマリケアとメンタルヘルスケアを促進している．

www.nasn.org
National Association of School Nurses, Inc.
　非営利の専門看護組織で，ウェブサイトでは学校看護関連の学会の予定や発行物を知ることができる．

www.schoolnurse.com
School Nurse Forum
　スクールナースが最新の情報を得たりインターネットを通じて意見交換をするのに使いやすい情報源である．

www.childstress.com
　ストレスに対処する子どもの親のための情報を提供している．

www.schoolhealth.org
　アメリカ小児医学会のサイトである．小児科医と学校に勤務しているヘルスケア専門職のための学校看護の情報を提供している．

www.safeyouth.org
National Youth Violence Prevention Resource Center
　親や10代の子ども，ヘルスケア専門職のための情報センター．2か国語が使える．
1-800-SAFEYOUTHから無料で情報が得られる．

第15章
職場で働いている人々との健康なパートナーシップの促進

Pam Willson, Ann Malecha

■ 学習目標
- 職場におけるヘルスプロモーションニーズを評価する．
- 良い成果を上げたヘルスプロモーションプログラムの方法について話し合う．
- 従業員とその家族という多様な集団に健康的な習慣を教授するプログラムを計画・実施・評価する．

はじめに

　ヘルスプロモーション，疾病の予防とコントロール，心身の健康，危険因子の除去，予防的ヘルスケアは，職場における健康プログラムで使われる用語である．この章では，"ヘルスプロモーション"という言葉は，新しい生活習慣を身につけることにより，従業員が自分の健康と生活の質をどのように改善できるのかを学ぶプロセスという意味で使うことにする．職場の中で健康を増進させるプロセスは通常，従業員が習慣や健康リスク，疾病機序に関する知識を習得することから始まる．次に，新しい能力を身につけ，それを日常生活の中で実施し，学んだ習慣を長期間継続する手段を見つけていく．

　産業保健師は多くの場合，職場におけるヘルスプロモーションプログラムに責任を負っており，また，地域とのパートナーシップの確立においても優れた人的資源である．産業保健師が組織にいない場合は，安全管理者や企業の人事部や厚生部門が健康プログラムの担当をしていることがある．健康活動の調整をしているのはだれか尋ねてみよう．職場におけるヘルスプロモーションの看護過程は企業にいる人すべてを対象としており，従業員の家族（配偶者，子ども）にまでその対象が広がるといえる．

　職場におけるヘルスプロモーション活動は，経営側を含めた職場全体の健康ニーズを評価することから始まる．次のステップは，企業全域にわたる教育，健診，生活習慣の変容

に焦点を当てた介入を通して健康問題に対する認識を植え付けることである．この章では，良い成果を上げたヘルスプロモーションプログラムの方法，様々なプログラムを実施する際の手順，そして利用できる資源のリストについて述べる．

1. 職場におけるヘルスプロモーション

50人以上の従業員を雇用しているアメリカの企業の80％以上がヘルスプロモーション活動に取り組んでいる（Hunnicutt & Deming, 1999）．企業では，会員の募集（例：ヘルスクラブの会員）や技能訓練（例：腰痛予防），安全（例：聴力保護），健康（例：リスク因子と健診），レクリエーション活動（例：ジョギング，スポーツチーム）をヘルスプロモーションとして取り入れている．雇用者は多様な動機から従業員のヘルスプロモーションや安全に興味をもっている．すなわち，生産性向上や欠勤の減少，安全基準の順守，従業員の労働意欲の向上，給与と保険に対する従業員の不満の緩和などがあげられる．

2. ヘルスプロモーション活動のタイプ

健康を増進し，けがや病気を予防するための職場での一般的な活動には，運動，禁煙，腰痛予防，ストレス管理プログラムがある．よくあることだが，企業は従業員に健康に関する回報を配ったり，健康リスクを評価したり，健康フェアを開いたり，血圧測定やコレステロール値の健診などを行っている．このような例をヘルスプロモーションの3つのタイプに分けることができる．

意識向上プログラム：従業員の知識や興味のレベルを高める（例：ビラを配る，講習会を開く，回報を配る）．
行動変容活動：参加者が健康的な習慣を身につけるのを促す（例：禁煙，規則的な運動，健康的な食事）．
支援的な環境：健康的な生活習慣を奨励する職場環境をつくる（食堂に低脂肪食を置く，職場でのエアロビック教室，健康診断の時間の確保，自動販売機に健康に良いスナックを置く）．

どのタイプのヘルスプロモーションプログラムを提供するかを決定する際には，そのプログラムが企業の理念や目的とどの程度一致しているかをみることが重要である．また，雇用者側と従業員側の両方にとっての，その活動の費用と便益を考慮しなければならない．雇用者は欠勤の減少や生産性の向上など財政的な便益の可能性に着目するのに対して，従業員のほとんどは個人的な理由（体重を減らしたいとか健康状態を良くしたい）からヘルスプロモーションプログラムに参加する．労働者は，体の外観を良くしたり心地良い気分を感じたり，また生活の質を向上させることを望んでいる．組織と従業員の両方のニーズを合わせることにより，広く従業員の参加を促し，より成功度の高いプログラムにすることができる．

3. ヘルスプロモーションプログラムの計画

a. ニーズのアセスメント

　教育的な話題に対する従業員の興味を見極めたり，現在従業員が行っている健康習慣と安全の習慣を調べるために，質問表と健康リスク評価が一般に用いられる．質問表に含むべき，健康と生活習慣に関する調査項目のアイデアを以下に示す．1枚の質問表にこの項目のすべてを含めると，回答者は戸惑ってしまうだろう．しかし，ひと月ごとに異なる焦点を当てて年間計画を作れば，間違いなく成功するだろう．まずは簡単な質問表から始めて，回答者の興味を引くようにするのがよいであろう．

　・運動と心身の良好な健康状態
　・栄養と正しい食生活
　・ビタミンと自然療法
　・禁煙
　・体重管理
　・視力ケア
　・男性の健康
　・女性の健康
　・妊娠と新生児ケア
　・小児の発熱と疼痛の管理
　・閉経，骨粗鬆症，エストロゲン補充療法
　・安全（自転車，オートバイのヘルメット，シートベルト，車のエアバッグ）
　・安全な海外旅行
　・暴力（女性，子ども，高齢者）
　・抑うつと不安
　・ストレス管理とリラクセーション
　・成人の疼痛管理（腰，首，手首）
　・胸やけと消化不良
　・心臓の健康（コレステロールと高血圧）
　・糖尿病
　・がん
　・アレルギーと喘息

　通知する必要のある従業員の慢性疾患の有病率を算出するために，従業員の健康と保険の記録を用いることができる．安全記録や労働者の給与体系，雇用者や管理職者へのインタビューも，従業員と企業のヘルスプロモーションニーズ判定の材料として利用できる．

　ニーズが割り出されたら，産業看護師を手助けしたり，諮問委員会を計画して，ヘルスプロモーションプログラムの管理支援を確実にすることができる．計画発表や実施報告は，企画の有用性を経営者に納得してもらうための最初のステップである．事業計画を立てるのは，自分の計画は共通の言語を確立し，組織内のすべての人に計画を理解してもらうの

に役立つことを伝えるためと言える．事業計画の例を以下に示す．

実施概要：ヘルスプロモーション計画の簡潔な概要のことで，これには以下のことが記される．目的（例：腰の緊張をほぐすため），方法（例：30分間の講習を3回），予測する便益（例：勤務中のミスを減らす，生産性を高める），費用（例：欠勤を防ぐことや保険金や給与体系に対する不満を減らすなどの回避の費用だけでなく，パンフレットやビラ，教育にかかる時間，奨励金などのプログラムに必要な費用）

目的：達成すべきこととその根拠である．健康な成人のための「ヘルシーピープル2010」の目標を含んでいる．

方法：どのように，いつ，どこでその計画を実施するのかということである．達成すべき仕事（例：パンフレットやビラのデザインと配布）と達成の期限，責任者を，それぞれ列挙する．外部講師の活用やデモンストレーション，デモンストレーションにならっての演習，従業員の参加と教えられた行動の実施を高める対策など，プログラムの内容の輪郭をはっきりさせる．計画のこの部分には，プログラムの最終目標と下位目標を含める．プログラムの最終目標は，例えば，"腰痛防止プログラムを修了した従業員の80％が，腰痛のために調子が悪い日の日数が減ったと報告する"というように示す．プログラムの下位目標は，例えば，"正しい持ち上げ手順についての講義とデモンストレーションの後，参加した従業員の90％が正しい持ち上げ手順を実施する"というように示す．

予測する便益：プログラムの成果を記す（例：腰痛による欠勤が減る）．昨年中の欠勤日数と企画したプログラムを実施することで欠勤日数をどれだけ減らせるかを記すのは，企画のこの項目が適している．この項目は，文献で見つけたのと同様のプログラムを実施した企業とその企業が得た結果を報告の中で引き合いに出すのにも使える．

費用：欠勤を減らし，生産性を上げることで予測される利益だけでなく，プログラムにかかる費用（資材，教育にかかる時間，奨励金など）を正確に見積もる．事業計画についての詳細は，Helmerら（1995）の参考文献を参照してほしい．

4. ヘルスプロモーションプログラムの資源

a. 健康リスク評価

健康リスク評価（HRA）は，危険な生活習慣をもとに平均余命を算定するのに用いられるが，容易に実施できる，信頼性のある測定用具である．HRAは，生活習慣を変えれば避けることのできるリスクの量も算定することができる．HRAの中には，習慣を変える準備状態を判定するものもある．また，健康的な習慣に対して肯定的な言葉を伝えたり，不健康な習慣を改めるよう促したり，そのための情報を与える教育手段として使うことができるものある．HRAは通常，対話式のコンピュータプログラムに沿って回答するようになっており，個々の従業員の都合の良いやり方（2週間以内）で正確な報告を得ることができる．匿名の集計データが企業側に提供される．雇用者にとって情報が有用かどうかは，参加する従業員の割合にかかっている（少なくとも従業員の70〜80％であることが望まれる）．HRAの情報の秘密性と集計概要の要点を広く知らせることで，さらに多くの参加者を集めることができる．

栄養状態や体重，一般的健康状態を評価するためのHRAもある．息抜きのために勉強を中断して，ここで紹介したHRAをインターネットでチェックしてみてみよう（ウェブサイトを検索するときは，"HRA"で検索する）．そして，職場におけるヘルスプロモーションプログラムにどのように活用できるか考えてみよう．

- HRAの一例：www.mindspring.com/~hpnhra/hraquest4.html
- 運動：www.bjc.org/infotech/index.html
- 国立がん研究所：www.nci.nih.gov
- アメリカ心臓病学会：www.women.americanheart.org/

5. ヘルスプロモーションプログラムにおける変容の段階の活用

大半のヘルスプロモーションプログラムは生活習慣の変更を要するものなので，Prochaskaの変容プロセス（Prochaska & DiClement, 1983）やPenderのヘルスビリーフ・モデル（Pender, 1996），その他のモデルや理論を選んで，計画から評価までのプロセスガイドにしよう．以下，変容過程の段階について簡単にみていくことにする．

意識前の段階：この段階では，従業員は自分の習慣を変えるということを考えてもいない．ここでの目標は，従業員が変容によってもたらされる利益に気づくようにし，変容の可能性について考え始めるようにすることである．

意識の段階：この段階で従業員は，少なくとも習慣を変える努力をしようと考えている．従業員はプラス面とマイナス面を天秤にかけている．どのようにして習慣を変えればよいかを知らない人もいるだろうし，習慣を変えることなどほとんど不可能だと考えている人もいるだろう．変えようと試みても，もし失敗すれば努力の甲斐がない．そこで目標は，従業員が恩恵を認識できるように援助し，変えるための努力に価値があることを認識することが大切である．

準備の段階：この段階では，すでに努力して習慣を変えようと決心している．習慣を変えるのに役立つ援助を求め，習慣の変容を維持するための情報と技能を身につけようとしている．

行動の段階：この段階は，新しい習慣を学んでいる途中である．しかし，それはまだ生活習慣として定着していない．新しい習慣を身につけるには多くの努力が必要なため，以前の習慣に逆戻りする危険がある．支援とやる気と心からの励ましが必要である．

維持の段階：新しい習慣が生活習慣の中に取り込まれている．仕事や個人生活のうえで危機や大きなストレスが生じると，以前の習慣に逆戻りすることもありうる．強化と支援と，新しい習慣を実行する機会が必要である．新しく身につけた習慣を共同で行うと従業員のためになる．

6. プログラムの実行

マーケティングは，プログラムをうまく実行するのに欠かせない要素である．マーケティングの方法には次のようなものがある．

ポスター：プロがつくったもののように見えないといけない．キャッチコピーや見出しは欠かせない．ポスターを頻繁に変えて目を引くようにする．
　　　電子メール：イベントの日までのカウントダウンをしたり，健康に関連したクイズ問題を出して，次の日に答えとその根拠を配信する．
　　　健康に関するニュースレター：悪性黒色腫を早期に発見できたこととか，ウォーキング・プログラムを使った減量法，スクリーニングを受けるまで自分が高血圧であることを知らずにいた人がいること，ただ単に生活習慣を変えるだけで（薬なしで）疾患をコントロールすることの助けになる，など成功談を詳しく紹介する．
　　　社長または福利厚生部門の部長からの"社員の皆さんへ"による広報：会社の勤務時間を健診のために提供し，禁煙プログラムや健診の費用の全額または一部を会社側が負担したり，健康プログラムへの出席を2時間の病欠に振り替えられるようにすることを知らせる．
　　　従業員に参加する動機となる景品を提供する：Tシャツ，帽子，日焼け止めの試供品，ヘルシーな果物のスナック，ミネラルウオーターなど．

7. プログラムの評価

　　評価の過程では，ヘルスプロモーションプログラムで得られた成果を判定する機会が得られ，従業員のヘルスサービスの改善につなげていくことができる．プログラムの構成や実施過程，またプログラムの成果の評価の3つは，質の保証の再検討でよく用いられるアプローチである．
　　プログラムの構成の評価では次のことが行われる．①管理職者への報告の体制やヘルスプロモーションプログラムに与えられた支援について再検討する，②物理的な設備がプログラムに合っていたかどうか判定する，③使用した器具や物品を確認する，④必要な人員とその職能を確認する，⑤従業員の人口統計と健康状態のニーズを分析する，⑥プログラムの理念，最終目標，下位目標が雇用主の経営上のニーズと従業員の健康上のニーズの双方を満たすように策定されているかどうかを判定する．
　　過程の評価では，次のことに取り組む．①ヘルスプロモーションの活動性がその場に適していたかどうか，②ヘルスプロモーションプログラムが職場のニーズに合うようにつくられていたかどうか，③文書や記録が保存されているかどうか．
　　結果の評価では次のことに焦点を当てる．①期待された目標と目的が達成されたか，②プログラムが良い成果をもたらしたか，③健康上の成果は傷病の予防やコンプライアンスの向上，従業員のセルフケア知識の向上，機能の回復，苦痛を和らげるなどを示しているか，④プログラムの対費用効果，⑤従業員・雇用主・扶養家族の受けたヘルスプロモーションプログラムの質に対する満足度．
　　標準的な評価法としては，プログラム実施後の評点尺度を用いたり，観察したり，従業員にインタビューしてプログラムに対する意見や姿勢，満足度などを尋ねたりすることで行う．図や記録を使って罹病率と死亡率の違いを判定することもできる．

第15章　職場で働いている人々との健康なパートナーシップの促進　293

8. ヘルスプロモーションプログラムを維持するための助言

　ヘルスプロモーションへの努力を維持するためには，組織の目標に合ったプログラムをつくることである．プログラムの初めの時点から，職場の重要な従業員か管理職者，もしくはその両者を指名して取り込んでおくことである．ヘルスプロモーションプログラムの一部として，従業員に地域の社会資源をいつ，どこで，どのように使うかを教えておくとよい．プログラムの評価を短期的・中期的に行うようにする．できれば，長期間に及ぶ好結果や経費節減，健康上の利益も予測を立てておく（例として，罹病率と疾患の早期発見のコスト，回避可能な手術や苦痛，入院，従業員手当てなど）．従業員の福利厚生計画に常にヘルスプロモーションを組み込むことを提案する．

9. ヘルスプロモーションプログラムの一例

a. 皮膚がんの予防

　企業が毎年行う市民マラソンや夏季ピクニック，スポーツ大会などの活動の一部に皮膚がんの予防と健康教育を組み込むのは容易である．以下に日程表を示す．

　イベントの2週間前：イベントの広報に，帽子をかぶったランナーや日焼け止めを塗ったバレーボール選手，その他の日焼け防止対策の絵を掲示する．

　10日前：食事を持ち込んでの講習会やアメリカがん学会の専門家を講師に招いて皮膚がん（罹病率，有病率，皮膚がんの種類，危険因子，注意すべき徴候，予防など）について話してもらう．講義の中で皮膚がんの検診が企業のイベントの一環として行われることを広報する．

　7日前：様々な製品を使った日焼け防止法（つばの広い帽子と野球帽，白いTシャツと強織りのシャツ，強い日焼け止め製品と普通の日焼け止め製品）とその効果を説明したポスターを用意する．また，日焼け止め製品の種類と形態（アルコールベース，クリーム，防水性，耐水性，ジェル，スプレー）を示し，テスト用のサンプルも用意する．

　5日前：皮膚科医か皮膚がんの専門家，あるいはその両方がピクニックで皮膚がんの検診をすることを電子メールで配信する．また，家族1人につき5分の時間枠を予約できる"予約ホットライン"の電話番号を伝える．

　4日前：皮膚がんの予防に関する事柄についてのクイズを電子メールで配信する．終業時間までに従業員から電子メールで回答を集め，翌朝デスクの上かメールボックスに賞品と祝いの言葉を書いたチラシを置いておく．何日かこの方法でマーケティングを続ける（賞品選びのヒントとして，日焼け止め入りのリップスティック，サンバイザー，サングラス，帽子などがある）．

　イベント当日：ブースを設置し，皮膚がんの検診とカウンセリングを行う．会社の福利厚生計画に記されている皮膚科医のリストを配る．日焼け止めの正しい使い方を練習する場をつくり，通りかかった人全員に日焼け止めの入った薬入れを配る．子どもたちには，"赤い風船，赤い子どもじゃない"と書かれた赤い風船を配る．

イベント後の初の勤務日：従業員全員に対して，日焼け止め製品の利用に関すること，日焼けを続ける家族の数，従業員と家族にとってその行動がもつ意味についての評価を短い電子メールにして送信する．

イベントの2週間後・4週間後：皮膚がんの検診を受けた従業員とその家族に送られた紹介状すべてについて，その成り行きを追跡する．成果を判定し，イベントの評価に関して管理職者に報告書を書く．

b．身近なパートナーによる暴力の防止

アメリカでは，現在または過去に配偶者やボーイフレンドなど親しい関係にあったパートナーから肉体的暴力を受け，女性が負傷する事件が毎年約100万件起こっている．パートナーから受ける暴力の影響は職場にも伝わり，職場の生産性にも影響を与える．家で虐待される働く女性はその虐待者であるパートナー自身に，または電話によって勤務時間中に嫌がらせを受けたり，遅刻・早退させられたり，虐待のせいで仕事で失敗したり，虐待に関する問題で叱責を受けたりすると報告されている．また虐待されている女性は，人生に起こっている暴力のせいで仕事を失うとも言われている．

ドメスティック・バイオレンス（DV）は職場における重要な問題であることを理解し，その防止に取り組む方針や手続きを実施しようとしている雇用主が増えつつある．女性へ向けられるパートナーの暴力の再発を減らすことに焦点を当てたドメスティック・バイオレンス防止の要素を次に示す．

ドメスティック・バイオレンス防止を明文化した方針の作成：職場にそのような文書があるか調査して，ない場合はあなたが行動を起こす．企業の方針を明文化することで，従業員の安全と健康に関心があり深くかかわる意思があることを示すことができる．この方針には，社員募集や採用，昇進，勤務評価の際の配慮で被害者を差別をしないことを含めるべきである．

管理職者と従業員への教育：外部から講師を招いてのセミナー，ニュースレター，ポスター，ドメスティック・バイオレンスのパンフレットなどの教育機会は，身近なパートナーからの暴力を理解し，それと戦う企業風土を作るのに役立つ．10月は全国ドメスティック・バイオレンス理解月間であり，多くの国内組織が職場でのドメスティック・バイオレンスに対する意識を高める材料を提供している．警察官やカウンセラー，ナースなど地域社会の専門職と公開討論をもち，ストーキングや妊娠期の暴力，性的暴行などの様々な種類のドメスティック・バイオレンスについて話し合い，健康，社会，法的サービスを提供する．

ドメスティック・バイオレンスの予防に関する"安全の掲示板"のポスターを掲示したり，ドメスティック・バイオレンスのポスターを児童虐待・老人虐待などのポスターと年に何回かの割合で取り替えるのも，意識を高めるのに効果がある．虐待された女性たちに送る食べ物や衣服を集める組織を従業員がつくるのも，ドメスティック・バイオレンス防止の補助として効果がある．

従業員のカウンセリングと介入：職場にいる人全員が，ドメスティック・バイオレンスの徴候や症状を知っておく必要がある．柔軟で共感的な職場環境にすることで，虐待され

ている従業員は暴力を受けていることを打ち明け，助けを求めることができる．虐待されている従業員は，刑事・民事裁判の手続き，診療やカウンセリング，自分自身と子どものための安全な場所への転居などのために休暇をとる必要がある．ドメスティック・バイオレンスに特化した地域資源と行政サービスの電話番号と住所のリストがいつでも手に入るようにしておくべきである．

　女性用トイレの，なるべくなら個室の中に，ホットラインの電話番号や安全策の手順を地域社会資源の電話番号のリストを書いた名刺サイズのカードを入れたバスケットや箱と一緒に置いておくのも，資源に関する情報を宣伝する安全な手法である．

　従業員支援プログラムを導入している企業は，カウンセラーがドメスティック・バイオレンスに対して適切な支援を提供できるよう訓練されていることを保証しなければならない．

　適切な安全対策を講じること：たとえ虐待者が職場で被害者を付け回したり嫌がらせをしようとした場合でも，すべての従業員が職場の安全性に信頼をおけるようにしなければならない．不法侵入や職場内暴力，嫌がらせ，法的処置の利用に対する手続きは適切に行われなければならない．被害者のための安全策の一環として，同僚に状況を説明したり，可能なら虐待者の写真を配布したり，一時的に被害者を安全な場所へ避難させたり，違う駐車場所を割り当てたり，通勤の行き帰りに付き添うことなどがあげられる．

　従業員への経済的な援助：虐待を受けている従業員に対する緊急経済支援の例として，①従業員とその扶養家族に適切な健康保護を保証するために1年のいつでも給付金を受け取れるようにすること，②給料の振込先を別の銀行口座へ変更する手続きを早く行うこと，③危機的状況にある従業員のための緊急資金を提供すること，があげられる．

　採用前と例年の定期健康診断時のドメスティック・バイオレンスの健診の実施：ドメスティック・バイオレンスや安全対策，地域社会資源についての情報をすべての健康行事や検査，健康教育のイベントで広報する．ドメスティック・バイオレンスの健診時の質問の例が，この章の最後に記してあるインターネット情報源で得ることができる．

c．職場のケースマネジメント

　産業看護師は健康を増進し，病気やけが，障害の発生からリハビリテーションや，安全に職場に復帰できるようになるまでに従業員が受ける医療を調整するのに理想的な立場にある．このように，ケースマネジメントは従業員の医療全般を調整する過程である．とくに，けがを受けたり病気になった場合にコスト効果の高い，最善の質の高い医療が提供されることを目指す（American Association of Occupational Health Nurses, 1996）．この協働の過程には，アセスメントと計画，実施，紹介，調整，モニタリング，評価が含まれる．能力のあるケースマネジャーは次のようなガイドラインを使っている．

・第1次・第2次・第3次の負傷・疾病予防とヘルスプロモーション対策に焦点を当て，事故や疾病の減少を図る．
・知識・経験が豊富な産業看護職とパートーナーシップを形成して，質の高いヘルスケアを提供する．
・雇用主と負傷・疾病を抱えた雇用者とのコミュニケーションを強化する．

・雇用者に対して，自分の受ける医療をよく知り，責任を負い，自信のある消費者となるよう教育する．

まとめ

この章では，職場の人々との健康なパートナーシップを促進する方法について述べた．職場でのヘルスプロモーション計画を立てるときには，ほかの章でも述べているように，信頼ある地域や学校（多くの従業員には子どもがいる）との健康なパートナーシップのプログラムも考慮に入れてみよう．多くの大人は1日の3分の1を職場で過ごしている．このことは，健康的な生活習慣を促進するのに格好の機会を示している．

（訳：角　紗綾果・林　知里）

● クリティカルシンキングの練習問題

化学・鉱物プラントに勤務する産業看護師が健康リスク評価の結果を利用して，この工場でのヘルスプロモーションプログラムの必要性を測定しようと考えた．

1）この計画をどのように実施したらよいか．健康リスクがあると考えられることを2つあげて，それに対処するための従業員の教育プログラムと健診プログラムをつくりなさい．
2）管理していく中で自分が考えたことをどのようにして進めていったらよいか．雇用者が提示された予防に参加することに関心をもつようにするにはどうしたらよいか．
3）健診をうまく行うのに支障となることについて話し合いなさい．障壁を打ち破るにはどのような対策をとったらよいか．健診で初めて病気が見つかった従業員の病気のケースマネジメントはどのように行ったらよいか．

● 文献

American Association of Occupational Health Nurses. (1996). AAOHN position statement: The occupational health nurse as a case manager. Available: www.aaohn.org/practice/positions/case_management.cfm.
Helmer, D. C., Dunn, L. M., Eaton, K., Macedonio, C., & Lubritz, L. (1995). Implementing corporate wellness programs: A business approach to program planning. *American Association Occupational Health Nursing Journal*, 43(11), 558–556.
Hunnicutt, D., & Deming, A. (1999). Building a well workplace. In Well Workplace University. Available: welcoa.org/why_wellness_works/index.htm.
Pender, N. (1996). *Health promotion in nursing practice* (3rd ed.). Los Altos, CA: Appleton & Lange.
Prochaska, J. O., & DiClemente, C. C. (1983). Protection motivation theory and preventive health: Beyond the health belief model. *Health Education Research: Theory and Practice*, 1(3), 153–161.
U. S. Department of Health and Human Services. (2000). *Healthy people 2010: Conference edition*. Washington, DC: Government Printing Office.

● インターネット情報源
www.midwife.org
The American College of Nurse-Midwives

www.eatright.org
American Dietetic Association

www.physicalfitness.org
National Association for Health and Fitness

www.fvpf.org
Family Violence Prevention Fund

www.cdc.gov/ncipc/
National Center for Injury Prevention and Control

www.nhlbi.nih.gov
National Heart, Lung and Blood Institute

www.ncadv.org
National Coalition Against Domestic Violence (NCADV)

www.nnvawi.org
Nursing Network on Violence Against Women, International

www.osha.gov
U. S. Department of Labor, Occupational Safety and Health Administration

www.dol.gov/wb
U. S. Department of Labor, Women's Bureau

　サーチエンジンを使って以下のサイトを見てみよう．
　　American Association of Occupational Health Nurses, Inc.
　　American Industrial Hygiene Association
　　Bureau of Labor Statistics
　　Industrial Health Foundation
　　National Institute for Occupational Safety and Health
　　National Safety Council Public Health Foundation
　　Society for Occupational and Environmental Health

第16章
地域の高齢者との健康なパートナーシップの促進

Shirley Hutchinson

> ■ **学習目標**
> ・高齢者の健康状態と機能能力に影響を及ぼす健康因子と社会因子について話し合う.
> ・個人に焦点を当てたヘルスプロモーション戦略と地域に焦点を当てたヘルスプロモーション戦略の違いがわかる.
> ・地域の高齢者を対象にしたヘルスプロモーション案を策定し実施する.

はじめに

　今世紀において看護と医療が直面している重大な問題は急増する高齢者層のケアであることが,広く認識されている.ほとんどの医療従事者にとって,高齢者が健康的で生産的な人生を送れるよう支援することが主要な関心事となっている.アメリカ合衆国（以下「アメリカ」）における急速な高齢化は公衆衛生面の改善と医療の進歩の両方の結果であり,出生率の低下と寿命の延長が強く組み合わされたことが原因と考えられる.地域の高齢者のニーズは高齢者自体と同じくらい多様で多くの側面をもっている.地域の高齢者が地域の中で自立を維持していく際に直面する問題を十分に理解することが,高齢者が満足のいく生活のできる地域をつくる基礎となる.この章では,個人に焦点を当てるとともに地域にも焦点を当てたヘルスプロモーション戦略と施設に入所していない高齢者組織とのパートナーシップをつくっていくことを中心に述べる.65歳以上の人を指すのにelderlyとかolder adult, aging, senior citizensなどの言葉が使われるが,その意味は同じである.

1. アメリカ合衆国の高齢者指標

　2000年の国勢調査でアメリカの65歳以上の高齢者の人口は3500万人を数え,全人口の

12％を占めるようになった（U. S. Bureau of the Census, 2000）．高齢者の割合は1900年（4.1％）と比較すると3倍以上になり，絶対数は11倍以上にもなる（310万人から3500万人）．1900年に生まれた子どもは29歳まで生きると予測されていたが，2000年に生まれた子どもは76.9歳まで生きると予測されている〔Administration on Aging（AoA），2002〕．この驚くべき延びは子どもと若年成人の死亡率低下の結果と考えられる．国勢調査局では，2040年にはアメリカ人の5分の1が65歳以上になると予測している．さらには，20歳以下の人口と65歳以上の人口が同じになると予測している．とくに85歳以上の高齢者の増加が著しい．2025年には700万人のアメリカ人が85歳以上になると推測されている．「ベビーブーム」の時代（第2次大戦後の1946年に始まる人口爆発の時代）に生まれた人たちが65歳になり始めると，高齢者の増加はもっと速いスピードになると予測されている．

2. 高齢者の健康課題と危険因子，懸案事項

a. 健康状態

高齢者の罹患率と死亡率のパターンは一般に全人口のパターンと同様であり，死因の第1位は心血管疾患とがんである．さらには高齢者は慢性疾患の罹患率が高く，65歳以上の人の33％が慢性疾患をもっており，アメリカ人の多くは何らかの障害を抱えている．1999年では高齢者の慢性疾患の上位は関節炎，高血圧，聴覚障害，心疾患，整形外科的障害，慢性副鼻腔炎，糖尿病，視覚障害が占めていた．また，自分の健康状態は普通または不良と考えている人は高齢者では26％であり，全人口では9％であった（AoA, 2002）．85歳以上の高齢者の割合が高くなるにつれて，慢性疾患の重症度と患者数が増えていく．慢性疾患は高齢者の虚弱な体と関連する場合が多いので，高齢者の自立と機能能力をできるだけ高めるためには，柔軟さをもった多職種の協働による慢性疾患の管理が必要である．

b. ヘルスケア

農村部に住む高齢者や貧困な高齢者にとっては，とくにヘルスケアへのアクセスの良さと費用が課題となる．高齢者がよくかかる慢性疾患の医療費に対して十分な計画を立てていない高齢者が多い．また，高齢者は予防サービスへのアクセスが制限されている場合が多い．高齢者の主な健康保険であるメディケア（高齢者向け医療保険制度）は健康増進や予防サービスに対してはほとんど適用されていない．メディケアの適用範囲は利用者の理解が十分でないことが多く，メディケアが適用されるのに料金を支払ったままということもある．さらには，メディケアは通院患者の処方薬のようにパートA（入院保険）やパートB（外来保険）では適用されない費用が多くかかる．一般的に高齢者は処方薬をいちばん多く消費することが知られており，自費でその料金を支払う場合が多い．さらに，メディケアは処方薬やその他の医療費が適用されないものが多い．高齢者の中には医療費を支払うために食事をとらずにすませていると言う人もいる．各州のメディケイド（低所得者向け医療扶助制度）では一定の低収入の高齢者が対象になるが，メディケイドの適格者に必要な条件は厳しく，その適用を受けられない人が多い．州によってはメディケイドに加

入していない低所得者のために処方薬の補助の制度を定めているところもある．継続した医療サービスが必要な高齢者がいても，施設などサービス提供の場が異なると継続的なサービスをすべて受けることができず，ケアが散発的に行われることになる．

　高齢者のための予防サービスは省みられないことが多い．ケア提供者の多くは人生の最後の数年に予防の視点をもってケアすることがないからである．このことに関連して，高齢者のために医療やヘルスケアを提供する保健医療職の募集と養成の問題がある．1970年代の中ごろまで，医学部では高齢者医学はほとんど重視されていなかった（Gelfand, 1999）．しかし，看護カリキュラムに高齢者に関する科目が取り入れられたのと同時に，高齢者看護の専門看護師の教育が看護実践の最前線に位置づけられるようになった．

　鍼灸治療や漢方などの代替医療に健康保険が適用されることはないと思われる．現在，高齢者はメディケアによる管理医療（マネジドケア）を利用できるし，またメディケアが適用されないサービスに対してはメディケアの特約保険が利用できる．したがって高齢者には，その人のニーズにいちばん適したメディケアの特約保険を選択できるような指導を行う必要がある．

　交通手段も高齢者のヘルスケアへのアクセスに影響する．農村部に住む高齢者は交通手段が得られないと，とくに大きな打撃を受ける．高齢者は友人や家族，素人のタクシー運転手（個人所有の車を使ってしばしば高い料金を請求する），教会のボランティア，公共交通機関，そのほか地域が費用を負担している交通手段に頼って医療サービスを受けに行くことが多い．看護者はメディケアと社会保障の改革の論議に関して重要な役割を果たすことができる．それには，病気の予防のための保険適用を進めるだけでなく，高齢者が貯金を使い果たして医療費を払い，その結果貧困に陥ったり，あるいはすでに貧困の人がさらにひどい貧困に陥ったりしないように守るためである．

c．高齢者の虐待

　機能的な状態と感覚が低下し始めると，高齢者は虐待やネグレクト（放置）を受けやすい状況になる．国立高齢情報センター（National Aging Information Center：NAIC, 1998）によると，虐待は基本的に3つの種類に分類できるという．すなわち，家庭内の虐待（ドメスティック・バイオレンス），施設内の虐待，セルフ・ネグレクト（自身による虐待）である．高齢者の虐待とは自宅や介護者の家での高齢者に対する不当な扱いのことをいう．施設内の虐待は入所施設の中で起こるものをいい，セルフ・ネグレクトとは独居の高齢者が自らに課す虐待のことであり，自身の安全や健康に危害を与えるものである．

　国立高齢情報センターでは，高齢者虐待は1986年から1996年までの10年間で全国レベルで150％に増加していると報告している．しかし，虐待やネグレクトは大半が家族が秘密にして隠してしまうので，この数字は実際よりかなり少ないと考えられる．高齢者虐待全国調査（National Elder Abuse Incidence Study）の結果では，1996年に50万人の高齢者が家庭内で虐待を受けたり，ネグレクトされたり，セルフ・ネグレクトを経験していると予測している（NAIC, 1998）．

　虐待を受ける高齢者は虚弱な状態にあったり，人に依存していたり，70歳以上であったり，女性である場合が多い．この種の虐待は，他人ではなく家族が行うのが普通である

(Ham & Sloane, 1997). 高齢者虐待の大きな危険因子として自傷行為がある。高齢者の虐待とネグレクトには, けがをさせるとか金銭をだまし取る, 病気なのに病院へ行かせない, 不潔な状態におく, 脱水や栄養失調を起こさせる, 殴ったり言葉の暴力を働く, 閉じ込めるなど様々な出来事がある。虐待は家族や隣人やケア提供者の手でもたらされる。虐待を解決するには法律を強化すると同時に保護機関が関与する必要がある。コミュニティナースは虐待に関する法律をよく知る必要がある。

d．地域の安全と暴力に対する恐怖

地域に住む高齢者の多くは家の中で囚人同様の状況におかれる。この人たちは人に押し入られたり, レイプされたり, 強盗に入られたりなどの被害者になるのを恐れて外に出ないからである。高齢者に対する犯罪率は若い人に対する犯罪率とは異なっている。65歳以上の人は自宅の中や近くで犯罪を受けやすい。高齢者は交通機関にアクセスできないことが多く, 遠距離まで出かけることがないので, 生活している場所の近くで攻撃を受けやすい。また高齢者は犯罪に対する抵抗力が弱い。自分を守る体力が低下しているので, 高齢者の中でもとくに独り暮らしの女性は犯罪の餌食になりやすい。したがって, 外に出て危険を冒す人は少なく, 多くの人が家の中で自分を守るために特別な手段をとる。犯罪率の高い地域に住む貧困の高齢者の場合は, この恐怖は倍加する。犯罪の被害者となった高齢者が受ける打撃は, 若い人々のそれよりずっと強い。収入が低く一定しているので, 強奪されたものを取り戻すのは困難である。高齢者は, 生活の変化と経済的な困窮を経験している高齢者居住地区に住むことが多い (Gelfand, 1999, p. 93). 安全への恐怖は歩く運動を行うことで予防することができる。この恐怖は社会的孤立を招く。コミュニティヘルスナースは隣人たちに近隣犯罪監視制度などの安全活動を促進することができる。

e．メンタルヘルスと精神的健康の課題

メンタルヘルスは健康的な老化の重要な一側面である。高齢者が直面するメンタルヘルスの問題には社会的孤立や孤独, 抑うつ, 自殺, アルコール依存などがある。高齢になると退職や友人や配偶者などの愛する人の死による喪失, 病気や障害による体力やエネルギーの喪失を経験し, 多くの場合, 別の市や州で生活している子どもや孫との接触を失う。社会的孤立は85歳以上の高齢者や虚弱高齢者, 独居高齢者に多くみられる。

うつは高齢者にとって深刻な問題と考えられる (Miller, 1995). うつの有病率は生活の場によって異なるが, 地域に住む高齢者の20％, 入院高齢者の25％, そしてナーシングホーム入所者の40％にみられる (Ham & Sloane, 1997). うつは自殺の危険因子のもっとも一般的なものの1つである。高齢者では, 自殺は一般の人よりも少なくとも8倍多い (U.S. Preventive Services Task Force, 1996). コミュニティヘルスナースと他のヘルスケア提供者は, 高齢者のうつ傾向と自殺傾向の徴候と症状を知っておく必要がある。高齢者のうつのレベルを測定する尺度には多くのものがある。

f．事故

転倒・転落は, 70歳以上の高齢者の事故の原因でもっとも多くみられる。高齢者の転

倒・転落事故のおよそ2/3は予防可能なものと推定されている．若い人々の転倒・転落はそれほど問題にならないが，高齢者の転倒・転落はその後の生活に大きく影響する．転倒・転落の危険因子でよくみられるのは，薬物やアルコールの使用，脆弱な身体状況，視力の変化，内耳障害，足の問題，歩行障害やバランス障害，家の中や地域での危険物である．

　転倒リスクのアセスメントツールがいくつか開発されており，どこでも手に入れることができる．スコアを計算して高齢者と一緒に転倒予防対策を考えてみるとよい．また高齢者は車の運転や火事，薬の過剰摂取，低体温・高体温による損傷事故のリスクが高い．知覚の低下やバランス障害，筋力低下，反応時間の延長は高齢者の環境解釈能力を低下させる．コミュニティヘルスナースは地域の高齢者と同時に個々の高齢者に対して高齢者を対象にした身体損傷予防プログラムを促進するのに最適な立場にある．

g．災害と高齢者

　自然災害やバイオテロリズムのような人為的災害は高齢者に多大な影響を及ぼす．2001年9月11日に起こったテロ行為やこの10年間の大規模な気象災害は，高齢者独特のニーズに対する認識を高めた．多くの高齢者は低収入で独りで暮らしており，特別な援助がなければ災害から回復するのはほとんど不可能になる．高齢者は助けを依頼するのが遅くなりがちで，また助けを依頼するのを継続することはあまりない．さらに，高齢者は栄養ニーズが高く，薬を飲むのを忘れがちで，請負業者の詐欺の対象になりやすい（AoA, 2002）．連邦議会は災害が起こったときの高齢者の特別なニーズを認め，アメリカ高齢者法によってこのようなニーズを取り上げ，州機関を通じて高齢者に援助を差し出す権限を高齢化対策局（Administration on Aging；AoA）に与えた（AoA, 2002）．

3．「ヘルシーピープル2010」と高齢者

　「ヘルシーピープル2010」は，すべてのアメリカ人の健康的な生活の質を高めその年月を延ばす目標を設定している（USDHHS, 1998）．この文書では，高齢者のヘルスプロモーションのもっとも重要な側面は健康と身体機能の自立を維持し，病的状態と依存を予防することであるとしている．運動や栄養，体重コントロール，禁煙，予防接種，定期的な健診を掲げた目標は高齢者をはじめすべての年齢層に向けられている．地域の高齢者の健康教育とヘルスプロモーションプログラムを計画する際には，コミュニティナースは「ヘルシーピープル2010」に示されている優先事項と個別目標を組み入れる必要がある．例えば「ヘルシーピープル2010」には，高齢者のヘルスプロモーションに関する目標として「65歳以上の人の少なくとも90％が過去1年の間に少なくとも1つのヘルスプロモーションプログラムに参加する」ということがあげられている（U. S. Department of Health and Human Services；USDHHS, 1991）．

a．地域の高齢者のためのヘルスプロモーションと健康保護対策

　ヘルスプロモーションと健康保護は第1次予防に含まれる要素である．ヘルスプロモー

ションとは，人々が生活習慣を変えて可能な限りの健康な状態に向かって動けるよう援助することを強調することである．一方，健康保護は予防接種をしたり発がん物質や生物毒素，環境内の健康に害となるものとの接触を少なくすることで人々を病気やけがから守ることである．ヘルスプロモーションの介入を計画する際には，高齢者にとっての健康の概念についてもう一度考えてみる必要がある．FilnerとWilliams (1979) は，「高齢者にとっての健康とは社会の中でうまく生き機能する能力であり，また可能な限りの自立と自律を発揮するが，必ずしも病気がない状態ではない」と定義している．アメリカの高齢者はほかのどの年齢層の人よりも積極的に健康に関する情報を求めており，自分の健康と自立を維持するために自ら変わろうという意思をもっている．ヘルスプロモーション活動は，その年齢にいちばん多くみられる健康上の問題と同時に修正可能なハイリスク行動に焦点を当てるべきである (USDHHS, 2002)．高齢者のヘルスケアは一般に，3つの共通の目的をもっている．すなわち，①機能的能力を改善する，②寿命を延ばす，③心身の安らぎを高め苦痛を軽減する，の3つである (O'Malley & Blakeney, 1994)．地域の高齢者のヘルスプロモーションをできるだけ良いものにするには，多面的なアプローチが必要である．介入は個人と家族に標的を当てると同時に集団と地域にも標的を当てるべきである．

b. 個人や家族に焦点を当てた介入

　個人や家族に焦点を当てたヘルスプロモーション・健康保護の介入は，個人や家族の知識や技術，そして健康に関する意思決定能力を高め，ヘルスプロモーション行動と健康保護行動を最大限にするためのものである．目的は高齢者とその家族の能力を高め，健康に関することを合理的に決定できるようにすることにある．個人や家族に焦点を当てているヘルスプロモーションと健康保護の介入には次のようなものがある．

・健康診断
・生活習慣の修正
・健康教育（個別・集団）
・カウンセリング
・サポートグループ
・プライマリヘルスケア
・予防接種
・家庭内の安全
・在宅ケア（在宅医療，身の回りのケア，家事援助）
・給食サービス
・ソーシャルサポート（電話による元気づけ，訪問）
・ケースマネジメント
・家事家政支援

c. 地域に焦点を当てた介入

　地域に焦点を当てた介入は地域の高齢者全体や様々な高齢者のサブグループを対象にした活動やプログラムである．地域に焦点を当てた介入の目的は，地域の高齢者の能力を高

め，機能的な状態を持続するのに必要な医療と社会福祉サービスが適切に組み合わさって提供されるようにすることにある．地域での介入には，主として高齢者の権利の擁護と政治活動，地域の高齢者に影響を与える政策決定への参加がある．地域に焦点を当てた介入の例には次のようなものがある．

- 高齢者に重点をおいた地域全体に及ぶ健康教育のキャンペーン
- 「高齢者月間」と名づけたキャンペーンを5月中継続する．
- 地域情報センターや電話ホットライン，インターネットサイトの設置など高齢者に特有な問題を取り上げる地域連携
- 在宅ケアをメディケアの給付対象として維持したり，あるいは新たに給付対象に取り込むなど高齢者のニーズを擁護するための政治活動
- 大学や教会，高齢者センター，高齢者住宅プロジェクト，その他の地域の組織と協働して，高齢者のサブグループに包括的なサービスを提供する．
- 犯罪防止活動
- 地域に焦点を当てた健康フェアへの参加

4. 地域の高齢者とのパートナーシップ

　高齢者は一般的に新しい健康習慣に対して柔軟であり，自分たちの健康を改善する可能性のある様々なアプローチによく応じてくれる．効果的な健康プログラムを計画するには，コミュニティヘルスナースは設定した目標や方策が標的としている高齢者集団に適しているかどうか検討する必要がある．ヘルスプロモーション活動や病気予防活動に高齢者を巻き込むことが不可欠である．高齢者は自立を失うかもしれないことに敏感であり，彼らを巻き込むことで自立の感覚を高めることができるからである．地域での高齢者との協働には次のような活動の段階がある．

- 教会や高齢者センター，退職者センターなど高齢者がいつも集まる場所でプログラムを実施する．
- すべてのプログラムにアウトリーチ活動（利用希望者を探し当て利用を実現させる活動）を取り入れる．
- グループ活動の場までの交通手段を準備する．
- 視力が低下している人のニーズに備える（例：大きな文字を使う，配布資料はなるべく使わない，静かな部屋を使うか拡声器を使う）．
- 活動はゆっくりしたペースで進め，応答のための時間を十分とる．
- 高齢者が自分の人生経験を話せるよう十分な時間を与える．
- 教育に費やす時間はほかの年齢層の人よりも短くする．
- 何度も繰り返して情報を強化する．
- 高齢者が気楽に質問できるように，また初めての情報や疑問が浮かぶ情報などを知る意欲がもてるように健康教育活動を組み立てる．
- 家族や友人，重要他者に積極的に参加するよう勧める．
- 高齢者に影響を及ぼす地域の資源や政策の改善のために尽力する．

a. 地域の高齢者のヘルスプロモーションと健康保護のニーズ
〔ヘルスサービス〕

　65歳以上の人は定期的にプライマリヘルスサービスを受けて健康を維持し，障害につながる慢性疾患や生命にかかわる病気を予防する必要がある．地域看護の介入の基本となるヘルスプロモーションサービスには次のものがある．

- 予防接種（インフルエンザ，ジフテリア，破傷風，肺炎球菌ワクチン）
- がんや心血管疾患，糖尿病などの慢性疾患のスクリーニング検査
- 慢性疾患の治療とコントロール（健康教育，ケースマネジメント，服薬管理）
- メディケアやメディケアの管理医療，メディケアの特約保険，各州の健康保険の保険適用と保険料支払いについての知識（代替医療を含む）
- アウトリーチ活動と地域の擁護のための努力．健康擁護者や健康指導者，地域の健康と栄養の管理をする人などの必要な人材と高齢者とのつながりを確実にする．この役割は，企業や教会，団体など高齢者に地域の資源を紹介できる組織が養成した人物が担う（Florio, et al., 1996）．
- 低所得者のための薬剤費補助プログラムを紹介する．必要なときにこのようなプログラムを受けられるようにしておく．
- 服薬管理教育（スケジュール，処方の順守，日程表，その他）
- プライマリケアの人材を常時確保する．
- 1か所ですべてのケアが受けられるようにする．
- 慢性疾患サポートグループとの連携

〔栄養摂取〕

　十分な健康を保つために，また疾病予防と慢性疾患の進行を遅らせるために，適当な栄養摂取は高齢者にとって重要である．高齢者が栄養状態を改善し維持できるように援助するには，栄養状態のアセスメントを行い，高齢者が今もっている強みを生かすようにするとよい．容易に入手できる確実な尺度として，アメリカ家庭医協会（American Academy of Family Physicians）やアメリカ栄養学会（American Dietetic Association），国立高齢化協会が開発した栄養状態スクリーニング・チェックリスト（Nutrition Screening Checklist）がある（Nutrition Screening Initiative, 1992）．次に示す栄養改善のためのパートナーシップ・プログラムについて考えてみよう．

　"健康に良い，おいしい食事"　栄養教室（単発あるいは何回かに分けて行う）を計画して，基本的な栄養と同時に栄養の危険因子の管理（塩分の制限，脂肪の制限，砂糖摂取の制限，食物繊維を多く摂取するなど）に重点をおく．特別食について説明する必要がある場合は，何回かに分けて，それぞれの治療食ごとに参加者をグループに分けるとよい．講師と聞き手のやりとりが多くなれば，栄養教室はさらに効果を生む．調理したものを味見したり，調理法を教えたり，良い習慣は生かすようにしたり，民族的な嗜好を考慮するようにするとよい．色彩に富んだ，大きな文字のポスターやビデオを使うようにするとよい．教育内容を強化するための資料も役に立つ．高齢者は自分の経験を人に聞いてもらうのが好きだということを覚えておくとよい．缶詰になったものや紙タオル，マカロニ，その他

の腐りにくい食品などを教室に参加したことへの報酬として与えるのもよい．贈り物については食料品雑貨ストアの援助を受けるとよい．大きな課題は，高齢者にこのような教室に参加してもらうことである．教室の対象となる人たちを探す場合には地域や職場の同僚のだれかに助けてもらうことを考えるとよい．

〔運動と健康管理〕

運動が体にとって良いことは，どの年齢層にもあてはまる．高齢者の運動は健康状態と機能状態に適していなければならない．次に運動による健康管理を高めるプログラムの例を示してみよう．

高齢者の運動：“座ったままで足を高く蹴り上げよう” 高齢者栄養センターで血圧検査を行ったときに，そのナースは入所者が午前8時ごろにそこへ来ることが多いことに気づいた．入所者は午後12時の昼食までの時間を座って過ごす．トランプやドミノなどのゲームをする人は少しいるが，体を動かす人はほとんどいない．血圧を測定しているときにナースが運動について尋ねたところ，高齢者のほとんどは近隣を歩くのは安全ではないと思っていて，またそれ以外の運動は知らないことがわかった．影響の少ない椅子に座って行う運動の必要性を確認した後，プログラムをつくり，参加者の数人を運動リーダーとして養成した．このプログラムには"座ったままで足を高く蹴り上げよう：高齢者の運動"という名が付けられた．このプログラムは素人の運動リーダーのリーダーシップの下で，毎日の活動予定に実際に取り入れられた．

〔転倒・転落の予防〕

高齢者の転倒・転落は大きな問題である．作業療法士や理学療法士と協力して，高齢者がいつも集まる所で転倒予防教室を開いてみるとよい（これがいちばん必要な高齢者に良くない影響を与えたくはないであろう．彼らは外に出ると転倒することを恐れているので室内にいるのである）．転倒アセスメント質問表を担当する者，身体バランス検査を実施する者，また転倒の危険について個別にカウンセリングを行う者を決めておくようにする．この多職種による協働プロジェクトは，高齢者を依存状態にしたり死の原因にさえもなる問題に非常に大きな影響を与えることができる．このプロジェクトがどのくらいの数の人に使えるかを調べ，スクリーニング検査や身体バランス検査，実演やカウンセリングを行うスペースを確保する必要がある．転倒事故が発生したときのことを考えて，身体バランス検査のための請求権利放棄書と同意書を用意しておく．

〔地域の安全〕

高齢者の暴力への恐れを少なくするためには，コミュニティナースは地域の法執行機関（警察当局）と連携して地域のプログラムをつくる必要がある．近隣犯罪監視プログラム（Neighborhood Crime Watch Program）や市民パトロール（Citizens on Patrol），その他の市民団体による安全プログラムのような模範プログラムがある．高齢者に対しては身体的・精神的な自衛プログラムについて教育を行う必要がある．住民を対象にしたメディアによるキャンペーンは，高齢者に地域のある種の犯罪について，その頻度や1日の中で起

こりやすい時間帯も含めて高齢者は被害を受けやすいことを知ってもらうことに集中する必要がある．さらには，毎月の請求書の支払いを口座振込みにして，暴力を受ける機会を少なくするとよい．

〔安全運転〕

　高齢者の割合が高くなるにつれて，高齢のドライバーの数も増加する．高齢のドライバーは技能講習を受け直して，加齢とともに生じる神経筋や感覚の変化に応じる必要がある．高齢のドライバーに対しては，視力や聴力のチェックやその他の運転に影響する身体的変化の評価を含めて運転技能を定期的に検査するよう勧める必要がある．また，自分の運転技能に何か心配事がある場合は家族や友人に尋ねてみるよう高齢者に勧めるとよい．(American Association of Retired Persons：AARP) では「55歳からの熟年ドライバーのためのプログラム」(55 ALIVE/Mature Driving program) に資金を提供している (AARP, 1999a)．またアメリカ退職者協会は『高齢ドライバーのための技能アセスメントと情報ガイド』(Older Driver Assessment and Resource Guide) を発行しており，これは無料で手に入れることができる．高齢のドライバーにはこのような資源や地域にあるほかのものを紹介する必要がある．

5. 重要な法律とアメリカの高齢者

　最後に，いくつかの重要な法律について述べる．アメリカの高齢者の生活に大きな衝撃を与えたのは，1935年の社会福祉法 (Social Security Act) と1965年の高齢者法 (Old American Act) の2つの法律である．社会福祉法は，生活費補助とヘルスケアを含む高齢者のための多くのプログラムを始めるよう命じている．主な対策としては，高齢者給付制度の確立と，各州が視覚障害者や高齢者，また介護が必要な身体障害児に給付できるようにすることである．この法律により，社会保障委員会 (Social Security Board) が設立され，退職者の収入と福祉給付を増やす仕組みができあがった．

　もっとも重要な改正は1965年に発足したメディケア（高齢者向け医療保険制度）とメディケイド（低所得者向け医療保険制度）である．高齢者法が制定されたおかげで高齢者のニーズに国民の目が注がれるようになり，保健社会福祉省 (Department of Health and Human Services) 内に高齢化対策局 (Administration on Aging) が設置されるに至った．高齢化対策局は老年学の研究と研究者の養成に資金を提供し，また高齢者の生活の質を向上するため地域や州，全国レベルのプログラムを推進した．高齢化対策局はその後何年にもわたって，地域の高齢化対策機関や多目的の高齢者センター，栄養サービス，ボランティアプログラム，健康教育，移送サービス，在宅ケア，予防健康活動など多くの高齢者サービスを設置した．

　高齢者の生活の質を改善するのに預かった法律としては，このほか1974年の年齢差別禁止法 (Age Discrimination Act) がある．この法律は雇用における年齢差別と強制的な退職の防止に役立った．1974年の高齢化研究法 (Research on Aging Act) により国立衛生研究所 (National Institute of Health) 内に国立高齢化研究所 (National Institute of Aging) が

第16章 地域の高齢者との健康なパートナーシップの促進　309

創設された．1990年のアメリカ障害者法（American Disabilities Act）では身体障害者の権利を保障している．

まとめ

　地域の高齢者とのヘルスパートナーシップの増進は胸躍る冒険である．社会的・環境的な健康も含めて高齢者の健康の包括的なパラダイムが求められている．これからの高齢者は，自分自身を守るためにも健康な状態を保つことを学ばなければならないし，政治的にも活動的でなくてはならない（Alford & Futtrell, 1998）．高齢者へのヘルスケアの焦点は，今後も急性期の医療ケアからセルフケアと慢性疾患の管理へと移行しつづけることであろう．さらにヘルスプロモーション対策では，生活の質の問題が重視されるであろう．なぜなら，80代や90代になっても高いレベルで機能を発揮できる高齢者が増えてくることが予測されるからである．コミュニティヘルスナースには，擁護とサービスの提供を通して高齢者の生活の質を向上する革新的なやり方を開発する機会がある．

（訳：尾ノ井美由紀）

●クリティカルシンキングの練習問題
1. 若いときのヘルスプロモーションは高齢になったときの健康状態と機能にどのような影響を与えるか．
2. 在宅の虚弱高齢者に「素人によるケースマネジメント」（健康擁護者や健康指導者が専門看護師による監督の下で定期的に電話をかけたり家庭訪問をするもの）を提供した場合，そのような援助を受けない高齢者と比べて長く自立して生活でき，より良い健康機能を維持でき，転倒・転落が減り，入院回数が少なくなるだろうか．
3. 高齢者センターで提供できる医療サービスと社会福祉サービスのふさわしい組み合わせはどのようなものか．高齢者センターの費用効果はどうだろうか．

●文献

Administration on Aging. (2002). *A profile of older Americans: 2002.* Available at www.aoa.gov/aoa/stats/profile/.
Alford, D. M., & Futtrell, M. (1998). Wellness and health promotion of the elderly. In J. A. Allender & C. L. Rector (Eds.), *Readings in gerontological nursing* (pp. 77–79). Philadelphia, PA: Lippincott Williams & Wilkins.
American Association of Retired Persons (AARP). (1999). *55 ALIVE/mature driving program.* Available: www.aarp.org/55alive.
Filner, B., & Williams, T. (1979). Health promotion for the elderly: Reducing functional dependency. In *Healthy People 2000.* Washington, DC: U. S. Government Printing Office.
Florio, E. R., Rockwood, T. H., Hendryx, M. S., Jensen, J. E., Raschko, R., & Dyck, D. G. (1996). A model gatekeeper program to find the at-risk elderly. *Journal of Case Management, 5*(3), 106–114.
Gelfand, D. E. (1999). *The aging network: Programs and services* (3rd ed., p. 69). New York, NY: Springer.
Ham, R. J. & Sloane, P. D. (1997). *Primary care geriatrics: A case-based approach* (3rd ed., p. 262). St. Louis, MO: Mosby.
Hulse, J. (1998). Humor: A nursing intervention for the elderly. In J. A. Allender & C. L.

Rector (Eds.), *Readings in gerontological nursing* (p. 87). Philadelphia, PA: Lippincott Williams & Wilkins.

Miller, C. A. (1995). *Nursing care of older adults: Theory and practice* (2nd ed., p. 504). Philadelphia, PA: J. B. Lippincott.

National Aging Information Center (NAIC). (1998). *Elder abuse prevention*. Washington, DC: U. S. Government Printing Office.

Nutrition Screening Initiative. (1992). *Nutrition screening checklist*. A cooperative effort of the American Dietetic Association, American Academy of Family Physicians, and the National Council on Aging. Washington, DC: Author.

O'Malley, T. A., & Blakeney, B. A. (1994). Physical health problems and treatment for the aged. In D. G. Satin (Ed.), *The clinical care of the aged person: An interdisciplinary perspective* (pp. 27–61). New York, NY: Oxford University Press.

U. S. Bureau of the Census. (2002). *Facts and figures*. Available: www.census.gov/Press-release.

_____. (1997). *Population projections*. Washington, DC: U. S. Government Printing Office.

U. S. Department of Health and Human Services (USDHHS). (2002). *Healthy people 2010 objectives*. Available: www.health.gov/healthypeople.

_____. (1996). *Healthy people 2000 progress review: Older adults*. Washington, DC: U. S. Government Printing Office.

U. S. Preventive Services Task Force. (1996). *Guide to clinical preventive services: Report of the U. S. Preventive Services Task Forces* (2nd ed). Baltimore, MD: Williams & Wilkins.

●インターネット情報源

www.aoa.gov
Administration on Aging (National Aging Information Center)
US Department of Health and Human Services
330 Independence Avenue, SW
Washington, DC 20201

www.alz.org
Alzheimer's Association
919 North Michigan Avenue, Ste. 100
Chicago, IL 60611

www.aarp.org
American Association of Retired Persons (AARP)
601 East Street
Washington, DC, 20049

www.asaging.org
American Society on Aging
833 Market Street, Ste. 512
San Francisco, CA 94103-1824

www.ncoa.org
National Council on Aging
409 Third Street SW
Washington, DC 20024

www.ssa.org
Social Security Administration
6401 Security Building
Baltimore MD 21235

第17章
農村部の人々との健康なパートナーシップの促進

Mary Wainwright

■ 学習目標
・農村部の人々の健康状態に影響を与える地理的・社会的要因について論じることができる．
・農村部の人々の健康増進の問題について述べることができる．
・農村部の人々とともに健康増進のプロジェクトをデザインし，実行することができる．

はじめに

　農村部について考えると，どんなイメージが浮かぶだろうか．長い泥道の先の農場と，そこで夕食を一緒に食べている大家族であろうか．近くに住む者同士がお互いに知り合いで，お互いを気にかけているようなところであろうか．人間関係が密で，騒がしいライフスタイルがないところであろうか．多くの人々は，農村部の生活様式について好ましいイメージをもっている．農村部に住むことと同様，農村部における看護はとても得るものが大きく，やりがいのあることでもある．この章では，農村部の人々のいくつかの一般的な特徴について述べ，農村部の人々と健康なパートナーシップを結ぶための方法について論じる．

　多くの人々は，農村部を見てそれと認識することができるが，言葉の定義についてはいまだに解決されないままである．農村部と都市部を正確に区別できる農村部の操作的定義は存在しない．連邦のプログラムにおいてとくによくある区別は，首都地域と非首都地域という分け方である．これは，5万人以上の人口を有する大都市をもつ郡の統合にもとづいた名称で，行政管理予算局（Office of Management and Budget：OMB）によってつけられたものである（Baer, Johnson-Webb, & Gesler, 1997）．だがこの定義では，首都地域とされている郡の中で孤立している小さな農村は明らかに漏れてしまう．農村部の人々についてのより一般的な定義は，人口密度がまばらで，たいていは大都市からいくらか離れて

いる地域に居住する人々というものである．さらに農村部には数量化しにくい，密接な連帯と強い地域のアイデンティティがある．この議論の目的のために，1つだけの定義を採用する必要はない．しかし，ナースは首都地域と非首都地域という名称に慣れ親しんでおく必要がある．

　Engelken（1997）は，農村部が確かに貴重な性質をもっているという概念を明らかにしている．しかし，農村部の人々の属性がすべて田園詩的なイメージに合致するわけではない．農村部の生活の否定的な特徴は，農村部における看護にも関連している．農村部には保険に加入していない低収入の人々が集中している．農村部の住民は長生きするので，都市部よりも高齢者率が高い（Office of Rural Health Policy, 2002）．地理的な距離と移動手段が整っていないことは，ヘルスケアへのアクセスに対する典型的な障壁である．その結果，農村部の居住者は複雑で慢性的なヘルスケア問題を抱える傾向にある（Scott, 2000）．ヘルスケア提供者の地理的分布が適切でないことも，ヘルスケアへのアクセスを制限している．アメリカ合衆国（以下「アメリカ」）国民の20％が首都以外の郡に住んでいるのに，患者ケアを行う医師の9％しかこれらの郡で開業していない（Office of Rural Health Policy, 2002）．

　不幸なことに，1997年の財政収支均衡法（Balanced Budget Act）による変化に伴い，農村部の保健提供システムの構造も大いに変わろうとしている（Mueller & McBride, 1999）．これらの変化は農村部の病院閉鎖の増加，在宅保健サービスの減少をもたらし，保健労働力の分布の不均衡を増加させる．多くの農村部では，ナースはヘルスケアの土台であり，場合によっては唯一のヘルスケア提供源である．

1．農村部看護理論

　農村部の人々とのパートナーシップを築くための枠組みとして，LongとWeinert（1999；1989）の農村部看護理論開発の著作を考慮することは有用である．彼らは，看護サービスに影響するものとして，以下のような農村部の人々の重要な特性をあげている．
　　1）労働の信念と健康
　　2）孤立と距離
　　3）独立独行
　　4）匿名性の欠如
　　5）「地元の人/よそ者」と「古くからいる人/新入り」という呼称

a．労働の信念と健康

　農村部の住民は「健康」を「働けること」と考えている．林業を生業とする町の材木切り出し人は，おそらく，働くことができる限り自分は健康だとみなすだろう．また専門家の助けを求める前に，民間療法や近所の人々のアドバイスを試してみようとするだろう．これらの療法やアドバイスが功を奏さなかったときに初めて，臨床家を訪れるだろう．医療に対する主な期待は，仕事に戻れるように治療してくれることである．Nichols（1999；1989）は，農村部の住人はヘルスケアについて「現在」と「危機」を指向していると述べて

いる．労働や健康に対するこのような信念があるため，農村部の居住者は健康維持や疾病予防の行動にほとんど興味を示さない（Muldoon, Schootman & Morton, 1996 ; Parrott, Steiner & Goldenhar, 1996）．禁煙プログラムへの参加が少なく，喫煙や肥満が多く，規則的な運動を行おうとしないのは，よくあることである．

b．孤立と距離

　住民は孤立と距離を受け入れ，容認している．距離は日々の生活の中に集約されている．住民は，買い物に行くのに車で片道1時間から3時間もかかるのを当然のことと思い，楽しんでさえいる．病気の友人のために，1日がかりで特別な医師の予約をとるために車を走らせることもいとわない．しかし，状況にかなりの程度応じた方策を用いるにしても，距離は，ヘルスケアを受けるのが遅れてついには重症化してしまう危険性を高める障壁となる．さらに，回復のための時間や，最良のリハビリテーションが受けられず，不適切なタイミングの悪い治療で妥協しなければならない．

c．独立独行

　孤立し，遠く離れたところで生きるためには，独立独行の強い態度が必要である．独立独行に高い価値をおくことは，個々人にも地域住民全体にも容易に認められる．例えば，農村部の地域住民が地域の医療センターを作り，それを支援するために必要な資金を投入しようとする野心は，自らを頼もうとする地域住民の願望に沿うものである．個々の独立独行の気持ちもまた典型的なものである．

　例えば，農村部であるローズバッドの住民ケイン氏の，動けない妻に対する対応をみてみよう．熟練したケアを受けられる場に妻を連れて行くのではなく，ケイン氏は自ら妻に食事を与え，入浴させ，褥瘡ケアに最善を尽くしている．彼は，自分が肺炎になって入院しなければならなくなるまで，この疲れ果てるようなケア一切を継続したのである．

d．匿名性の欠如

　農村部の地域住民は「金魚鉢」の中にいる．すなわち，ガラス張りでまったくプライバシーがない．皆が皆のことを知っている．「アメリカの農村部では，自分の嫁の妊娠検査の結果を，本人が知る前に知ることができる」というのはまったく本当のことである．各人は，個人的な生活や専門能力について等しく観察され，判断される．ヘルスケア提供者は地域住民全体にあまねく知れわたり，プライバシーは制限される．ヘルスケア提供者は食料品店や学校，教会でヘルスケアの問題に対処することが求められる．高等教育を受け，リーダーシップの技術をもった人々は，たいてい大都市へ誘惑されて，農村部を離れているので，ヘルスケア提供者はしばしばリーダーシップをとる役割をも期待される．農村部ナースが，パートナーシップを築いていく中での変化の請負人として，確実性，信頼，効果をもつことができるかどうかは，その人全体に対する地域住民の判断によって左右されるという事実があるが，これは目に付きやすいということによってさらに増大する．

e.「地元の人/よそ者」と「古くからいる人/新入り」という呼称

　　農村部の住民は，都市部の人々に比べて移動が少ない傾向がある．数世代が非常に近接した地域内に住み，友人とは共に育ち，生涯を通じて一緒にいる．人々は人間関係の文脈の中で特定される．「彼女を知っているだろう．彼女はグレイのところの嫁さんだよ」ひいおじいさんが町の有名な酔っぱらいだったとしたら，その人は町の有名な酔っぱらいのひ孫として知られることになる．このことは，次のような言葉によく表れている．「ジルはよくやっているよ．あのジョンズの孫だっていうのにね」　同じように，だれが地元の人でだれがよそ者かは，「ウォリスを招待者リストに入れたかどうか確認しなさい．あの人は，お金を調達するような会合には必ず出席するのだから」とか「レロイ夫人をどうして招待するの？　彼女はこういう会に招かれたことはないのよ」という言葉から容易に知ることができる．実際，新入りは15年から20年の間，古くからの住民の社会には入れないことがある．ある農村部の地域に嫁いだテイラー夫人は，孫が生まれるまで「ミズーリから来た女性」と呼ばれていた．LenzとEdwards（1992）は，このような区別は，地元の人や古くからの住民に対する配慮の表れであると述べている．しかし，よそ者であるという位置づけは，機密の問題が持ち上がったり，感情的に距離をおくことが好まれたりするときには，有利になることもある．農村部のナースの受け入れや，その地域内での役割は，地元の人/よそ者，古くからいる人/新入りという考え方の影響を受けるのである．

2. パートナーシップの形成

　　以上の5つの農村部看護理論の概念を念頭において，農村部の地域住民とどのようにパートナーシップを築いていくか考えてみよう．

a. アセスメント：キーインフォーマントとしての先住民・インサイダー

　　この本でこれまでに述べてきた地域アセスメントの方法を実施するに際して，農村部では，ナースは個人的な接触に特別な注意を払わなければならない．アセスメントの過程を始める前，あるいは遅くとも始まってすぐに，その地域のキーインフォーマントを特定しなければならない．あなたがよそ者，あるいは新入りだとしたら，地域内部の人があなたの保証人になってくれるのが，1つの効果的なやり方である．その人に，キーインフォーマントに紹介してもらったり，ほかの人と接触するときに紹介を頼んだりするのである．アセスメントの目的や，地域の健康に関する強みやニーズについての彼らの認識について，キーインフォーマントと話し合おう．また，ほかに接触すべき重要人物について特定してくれるよう頼んでみよう．プロセスの早い段階から，その地域に古くからいる人やインサイダーと関係をつけておくことにより，ネットワークを築くことができ，それによって地域住民が特定したヘルスニーズに合った戦略のアセスメント，計画，実施に役立つことだろう．地域の情報提供者によるこのネットワークは，資源を特定し，障壁を克服し，地域住民の視点を反映した問題解決を発見することができる．

　　農村部の地域住民のヘルスニーズに対する認識が，すなわち彼らの実際のニーズであるということは，胸にとめておくべきもっとも重要な概念である．信頼できる，包括的なア

セスメントは，農村部の地域の資源を確保するのに不可欠であるが，アセスメントを完成させるための資源が限られている場合が多い．地域住民の中には，公式なニーズアセスメントによる利点があってもなくても，地域住民のヘルスニーズに関する公共の意見を強くもっている人もいる．しかし，地域住民が，あなたがそれほど重大でないと考えているヘルスリスクに高い優先順位をつけても，地域住民の視点が優先されるのである．地域住民のサポートなしに，より大きなヘルスリスクに対処しようとする試みは，初めから失敗へと導かれているようなものである．地域を強め，それによって「健康な地域」の行動に貢献することによって，あなたはより多くのサービスを提供できるだろう．地域住民が小さなリスクに対処するのを手助けする中で，大きなリスクへの地域住民の気づきが導かれることもしばしばある．

　農村部のローズバッドでは，高校生の喫煙を心配する市民がいた．地域の包括的アセスメントの結果，地域住民の肺がんの罹患率が高いことが明らかになったが，その問題を扱おうとする公的な活動はみられなかった．また私たちは，郡の見本市への参加率が高いことを，この地域の強みだと考えていた．この見本市はローズバッドの経済的発展と住民のプライドに貢献していた．地域住民のニードと健康上のリスクの疫学的証拠の両方を用いて，私たちは地域診断を行った．すなわち，「長期にわたる喫煙に関連した肺がんの高い罹患率」である．

b．計画作成：地域住民による地域住民のためのデザイン

　地域住民は，アセスメント過程の結果に関する情報を有用な形で得る必要がある．情報を与えられた地域住民は，効果的な計画作成に参加することができる．キーインフォーマントが，ここでもすばらしい資源になる．今度は，アセスメントの結果の地域住民への普及を提案するのである．地域住民を計画作成に引き込むには時間とエネルギーがかかるが，この「引き込むこと」は，地域住民の強みと，自らのニーズを見つける能力とを高める過程の1つである．このエンパワメントは地域住民の「健康」の重要な構成要素である．

　すべての段階で地域住民を巻き込むことは，パートナーシップの一部であり，それはあなたがかかわっているのが町全体のミーティングでも，2，3人のキーインフォーマントとの非公式な会議の計画過程でも同じである．計画は達成可能で，農村部の文化に適したものでなければならない．例えば，健康増進活動は農村部住民の日常生活に入り込まなくてはならない．農村部住民は，ヘルスクリニックで行われる無料のコレステロールスクリーニング健診に参加するためだけに町に行くことはないだろうが，スクリーニング健診が土曜日の朝，食料品店で行われるとしたら，みな参加できるだろう．行動計画には以下のことを含まなければならない．すなわち，①明確な目的と行動段階，②必要な資源の特定（人材，予算，物資を含む），③利用可能な資源の特定：補助金，その他の資金支援，ボランティア，④タイムスケジュール，⑤評価過程，である．

　ローズバッドでは，私たちは地域アセスメントの結果である「ローズバッドの健康問題トップ10」を雑貨屋や食料品店に投函するとともに，『ランブリング・ローズ』などの週刊新聞にも載せた．それから，私たちはローズバッドの重要な地元民5人を招集し，長期の喫煙に関連する肺がんの高罹患率を認識してもらった．非公式なグループリーダーは高

校生の母親で，彼女の子どもの友達を取り巻く喫煙に大きな関心をもっていた．目標の決定，ブレインストーミング，介入方法の選択，活動の優先度決定を経て，私たちはプロジェクトの行動計画を立てた．計画には，郡の見本市で，禁煙行動やその他の健康増進活動を促進するための「健康について知ろう」というブースを作るのを手伝ってくれる高校生を募ることも含まれていた．

c. 実施：1人でも変化を起こせる

　実施の過程では，エネルギーがあり，プロジェクトについて熱心な地域住民から手助けを得ていくことが有利である．ニーズのアセスメントと計画過程にも参加していた人なら理想的である．農村部の「金魚鉢」現象，すなわち匿名性の欠如のため，プロジェクトの成功は，プロジェクトをリードしていると認識されているのがだれかということと関係しているだろう．その人は，地域の「公式なリーダー」ではなくてもよいが，ほかの人々を介入に参加するように影響を及ぼすことができなければならない．1人でも，農村部では変化を起こせるのである．さらに，地域住民と地域住民のリーダーは，励ましを必要としている．里程標を示そう．成功の積み重ねを1つひとつ認識できるような公的な機会を設けよう．報道のメディアと効果的な関係を築こう．店の張り紙，新聞記事，ラジオやテレビのインタビューは，すべて地域住民がプロジェクトに入り込み，エネルギーレベルを維持しつづけるのに効果的な戦略である．

　ローズバッドでは，地元の医師の妻で，地域の活動家でもあるカーペンター夫人が，私たちの「健康について知ろう」というブースを作るプロジェクトのことを知って，大いに乗り気になって，あらゆる手助けを提供してくれた．彼女は高校の教師たちにも影響力をもっていて，若者の喫煙習慣を防止し，変化させるための効果的な方法についての研究という課題を出すこともできた．学生たちはブースに用意する資料や活動内容を考えるのを手伝ってくれた．カーペンター夫人の近所に住んでいる高校の校長は，生徒やほかの大人たちがブース建設のため材木店を使用することを許可してくれた．プロジェクトチームのほかのメンバーは，資材の提供の呼びかけと，スケジュール管理を行った．新聞の編集者は，地域の材木工業財団に対して，「口臭くんMr. Yuk Mouth」セット（これは若者向けにつくられたもので，くさい息を吐く，歯の汚いモデルで，これを見て喫煙がいやになることをねらっている）を購入するための資金提供について手紙を書いた．私たちはすべての貢献に対して礼状を出した．地元のルポライターは，若者と喫煙についての連載記事を書き，「健康について知ろう」ブースプロジェクトに関する活動を特集した．

d. 評価：プロセスと成果

　農村部の地域のヘルスニーズは一朝一夕では変わらない．それは，しばしば複雑で，慢性的で，潜行的な問題である．コミュニティヘルスの介入の評価方法には，長期的な成果を予期した尺度を含めなければならない．加えて，地域住民がそのプロジェクトの成功についてどのように認識しているかをアセスメントするため，以下のような，より短期の成果が考えられる．①パートナーシップの構築と増強，②動員された人々やグループの数，③提供されたサービスの量と質，④地域診断に対するそのプロジェクトの影響．成果の

中には，今回の問題や関連したほかの問題を認識する，新しいイニシアティブもあるかもしれない．地域の強みの認識は，健全な成果である．地域住民が，自らのニーズを認めるよう力づけられることは，可能な範囲でもっともパワフルな成果の1つである．最後に，行動変容や健康指標の変化の量的測定は，適切な時間枠の中で行われなくてはならない．評価の結果は地域住民に伝えなければならない．

『ランブリング・ローズ』紙の第1面に「健康について知ろうキャンペーンは成功を収めた」と題する特集記事が載り，プロジェクトの成功を褒めちぎった．私たちはチームメンバーからも肯定的な結果を得た．この中には，行動の各段階とプロジェクト全体を評価した高校生も含まれていた．首長は議会の会合でプロジェクトの成功について述べた．小学校で新たなプロジェクトが始まり，地元商店では未成年者へのたばこ販売を行わないための戦略を改善していくことに合意した．また別のグループは，地域の子どもたちがどのくらいたばこを吸っているかを調べる方策を考え始めていた．これらの成果は，当初の計画では予期されていなかったものだが，道理にかなったパワフルな成果である．地域のエンパワメントはこのプロジェクトで強められ，ローズバッドの自己イメージは向上した．肺がんの罹患率という健康指標に変化が生じるのは，何十年とはいわないまでも数年は先のことであろうが，ローズバッドはすでに変化を起こしたことに誇りをもっている．

まとめ

農村部は，生活し，働くのにはすばらしい所である．農村部住民の労働と健康についての信念，孤立と距離への挑戦，独立独行の概念，匿名性の欠如，そして地元の人/よそ者と先住民/新入りという呼び名を理解すれば，私たちはより効果的に農村部の人々とパートナーシップを築くことができるだろう．看護過程を通じて，農村部の地域の人々に過程の1つひとつの段階に参加してもらうことにより，パートナーシップの増強と健康な地域住民の行動を向上させていくことができる．農村部の人々とのパートナーシップを築くのに，「1人の人でも地域全体に変化を起こせる」ことを認識しておくことは，価値があるだろう．あなたも，自分の農村部の地域に変化を起こせるナースの1人かもしれない．

（訳：永田智子）

●クリティカルシンキングの練習問題

フラワーヒルは農村部のコミュニティで，人口は3900人，周辺地域の人口は4100人である．人口の41%がヒスパニック系で，10%がアフリカ系アメリカ人，45%が白人（主に東欧系）で，4%がその他の人種である．学齢期の児童が多く，65歳以上人口は20%である．

このコミュニティは，最大で唯一の雇用者である穀物精白会社がなくなってしまったものの，ゆっくりと着実な成長を続けてきた．5年前には新しいファストフードレストランがオープンした．コミュニティには映画館はないが，コミュニティセンターと高校が主催する文芸と音楽のパフォーマンスライブが時々開催されている．このコミュニティは，年に1度の音楽とビールのフェスティバルで有名である．

フラワーヒルには，常勤の医師助手と非常勤の医師がいるプライマリケアクリニック1か所，ナーシングホーム2か所，在宅ケア機関1か所，カイロプラクティックの診療所1か所，小さな高齢者向けフィットネスセンター1か所がある．コミュニティは「ファーストクラス」の救急車を誇りにしていて，これは高齢者クラブが運営する中古品販売店の収益により昨年購入されたものである．救急サービスは郡の篤志消防隊によって運営され，基本レベルの教育を受けた緊急隊員が配属されている．隣接する町には救急治療室をもつ病院が複数ある．車で25分東に行った所には20床の地域病院，20分西に行った所には15床の地域病院（歴史的に対立している町にある），40分北西に行った所には大都市の3次救急センターがある．

先月，フットボールのスター選手の1人である高校2年生が自動車事故で亡くなった．この4か月間の間で，アルコールに関連した若年者の死亡は，これが3件目である．この少年は友人たちと飲酒していた．生徒たちがしばしば集まって，酒を飲んでの付き合いをするのは，長く曲がりくねった農道を降りた所にある古い橋のそばであり，そこは20～30年前に彼らの両親たちが同じように集まっていた場所の近くだった．

学校の生徒全体が，またしてもクラスメイトを失ったことに深く衝撃を受けていた．地元の週刊誌がそれぞれの事故の記事を大きく扱った．警察本部長，市長，郡の判事のところには，憂慮した市民からの電話がたくさんかかってきた．

在宅ケア機関が抱える高齢患者の中には，持続する抑うつを有する者が，ほかの身体問題をもつ患者と同じように多くいた．1人のナースが，自分の患者のうちの何人かは，アルコールの問題が身体・精神両方の健康状態に影響しているようだと気づいた．

上記のシナリオに関連して，あなたが以下の状況に置かれたと想定しなさい．

最近の10代の死亡者に関連して，保健部の部長，つまりあなたの上司から，コミュニティのアセスメントを実施し，市民の健康を増進するための介入に向けて，住民との共同作業に当たるよう言われた．あなたが農村部の看護に関連してなすべきことを知るにあたって，農村部看護理論の要素を用いて以下の質問に答えなさい．

1. あなたはフラワーヒルのコミュニティをどのようにアセスメントするか．
2. 地域看護診断を作成し，優先順位をつけるには，どのようにするか．
3. コミュニティとともにあなたが計画する介入はどのようなものか．あなたはそれをどのように評価するか．

● 文献

Baer, L., Johnson-Webb, K., & Gesler, W. (1997). What is rural? A focus on urban influence codes. *Journal of Rural Health, 13*(4), 329–333.
Engelken, J. (1997). A wakeup call for rural health. *Rural Health FYI, 19*(1), 42.
Lenz, C., & Edwards, J. (1992). Nurse-managed primary care: Tapping the rural community power base. *Journal of Nursing Administration, 22*(9), 57–61.
Long, K., & Weinert, C. (1999). Rural nursing; Developing the theory base. *Scholarly Inquiry for Nursing Practice: An International Journal, 13*(3), 257–269.
_____. (1989). Rural nursing; Developing the theory base. *Scholarly Inquiry for Nursing Practice: An International Journal, 3*(2), 113–127.
Mueller, K., & McBride, T. (1999). Taking Medicare into the 21st century: Realities of a post BBA world and implications for rural health care. Rural Policy Research Institute, Rural Health Panel Publication (pp. 1–17), 2/10/99 P99–2. Columbia, MO:

University of Missouri. Available at www.rupri.org/health/.

Muldoon, J., Schootman, M., & Morton, R. (1996). Utilization of cancer early detection services among farm and rural nonfarm adults in Iowa. *Journal of Rural Health, 12*(4), 321–331.

Nichols, E. (1999). Response to rural nursing: Developing the theory base. *Scholarly Inquiry for Nursing Practice: An International Journal, 13*(3), 271–274.

_____. (1989). Response to rural nursing: Developing the theory base. *Scholarly Inquiry for Nursing Practice: An International Journal, 3*(2), 129–132.

Office of Rural Health Policy/Health Resources and Services Administration. (2002). Secretary's Initiative on Rural Communities: Report from the Rural Task Force (released on July 26, 2002). Available: www.ruralhealth.hrsa.gov/initiative.htm.

Parrott, R., Steiner, C., & Goldenhar, L. (1996). Georgia's harvesting healthy habits: A formative evaluation. *Journal of Rural Health, 12*(4), 291–300.

Scott, J. (2000) A nursing leadership challenge: Managing the chronically ill in rural settings. *Nursing Administration Quarterly, 24*(3), 21–32.

●インターネット情報源

www.nrharural.org/
The National Rural Health Association
　非営利の会員制組織で，アメリカの農村部の住民の健康とヘルスケアの向上を使命としており，アドボカシーと情報交換，教育，研究を通して農村地域が抱える問題についてのリーダーシップの役割を果たしている．

www.ruralhealth.hrsa.gov/
Office of Rural Health Policy (ORHP) under the US Health Resources and Services Administration (HRSA). Web site for US rural policy advisement and national information clearinghouse.

www.rno.org/
Rural Nurse Organization's web site and online journal—*Journal of Rural Nursing and Health Care.*

第18章
慢性の病気をもつ人々との健康なパートナーシップの促進

Pamela Schultz

■ **学習目標**
・慢性の病気にかかっているときの健康状態の特徴を説明できる．
・慢性疾患に対する健康増進の方法を述べることができる．
・ほかの章で学習した方法を活用して，慢性の病気をもつ人々に対してヘルスプロモーションの計画を実施することができる．

はじめに

　一般的に病気とは，最良の健康状態に達していない状態とみなされている．急性の病気は，治療を受けるか，または時間が経過するうちに治るものである．しかし慢性の病気は，疾病が治癒するというものではない．つまり，慢性の病気になるということは死ぬまで病気と付きあうことを意味し，治療による解決はないのである．長生きをし，慢性の病気をもちながら生きることはよくあることなのに，「病気」(ill) と名づけてよいものであろうか．おそらく，より適切な名称は，慢性的な不健康状態である．どんな地域でも，多くの人々は慢性的な不健康状態で生活している．

　WHOの『ワールド・ヘルスレポート』(1997) によれば，数百万人の人々が慢性疾患に苦しみ，その多くが女性である．これは，慢性の病気の体験は男性と女性では異なることを示している (O'Neill & Morrow, 2001)．

　表面的には，そのような慢性的な不健康状態の人々を探し出すことは，簡単なことのように思える．しかし，よく考えてみると，これは大変な仕事である．「慢性的な不健康状態」とはどのように定義したらよいのだろうか．どの要素が慢性期の健康状態と急性期の健康状態の特性を示しているのだろうか．健康状態が急性と慢性の両方をもちあわせることはありうるのだろうか．それはどのような状態のときなのだろうか．

看護ケアにおける全人的アプローチは，個人を区分しないようにしている．全人的アプローチは，その人の相互関連性を強調している．文字どおりに理解すれば，このアプローチは慢性的な不健康状態の人を記述するのに用いることができる．人の健康は，例えば糖尿病患者，がんの人，統合失調症患者，HIV感染症の人というように区分されるべきではない．しかし，ヘルスケアシステムのアプローチでは，ナースは人々の健康を類別し，それに名前を付けるやり方からは攻撃を受けている．そして，慢性の病気について検討するために，非常に広範な意味を含む言葉を用いて，慢性の病気をもつ人々の集団を記述する試みが行われている．

1. 慢性的な不健康状態の特徴

a. 進行性である

健康状態は，時とともに悪化したり重篤になったりする．その期間は人生全体に及ぶ場合もあれば，人生の一時期の場合もある．病気の悪化に引き続く静止期もあれば，徐々に悪化することもある．健康状態の進行の例として，治療ができず緩慢に進行するがんのタイプがあり，がんによって死に至るという避けられない運命がある．慢性閉塞性肺疾患は，徐々に肺の能力が悪化するという特徴がある．うっ血性心不全は，急性心臓発作の型により静止期とコントロール期がある．

b. 不可逆的である

状態は治療によって治癒しない．慢性の病気の状態は，その人に損失をもたらしている．治すことのできないダメージが生じる．例えば，ある種の膵臓がんでは，膵臓の消化酵素産生機能を破壊し，それによって栄養不足を起こしている．腎疾患には腎機能不全をもたらし，中枢神経系や心血管系などの腎臓以外の主な器官に損傷を及ぼすものがある．慢性閉塞性肺疾患は，肺機能の低下を引き起こし，それは不可逆的なものである．統合失調症や双極性障害は治療による根治は困難であり，コントロールが主眼となる．しかし，病気が長期に及ぶと，判断や社会生活，日常生活の障害が生じてくる．

c. 合併症を伴う

慢性の状態は，多くの器官に影響を及ぼす．慢性的に病気であることが及ぼす影響は，その病気の初発部位だけにとどまらない．喘息をもつ人は，疾患の進行によって起こる身体的な徴候だけでなく，しばしば自身の活動を制限し，孤立におちいることが起きており，彼らの精神衛生やQOLに影響を与えている．うつ病は，よくみられる慢性の病気の状態の1つである（Davidson, Meltzer-Brody, 1999）．慢性の病気の治療は，痛みや栄養不足のような副作用を伴い，それがその病気の一部となる．糖尿病は，神経障害，失明につながる網膜症，下肢の切断につながる循環器の問題をもたらす．高血圧症は，心疾患，脳卒中，腎機能不全につながる可能性がある．

d．症状コントロールを目的とした治療

　治療の目的は，加療して治すことではなく，症状をコントロールすることである．これは，原因がよくわからなかったり，または治癒を可能にする技術がないことを意味している．状態が急性とみなされ，治癒を目的として治療が行われるが，治癒が無理なときには慢性的な状態になる場合がある．いくつかのがんの治療は，この方針に沿って行われている．

e．家族の状況と慢性的な悲哀の感情

　慢性の病気の状態は，その人の重要他者に常に影響を与えるものである．文化や家族関係にもよるが，このこと自体，非常に多様な形で現れる．慢性的な悲哀の感情とは，個人や家族が体験する状態のことである．これは，その人がその慢性疾患で亡くなるまで続く現象である．それは終わりのない悲哀の感情であり，徐々に喪失が続き，その喪失が蓄積されていくことであるといえる（Krafft & Krafft, 1998）．慢性的に病気の状態にある人は通常の健康状態を失ったことで心を痛めることがある（Lowes & Lyne, 2000）．時には，その慢性的に病気の状態を家族が隠そうとすることがある．これは次に述べる特徴の構成要素の1つである．

f．可視性と烙印を押すこと

　慢性の病気には一定程度の隠匿性があり，それは病気が見えない状態にあるという程度のものである．病気が見えない状態であればあるほど，烙印を押されるという結果にはなりにくい（Joachim, 2000）．開示は目に見えない慢性の病気をもつ人にとって問題となっている．不幸なことに，西欧社会では人はどのように見えるかということが，他者のその人との交流の仕方に影響をもたらす．この慢性の病気がもつ側面は，すべての関係を緊張状態においている．実際に，職場で烙印を押されることは見受けられる．がん回復者についての研究で，彼らは雇用主だけでなく同僚からも職場内で差別を受けていた（Schultz, 2002）．

2．健康の認識と慢性の病気，健康増進

　すべての人は，自分の健康状態について自分なりの認識をもっている．健康状態はいろいろな出来事により変動するが，たいていの場合，人は自分の健康についてあまり変化しないという考えをもっている．がんの末期にある人は，それががんでなければ，自分は健康だと言うであろう．健康を維持しようとしても，既往歴が原因で生命保険を拒否されることもある．また，自分は健康ではないと思っていても，90歳まで元気に生きる人もいる．自分の健康に対する認識はどの程度重要なのだろうか．自分の健康を良好であると認識していたら，QOLも良好だとみなすだろう．調査では，健康状態とQOLとの関連は明らかでないことが示されている（Covinsky et al., 1999）．自分の健康状態についての認識が，実際の健康状態と乖離していることも時にある．ある65歳の女性は，重度の骨粗鬆症で股関節骨折のリスクがあるといわれている．彼女は自分の体の具合は良いと感じてお

り，自分は健康だと思っているが，健康状態についてのこの情報によって，彼女は慢性の病的状態にあるというラベルを貼られている．

　自分の健康をどのように認識するかは，その人の健康増進の方法に大きく影響する．自分の健康は良好だと思っている人は，健康増進の介入方法に抵抗するかもしれない．また，自分の健康は良くないと思っている人は，あきらめの意識から健康増進の介入方法に抵抗するかもしれない．一般化することはできないのである．慢性の病的状態にある人は，一般的に自分自身の慢性的な状態についてよく知っている．したがって，健康への介入を行う場合に，その人が病気ではないと認識している部分を目的にして介入しても，その人はその方法を実施しようとはしないだろう．逆にいえば，改善の見込みがある健康の側面ならば関心をもつ人がいるということである．

3. 健康増進法の実施

　慢性の病気をもつ人たちに健康増進プログラムの実施を計画するときに考慮すべきいくつかの原則がある．

a. 優先すべきヘルスケアの確定

　慢性の病気をもつ人々はそれぞれ個別のニーズをもっている．どんな健康増進活動も，個々人のニーズに合うようにすべきである．ナースは，その人の慢性の状態によくみられる健康状態についての知識をもたなければならない．そのためには，ヘルスケアの科学の確固たる基本的な知識が求められる．例をあげると，ナースが1日にコップ8～10杯の水を飲むことの重要性を強調するとしよう．しかし腎透析の患者にとっては，これは適切とはいえないだろう．

b. ラポールの継続

　Stanley（1999）は，慢性的な医学的・精神的問題をもつ患者が参加している依存症の治療プログラムについて述べている．普通，この人たちは，依存はこのプログラムに適さないとされて，依存症のプログラムに参加することを認められていないだろう．しかし，このプログラムは，保健医療従事者が多様なヘルスケアニーズに応えられるように作成されているため，患者たちは依存症を対象にしたプログラムを最後までやり通すことができるのである．このようなタイプのプログラムは，ラポールの継続を考慮に入れている．このようなパートナーシップにより，ナースはあらゆるレベルで介入することができる．そのため，精神科のナースは慢性の状態の治療と同時に，健康増進の実践も行うことができるのである．マネジドケアの下では，ケアの継続性は崩壊し始めている．ラポールの継続性は，慢性の病気だけでなく，健康増進活動においても役に立つ．

c. ソーシャルサポート

　ソーシャルサポートが健康や寿命と関連していることは，多くの研究で報告されている（Lepore, 1998）．これは，ソーシャルサポートが健康を増進していることを示している．

慢性の病気をもつ多くの人々は，孤立した生活パターンになっていることが多く，このために，自分自身を表現したり，人と関係をもつことが困難になっている（Jonsdottir, 1998）．慢性の病気をもつ人の多くは，それぞれの慢性の状態を対象にした治療やサポートグループを利用している．がんのサポートグループ，エイズ患者のサポートグループ，性的虐待のサポートグループなどである．これらのグループは，参加者の間に安心と仲間意識を与えてくれる．1960年以降，グループ療法が援助専門職の重要な手段であることが明らかになってきた（Bedner & Lawlis, 1971; Dies, 1986; Dies, 1979; Kaul & Bedner, 1986; Orlinsky & Howard, 1986）．グループ療法は，ナースが行う健康増進の活動として成果が期待でき，地域の財政援助を受けたサポートグループの対象を家族介護者にまで広げることもできる．そして，健康増進の機会を家族全体にまで広げることができる（Ellgring, 1999）．

ナースはグループプロセスについて学ぶ必要がある．この知識は，医学や看護の実践の周辺部や，下位専門分野の個人的な領域にある無用な飾りではない（Sampson & Marthas, 1981）．

サポートを提供することは，ケアを提供するということの基本原理である．サポートとは，患者が自分に欠けている経験を調整したり，またヘルスケアの状態に適応できるように問題を解決するという援助を行うことである（van Servellen, 1984）．DeYoungとDicky（1967）は，看護の行動の中には，サポートを表現しているものがあることを明らかにしている．すなわち，気づかい（attention），そばにいること（presence），そこにいること（"thereness"），受容（acceptance），世話（care），思いやり（concern），関心（interest），関与（involvement），理解（understanding），共感（empathy）である．

d．がん患者と家族のための治療的サポートグループ：6年間の地域活動

これは，地域で始められた現在も継続しているグループの紹介である．このグループは，精神科看護とがん看護の経験をもつ2人のボランティアナースにより進められている．グループの基本的な目的は，がん患者とその家族にサポートを提供することであった．しかし，がんとは関係のない健康増進の課題として，ソーシャルサポートがより必要とされていることが明らかになった．そこで，グループのまとめ役は運動や栄養，高齢者虐待，セクシュアリティ，心疾患，高血圧，ポリオ後遺症，パーキンソン病，股関節や膝関節の置換術，腎透析，その他多くの分野の基本的な知識をもたねばならなかった．

健康への関心で優先すべきことは，個人によってそれぞれ異なり，絶え間なく動いている．このグループ活動は，総合的な健康教育と健康増進のプログラムのニーズに焦点が当たっていた．慢性疾患をもつ人々は，どのようにしたら健康になれるのかについて情報を求めていた．また，彼らは，慢性疾患とともに生きていく中で，新しい対処技術や問題解決の方法を欲していた．

〔グループの概要〕

グループは月に1回開催され，時間は90分である．グループはオープンであり，参加は強制的ではない．グループは地区の教会で行われ，ただ1つのルールとして守秘がある．

決められた計画はなく，グループメンバーは自分たちのグループの現在のニーズと計画を明らかにする．

参加者の年齢は29～83歳である．67％は女性である．グループに参加している期間は，1週間から6年である．多くは中産階級以上である．ほとんどの人は大学卒である．もっとも多い診断名は乳がんと前立腺がんである．

〔評価〕

グループプロセスを評価することは，不確かで多くの問題がある．プログラムの成功はその継続の長さによって測るのがもっとも良い．参加者の何人かは，6年間グループに参加し続けている．彼らが受けているソーシャルサポートは，継続して出席していることに表れている．このうちの何人かは，自分の慢性の病気について知りうる限りの情報をもっているにもかかわらず，自分自身や家族が受けているソーシャルサポートやその他の健康についての情報を得るために参加し続けている．慢性的な健康状態不良者をかかえる家族にとっては，QOLの課題について保健医療従事者と話ができるというニーズがある．今日の保健医療の環境では，このための機会は少ない．適切な教育と専門技術をもったコミュニティヘルスナースは，地域でサービスを提供する中で独自の知識を活用することができる．

ナースは患者や家族の人たちとラポールを形成している．すなわち，この人たちとパートナーシップを形成し，ナースは見事にその集団の一部となっている．そして，自分の専門的技術と関与，共感，さらに，もっとも大切なことは自分自身をこの体験している出来事に持ち込んでいるのである．

4. 地域看護における研究訓練

ナースが慢性の病気をもつ人とのコミュニティ・パートナーシップを促進したいなら，エビデンスにもとづいた看護実践の考え方を取り入れなければならない．そのためのより良い方法は，地域を基盤にした研究訓練に携わることである．KochとKralik（2001）は，オーストラリアの地域看護実践での参加型アクションリサーチのプログラムについて述べている．その考え方とは，参加者が何を話しているのかを聴くこと，長い時間をかけて彼らの経験を広範囲に探求することである．参加者は自分自身のアセスメントにもとづいて計画し，実践しようとするだろう．

慢性の病気をもつ人は，自身の健康に対して先取り行動をすることがよくある．彼らは十分な情報をもち，自身のケアに参加したいと思っている．まれなタイプのがん患者グループはインターネットフォーラムを開催し，がんと暮らす日々の経験や情報の交換を行っている（Schultz, 2000）．このグループは自分たち自身で調査票を作成し，仲間に配布している．彼らは，自分のまれな病気に関する研究プロジェクトに対して行われる資金の提供には積極的である．

保健師（コミュニティナース）は，慢性の病気をもつ人々とパートナーを組むことを新たに始める必要がある．患者中心の看護は，そのような草の根型の試みを組織化できるで

第18章 慢性の病気をもつ人々との健康なパートナーシップの促進　　327

あろう．慢性の病気をもつ人々は単に力を発揮するだけでなく，十分なパートナーシップにおいてもてる力を発揮しているのである．

まとめ

　この章では，ほかの章で示したような具体的な健康増進のプログラムは紹介していない．それは，あなたがすべての章を見て，あなたが向き合っている慢性の病気をもつ人のニーズに合った健康増進プログラムを選択してほしいからである．事実，あなたは健康なパートナーシップを促進するために，多くのどの方法も楽しんで読まれたことだろう．
　すべての人に健康を．

（訳：佐伯和子）

●クリティカルシンキングの練習問題
　73歳の高齢の女性で，38歳のときに浸潤性乳がんの治療を受けた．治療は6か月間の化学療法と胸壁への放射線療法であった．乳がんは一度も再発することはなかった．彼女はあなたが勤務している地域保健サービス機関のクライアントである．最近，彼女は裏庭で倒れ，股関節骨折をしたため，骨置換術を行い，回復してきている．
　1. 初回の審査訪問で，あなたは慢性の病気のどのような点を観察するか．
　2. あなたは彼女に健康増進についてどのように話すか．

●文献
Bednar, R. L., & Lawlis, G. F. (1971). Empirical research in group psychotherapy. In A. Bergin & S. Garfield (Eds.), *Handbook of psychotherapy and behavior change: An empirical analysis.* New York, NY: John Wiley.
Covinsky, K. E., Wu, A. W., Landefeld, C. S., Connors, A. F., Jr., Phillips, R. S., Tsevat, J., Dawson, N. V., Lynn, J., & Fortinsky, R. H. (1999). Health status versus quality of life in older patients: Does the distinction matter? *American Journal of Medicine, 106,* 435–440.
Davidson, J. R., & Meltzer-Brody, S. E. (1999). The underrecognition and undertreatment of depression: What is the breadth and depth of the problem? *Journal of Clinical Psychiatry, 60*(Suppl. 7), 4–9.
DeYoung, C., & Dickey, B. (1967). Support-Its meaning for psychiatric nurses. *Journal of Psychiatric Nursing, 5,* 46–58.
Ellgring, J. H. (1999). Depression, psychosis, and dementia: Impact on the family. *Neurology, 52,* S17–S20.
Joachim, G. (2000). Stigma of visible and invisible chronic conditions. *Journal of Advanced Nursing, 32*(1), 243–248.
Jonsdottir, H. (1998). Life patterns of people with chronic obstructive pulmonary disease: Isolation and being closed in. *Nursing Science Quarterly, 11,* 160–166.
Kaul, T. J., & Bednar, R. L. (1986). Experiential group research: Results, questions, and suggestions. In S. L. Garfield & A. E. Bergin (Eds.), *Handbook of psychotherapy and behavior change.* New York, NY: John Wiley.
Koch, T., & Kralik, D. (2001). Chronic illness: Reflections on a community-based action research programme. *Journal of Advanced Nursing, 36*(1), 23–31.
Krafft, S. K., & Krafft, L. J. (1998). Chronic sorrow: Parents' lived experience. *Holistic Nursing Practice, 13,* 59–67.
Leopore, S. J. (1998). Problems and prospects for the social support-reactivity hypothesis. *Annals of Behavioral Medicine, 20,* 257–269.

Lowes, L., & Lyne, P. (2000). Chronic sorrow in parents of children with newly diagnosed diabetes: A review of the literature and discussion of the implications for nursing practice. *Journal of Advanced Nursing, 32*(1), 41–48.

O'Neill, E., & Morrow, L. (2001). The symptom experience of women with chronic illness. *Journal of Advanced Nursing, 33*(2), 257–268.

Orlinsky, D. E. & Howard, K. I. (1986). Process and outcome in psychotherapy. In S. L. Garfield & A. E. Bergin (Eds.), *Handbook of psychotherapy and behavior change* (2nd ed.). New York, NY: John Wiley.

Sampson, E. E., & Marthas, M. (1981). *Group process for the health professions.* New York, NY: John Wiley & Sons.

Schultz, P. N. (2002). Using Internet discussion forums to address the needs of patients with medullary thyroid carcinoma. *Clinical Journal of Oncology Nursing, 6*(4), 219–222.

Schultz, P. N., Meck, M. L., Stava, C., & Sellin, R. V. (2002). Cancer survivors: Work related issues. *AAOHN Journal, 50*(5), 220–226.

Stanley, A. H. (1999). Primary care and addiction treatment: Lessons learned from building bridges across traditions. *Journal of Addictive Diseases, 18*, 65–82.

van Servellen, G. M. (1984). *Group and family therapy: A model for psychotherapeutic nursing practice.* St. Louis, MO: Mosby.

World Health Report. (1997). *Conquering suffering, enriching humanity.* Geneva, Switzerland: Office of World Health Reporting, World Health Organization.

●インターネット情報源

www.cdc.gov/nccdphp/statbook/statbook.htm
National Center for Chronic Disease Prevention and Health Promotion

www.apha.org/public_health/chronic.htm
American Public Health Association Chronic Diseases Site

www.who.int/ncd/chronic_care
World Health Organization. Health Care for Chronic Conditions Site

付録

産業保健師のためのアセスメントガイドのモデル

構成要素	質問すべき内容
■ 企業 　発達史 　組織図 　会社の方針 　・1週間の労働時間 　・1日の労働時間 　・病気欠勤 　・安全管理と防火対策 　福利厚生（特典） 　・保険加入の規定 　・退職金制度 　・教育支援 　・安全委員会 　・レクリエーション委員会 　労使関係	・その会社はどのようにして，なぜ，だれによって創立されたか． ・組織の正式な命令系統，ヘルスケア提供者が責任を負う人物はだれか． ・就業規則が明文化されているか．従業員はその存在を知っているか． ・その会社の営業日は週何日か． ・勤務交替があるか．休憩は何回あるか．有給休暇はあるか． ・明確な規定があるか．従業員はそれを知っているか． ・工場内で事故が発生するおそれのある場所や化学物質を管理者が知っているか． 　防火訓練が行われているか． ・健康保険や生命保険があるか．加入は強制的か．会社の負担は全額か一部か．加入に必要な書類にはだれが記入するか． ・金額は現実的か． ・従業員は教育を受けられるか．会社からの資金援助はあるか． ・委員会がない場合，緊急時に対応する社員が定められているか．赤十字の救急講習は有益である． ・従業員は勤務場所以外で従業員同士の交流を行っているか． ・労使関係に何か問題があるか（この情報は入手が困難であるが，従業員が経営者に対してどのように感じているか，また経営者が従業員に対してどう感じているかを知ることは重要なことである）．
■ 工場 　物理的環境の概況 　・構造 　・駐車設備と最寄の公共交通機関 　・出入り口 　・物理的環境 　・情報伝達手段 　・室内外の環境整備 　・内装	・概観はどうか． ・社屋や敷地の広さと状況はどうか． ・社屋に入るまでにどのくらい歩くか． ・何人くらいが使用するか．近くにあるか． ・物理的環境はどのような状態か（暖房，空調，照明，まぶしさ，通風など）． ・掲示板や回報があるか． ・環境は適切に整備されているか． ・周囲の環境は仕事に適しているか．心地良いか．

（つづく）

産業保健師のためのアセスメントガイドのモデル（つづき）

構成要素	質問すべき内容
■ 工場 　職場 　・広さ（過密・孤立） 　・作業場と資材置き場の高さ 　・刺激 　・安全の標識と標示 　・立位および座位のための設備 　・安全設備と備品 　労働区域外 　・ロッカー 　・手洗いの設備 　・トイレ 　・飲料水 　・レクリエーション・休憩施設 　・電話 　・灰皿	・孤立しているか，過密か． ・従業員が転落したり，落下物で負傷するおそれがあるか（転落事故や落下物は危険であり，企業にとってもコストが高くつく）． ・退屈して注意力が低下していないか． ・危険区域には，はっきりと表示がされているか． ・椅子は安全で心地良いか．足場が高台になっているか（特に水を扱う場合）． ・（安全帽や安全眼鏡，フェイスマスク，放射線バッジなど）規定で義務づけられている安全用具について従業員は知っているか． ・汚れがつく仕事の場合，着替えができるか．服に付着した中毒物質を誤って家まで持ち込むことがないか． ・設備や備品が整っている場合，従業員には洗い方やいつ洗ったらよいかを知らされているか． ・近くにあるか，内部の状態はどうか． ・喉が乾いたときに，仕事を中断して水を飲みに行く時間がとれるか． ・気分が悪くなったときに横になれるか．施設を自由に使えるか． ・電話を受けたりかけたりすることができるか．子どものいる女性従業員が，仕事場では電話を受けられないため自宅で電話を待たなければならないことがあるか． ・決められた場所での喫煙が許されているか．そこは安全な場所か．
■ 勤務者数：労働者と管理者の比較のための各データ 　一般的特徴 　・従業員数 　・概観 　・年齢・性別の分布 　・人種分布 　・社会経済的分布 　・宗教分布 　・民族分布（言語） 　・婚姻状況 　・教育背景 　・ライフスタイル 　雇用条件タイプ 　・必要条件 　・仕事の要求量と身体 　・労働状況 　欠勤 　・理由 　・期間	（できるだけ正確に記すこと．必要に応じて予測する） （通常，従業員500人以上の事業所ではフルタイムの看護職を雇用する必要がある） ・身長や体重，汚染などの記録があるか．調べてもらおう． ・それぞれの集団の割合はどうか（若年成人対象のスクリーニング・プログラムがいくつかある．高齢者対象のものは，さらに多くある．女性対象のものはもっと多いが，男性対象のものは，なお多くある）．日勤と夜勤の間では違いがあるか．少数派の性の問題が無視されていないか． ・その人種は優勢か．これは一般の地域と比べてどうか． ・従業員の給与に大きな開きがあるか（これが原因となって問題が生じることがある）． ・何か1つの宗教が優勢を占めているか．宗教にかかわる休日があることに気づいたか． ・言葉の障壁があるか． ・死別，単身，離婚の従業員の割合はどうか（この人々はニーズがそれぞれに違うことが多い）． ・教育はほぼ同じレベルで行われているか． ・認められていない生活様式があるか． ・学歴はどこまで要求されるか．技能取得者と未取得者との扱いが違うか． ・どの程度の体力が求められるか．机に向かう仕事か，それとも体を動かす仕事状況か． ・フルタイムの従業員は何人いるか．パート従業員は何人いるか．残業はあるか． ・記録があるか．だれがつけるか．その理由は． ・欠勤の理由の上位5つは何か． ・欠勤のパターンはどうか（欠勤は使用者にとってはコストが高くつく．同じ人が一度に10日欠勤するのと1日欠勤を10回するのとでは，かなり違いがある）．

（つづく）

(つづき)

構成要素	質問すべき内容
■ 勤務者数：労働者と管理者の比較のための各データ 　身体障害者 　・従業員数 　・障害の程度 　・服薬中の従業員 　・慢性疾患のある従業員	・障害者の雇用についての規定があるか． ・勤務場所はどこか．仕事は何か． ・職業訓練を受けているか．なんらかの制度を利用しているか．義肢・装具などを装着しているか． ・どのような薬を飲んでいるか．勤務場所はどこか． ・病期はどのくらいか．勤務場所はどこか．今後も仕事を継続できるか．
■ 生産工程：会社は何をどのように製造しているか 　使用設備・器具 　・設置状況 　・設備の種類 　作業の特徴 　・使用原料 　・最終産物の性質 　・仕事の内容 　・産業廃棄物 　有害物質への曝露	・設備や器具は持ち運びできるか，それとも備え付けか．軽いか，重いか． ・大きな設備の設置場所を図面上に記してくれるよう頼む． ・換気扇，送風機，高速で動くもの，濡れたもの，乾いたものがあるか． ・工程の各段階について簡単に解説してくれるよう依頼する．それをもとに，従業員のニーズや能力と仕事に求められるものとを比較することができる． ・原料は何か，それはどの程度危険か．正しく保管されているか．危険物の保管に関する規定に沿ってチェックする． ・従業員は最終産物に誇りをもっているか．それとも部品の生産か． ・だれが決めるのか．どこで決めるのか（図面に記録する）． ・廃棄物処理のシステムはどうなっているか．公害防止設備は設置されているか，または機能しているか． ・従業員はどのような中毒物質に汚染されているか．汚染の程度はどうか（身体的・精神的な影響を含む）．仕事の場での慢性的な汚染の影響は微小なものであることを覚えておこう．軽い症状に慣れてしまった人は，症状があることを訴えないことがある．
■ 保健プログラム：実際にあるもの，プログラムがあると従業員が思っているもの 　指針 　・プログラムの目標 　・採用前の健康診断 　・救急処置の用意 　・常時契約の顧問医 　・保健医療従事者の服務規定 　設備と資源 　・救急訓練を受けた従業員 　・救急設備の広さ 　・救急物品 　・記録と報告 　昨年の保健サービス内容 　・ケア提供内容 　・スクリーニングの実施 　・医師などへの紹介 　・カウンセリングの実施 　・健康教育	・非公式の，明文化されていない規定があるか． ・目標は明確か． ・受診が求められているか．料金は会社が負担しているか．結果は採否に影響するか． ・用意されているもの，用意されていないもの． ・救急処置や緊急時の対応に責任を負う会社の顧問医がいるか（顧問医がいる場合は，その医師と緊密な連携をとり看護計画を作成する）． ・明文化されているか（従うべき規定がない場合は，書きとめておく）． ・健康プログラムを設置することを拒否している企業の中には，いまあるシステム以上のものをもっている場合がある． ・救急時に対応するのはだれか． ・体調が悪くなった従業員をどこに連れていくか．救急用品はどこに保管してあるか． ・何があるか．どこに保管してあるか（一覧表を作って，各物品の状態を記録しておく）． ・何があるか（OSHA では3種類の記録をつけるよう雇用者に求めている．すなわち，① 労働災害と職業病の記録，② 特定の疾患や障害についての補足的な記録，③ 年間の報告書である．良い記録は良い計画のデータとなる）． ・できるだけ具体的に記す． ・慢性か，急性か．その理由． ・どこで実施したか．だれが実施したか．なぜ実施したか． ・だれが紹介したか．どこへ紹介したか．なぜ紹介したか． ・専門家による本格的なカウンセリングか，簡単なカウンセリングか． ・会社が提供した教育（個人対象・集団対象）はどのようなものか．

(つづく)

産業保健師のためのアセスメントガイドのモデル（つづき）

構成要素	質問すべき内容
■ 保健プログラム 　昨年の事故報告 　従業員がヘルスケアを求める理由	・勤務時間中か，終業後か（終業後に起こったものも含める．直接的・間接的に仕事が関係していることがあるからである）． ・上位5つまでの理由は何か．
■ ストレッサー 　従業員が感じているストレス 　保健サービス提供者が明らかにしたストレス	・仕事にどのようなストレスを感じているか． ・どのような問題を感じているか．

Serafini, P. (1976). Nursing assessment in industry : A model. American Journal of Public Health, 66 (8), 755-760 より

索引

●欧文

Berksonのバイアス 38
CDC 28
DDT 50
Freire, Paulo 88, 89, 91
Kleinman, Arther 101, 102, 105, 106
Lewin, Kurt 219, 220
Lewinの計画の変更の段階と立案プロセスへの適用 219
Neuman, Betty 136
PCB 49, 50
Reinkemeyerの計画修正の段階 219
Snow, John 25, 26
WHOの健康の定義 11

●あ行

アクションリサーチ 90
足を使って地域を知ろう 147, 148
アセスメント 142, 148
アセスメントデータの図のモデル 196
アルマ・アタ宣言 11, 118
1次予防 27, 140
医療記録 38
因果関係を判定する基準 35
インタビューの技術 109
疫学 25
疫学的転換 8
疫学的方法による地域の健康調査 41
疫学トライアングル 41, 42
エンパワメント 85, 87
―― による地域の変容 88
汚染物質と人口規模 52
オタワ憲章 12, 117, 118
オッズ比 33
―― 算定のクロス表 33

●か行

害を与えないこと 73
化学物質の変化 49
概念モデル 133
学習目標 228
家族形態 152, 153
カドミウム 55
がん患者と家族のための治療的サポートグループ 323
環境 41, 42
環境汚染物質 55
環境システム 59
―― とサブシステム 60
環境保健 47
環境モデル 58, 59
看護モデル 133-136
―― の基本的単位 134
感度 39
関連 34
偽陰性率 40
危険因子 32
記述的疫学 25
技術を身につける 109
偽陽性率 40
共同作用 43
寄与危険（AR：attribute risk） 34
クライアントの健康と疾病に対する概念 108
クリティカルシンキング 89
グローバリゼーション 4
グローバル化要因の競合 5
計画の修正 219
ケーススタディ 254
原因網モデル 43
健康 6, 135
―― に直接影響を与える要因 6
―― の4つのモデル 133
―― の分析尺度 31
―― の測定尺度 27
健康教育プログラムのアイデア 274
健康状態のスクリーニング 38
健康都市・コミュニティ運動 121
健康都市・コミュニティの10段階の政策サイクル 123
健康都市・コミュニティの健康施策 124
健康リスク評価 290
検死記録 38
公害（汚染） 48
―― の起こる主要なメカニズム 48
公共健康政策 117, 120
―― に関するアデレード会議 118
高齢者
―― の虐待 299
―― の健康課題 300
国勢調査 36
国民健康目標 59
コミュニティヘルスのパートナーシップへの視点 82
婚姻形態 152, 153
コントロール群 35, 260-262
混乱変数 35

●さ行

最初の疫学者 26
砂漠化 54
参加型研究 90
参加型アクションリサーチによる地域のエンパワメント 90
3次予防 27, 140
死因別死亡数 152
事前・事後調査の1群デザイン 260

事前・事後調査の2群デザイン 261
実験群 261
実験デザイン 259
疾病対策センター 28
疾病行動の決定 104
児童・生徒のヘルスプロモーションプログラム 273
死亡率（mortality） 28
ジャカルタ宣言 118
従属変数 35
集団医学 25
柔軟な防御ライン 139, 141
住民参加 83, 84
住民セクター 102
住民に対する尊敬の念 73
宿主 41, 42
小児の健康の生態学的決定要素 64
職場におけるヘルスプロモーション 286
食物連鎖 49
自律 72
真陰性率 40
人口統計学 25
人口統計学的指標 27
人口ピラミッド 194, 195
　── 作成のための計算 197
　── の作成 198
人種構成 153
真陽性率 40
信頼性 39
診療記録 38
森林破壊 54
水銀 55
水質汚染 56
スクリーニング 38
　── 検査の信頼性と妥当性 39
ストレッサー 137, 138
すべての人に健康を 11
正義 74
誠実 75

性・年齢構成 153
生態系の法則 50
生体内蓄積 49
生物濃縮 49
世界人権宣言 20
セクター間の争い 105
善行 73
全人的な視点 86
選択的認知 256
専門家セクター 103
騒音 56
相互作用 256
相乗作用 50
相対危険（Relative Risk） 31
粗率 30

●た行
大気汚染 56
対照群 35
妥当性 39
多様性 98
地域
　── のアセスメント 148
　── のアセスメントの車輪 139, 141, 148
　── の安全と暴力 302
　── のエンパワメントとヒーリングのモデル 87
　── の健康増進計画立案への変化理論の適用 220
　── の健康目標 225
　── のコア 151
　── の高齢者とのパートナーシップ 305
　── の高齢者のヘルスプロモーション 306
　── のヒーリング 85
　── の分析 189
地域エンパワメントの必須要素 85
地域看護診断 127, 210, 212, 213
　── の確認 218

　── を確認するための質問紙 222
地域看護における研究訓練 324
地域住民の主体性 236
地域におけるヒーリング 85
地域保健活動における予防段階 27
地域保健活動の倫理的ジレンマ 76
地域保健診断 143
地球温暖化 54
地球の有毒化 55
忠実 75
調査 258
調整率 30
通常の防御ライン 139, 141
抵抗ライン 139, 141
定数 35
データ収集法 254
デルファイ法 257
転倒・転落の予防 305
特異度 39
特殊率 30
毒素性ショック症候群 33
毒物 50
独立変数 35
届出疾病 37

●な行
鉛 55
2次予防 27, 140
乳児死亡率 29
農村部看護理論 312

●は行
パターナリズム 71
パートナーとしての地域のモデル 137-140
パートナーシップ 82
　──, 地域の高齢者との 303
発生率（incidence） 28
ヒ素 55

ヒーリング　81, 83, 85, 86
　――による地域のエンパワメント　85
必須統計　37
人–場所–時間モデル　43
批判的思考　89
病因　41
病因–宿主–環境モデル　41
評価
　――の過程　251
　――の原則　250
　――の構成要素　252
　――のパラダイム　255
　――の方策　254
費用効果分析　265
費用便益分析　265
比例死亡率（proportionate mortality）　29
貧困と不平等の悪化　6
物理的環境　155
プライマリヘルスケア　10, 18, 19, 83
　――による"すべての人に健康を"の達成　16
　――の8つの必須要素　12, 13
プリシード–プロシードモデル　134, 136
プログラム
　――の実行　291
　――の評価　292
プログラム評価のモデル　251
文化　98
　――を認識するための訓練　107
文化的健康信念　108
文化的信念　100
文化的ヘルスケアシステム　101
文化理解力　106

　――のあるヘルスケア提供者　106
分析的疫学　25
ベクター　49
ヘルシーピープル2000　237
ヘルシーピープル2010　59, 240, 241
　――と高齢者　301
ヘルシーピープル：健康な人々　239
ヘルス・フォー・オール　11
ヘルスケア専門職の役割　71
ヘルスケアの役割の枠組み　71
ヘルスケアの倫理に欠かせない7つの原則　72
ヘルスケアへの地域参加の3つのアプローチ　84
ヘルスプロモーション　12, 92, 93, 118, 119
　――のための健康教育　273
　――のためのヘルスサービスの提供　274
ヘルスプロモーション活動のタイプ　288
ヘルスプロモーションプログラム
　――における変容の段階の活用　291
　――の一例　293
　――の計画　289
　――の資源　290
ヘルスプロモーションモデル　135, 137
変化理論　220
変数　34

●ま行
慢性的な不健康状態　321
　――の特徴　322

水俣病　49
民間医療セクター　103
民族性　98
名義グループ　257
目的設定の基準　242
モデル　132
モニタリング　262
モニタリングチャート　263

●や行
有病率（prevalence）　28
輸送　48
予防　27

●ら行
罹患率（morbidity）　28
率（rates）　28
倫理的意思決定　70
倫理とは何か　70
ローズモント
　――の安全と交通サービスについての分析　204, 205
　――の教育についての分析　207–209
　――の経済指標の分析　203
　――のコアの分析　192, 193
　――の人口ピラミッド　194, 195
　――の地域看護診断　210–213
　――の地域分析　191
　――の通りと境界　155
　――の物理的環境の分析　199
　――の保健医療と社会福祉サービスの分析　200–202
　――の緑地と公園　158
　――の歴史　151
労働の信念と健康　312